全国中医药行业高等教育"十二五"规划教材

全国高等中医药院校规划教材（第九版）

《神农本草经》理论与实践

（供中医学、中药学、中西医临床医学各专业研究生用）

主　编　任艳玲（辽宁中医药大学）

副主编　崔　瑛（河南中医学院）

　　　　张德芹（天津中医药大学）

　　　　梁幼雅（广州中医药大学）

中国中医药出版社

·北 京·

图书在版编目（CIP）数据

《神农本草经》理论与实践/任艳玲主编. —北京：中国中医药出版社，2015.11
全国中医药行业高等教育"十二五"规划教材
ISBN 978－7－5132－2792－6

Ⅰ.①神…　Ⅱ.①任…　Ⅲ.①《神农本草经》　Ⅳ.①R281.2

中国版本图书馆 CIP 数据核字（2015）第 247291 号

中 国 中 医 药 出 版 社 出 版
北京市朝阳区北三环东路 28 号易亨大厦 16 层
邮政编码　100013
传真　010 64405750
三河市同力印刷装订厂印刷
各地新华书店经销

*

开本 787×1092　1/16　印张 24.25　字数 537 千字
2015 年 11 月第 1 版　2015 年 11 月第 1 次印刷
书　号　ISBN 978－7－5132－2792－6

*

定价　49.00 元
网址　www.cptcm.com

全国中医药行业高等教育"十二五"规划教材
全国高等中医药院校规划教材（第九版）
专家指导委员会

全国中医药行业高等教育"十二五"规划教材
全国高等中医药院校规划教材（第九版）

《神农本草经》理论与实践　编委会

主　编　任艳玲（辽宁中医药大学）

副主编　崔　瑛（河南中医学院）

张德芹（天津中医药大学）

梁幼雅（广州中医药大学）

编　委　（以姓氏笔画为序）

王景霞（北京中医药大学）

毛晓健（云南中医学院）

任艳玲（辽宁中医药大学）

华碧春（福建中医药大学）

苏　鑫（长春中医药大学）

张金莲（江西中医药大学）

张德芹（天津中医药大学）

姜开运（辽宁中医药大学）

秦华珍（广西中医药大学）

秦旭华（成都中医药大学）

袁　颖（上海中医药大学）

梁幼雅（广州中医药大学）

高慧琴（甘肃中医学院）

崔　瑛（河南中医学院）

曾祥法（湖北中医药大学）

前　言

　　"全国中医药行业高等教育'十二五'规划教材"（以下简称："十二五"行规教材）是为贯彻落实《国家中长期教育改革和发展规划纲要（2010—2020）》《教育部关于"十二五"普通高等教育本科教材建设的若干意见》和《中医药事业发展"十二五"规划》的精神，依据行业人才培养和需求，以及全国各高等中医药院校教育教学改革新发展，在国家中医药管理局人事教育司的主持下，由国家中医药管理局教材办公室、全国中医药高等教育学会教材建设研究会，采用"政府指导，学会主办，院校联办，出版社协办"的运作机制，在总结历版中医药行业教材的成功经验，特别是新世纪全国高等中医药院校规划教材成功经验的基础上，统一规划、统一设计、全国公开招标、专家委员会严格遴选主编、各院校专家积极参与编写的行业规划教材。鉴于由中医药行业主管部门主持编写的"全国高等中医药院校教材"（六版以前称"统编教材"），进入2000年后，已陆续出版第七版、第八版行规教材，故本套"十二五"行规教材为第九版。

　　本套教材坚持以育人为本，重视发挥教材在人才培养中的基础性作用，充分展现我国中医药教育、医疗、保健、科研、产业、文化等方面取得的新成就，力争成为符合教育规律和中医药人才成长规律，并具有科学性、先进性、适用性的优秀教材。

　　本套教材具有以下主要特色：

　　1. 坚持采用"政府指导，学会主办，院校联办，出版社协办"的运作机制

　　2001年，在规划全国中医药行业高等教育"十五"规划教材时，国家中医药管理局制定了"政府指导，学会主办，院校联办，出版社协办"的运作机制。经过两版教材的实践，证明该运作机制科学、合理、高效，符合新时期教育部关于高等教育教材建设的精神，是适应新形势下高水平中医药人才培养的教材建设机制，能够有效解决中医药事业人才培养日益紧迫的需求。因此，本套教材坚持采用这个运作机制。

　　2. 整体规划，优化结构，强化特色

　　"'十二五'行规教材"，对高等中医药院校3个层次（研究生、七年制、五年制）、多个专业（全覆盖目前各中医药院校所设置专业）的必修课程进行了全面规划。在数量上较"十五"（第七版）、"十一五"（第八版）明显增加，专业门类齐全，能满足各院校教学需求。特别是在"十五""十一五"优秀教材基础上，进一步优化教材结构，强化特色，重点建设主干基础课程、专业核心课程，增加实验实践类教材，推出部分数字化教材。

　　3. 公开招标，专家评议，健全主编遴选制度

　　本套教材坚持公开招标、公平竞争、公正遴选主编的原则。国家中医药管理局教材办公室和全国中医药高等教育学会教材建设研究会，制订了主编遴选评分标准，排除各种可能影响公正的因素。经过专家评审委员会严格评议，遴选出一批教学名师、教学一线资深教师担任主编。实行主编负责制，强化主编在教材中的责任感和使命感，为教材质量提供保证。

　　4. 进一步发挥高等中医药院校在教材建设中的主体作用

　　各高等中医药院校既是教材编写的主体，又是教材的主要使用单位。"'十二五'行规教材"，得到各院校积极支持，教学名师、优秀学科带头人、一线优秀教师积极参加，凡被选中参编的教师都以高涨的热情、高度负责、严肃认真的态度完成了本套教材的编写任务。

5. 继续发挥教材在执业医师和职称考试中的标杆作用

我国实行中医、中西医结合执业医师资格考试认证准入制度，以及全国中医药行业职称考试制度。2004 年，国家中医药管理局组织全国专家，对"十五"（第七版）中医药行业规划教材，进行了严格的审议、评估和论证，认为"十五"行业规划教材，较历版教材的质量都有显著提高，与时俱进，故决定以此作为中医、中西医结合执业医师考试和职称考试的蓝本教材。"十五"（第七版）行规教材、"十一五"（第八版）行规教材，均在 2004 年以后的历年上述考试中发挥了权威标杆作用。"十二五"（第九版）行业规划教材，已经并继续在行业的各种考试中发挥标杆作用。

6. 分批进行，注重质量

为保证教材质量，"十二五"行规教材采取分批启动方式。第一批于 2011 年 4 月，启动了中医学、中药学、针灸推拿学、中西医临床医学、护理学、针刀医学 6 个本科专业 112 种规划教材，于 2012 年陆续出版，已全面进入各院校教学中。2013 年 11 月，启动了第二批"'十二五'行规教材"，包括：研究生教材、中医学专业骨伤方向教材（七年制、五年制共用）、卫生事业管理类专业教材、中西医临床医学专业基础类教材、非计算机专业用计算机教材，共 64 种。

7. 锤炼精品，改革创新

"'十二五'行规教材"着力提高教材质量，锤炼精品，在继承与发扬、传统与现代、理论与实践的结合上体现了中医药教材的特色；学科定位更准确，理论阐述更系统，概念表述更为规范，结构设计更为合理；教材的科学性、继承性、先进性、启发性、教学适应性较前八版有不同程度提高。同时紧密结合学科专业发展和教育教学改革，更新内容，丰富形式，不断完善，将各学科的新知识、新技术、新成果写入教材，形成"十二五"期间反映时代特点、与时俱进的教材体系，确保优质教材进课堂。为提高中医药高等教育教学质量和人才培养质量提供有力保障。同时，"十二五"行规教材还特别注重教材内容在传授知识的同时，传授获取知识和创造知识的方法。

综上所述，"十二五"行规教材由国家中医药管理局宏观指导，全国中医药高等教育学会教材建设研究会倾力主办，全国各高等中医药院校高水平专家联合编写，中国中医药出版社积极协办，整个运作机制协调有序，环环紧扣，为整套教材质量的提高提供了保障，打造"十二五"期间全国高等中医药教育的主流教材，使其成为提高中医药高等教育教学质量和人才培养质量最权威的教材体系。

"十二五"行规教材在继承的基础上进行了改革和创新，但在探索的过程中，难免有不足之处，敬请各教学单位、教学人员及广大学生在使用中发现问题及时提出，以便在重印或再版时予以修正，使教材质量不断提升。

国家中医药管理局教材办公室

全国中医药高等教育学会教材建设研究会

中国中医药出版社

2014 年 12 月

编写说明

《神农本草经》这部经典著作，作为中医研究生教育的教科书，各地区和各单位的教授内容和水准各不统一。本教材之编写，着力于培养中医药研究生古籍阅读能力及科研能力。因此，全书既忠实于《神农本草经》原貌，又尽量将历代研究所见以及现代研究成果，与之融合。总体思路在于全面反映《神农本草经》古往今来的理论与实践，努力发掘《神农本草经》有关中药学术方面的巨大影响及杰出贡献。其目的则为培养中医研究生在理论探讨、临床实践中的创新而提供线索，启发其挖掘新知识、新理论而提供工具和技能，培养其获取知识、追溯文献、提出问题、分析问题、解决问题的能力。

本教材可供中医学、中药学、临床医学、基础医学、中西医临床医学等专业的硕士生、博士生及相应中医工作者学习及应用，是中医学、中药学、中西医临床医学等教学、临床、科研工作中高层次人员的主要参考书。

本书《神农本草经》原文引自孙星衍、孙冯翼叔侄同辑本，以黄奭辑本为旁校本，并参考《重修政和经史证类备用本草》、马继兴《神农本草经辑注》、尚志钧《神农本草经校注》。《神农本草经》目录及正文中的药名未作修改，均用原书药名；其他内容只将繁体字改为简体字，异体字改为正体字。对《神农本草经》中或因毒性较大，或因后世弃之不用药物归于参考药，只收录原文，未深入阐释。全书分为总论和各论两部分，总论第一章的概述部分，翔实、全面、扼要地对《神农本草经》的成书背景、编著者、主要内容、学术思想与成就给以简明阐述或精要剖析；第二章阐述《神农本草经》的辑本流传与研究进展。各论第三章全面分析了《神农本草经》序例及序例对中药学基本理论的贡献；第四、五、六章，分别系统论述《神农本草经》上、中、下三品的全部中药理论。每味中药，分别以原文、注释、来源、效用、集释及阐微等六项论述。对每味药物的阐释，力争既不遗漏古代医家理论观点和实践经验，也不忽略当代临床经验总结和最新科研成果，从而使千古以来有关该药的认识和研究，有机结合、一脉相承，真正揭示该药的实用效价，也为今后药物的研发提供思路和依据。

本教材由辽宁中医药大学、天津中医药大学、广州中医药大学、河南中医学院、上海中医药大学、北京中医药大学、成都中医药大学、广西中医药大学、甘肃中医学院、云南中医学院、湖北中医药大学、江西中医药大学、长春中医药大学及福建中医药大学的15位教师经一年的共同努力编撰而成。

《〈神农本草经〉理论与实践》作为研究生全国中医药行业高等教育"十二五"规划教材，较其他版本在编写体例上有很多不同。鉴于编者水平所限，时间紧迫，若有不如人意之处，恳望广大教师、学生提出宝贵意见，以便再版时修订提高。

编 者

2015 年 2 月 10 日

目　录

总　论

各　论

总 论

第一章 《神农本草经》概述

　　《神农本草经》是我国本草学的奠基之作，与《黄帝内经》《素女脉诀》并尊为"三世医学"，与《黄帝内经》《伤寒论》《金匮要略》合称为"四大经典"。《神农本草经》的问世，不但是中医药学理论体系形成的四个最显著标志之一，而且在总结汉以前药物学成就的基础上，为中药学学科的建立奠定了坚实的基础。

第一节 《神农本草经》成书背景

　　从原始社会经公元前 21 世纪后（夏代）的奴隶社会，到公元前 475 年至公元 65 年的封建社会秦汉时期，随着社会的发展，人类的进步，我国的药物学也从起源、萌芽到了本草学初步形成。系统、完整总结性的代表作就是秦汉时期的《神农本草经》。

　　关于药物的起源，"药食同源"的说法是合理的。原始社会我们的祖先在生活和生产活动中，为了获取食物，在采猎动、植物过程中发现了药物。汉·淮南子刘安的《淮南子·修务训》有一段生动的描述，"古者民茹草饮水，采树木之实，食蠃蚌之肉，时多疾病毒伤之害，于是神农乃始教民播种五谷，相土地，宜燥湿，肥烧高下。尝百草之滋味，水泉之甘苦，令民知所避就，当此之时，一日而遇七十毒。"但由于当时没有文字的记载，所以只能"识识相因"（《本草经集注·序例》），即药物知识的传播最初是口耳相传的，后来才有文字记载。

　　药物学知识的正式文字记载可追溯到公元前两千多年。先秦诸子百家中也有不少记载。西周时（公元前 1046—公元前 771 年）已有专业的"医师"。《周礼》云："聚毒药以供医事。"《礼记》云："医不三世，不服其药。""君服药，臣先尝；亲服药，子先尝。"《庄子·逍遥游》说："宋人有善为龟手之药者……请买其方百金。"《庄子·徐无鬼篇》载有："药也，其实堇（乌头）也，桔梗也，鸡壅（芡实）也，豕零（猪苓）也，是时为帝（君药）者，何可胜言。"

　　先秦古籍所记载药物多数是零散、未成体系的。

　　《诗经》是我国第一部诗歌总集，共收集西周初年至春秋中叶（公元前 11 世纪到公元前 6 世纪）约 500 年的诗歌 305 篇。先秦称为《诗》，或取其整数称《诗三百》。西汉时被尊为儒家经典，始称《诗经》，并沿用至今。《诗经》在内容上分为风、雅、颂三个部分，其中的风（国风），包括了 15 个地方的民歌，"风"的意思是土风、风谣；"雅"是正声雅乐，即贵族享宴或诸侯朝会时的乐歌；"颂"是祭祀乐歌。虽然雅、颂是贵族、士大夫阶层的作品，也收载了许多常见草木、花卉、稼禾的名称。如载有车前、贝母、益母草、葛根、芩、蒿、芍等现代常用中药的植物名称。如《芣苢》篇载："采采芣苢，薄言采之。采采芣苢，薄言有之。采采芣苢，薄言掇之……"《关雎》篇载："关关雎鸠，在河之州，窈窕淑女，君子好逑。参差荇菜，左右流之……"芣苢，即车前，荇菜，即荇菜，既可作菜食用，亦可作药用。陆文郁《诗草木今释》云："包含着在当时环境上所习见的植物有一百三十二种。"各种植物分别参注古籍名称、解释，现代植物学名、形态、产地、用途，引述历代本草及药用价值的有 99 种，占所载 132 种植物的 75%。说明先秦民间对这些草木已有广泛认识和应用，自然会成为医药应用的基础。

　　与《诗经》相仿的是《楚辞》。楚辞又称"楚词"，是战国时代的伟大诗人屈原创造的一种诗体。作品运用楚地的文学样式、方言声韵，叙写楚地的山川人物、历史风情，具有浓厚的地方特色。西汉末年，刘向（公元前 77 年～公元前 6 年）将屈原、宋玉的作品以及汉代淮南小山、东方朔、王褒、刘向等人承袭模仿屈原、宋玉的作品共 16 篇辑录成集，定名为《楚辞》。包括《离骚》《九歌》《天问》《九章》《远游》《卜居》《渔父》《招魂》等。其中屈原的《离骚》，以美人、香草作比喻，抒发爱国情怀，诗中提到近 30 种（不计重复）香草、香木，也有菉（古通"绿"）、葹（即"苍耳"）等恶草、不香的樧木，如"杂申椒与菌桂兮，岂惟纫夫蕙茞""朝饮木兰之坠露兮，夕餐秋菊之落英""薋菉葹以盈室兮，判独离而不服"等。

　　在先秦古籍中，以《山海经》记载药最多，共有 124 种。《山海经》自古号称奇书，连太史公司马迁也叹为"至《禹本纪》《山海经》所有怪物，余不敢言之也"（《史记·大宛列传》）。全书虽仅 31000 多字，却包含着我国古代地理、历史、神话、民族、动物、植物、矿产、医药、宗教等多方面内容，保存有丰富资料，是研究上古社会的重要文献。据上海古籍出版社出版的袁珂校注的《山海经校注》统计，载药约 124 种，其中动物药 66 种，植物药 51 种，矿物药 2 种，其他 5 种。如《山海经·西山经》记载："又西三百里，曰中曲之山，其阳多玉，其阴多雄黄、白玉及金。有兽焉，其状如马而白身黑尾，一角，虎牙爪，音如鼓音，其名曰駮，是食虎豹，可以御兵。有木焉，其状如棠，而员叶赤实，实大如木瓜，名曰櫰木，食之多力。"《山海经·中山经》云："又东十里，曰青要之山。……其中有鸟焉，名曰鴢，其状如凫，青身而朱目赤尾，食之宜子。有草焉，其状如葌，而方茎黄华赤实，其本如藳本，名曰荀草，服之美人色。""又东二十里，曰苦山……其上有木焉，名曰黄棘，黄华而员叶，服之不字。有草焉，员叶而无茎，赤华而不实，名曰无条，服之不瘿。"

《山海经》所载药物有以下几点值得注意。多数药一药治一病，只有少数一药治两病。如虎蛟，"食之不肿，可以已痔"。肥遗，"食之已疠，可以杀虫"。一般每药均有产地、形状特点与功效，只有少数药有性味。如鸡谷，"其本如鸡卵，其味酸甘，食者利于人"。药物使用方法已有服食、佩带、洗浴、涂抹等多种。已有药物作用机理方面的探讨，如说"蓇草"为帝女化身，因而"服之媚于人"，即为人所爱。《山海经》描述药物功效的词汇，多是否定动词（"不""无"）和及物动词（"已""治""宜"）加宾语。如：不忧、不瘿、不厥、不忘、不饥、不肿、不字、不聋、不痸、不痔……无肿疾、无痸疾……已心痛、已疥、已风、已狂、已疣、已腹痛、已呕……治瘘、治皮张……宜子孙……其他如：美人色、使无子、媚于人、使人多力等。不如《神农本草经》表示功效动宾词组用字多样化而且搭配基本固定，如：去三虫、去黑子息肉、消食、消瘀血、利小便、利血脉、下血闭、下乳汁、解毒气、解百毒、益气、益精光、安胎、安魂魄、安五脏、明目、止血、止汁、止痛、止痢、温中、补气、补虚、补中、利老人、利丈夫、利女子、利小便、利水道、利九窍等，这均在一定程度上折射出时代的特点。《山海经》中载有不少至今常用之药，而该书当时未说明其药效。如雄黄、丹粟（朱砂）、蔓荆、白芷、芎䓖、芍药、桔梗、薯蓣（署蓣）、麋冬（麦门冬）等。其中芍药乃《神农本草经》药，《山海经》四次出现（《北山经》之绣山、《中山经》之条谷之山、勾檷山、洞庭之山），却都未注明效用。至于《山海经》是否是先秦的一部本草著作尚有待讨论，随着研究者的学术收获，还会有更多不同的见解，但至少是一部重要的本草参考文献。

先秦医书《黄帝内经》虽然不是药学和方剂学的专书，但也零散地记载了一些具体的药名。如生铁落、泽泻、鸡屎、乌鲗骨、半夏、秫米、豚膏、鲍鱼、雀卵、姜、桂、蜀椒、兰草、丹砂、雄黄、雌黄等，分别寓于方中。而据《七略》所记的其他的"医经类"百余卷著作，特别是"经方类"11 种，286 卷著作主要是论述"本草石之寒温，量疾病之深浅，假药味之滋，辨五苦六辛，致水火之齐"（《汉书·方技略》）内容的，因此其中收载了很多的药物和处方也是可以肯定的。

据目前现有资料推断，先秦时期没有全面、系统的药物学专著，未见有标以《本草》的书名，所记药物名称与后世医药书籍所载药物名称多不相同，且主治功用内容极为简单，彼此之间无联系。同时，有些药物内容见于方中，表现为方、药并存。

《五十二病方》是 1973 年于长沙马王堆汉墓（墓葬年代是汉文帝十二年，即公元前 168 年）出土的我国已发现的最古的医方。原帛书记载有治疗五十二种病的 280 个古医方，故释文者据内容定名为《五十二病方》。该书使用药物 247 种，一部分见于《神农本草经》和《名医别录》，也有不少药物未见于历代医药文献。值得注意的是，所用药物的别名、产地、形态也见于此方书中。如"牡痔"治疗的第一方中有："青蒿者，荆名曰狄。□者，荆名曰卢茹。""癃病"项下"毒堇"："堇叶，异小，赤茎，叶有从纑（有纵贯的叶脉）者，□叶，实味苦，前［夏］至可六七日秀，□□□□泽旁。"这些内容本来是药物书的内容，而此书有较多的记载。此外，对药物的贮藏、炮制、制剂、配伍用药方面也有不少记载，由此可见，当时方、药内容揉合的一斑。

　　《五十二病方》所载药名更近古称，如《神农本草经》之黄芩：《五十二病方》为黄枔、黄钤、黄黔、黄芩；《说文解字》为黄荃。《神农本草经》之茯苓：《五十二病方》为服零；《史记》为伏灵。据尚志钧统计，《五十二病方》实载药 196 种，见于《神农本草经》者 94 种，其中药名写法与《神农本草经》同者 30 种，占三分之一左右。

　　1977 年安徽阜阳出土的汉文帝十五年（公元前 165 年）汝阴侯夏侯灶的随葬品中，有汉代医简 133 枚，定名为《万物》，各简所记事物多是孤立的。所记载内容，医药占十分之九，非医药占十分之一。在医药内容中，或以病为主（似方书），一病用一药治之有 27 简，一病用两药治之有 25 简。或以药为主（似药书），记述一药治一病，或记述药物制备。在 133 简中，可辨出药名 110 多个。

　　从随葬时间来讲，《五十二病方》是在汉文帝十二年（公元前 168 年）入墓，而《万物》是在汉文帝十五年（公元前 165 年）入墓。二者入墓时间极接近，都在楚地，说明二者是同一时期和同一地区流行的文献。《万物》同《五十二病方》比较而言，其内容远不及《五十二病方》丰富，分类及条理性远不及《五十二病方》完备。《五十二病方》很有系统，以病名为纲，在同一病名下罗列若干治疗的方剂。

　　若将《万物》与《神农本草经》比较，在药物数量、药物内容、药物分类、主治内容、药物排列的条理性、系统性等方面，都无法相提并论。如关于贝母，《万物》载："贝母已寒热。"而《神农本草经》载："贝母，味辛，平。主伤寒烦热，淋沥邪气，疝瘕，喉痹，乳难，金疮，风痉。一名空草。"如果说《万物》是药物专著的话，那也只能说《万物》中的药物资料是在萌芽阶段，而《神农本草经》已发展到成熟阶段了。

　　除对药物的记载外，秦汉时期之前对药物性质也有了初步的理论认识，如有毒无毒，五味阴阳等。《尚书·洪范》曰："水曰润下，火曰炎上，木曰曲直，金曰从革，土爰稼穑。润下作咸，炎上作苦，曲直作酸，从革作辛，稼穑作甘。"这就把五味与五行学说联系起来了。而《黄帝内经》又进一步把五味与五脏、五色、五臭等相配属，并用阴阳学说归纳了五味及其他性质。如："辛甘发散为阳，酸苦涌泄为阴。""阳为气，阴为味。""形不足者，温之以气。精不足者，补之以味。"还把药性与运气岁时、五方、五宜、五过相联，显示了更为复杂的层次，药物配伍有君臣佐使之分，五味组合有治六淫为病之别。如"风淫于内，治以辛凉，佐以苦，以甘缓之，以辛散之……"这些与药性理论相关的论说，对后世中药理论的发展和临床用药都起到了重大的作用。

　　此外，据考证，秦汉之际，除《神农本草经》外，还有不少本草文献。如据《史记·扁鹊仓公列传》载，有公乘阳庆传给淳于意之《药论》，有扁鹊弟子子仪的《子仪本草经》，还有《伤寒论》自序中提到的《胎胪药录》，华佗弟子吴普的《吴普本草》论述药性所引据的黄帝、岐伯、医和、扁鹊、雷公、桐君等诸家之言。可见此时期的药物学已初具规模，而《神农本草经》则是秦汉以前药物学知识的总结，是其中的代表作。

第二节 《神农本草经》概要

《神农本草经》是现存最早的本草学著作。虽然原书已亡佚，但其主要内容在历代文献的辗转抄录中得以保存。如历代本草著作《神农本草经集注》《新修本草》《开宝本草》《嘉祐本草》《经史证类备急本草》（简称《证类本草》）等，以及非医书（包括类书及古典文、史、哲注文中）引述的"本草经曰"的资料，如《太平御览》《艺文类聚》《初学记》《北堂书钞》《养生论》《博物志》《抱朴子》《蜀都赋》等。

一、《神农本草经》成书年代

《神农本草经》的成书年代久远，编著成书的年代却无定论，历代众说纷纭，莫衷一是。有成书先秦说，有成书两汉说，有成书东汉说，有次第成书说。近代较有权威及影响的观点主要有：

马继兴的《中医文献学》认为："《神农本草经》并非一人一代的产物，其中包括了夏、商、周各代初期简帛医籍中广大劳动人民医疗实践中所积累的药学成果，而其基本定稿至少不晚于战国末期。至于在其后本书多种形式传本中为后人所掺入的个别文字和药物，乃是历史发展过程中的一种必然现象，决不能与本书的著作年代混为一谈的。"

范文澜在《中国通史简编》观点为："《汉书·艺文志》不曾记录神农《本草经》，但西汉确有这一部名叫《本草》的药物书。书中多见东汉时地名，当是东汉医家有较多的补充和说明。"

马伯英在"《神农本草经》成书年代的人类学方法研究"一文中认为：《神农本草经》成书于汉武帝时代（公元前140—公元前87年）之末或稍后。

梁景晖在《神农本草经年代的探讨》一文中认为："肯定的说，本书最早不超过公元前1世纪。""最迟是公元2世纪。"

尚志钧在《神农本草经校注》中认为："现存《证类本草》白字，虽杂有东汉时代外来药和汉代时制地名，不等于《神农本草经》到东汉时才有，可能西汉时已有此书了。西汉《淮南子·修务训》云：'世俗之人，多尊古而贱今，故为道者，必托之神农、黄帝，而后始能入说。'这就提示《本草》托之神农，在《淮南子》以前就有了。"

陈邦贤、卫聚贤的《中国医学史》认为，《神农本草经》是西汉末年的作品。

王家葵、张瑞贤的《神农本草经研究》结论是："①由于本书语言风格统一，遣词用字时代特征鲜明，且体例严密，其成书过程应是一次性完成的，故与成书年代考证密切相关的书名、药名、郡县名绝非后人所添。②通过对有关书名、药名、功效词汇构成分析，《本草经》绝非先秦著作。③从郡县建置年代考察，《本草经》所出地名，多前汉时制，后汉新置地名仅'永昌'一处，则其成书上限应在公元69年永昌设郡之后。④综合有关"犀角""紫芝"的考证，我们倾向于将《本草经》成书年代定在东汉和帝永元六年，即公元94年前后，这一结论与本章所举其他论据亦无扞格之处。

　　由于《神农本草经》早佚，对该书的成书年代皆为后世考证推测的，由于各家依据的考证材料不同，所以结论有异，还有待进一步研究。不过笔者认为，梁氏、尚氏、王氏所言似更合理些。若为先秦作品，不被当时文人所引用，《史记》《汉书·艺文志》又未有记载，这是不可思议的。此外，汉成帝时博学的刘向曾征求书于天下，民间献书，种类繁多，堆积如山，此时《神农本草经》若已定稿，不被发现，也难令人置信。马王堆汉墓（公元前 165 年）出土的 15 种医书，涉及广泛，而未见有本草。或也可认为当时无本草书。至于《神农本草经》载有张骞出使西域（汉武帝建元三年，即公元前 138 年）带回的葡萄、胡麻等，亦可证明其非先秦作品，认为是《神农本草经》成书后所增还需进一步探讨。梁氏认为最早引用《神农本草经》的是晋·葛洪（283—343?）。抱朴子曰："《神农四经》曰，上药令身安，延升为天神……中药养性，下药除病，能令毒虫不加，猛兽不犯，恶气不行，众妖并避。"从《伤寒论》用药看，其药绝大多数《神农本草经》已载，其他均见于《名医别录》，也可断定《神农本草经》早于《伤寒论》，而《伤寒论》约成书于 200～205 年。王氏、张氏从语言风格，遣词用字的时代特征等多方面考证颇有卓见。

二、《神农本草经》编著者

　　《神农本草经》作者不详，原书早佚，后世所见均为重辑本。而《神农本草经》书名，不仅未见于先秦文献，连"本草"二字，也未见于先秦。

　　"本草"并非古已有之名词。《汉书·艺文志》记载的包括方技略中的 11 家经方，7 家医经，其中并没有本草的或类似药书的古代著作。"本草"一名，首见于《汉书》"郊祀志""平帝纪"及"楼护传"。秦皇（公元前 221 年）汉武（公元前 141 年）求神长生，聚方士待诏于京师长安，本草方术亦在内，历朝不断。汉成帝时（公元 32—公元 7 年）请求减免，因此"候神、方士、使者、副佐、本草待诏七十余人皆归家"。颜师古曰："本草待诏，谓以方药本草而待诏也。"到哀帝时（公元前 6—公元 2 年）又"尽复前世所常"（《郊祀志》）。《平帝纪》云，元始五年（公元 5 年），"征天下通知逸经、古记、天文、历算、钟律、小学、《史篇》、方术、《本草》及以《五经》《论语》《孝经》《尔雅》教授者，在所为驾一封轺传，遣诣京师。至者数千人"。《楼护传》云："楼护字君卿，齐人，父世医也。护少随父为医长安，出入贵戚家。护诵医经、本草、方术数十万言，长者咸爱之。"本草、本草待诏则见于此。尚志钧认为，"本草"二字，在汉代是一种职称，主方药工作，《神农本草经》疑是汉"本草待诏"者托名之作。高晓山认为，本草与方药有关，本草应是医家的一种学问，《汉书·艺文志》中没有记载本草或类似古书，看来不是没有，而是未在社会上流传的秘籍或绝学。王家葵、张瑞贤认为，"本草"既与"医经""方术"并陈，则应是泛指，而绝非一书之专名；《平帝纪》中"本草"与逸经、古记、天文、历算、钟律、小学、史篇、方术并举，而未设"医经"与"经方"，则此处之"本草"亦是"方技"类的泛称；"本草待诏"绝不是纯粹意义的医生，而是兼司医药职事的方士。上述观点皆认为"本草"非指《神农本草经》，且与方药有关。

《说文解字》曰："药，治病草也。"汉晋以后乃至今日，医药界之所以将传载治病疗伤药物知识的著作称为"本草"。"本"在此处其义有三：一为草木的根；二为草的茎，树的干；三为事物的根源，即药物主要来源是植物。五代时期韩保昇在《蜀本草·序》中有"药有玉石、草木、虫兽，而直云本草者，为诸药中草类最众。"神农开创农耕以后，为人类生存提供了可靠、稳定的饮食和药食两用的原料来源，无论是天然野生或者人工经过驯化栽培的植物，均是民众用以果腹乃至治病除疾之根本，因而以"本"字冠"草"。而记载药的书籍，因为草类药最多，而称为"本草"。

至于冠以"神农"，《淮南子·修务训》云："世俗之人，多尊古而贱今，故为道者，必托于神农、黄帝，而后入说。"故托名"神农"所作。传说中的神农或神农氏，究竟是一个圣人，还是一个氏族领袖的世系，文献记载并不一致，我们无处追考，但关于神农的传说，从农神、农家转而成为医药之祖，大约是秦、汉以降。《吕氏春秋》记载："神农身亲耕，妻亲绩。"班固《汉书·艺文志》对此补注曰："古之人民皆食禽兽之肉，至于神农，人民众多，禽兽不足，于是神农因天时分，地之利，制耒耜，教民农作，神而化之，使民宜之，故谓之神农也。"《淮南子·修务训》又曰："古者民茹草饮水，采树木之实，食蠃蠬之肉，时多疾病毒伤之害，于是神农乃始教民播种五谷，相土地，宜燥润，肥墝高下。尝百草之滋味，水泉之甘苦，令民知所避就。当此之时，一日而遇七十毒。"

我国商代已出现正式的书——木简、竹简（及木板方），用绳子穿成"册""篇"，帛书卷起来称"卷"。"经"原指"丝线"。叫"经"原本乃书籍的通称。汉武帝罢黜百家，独尊儒术，把孔子等儒家之书尊为"经"。如"书经""易经""诗经"等。之后医家亦把医书称为"经"。如"内经""难经"，"本草"也成了"本草经"。

所以，《神农本草经》就是延续"本草"得名，后赘"经"字，是受到汉时尊经的影响，藉以取信于人，上冠"神农"，是受尊古、师古的影响。汉时借"神农"命名的书很多，如《神农黄帝食禁》七卷，《神农兵法》一篇，《神农教田相土耕种》十四卷，《神农杂子技道》二十三卷等，说明托名"神农"是当时一种风气。

王家葵、张瑞贤研究认为，《神农本草经》"出自东汉本草待诏之手"，不可能出自儒生之手（书中有大量神仙方士文字，为儒家所不容）、普通方士之手（炼气服食之方士著本草，神仙色彩会更浓，不必与药学及儒家思想相合）、普通医生之手（信医不信巫，医家之手下不会出现"飞行千里""能行水上"等语）。二位学者还认为："《本草经》结构缜密，主体思想一体化，它只能出自一时一人之手，整个创作过程是一次性完成的，没有后人增删的痕迹，其成书时间为东汉早期。"

三、《神农本草经》基本内容

《神农本草经》亡佚甚早，现在所见的《神农本草经》均为明、清以后的辑佚本，且由于各自的辑复思路、依据不同，这些辑本的主要内容虽基本相同，但书写体例、目录编排、三品类别、药物名称、药物品种等也有所差异。

历代本草所载《神农本草经》资料，以《证类本草》最全；类书所引"《本草经》曰"资料以《太平御览》为最多。《证类本草》白字和《太平御览》所引述的文字，在内容和体例上都不同。《证类本草》白字，内容以主治为最多；其书写体例为：正名→性味→主治→一名。《太平御览》所引"《本草经》曰"的文字，内容较广，但主治较简略，所引条文多不完整，或呈片断状摘录文；其书写体例为：正名→一名→性味→生境→主治→产地。《证类本草》白字的文字，即是现存《神农本草经》文。它的来源，向上追溯，是由陶弘景《本草经集注》中的朱文，通过唐·苏敬《新修本草》、宋代《开宝本草》及《嘉祐本草》而被保存在《证类本草》中。所以，现存《证类本草》中的朱字，又是由陶弘景综合当时数种同名异书的《本草经》而成的。明清以来，国内外各家所辑的《神农本草经》，其资料来源，皆出于《证类本草》白字。即，现行的各种辑本文字，是经陶弘景整理的本草经文。

陶氏所用《神农本草经》本子，是四卷本。"陶隐居序"云："今之所存，有此四卷。"韩保昇解释说："《神农本草经》上中下，并序录合四卷。"《神农本草经》载药365种，也是经过陶弘景整理过的。陶氏在编写《本草经集注》时至少有四种不同载药数的本草本子，正如他在序中所言："魏晋以来，吴普、李当之等，更复损益。或五百九十五，或四百三十一，或三百一十九……"陶氏又说："今辄苞综诸经，研括烦省，以《神农本经》三品，合三百六十五为主，又进名医副品，亦三百六十五，合七百三十种。"可见《神农本草经》的365种药是陶氏编写《本草经集注》时厘定的。陶弘景序文言："三品三百六十五种，法三百六十五度，一度以应一日，以成一岁。"把《神农本草经》药物数目与一年365天联系在一起，这个数恐与其深受当时道家思想影响有关。也有学者认为："《本草经》365种药数的得出，实本于儒家天人感应学说。更分上中下三品，以与天人地相应。"宋·郑樵解释说："经有三品，三百六十五种，以法天三百六十五度。"

《神农本草经》全书共四卷。卷一序录，卷二上药（上品），卷三中药（中品），卷四下药（下品）。《蜀本草》序云："《神农本草经》上、中、下并序录，合四卷。"陶隐居在《本草经集注》中所言，"本草经卷上，序药性之本源，诠病名之形诊，题记品录，详览施用"，即序录又可分为序和录两部分。序，也称序例，应是阐述中药基本理论的，相当于当今中药学之总论。内容包括药物上、中、下三品定义及分类原则，药物的君臣佐使及其配合应用，用药七情，四气，五味，采造时月，真伪陈新，药物入汤、酒等调剂宜忌，用药察源，毒药用法，用药大法，服药时间，大病之主等，这些原则，奠定了中药学传统药性理论的基础，对后世产生了深远的影响，为中药学的全面发展奠定了理论基石。录，为《神农本草经》全书所记的药物目录。其他三卷是记载单味药的。按药物之有毒与无毒，养身延年与祛邪治病的不同，分为上、中、下三品。"上药一百二十种为君，主养命以应天，无毒，多服、久服不伤人。欲轻身益气，不老延年者，本上经。中药一百二十种为臣，主养性以应人，无毒有毒，斟酌其宜。欲遏病，补虚羸者，本中经。下药一百二十五种为佐使，主治病以应地，多毒，不可久服。欲除寒热邪气，破积聚，愈疾者，本下经。"相当于现代中药学各论。每味药首以药名，次以性味，次以功效主治、别名，终之以生态环境。如："五味子，味酸温。主益气，咳逆上气，劳伤羸瘦，补不足，强阴，益男子精。生山谷。"

《神农本草经》365 种药，所记载功效主治，是这些药物的早期临床应用总结，多朴实有验，有相当一部分药物至今仍为中医临床所习用。现用的全国高等中医药院校《中药学》五版、六版、七版教材，载有《神农本草经》药二百余种。如麻黄治喘，黄连治痢，常山截疟，苦楝子驱虫，大黄泻下，当归调经，阿胶止血，乌头止痛等；所载药物部分功效在历代本草应用中尚有记载，而现今的《中药学》教材、《中华人民共和国药典》等均未再收载其功用，如当归"主咳逆上气"，白芍"除血痹""利小便"等，有待于我们进一步深入研究。

可以说，《神农本草经》是汉以前药学知识和经验的第一次大总结，奠定了我国大型骨干本草的编写基础，是我国最早的珍贵药学文献，被奉为中医学四大经典之一，它对中药学的发展产生了极为深远的影响。《神农本草经》成书之后，沿用 500 余年，原著在唐初已失传，但它的内容仍然保留在历代本草之中。

第三节 《神农本草经》学术思想与成就

《神农本草经》作为我国现存最早的本草著作，全面地总结了汉以前的药学知识和经验，构建了一整套药学理论体系，在中国医学史上，对于药物学的发展有很大的影响，初步奠定了中药学基础，至今仍在中医临床和中药学中占有重要地位。

一、本草学研究的文献价值

《神农本草经》是我国现存最早的珍贵药学文献，全面地总结了汉以前的药性理论和经验，知识颇为丰富，是中医药学四大经典著作之一。所载药物以三品定位，依次介绍药物正名、性味、主治功用、产地等，逐一条陈，较好地解决了药物汇集的编写体例。其后历代本草著作，多以《神农本草经》内容为理论内核，不断发掘、汇集、考证，形成了后世的主流本草。

到南北朝时期，梁代陶弘景以《神农本草经》为基础，增加《名医别录》的药物，进行注释，编成《本草经集注》。《神农本草经》是由序录和各论组成，陶弘景就沿用《神农本草经》的编写方法将《神农本草经》的序例部分进行增补注释，成为《本草经集注》卷一序录，又将《神农本草经》各论部分增加《名医别录》药，并按陶氏本人的见解进行注释。因而《本草经集注》各论的卷数由《神农本草经》的三卷扩展为六卷；所载的药物由《神农本草经》的 365 种，扩大增至 730 种；药物分类由三品分类转为按玉石、草木、虫兽、果、菜、米、有名无实等七类。除有名无实类外，其余各类又分为上、中、下三品。

陶弘景《本草经集注》问世后，到了唐代，在将近 160 多年的时间里，各药物内容有新的发展，新药又不断增加，加之陶氏编书时，中国正处于南北分裂的局面，陶弘景居处偏于南方，用药习惯及见解难免有一定的偏颇。唐朝初年，苏敬上言重修本草，唐朝政府采纳了苏敬的意见，组织二十余人，在陶弘景《本草经集注》的基础上进行重修，经过两年时间，于659年修成，定名为《新修本草》，又称《唐本草》。

《新修本草》由《本草》《药图》《图经》三部分组成。《本草》是正文部分，《药图》是据当时全国各地送来的药物标本绘画而成，《图经》是《药图》的说明部分。而《本草》部分在编写体例上，则完全沿用了陶弘景《本草经集注》的编写方法，但在药物数量及内容上大幅增加。由陶氏《本草经集注》的730种增加为850种，新增114种。在药物分类上，《新修本草》将陶氏的"草木""虫兽"分别拆为草、木、兽、虫鱼四类，合共九类，每一类又分为上、中、下三品，这种方法则又完全承袭陶氏的分类方法。不过在各类中药物位置的安排略有不同。

《新修本草》自659年颁布后，流传了300多年，即被《开宝本草》所替代。《开宝本草》是由马志等人在《新修本草》基础上编写而成，前后修订两次，一次是973年修订，名《开宝新详定本草》，一次是974年修订，名《开宝重定本草》。后世之《开宝本草》多指《开宝重定本草》。《开宝本草》是继承《新修本草》发展而来的，其编写体例、分类、分卷与《新修本草》相同，按玉石、草、木、兽、虫鱼、果、菜、米、有名无用等分为9类，凡20卷，外有目录1卷，载药983种，其中新增133种。

《开宝本草》问世不到90年，掌禹锡等在1057～1061年将其增订为《嘉祐补注神农本草》，简称《嘉祐本草》。《嘉祐本草》由《开宝本草》增订而成，因此在分卷、分类、编写体例、文献出典的标记等方面，全仿《开宝本草》而成。凡21卷，载药1082种，983种承袭《开宝本草》药物，新增99种。正文出于《神农本草经》印成白字，出于《名医别录》印成黑字，出于《新修本草》标"唐本先附"，出于《开宝本草》标"今附"，出于《嘉祐本草》新增标"新补"或"新定"，"新补"表示择自文献，"新定"表示取于当时，至于注文标记皆沿袭《开宝本草》之旧，唯《嘉祐本草》新增注文，则冠以"臣禹锡等谨案"。

在编辑《嘉祐本草》时，于1058年由政府下令向全国征集各地所产药物的实图，并令注明开花结实、采收季节和功用，凡进口药物则询问收税机关和商人，辨清来源，选出样品，送到京都，由苏颂等负责整理，于1061年编成《本草图经》20卷，另有目录1卷。

《嘉祐本草》与《本草图经》问世后，由于分刊不便检阅，于是有陈承和唐慎微分别合二为一书。

陈承合并本，增添陈氏本人的见闻，名"别说"共有44条，并加林希序一篇，编成23卷，定名《重广补注神农本草并图经》，于1092年刊行。

唐慎微合并本，增加内容更多，举凡经、史、子、集有关药物资料统统收入书中，定名《经史证类备急本草》，简称《证类本草》。《证类本草》约成书于1097～1100年间，载药1746种（尚有1747种、1751种、1752种之说），新增628种药物，计有古方、单方等3000余首，分类和文献来源的标记，悉依《嘉祐本草》之旧，唯唐氏所增资料，皆冠以墨盖子"▔"标记。

因此，中国本草学从《神农本草经》起，到《证类本草》，像滚雪球式的扩充，将历史上主要本草一层层加上去，犹如包心菜样，层层裹起来，形成了《证类本草》。《证类本草》一书保留了自《神农本草经》以后各代主要本草学著作的内容。今日《证类本草》中白字，即是《神农本草经》的文字。在明代李时珍《本草纲目》刊行前，上下五百年间，一直被作为研究本草学的范本。

及至明代李时珍的《本草纲目》，在《证类本草》基础上，参考经、史、子、集、山经、地志等 800 多家文献，结合李氏本人的采药、用药经验，历经 27 年，三易其稿编纂而成。全书载药 1892 种，其中新增 374 种，附方 11000 余首，附药图 1000 多幅，分为 16 纲、60 目、52 卷，190 多万字。《本草纲目》较完整和系统地总结了明以前药物学成就，在药物学史上具有重大的意义。

可见，《神农本草经》是古代文献中对后世影响最大的一部本草文献。

二、现代中药药性理论之基石

《神农本草经》的"序录"部分，完整地反映了最早药物学总论的内容，为我国药物学奠定了理论基础。其大多数内容，如四气、五味、七情、有毒无毒等，时至今日，仍是中药药性理论及应用的内核。

《神农本草经》首创药物"三品"分类法。首先按药物之有毒与无毒，养身延年与祛邪治病的不同，分为上、中、下三品，并指出：上品药"主养命，无毒，多服、久服不伤人"；下品药"主治病以应地，多毒，不可久服"；中品药"主养性，无毒有毒，斟酌其宜"。采用有毒无毒，区畛物类的方法。三品定位为纲，依次介绍药物正名、性味、主治功用。逐一条陈，目随纲举，较好地解决了药物汇集的编写体例问题，井井有条地展示了中药的性能归类。这种上、中、下三品之分虽然比较原始，但已肇具药物分类之端倪。延续千年，积习成规，罕能厘正。后世许多综合性本草著作仍未逾三品之窠臼。如梁代《神农本草经集注》、唐代《新修本草》、宋代《证类本草》都是在它的基础上增补而成。

"序录"并指出了君、臣、佐、使的方剂配伍原则；"七情"药物的配伍规律；首次完整地提出四气五味的药性理论；应根据药性及病情，而采用不同的剂型；"疗寒以热药，疗热以寒药，饮食不消以吐下药……"的辨证用药原则；关于服药的时机，又有"病在胸膈以上者，先食后服药"等原则。

《神农本草经》对我国药物学总论的贡献，从分类、配伍、药性、剂型、用药原则，一直到服药方法，都一一论及，从而奠定了我国中药学总论的基础。

三、现代中药临床应用之基础

《神农本草经》所载药物的功效，为秦汉以前用药经验的总结，为后世药物治疗学打下了基础。上、中、下三品药物，除有些药物所载功效存疑待考外，多数药物的记载至今对临床用药，均有重要的指导意义。如常山截疟、麻黄平喘、苦楝驱虫、乌头止痛、阿胶止血、黄连治痢、海藻消瘿、汞治疥疮、甘草解毒、大黄泻下等，直至目前为止，在所载的 365 种药物中仍有 260 种左右的药物为临床常用的和比较常用的药物，占所载药物总数的 71%。

四、《神农本草经》的重要科研价值

由于《神农本草经》原书已佚失，因而重辑、研究此文献，有着重要的文献科研价值。其中堪称经典的案例莫过于青蒿素的发现及研制。青蒿入药，最早见于《五十二病方》，其后在《神农本草经》《大观本草》及《本草纲目》等均有收录。从历代本草及方书医籍的记载，青蒿入药治疗疟疾是长期的临床实践经验所肯定的。1971 年以来，中医研究院青蒿素研究小组通过整理有关防治疟疾的古代文献和民间单验方，结合实践经验，发现中药青蒿乙醚提取的中性部分具有显著的抗疟作用。在此基础上，于 1972 年从青蒿中分离出活性物质——青蒿素，并于 1976 年通过化学反应、光谱数据和 X 射线单晶衍射方法证明其为一种含有过氧基的新型倍半萜内酯。青蒿素是继氯喹、乙氨嘧啶、伯喹和磺胺后最热门的抗疟特效药，尤其对脑型疟疾和抗氯喹疟疾具有速效和低毒的特点，已成为世界卫生组织推荐的药品。

另外，《神农本草经》中所载药物的某些功效，应用独到，超乎寻常，在本草传承及临床应用中几近消失，如白芍"除血痹""利小便"，当归"主咳逆上气"，菊花"利血气"，人参"除邪气"，这在今天看来难以理解。恰恰在这些方面，需要我们摘奇挥微，挖掘《神农本草经》中不为人知的宝贝，使之显扬于世，这也是我们的责任所在。

五、其他

《神农本草经》所载的无机药物的化学知识，当时已具有一定水平，成为我国制药化学的滥觞。如丹砂，《神农本草经》中早就记载"能化为汞"。丹砂是硫化汞（HgS），加热则发生化学变化，最后生成二氧化硫和汞。又如铅丹，《神农本草经》也记载它能"炼化还成九光"。即铅经过炼化，在不同的反应条件下（如不同温度），而生成各种不同颜色的铅的氧化物（如红色的 Pb_3O_4、橘黄色的 Pb_2O_3、深棕色的 PbO_2、黄红色的 PbO、灰色的 Pb_2O 等）。所谓"九光"，泛指各种氧化铅的不同颜色，并非固定的九种。

此外，《神农本草经》还记载石硫黄"能化金银铜铁奇物"；水银"杀金银铜锡毒，溶化还复为丹"；铁精"化铜"等。《神农本草经》对制药化学的认识，虽然较为原始，但确实为我国制药化学的起源。

总之，如果说《黄帝内经》奠定了中医学理论的基础，那么，《神农本草经》则是中药学理论的发端，在中国医药史中具有重要的作用和意义。

第二章 《神农本草经》辑本流传与研究进展

《神农本草经》总结了秦汉以前中国人民治病用药的经验，定本不晚于东汉末年，并至隋前的 300 多年中，该书曾广泛流行于中国南北各地。历史上安史之乱（755—763年），洛阳、长安先后沦陷，唐政府在这两地储藏的图书，已变成"尺简不藏"的状态。其后唐政府又广求遗失书籍，文宗时（827—840 年）勉强集储了 12 库，但到黄巢起义，由于战事，这 12 库图书，又遭受到极大破坏。其后昭宗年间，长安遭受兵火次数更多，于是唐政府所保留的残存旧籍荡然无存。《神农本草经》可能就在这些动乱年代里亡佚的。自唐代以后，由于一些官修本草著作均编入《神农本草经》全文，如《新修本草》《蜀本草》《开宝本草》等，因而北宋时期此书的单行传本很少。到南宋初年，从各地官库里搜罗来的典籍，已不再见此书。

第一节 《神农本草经》辑本

《神农本草经》原书已亡佚，但其佚文被《本草经集注》《新修本草》《开宝本草》《嘉祐本草》《证类本草》等书辗转传抄与刊刻保存下来。南宋以后，由于《嘉祐本草》以前的上述本草均已失传，所以《证类本草》已成为保存《神农本草经》佚文最早、最全且最接近原貌的本草著作。

既知最早辑本为宋代王炎（1138—1218 年）的《本草正经》3 卷，该书所辑《神农本草经》佚文系据《嘉祐本草》，但现已亡佚，只存书目及自序，被收入其所撰写的《双溪集》中。现存辑本均为明代以后，主要有：

1. 明·卢复辑《神农本草》，成书于 1616 年。全书 3 卷，载药 365 种。据马继兴考证，其三品药物目录依《本草纲目》，佚文则据《证类本草》的《神农本草经》白字重辑。是现存最早的辑本。

2. 清·过孟起辑《本草经》，成书于 1687 年。全书 3 卷。此书现存仅卷上（包括序录及上品药两部分），其余两卷均佚。排列次序基本按照《证类本草》，但在药数上有所调整。如《证类本草》中上品药 141 种，而此书上品 120 种。

3. 清·孙星衍、孙冯翼辑《神农本草经》，成书于 1799 年。佚文辑自《证类本草》，还参辑《太平御览》《艺文类聚》《初学记》《博物志》等一些古代类书。全书分

3 卷，载药 365 种，三品排列顺序依《证类本草》白字排列顺序调整而成。每品药物又分为玉石、草、木、人、兽、禽、虫鱼、果、米谷、菜及未详。每种药物首列《神农本草经》原文，次列孙氏所辑古语及孙氏校语。书末附《神农本草经》佚文、"吴氏本草十二条"、"诸药制使"。是同类辑本中较好的一种，流传甚广。

4. 清·顾观光辑《神农本草经》，成书于 1844 年。全书 4 卷，包括序录（卷一）及上、中、下三品药物，载药 365 种。药物目录依据《本草纲目》卷二所载《神农本草经》目录次序，佚文则主依《证类本草》白字，顾氏又作了某些校勘。此版本流传较广。

5. 日·森立之辑《神农本草经》，成书于 1854 年。全书 5 卷，包括序录及上、中、下三品，末附"考异"1 卷，载药 357 种。其内容主依《证类本草》，参考日本保存的卷子本《新修本草》《真本千金方》及其他日本古医书，并作了相应的校勘。森立之研究本草学数十年，又有轶存的古代本草参考，因此，此版本是各家辑本中较好的。

6. 清·王闿运辑《神农本草》，成书于 1885 年。全书 4 卷，包括上、中、下 3 卷（将各药的生境、采收记文作双行小注）及"本说"（即序例）1 卷，载药 360 种。全书只有白文，没有校注。

7. 清·姜国伊辑《神农本经》，成书于 1892 年。全书 1 卷。收入《姜氏医学丛书》。佚文主要根据《本草纲目》及当时的《吴普本草》辑佚刊本。

8. 清·黄奭辑《神农本草经》，成书于 1893 年。全书 3 卷。此书系全部抄自孙星衍氏辑本，仅在其卷下之末增入"补遗"一文，补充《神农本草经》的药物佚文 23 条。

9. 尚志钧辑《神农本草经》，成书于 1981 年。铅印本，为白文附校注本。对三品目录重新进行了调整。

既知尚有王谟辑本（约 1736—1795 年），但已失传；田伯良辑《神农本草经原文（药性增解）》1 卷（清代，具体年代不详），日·丹波元简辑本（约 1778 年），也已失传；日·狩谷望之志辑本（约 1824 年），现仅存有抄本；王仁俊辑本（1890 年）系孙星衍辑本之不足者，只有稿本未刊印等。

第二节　《神农本草经》辑注本

由于《神农本草经》成书年代甚远，历代医家在辑佚《神农本草经》的基础上，根据需要而对《神农本草经》进行了附加注释，或对《神农本草经》药物作了选录，形成了诸多辑注本。辑注本多见于明代以后。

1. 明·滕弘《神农本经会通》。成书于 1617 年。全书 10 卷，收载药物 1003 种，其中《神农本草经》药物 288 种，还有 715 种非《神农本草经》药物，汇编各家诸说。所辑《神农本草经》文，均杂以《别录》文。

2. 明·倪朱谟《本草汇言》。成书于 1624 年。全书 20 卷，收载药物 670 种，对《神农本草经》及各家的本草文献进行了汇集、归纳、补正，附以验方，汇集众长，读一书可知诸家说，是本草汇集本中较好的作品。

3. 明·缪希雍《神农本草经疏》。成书于 1625 年。全书 30 卷。该书将《证类本草》中的药物选出 490 种，其中《神农本草经》药物 236 种，非《神农本草经》药物 254 种。分别用注疏形式，加以发挥。《神农本草经》在该书中占有重要内容，该书是对《神农本草经》的继承和发展之作。

4. 明·卢之颐《本草乘雅半偈》。成书于 1647 年。全书 10 卷。该书共载药物 365 种。其中取《神农本草经》中的药物 222 种，收载后世药物 143 种。每药考证药性，记录形态，参以诊治之法。其体例为各药之前，注出神农本草经某品，次行列药名，气味良毒，功效主治。注文低一格首列"核曰"，下述别名、释名、产地、形态、采收、贮存、炮炙、畏恶等内容。次列"参曰"一项，为作者对该药功效、形态等有关内容的发挥。

5. 清·张志聪、高世栻《本草崇原》。成书于 1663 年。全书 3 卷，收载药物 299 种，其中《神农本草经》药物 247 种，其他药物 52 种。依照《神农本草经》仍将药物分上、中、下三品，每药选录《神农本草经》原文，加以注释。附有高氏的某些注文。

6. 清·张璐《本经逢原》。成书于 1695 年，全书 4 卷。收载药物 773 种，选录《神农本草经》药物 282 种。全书主要依据《本草纲目》之分类方法，每药先记其性味、产地、炮制，次记《神农本草经》原文（不属《神农本草经》者除外），又次为发明，杂引各家之说及附言。

7. 清·姚球《本草经解要》。又说为叶天士所撰。成书于 1724 年。全书 4 卷，载药 174 种。其中选录《神农本草经》药物 116 种。对《神农本草经》等古书原文的注释为主要内容，故名。各药之后有制方一项，介绍临床常用处方。

8. 清·徐大椿《神农本草经百种录》。成书于 1736 年。全书 1 卷，辑《神农本草经》中的药物 119 种，加以简要地注释。言简意赅，言之成理，是研究《神农本草经》的重要参考书。

9. 清·陈念祖《神农本草经读》。成书于 1803 年。全书 4 卷，注释《神农本草经》药物百余种，并附注释《神农本草经》以外药物 46 种，间附《本草经解》《本草崇原》的一些内容。

10. 清·吴世铠《神农本草经疏辑要》。成书于 1809 年。全书 10 卷，将缪希雍《神农本草经疏》撷其精要，并作了适当的调整和增补而成。每药先录《神农本草经》原文，后加注释，引录诸家本草内容均有出处。

11. 日·铃木素行《神农本经解故》。成书于 1813 年。全书 10 卷，载药 365 种，其书名亦称为《神农本经解诂》《神农本经考异》及《神农本经略抄》。此书系据卢复辑本注释而成，将原文中难释或需要发挥阐述的原文字词逐条摘出，分别加以注释。

12. 清·邹澍《本经疏证》等三书。成书于 1832 年。其中，《本经疏证》12 卷，载药 172 种，是以分析《伤寒论》《金匮要略》等书医方中药物的配伍理论注疏《神农本草经》。《本经续疏》6 卷，载药 142 种，为补充上书之著。二书共收载药物 314 种，其中《神农本草经》药物 247 种。《本经序疏要》是将《神农本草经》等书中的"序例"文字，参照古医方的具体应用，以注解、说明的方式编写而成。是学习《神农本草经》及理解张仲景配伍用药的较好著作。

13. 清·叶志诜《神农本草经赞》。成书于 1850 年。全书 3 卷，附《月令七十二候赞》1 卷。叶氏依据孙星衍辑本，在每种药物的原文之后均撰有四言韵文诗句，再后撰有注释，并在此方面有所发挥。

14. 清·戈颂平《神农本草经指归》。成书于 1885 年。全书 5 卷，附录 1 卷，载药 248 种。书中采用逐句加注阐释的方法，对经典语句结合自己心得并旁征博引加以论述，所论颇多独到见解，自成一家。现只有原写本，存于长春中医药大学，未刊行。

15. 清·汪宏《注解神农本草经》。成书于 1888 年。全书 10 卷。其药物佚文、三品归属均据王炎氏《神农本草经》辑本。

16. 日·森立之《本草经考注》。成书于 1892 年。全书 4 卷。卷一为《神农本草经》序录，卷二至卷四为《神农本草经》三品药物。对《神农本草经》原文逐条进行了较全面的训释与发挥，质量较高。

17. 清·姜国伊《神农本经经释》。成书于 1892 年。全书 1 卷。配合姜辑本《神农本经》，对每种药物的名称及效用进行了阐述与发挥。

18. 《神农本草经解》。为中国中医科学院图书馆收藏手稿本，约成书于 1911 年。

19. 《神农本草经注》。为中国科学院图书馆收藏手稿本，约成书于 1911 年。

20. 高峻松《神农本草经注》。成书于 1920 年。全书 4 卷。

21. 吴保神《本经集义》。成书于 1932 年。全书 6 卷，载药 365 种。除辑录《神农本草经》原文外，还选录了有关各家注释及其本人的注语，具有集注性质。但未收载《神农本草经》序录。

22. 中医研究院中医教材编委会《本草经语释》。1956 年编印，为"未经审定教材草稿"。对《本草纲目》所载《神农本草经》药物，选录其中 263 种药物的《神农本草经》原文并进行注释。其余 130 种药物作为单独一部分，称为"不常用药"，只录《神农本草经》原文，不加注释。

23. 安徽省中医进修学校撰《（增图）神农本草经通俗讲义》。成书于 1959 年。原文据顾本，每味药分科属、形态、地产、经文词解、性味、归经、药理、用量、储藏、炮制和参考各项，并附有该药原植物、原动物的插图。

24. 马继兴等《神农本草经辑注》。由中国中医科学院研究员马继兴等学者经过十余年的研究编著而成，成书于 1995 年。全书由"辑注"和"研究"两个部分组成。"辑注"部分，首先从已知传世的各种早期古籍中收集、分析、编排第一手《神农本草经》佚文资料，并将原书四卷本文及其在汉魏以前的古注（六朝以后的古注除外）加以辑复。其次，将辑复后的《神农本草经》原文及其古注进行校注、考证和按语。立足于重辑佚文，辑、校、注三者并举，注重正本清源，考证翔实，注释精当。其佚文的信实程度，或校注的深度，比之诸家辑本均有超越之处。"研究"部分，对辑复《神农本草经》的思路和辑注方法等有关问题进行了详尽的考证与论述，主要内容则涉及《神农本草经》原书药数、药名及三品药目的考定，《神农本草经》佚文的深入发掘与辨析，《神农本草经》诸辑本的得失与评诂，以及引用传世的、出土的和可供间接辑佚古籍版本的依据等 23 个专题。对诸家辑佚本中的歧异与争议的问题，据证提出己见，以反映最新的研究成果。集研究《神农本草经》历代文献之大成，具有很高的文献价值和实用价值，既可使读者对《神农本草经》有一个完整而清晰的认识，又可从本书中正确理解《神农本草经》原意。因此，它是一部医药卫生工作者研究中医药学必备的参考书。

25. 张树生《神农本草经贯通》。1996 年由中国医药科技出版社出版。全书 3 卷，《神农本草经》365 种药物按照上、中、下三品分卷。对《神农本草经》原文从注释、效用钩玄、主治例方、扬长阐微、注家荟萃、历代发挥、现代研究七方面，逐一阐释。

26. 程东旗《神农本草经七十六药集释》。2003 年出版。全书分上、中、下三篇。上篇为注释方法和注释细则，阐述了药名注释、病症注释、功用注释、产地注释的内容、意义和方法。中篇对《神农本草经》76 味中药涉及的 108 种病症名称的文义进行了解释。下篇对《神农本草经》76 味中药，从药名、病症名称、功用等项引述前人文献进行了注释。

27. 尚志钧《神农本草经校注》。2008 年出版。对《神农本草经》所载药物，按照三品定义，重新确定各药的三品分类，重视训诂，每药均出校注，是学习、研究《神农本草经》较好的参考书。

第三节　《神农本草经》的研究进展

新中国成立后，《神农本草经》的研究工作受到高度重视，其研究成果既有对《神农本草经》的校注、整理，又有对《神农本草经》药物的纵向梳理；既有文献研究，又有实验研究，取得了丰硕成果。

一、《神农本草经》辑校、注释的研究

1953 年北京医学院赵橘黄先生注释《神农本草经》序例，在北京医学院药学系开设《本草学概论》，并于 1960 年完成《本草新诠》（初稿）。继而，1956 年，中医研究院编成《本草经语释》，用作西医学习中医班教材；1958 年，山东中医研究所编成《本草经百五味浅释》；1959 年安徽省中医进修学校撰《神农本草经通俗讲义（增图）》；1985 年，中国中医科学院张树生编写《神农本草经研究》，作为研究生教材；1995 年，马继兴先生历经 10 年研究，出版了《神农本草经辑注》；1995 年辽宁中医药大学房景奎教授自编《神农本草经选读》，并在研究生及全校本科生中开设选修课；2001 年，王家葵博士撰写《〈神农本草经〉研究》，论述了《神农本草经》的成书年代、《神农本草经》与汉代文化、《神农本草经》的学术思想、《神农本草经》的辑复及辑本研究，是比较全面研究《神农本草经》的著作。

二、《神农本草经》的专题研究

（一）《神农本草经》病因特点研究

有学者运用文献、理论研究方法，结合计量，从病因名称角度，系统研究《神农本草经》病因构成与现代中医病因构成比较的特点。其结论如下：《神农本草经》迷信性质的病因多；非"迷信"部分多见最顶级的病因，笼统，不具体。如"邪""邪气""恶""恶气""毒""毒气"；较为强调"虫"类病因；"情志""饮食劳倦"及"水、饮、痰"病因较少。《神农本草经》的病因学说较为初始，很多疾病仍归咎于鬼神，但在中医病因学说的历史发展中具有一定的重要地位。

（二）《神农本草经》分类方法研究

《神农本草经》所提出的三品分类方法对后世本草学的发展具有极为深远的影响，开辟了中药分类方法的先河，虽然这种中药分类法还很粗略，但在当时起到了一定的作用，且包含了许多具有科学价值的内容，被历代医家所珍视，作为药物学著作的编撰体例也被长期沿用。三品分类方法的核心内涵包括两方面：一是重视药物的功效，把功效作为中药分类的一个重要原则；二是重视药物的毒性。应摒弃其不足，赋予三品分类以现代涵义，将《神农本草经》中药物三品分类的核心思想应用于现代中医药的研究中。

有学者以经典中药学著作《神农本草经》为数据源，采用基于"微簇"概念的半监督增量聚类算法，进行中药分类研究及分类方法学研究。结果显示，《神农本草经》中365味中药共聚类获得126类，其中的253味中药归为14个药效类，包括补益类、清热类、利水类、除痹类、治疗妇科疾病类和治疗蛊毒鬼疰类等；112味中药单独成112类，与已知不同类别同时具有高相似度是产生大量独立类别的主要原因。研究结果反映出中药多样性和复杂相似性，为依据药效的中药分类研究提供了新思考和方法学探讨。

（三）《神农本草经》药物研究

1.《神农本草经》药物药性规律研究　王家葵以《神农本草经》药物为研究样本，利用统计学原理，研究《神农本草经》四气与功效、药物自然属性、毒性、三品、五味等因素的相关性，阐明药物四气标定的规律性。结果表明：《神农本草经》中四气的确定主要与功效、五味、三品有关。功效是确定药物四气的主要因素，但不是唯一因素，药物五味及三品位置亦部分影响其四气标定。一般而言，上药多标平性，少标寒性；辛味药多标温，少标寒及平；苦味药多标寒，而少标温。

2. 石类药的研究　有学者指出，《神农本草经》重视石药的运用，将石药列为三品之首，用于延年补益。这种用药特点留有道家的痕迹。推溯医用石药，虽源出于术士，但终归于治疗，这是医家与道家的迥异处。在《神农本草经》三品的主导思想下，凡各品类石药，大多用于补益。历代汲取《神农本草经》运用石药的经验，认识趋向全面，不仅用于滋补，更用于祛邪，并认识到石药的使用有利弊二端。医用的石药成方乃短期服饵，中病即止，不比丹药久服滋害，如视石药为畏途，忽视其特效，是谓因噎废食。

3. 动物药的研究 有学者对《神农本草经》动物药进行了研究，其按照动物学十种大的分类方法，探讨《神农本草经》所收的动物药，分有节肢动物、环节动物、脊椎动物、软体动物等四大门类。并指出，《神农本草经》在论述药物功效方面，也常精确可信，值得引伸扩展，发掘它潜在的作用。例如：斑蝥主"恶疮疽"，可能包括肿瘤在内。近人作动物实验，证实斑蝥素对小鼠肉瘤有抑制作用，能使瘤组织呈碎块及糜烂状。以斑蝥素治疗原发性肝癌前期有一定疗效，可使癌块缩小，自觉症状改善，生存期延长。用原生药制成片剂可广泛应用于肺癌、肝癌、乳腺癌、宫颈癌等。再如水蛭、蜈蚣等。循此以求，触类旁通，引伸扩展，将能启迪更多新颖思路。

4. 美容药的研究 有学者对《神农本草经》中美容药物进行分类整理，凡记载有"好颜色""去面皯""令人光泽""令人面悦""主面热赤炮酒""去疣""去黑子""去息肉""乌须发""固牙齿""令人肥健""辟口臭体臭"等字样者均列为具有美容功效的药物。

在上品药 120 种中具有美容功效的有 32 种，中品药 120 种中具有美容功效的有 14 种，下品药 125 种中具有美容功效的药物有 9 种，上、中、下三品中共有 55 味具有美容功效的药物。其中，玉石部有 5 种药物；草部有 20 种药物；木部有 16 种药物；禽兽部有 3 种药物；虫鱼部有 4 种药物；果部有 2 种药物；米谷部有 2 种药物；菜部有 3 种药物。这些药物按主治功能进行分类：①泽颜色、灭黑皯、疗面疮、柔肌肤的药物；②去黑子息肉的药物；③坚发齿、长须眉的药物；④令人肥健的药物；⑤除口臭、体臭的药物。列举 13 味美容药的美容作用，并较为全面地概括了美容药物的作用机理：一是含脂肪油类的药物，对皮肤有滋养濡润的作用；二是含挥发油类的芳香药物，能使局部血管扩张，改善局部血液供养及皮肤营养状态，悦泽面容，并能促进局部色素吸收；三是含淀粉及黏液质的药物，能增加药物的黏着性和胶化功能，并可使药物在皮肤表面形成一层胶状保护膜，起到保湿、保温、防皱作用；四是含特定有效成分类的药物，分别起到抗皮肤衰老、疗粉刺、灭瘢、除痣、乌发、固齿等方面作用。

有学者据尚志钧校注的《神农本草经》，将美容药物分为美容保健药物和美容治疗药物两部分，共计 89 味。美容保健药分为润肤美色、益气肥健、护发益齿、香体除臭，共 4 类 52 味中药；美容治疗药分为清热解毒、杀虫止痒类，滋补肝肾、活血祛斑类，清热利湿、祛风透疹类，清热祛油、活血散瘀类，祛风解毒、除湿杀虫类，祛风化湿、活血杀虫类及清热解毒、活血软坚类，共 7 类 37 味中药。

5. 养生、抗衰老药物的研究 有学者认为，传统养生文化与《神农本草经》不无关系，经统计，《神农本草经》中此类药物有 211 种，约占全部药物的 58%。在药味构成上，养生方药以辛、甘、苦味之药为主，体现了中医气机条畅的养生思想；寒性或微寒药物 66 种，温性或微温药物 52 种，平性药物 84 种，平性药物最多，体现了中医阴阳平衡的养生理念；上、中、下三品药物分别是 101、54、56 种，分别占各品药物总量的84.2%、45%、44.8%，总体上以上品药为主，中、下品为辅，体现了道法自然的和谐养生观；其功能构成，以"轻身"为主，药物数量125种，占养生方药总量的59.24%"，其次则是杀（去、下）三虫，去伏尸，杀精魅邪恶鬼等，107种，占50.71%，再次则是能令人不老或耐老、延年益寿、通神（明）致神仙、令人不饥或耐饥、安神（魂、魄、五脏）、耐寒暑、面生光、不夭不死、胜五兵等，体现了首先注重人的精神状态调养，其次是疾病预防，然后才是益寿延年和通神致仙。

有学者认为，《神农本草经》不老延年药反映了当时我国药物抗衰老成就，从衰老的整体观、衰老的治疗观、用药的辨证观三个方面进行阐述。在认识上，通过具体药物反映了衰老临床表现和治疗的方方面面，确立了衰老的整体观。治疗上以扶正祛邪为原则，扶正重先天、后天，祛邪重利湿、化痰、活瘀。以提高生存质量，延长生存时间为着眼点，尤重生存质量的提高。用药上，突出药物个性，同中见异，表达了辨证用药的思想。其丰富的思想内容至今仍具有十分重要的指导意义和实践价值。但是，《神农本草经》由于受历史条件的限制和道家服食炼丹思想的影响，将一些毒烈矿物药，如丹砂等作为不老药长期服用；另外，还有"神仙不死"等一些不符合实际的唯心错误观点，对后世也不无影响。故对《神农本草经》不老延年药要用现代的手段和观点有批判地研究继承，去其糟粕，使其精华发扬光大。

有学者就《神农本草经》抗衰老中药作用进行了研讨。经统计，在133种抗衰老药物中，从三品分类来看，上品药有109种，占81.9%，中品药有21种，占15.8%，下品药有3种，占2.3%，符合《神农本草经》所述"上药主养命，轻身益气，不老延年"和"中药主养性，遏病补羸"的用药原则。从药物基原上看，矿物药20种，植物药99种，动物药14种，说明抗衰老中药主要来源于植物药。从药物性味上看，甘味药60种，占45.8%；苦味药36种，占27.1%；辛味药20种，占15%；酸味药8种，占6.1%；咸味药5种，占3.8%；平性药60种，占45.8%；寒性药和温性药各有31种，共占45.2%。此外，还有未标注"性"的药物有5种，由此可见，《神农本草经》抗衰老中药的药性以甘平药为主流，这与其具有药性和缓、平补阴阳气血、调节脏腑机能的作用密切相关。关于《神农本草经》抗衰老中药的作用，某些药是从整体上调节脏腑机能，如安和五脏、补虚劳羸瘦、养精神；某些药是从局部改善脏腑疾患，如明目、利水道、益精、好颜色。《神农本草经》抗衰老药物的作用途径：①扶正补虚抗衰老。以"补中益气""益肾补精""养心神"的药物最多，突出地说明了"心为五脏六腑之大主"、"心主神"（神伤五脏六腑皆摇）、"肾为先天之本""脾为后天之本"在抗衰老中的重要性。②祛邪补虚抗衰老。《神农本草经》抗衰老药物半数以上都有祛邪的功能，祛邪作用包括"除寒热邪气""荡涤心腹胃肠结聚""主百毒""杀三虫""主五脏瘀血癥瘕""主二便不利"等。③协调阴阳抗衰老。《神农本草经》中协调阴阳抗衰老体现在"安五脏""主五劳七伤""安神志乐""除百疾"等平性药功能方面，此类药药性平和，对人体气血阴阳有调节滋助作用。

6. 食疗药物的研究　有学者将卫生部公布的三批既是食品又是药品的天然产物名单（计75种）与《神农本草经》对照归纳，发现其中共有25种属于卫生部公布的天然产物范畴，并对其进行整理。研究表明，《神农本草经》已认识到一些药物可作为食物长期食用，并将食疗药物分为轻身类、延年类、耐饥类、聪耳类、明目类、安神类。

有学者对《神农本草经》所载 365 种药物整理归纳，发现属于食物范畴的达 59 种之多。其中上品 29 种，中品 20 种，下品 10 种。不属于卫生部收录的药食同源者 23 种，并将其分为补养类、祛湿类、清热类、化痰类、解表类、活血类及其他，共 7 大类。

7. 分病证用药研究

（1）治疗痹证的药物　《神农本草经》治疗痹证药物涉及痹证名称有气痹、气血痹、血痹、风痹、寒痹、寒热痹、湿痹、筋骨湿痹、骨节痛痹、风湿痹、风湿痹痛、风湿偏痹、风寒湿痹、寒湿痹、寒湿痿痹、肉痹、阴痹、肉痹、周痹、风寒湿周痹、诸痹、骨间诸痹、风寒湿痹及历节痛、喉痹、咽喉痹、胃痹等。从这些名称可以看出，已经明确认识到痹证的发生不但与风、寒、湿、热密切相关，且与血虚、痰瘀等有关，这种认识是对《素问·痹论》"风寒湿三气杂至合而为痹"理论的进一步发展，且命名突出病因，简单明了，并创造性地提出血痹、肉痹、胃痹等概念，对后世及当代痹证理论发展和临床治疗起到很重要。

有学者统计，《神农本草经》中明确记载治疗痹证的药物共 83 种，除去蜚蠊、射干、蒺藜子、贝母、款冬花和杏仁 6 种主要治疗咽喉痹和喉痹的药物外，剩余 77 味治疗痹证的药物中寒凉药物、味平药物与温热药物之比为 23∶25∶29，尤其是治疗风寒湿痹的药物中，除苦平、辛温药物外，不乏茜草、青蘘、菴䕡子等寒性药物，这些药物涉及补肝肾、健脾、强筋壮骨、祛风除湿、利湿消肿、清热解毒、行气活血、祛瘀、补血、祛痰、虫类等各类中药，历代医家通过对这些药物的研究、领悟和临床实践，对痹证病因病机的认识日益深入，提出了很多行之有效的治疗理论，并在临床实践中得到不断继承、发展和完善。

有学者统计，在《神农本草经》中论及具有治"痹"功效药物上品 41 种，中品 24 种，下品 17 种，共计 82 种，结合这 82 种药物在当代痹病临床治疗中的使用情况，可以发现，仅有牛膝、薏苡仁、防风、白术、细辛、干姜、芍药、秦艽、大豆黄卷、附子、羊踯躅、陆英、蜀椒等少数药物仍是常用药物，而其他的药物已很少或不再应用于临床了。初步分析存在以下几种情况：①药物来源丧失，从而谈不到应用，如姑活、别羁、屈草、礜石等。②临床治疗意义丧失，不再归属于药物范畴，如曾青、白石英、熊脂、丹雄鸡、蠡鱼、麋脂等，但需要指出的是，其中的某些动物药，如丹雄鸡、蠡鱼等现今仍有其食疗意义。③药物的主要功效改变，不再主要应用于痹病的临床治疗，如菖蒲、菊花、柏实、酸枣、磁石等。④除以上几种情况外，还有数种药物在明以前是治疗痹病的常用重要药物，但明清以来，在临床上几乎完全不再应用。应对这一类药物给予足够的重视。并以天雄和茵芋为例加以阐明。

有学者在详读《神农本草经》之后提出"甘寒除痹"的理论，并查阅大量资料，从痹证的形成机理及甘寒药物的药理、功效等方面论述"甘寒除痹"的理论，并加以临床病例分析以求探索治疗痹证的新方法。

（2）抗肿瘤药物　有学者依中医抗肿瘤治疗法则，经详细比对剔除无法考证者、目前临床上毒副作用较剧者或极少应用者，药物目前临床尚易取得且具抗肿瘤功效值得研发之《神农本草经》药物，共115味，分为清热解毒、活血化瘀、化痰祛湿、软坚散结、以毒攻毒、扶正固本六大类。

8. 分脏腑用药研究　国家重点基础研究发展计划（973计划）——基于"肾藏精"藏象理论基础研究的不断深入，课题组成员针对与"肾"相关的《神农本草经》药物进行了梳理，其结果如下。而对其他脏腑的研究有待深入。

有学者通过探讨中国古代哲学和中医学"精"的含义，分析肾藏精的理论内涵，阐述《黄帝内经》与《神农本草经》的渊源关系。并基于肾藏精理论，借助中医肾藏精藏象理论知识管理平台，对《神农本草经》中具有"益精"功效的药物进行检索、类别标注、统计和分析，初步探讨"益精"功效术语之间的相关性及三品分布情况。从益精药与三品分类的关系上看，出自上品16味，中品3味，下品0味。具有"益精"功效的药物多出现在上品，中品鲜见，下品未见。从《神农本草经》中具有"益精"功效药物与肾藏精理论相关功效术语分类上，可见针对病因的益精、益精气等功效术语，针对病症的明目、聪耳、强筋骨等功效术语。通过以上统计与归类分析，可见《神农本草经》中具有"益精"功效药物与"肾藏精"理论相关的功效术语涉及脏腑、精气、官窍、筋骨、神志等各个方面，从术语的描述中可以体会"益精"相关功效术语的关联性及它们之间细微的差别，充分体现了中医的整体观和辨证论治的思想。为临床使用《神农本草经》收载的益精药提供文献依据。

有学者以《神农本草经》中与肾相关药物为研究对象，参照《中医药主题词表》《中华人民共和国国家标准中医基础理论术语 GB/T20348-2006》《中医药学名词》及《中医病证诊断疗效标准》等确定与肾相关的检索词，对《神农本草经》所载药物进行统计。结果显示，与肾相关药物164种，其中上品药110种，所占比例最大；草部药物最多，达78种，占47.6%；根据每一检索词下药物的数量，初步确定《神农本草经》时期"肾虚"症状主要包括：早衰、视力减退、生殖机能低下、筋骨痿软、听力下降、健忘、水肿、小便不利、牙齿松动、须发早白、腰膝疼痛。

各　论

第三章　《神农本草经》序例研究

　　《神农本草经·序例》是有关药物总论的部分，全文共分十四段，综述药物性能及应用之法。其中第一段至第五段论药物总数及三大类（三品）药物在药物配伍中的地位和作用；第六段至第九段论药物的阴阳配合、七情、五味、四气（性）、有毒无毒、采造，以及药物的丸、散、汤、酒、膏、煎诸法；第十段至第十四段论用药必察病源、毒药用法、对证用药以及药物治疗主要病证名称。

第一节　《神农本草经》序例

　　【原文】上药①一百二十种为君②，主养命③以应天④，无毒⑤，多服久服不伤人⑥。欲轻身⑦益气⑧，不老延年⑨者，本上经⑩。

　　【注释】

　　①上药：或称上品，泛指上等药品。

　　②君：与下文"臣""佐使"相对应。君、臣、佐、使有两种含义：一指方剂组成关系。《素问·至真要大论》云："方制君臣何谓也？岐伯曰：主病之谓君，佐君之谓臣，应臣之谓使，非上下三品之谓也。"一指药物三品分类。王冰注《素问》云："三品，上、中、下三品。此明药善恶不同性也。"此处君、臣、佐使是指药物三品分类，而非方剂组成。

　　③养命：指延长寿命。《抱朴子·内篇》卷十一引《神农四经》云："上药令人身安命延。"与下文"养性""治病"相对应。

　　④应天：应，相应，对应。《说文解字》云："应，当也。"陶隐居云："上品药性，岁月常服，必获大益，病即愈矣，命亦兼申，天道仁育，故云应天。"此处比喻上药如天有仁德之道，能化育万物。与下文"应人""应地"相对应。

　　⑤无毒：毒，古有广义、狭义之分。古代统称治病的药物为"毒药"，即广义之

毒。《素问·移精变气论》云：“今世治病，毒药治其内，针石治其外。”《素问·藏气法时论》云：“毒药攻邪，五谷为养，五果为助……”现代指药性剧烈，有毒、副作用，能导致中毒的药物为毒药，即狭义之毒。药物对人体的毒性反应是受一定条件影响的，如剂量、服药时间、炮制方法、配伍、服法等。此处所说的上药无毒，是被道家夸大了的一种说法。

⑥多服久服不伤人：《本草经集注》云：“上品药性，亦皆能遣疾，但其势力和厚，不为仓卒之效。然而岁月常服，必获大益，病既愈矣，命亦兼申。”也是道家的一种夸大之词。

⑦轻身：指身体轻快，无所滞碍。

⑧益气：指补益身体元气。

⑨不老延年：泛指长寿。系道家修炼以达到健身的一种提法。

⑩本上经：古人每称卷或篇为经。森立之《考注》云：“此书三品各一经，为上经、中经、下经，即上卷、中卷、下卷也。”即本于《神农本草经》上品药。与下文“本中经”“本下经”相对应。

本段论述了上品药的含义，并指出其具有补益身体元气，延长寿命，无毒等特点。这些说法很大程度上受到道家服饵养生思想的影响。

【原文】中药①一百二十种为臣②，主养性③以应人④，无毒有毒，斟酌其宜⑤。欲遏病⑥补虚赢⑦者，本中经。

【注释】

①中药：或称中品，泛指中等药品。陶隐居序云：“中品药性疗病之辞渐深，轻身之说稍薄。于服之者，祛患当速，而延龄当缓。”

②臣：指臣药，在处方中配合君药，具有协助的作用。

③养性：指调养性情。《博物志》引《神农经》云：“中药养性，合欢蠲忿，萱草忘忧。”

④应人：《本草经集注》序云：“人怀性情，故云应人。”

⑤无毒有毒，斟酌其宜：指中品药物其毒性大小相间，临床应用时应斟酌合理使用。

⑥遏病：《尔雅·释诂》云：“曷、遏，止也。”即阻止疾病发生、发展。

⑦虚赢：《说文解字》云：“赢，瘦也。”虚赢，泛指慢性虚损性病症。

本段论述了中品药的含义，并指出其既遏病，又可以补虚，具有毒性参半的特点。

【原文】下药①一百二十五种为佐使②，主治病③以应地④，多毒，不可久服。欲除寒热邪气⑤，破积聚⑥愈疾⑦者，本下经。

【注释】

①下药：或称下品，泛指下等药品。陶隐居序云：“下品药性专主攻击毒烈之气，倾损中和，不可常服，疾愈即止。”

②佐使：指佐药与使药，在处方中二者配合臣药，具有辅佐的作用。

③治病：《博物志》引《神农经》云："下药治病，大黄除实，当归止痛。"

④应地：《本草经集注》序云："地体收杀，故云应地。"

⑤寒热邪气：陶隐居序云："夫病之所由来虽多端，而皆关于邪。邪者，不正之因，谓非人身之常理，风、寒、暑、湿、饥、饱、劳、逸，皆各是邪，非独鬼气疫疠者已。"此处泛指六淫邪气。

⑥积聚：《难经·五十五难》云："积者，阴气也。其始发有常处，其痛不离其部，上下有所终始，左右有所穷处。聚者，阳气也。其始发无根本，上下无所留止，其痛无常处。"积，指胸腹内积块，坚硬不移，痛有定处的一类疾患，多由起居不时，忧喜过度，饮食失节，脾胃亏损，气机不运，沉寒郁热，痰水凝结，瘀血蕴里，食积久滞，邪正相结而致。聚，指腹中有块而聚散无常的病症，多由情志抑郁，肝气失调，气机不畅所致。

⑦疾：《说文解字》云："疾，病也。"各种病证的泛称。

本段论述了下品药的含义，并指出其具有治疗寒热邪气、积聚等病和大多有毒等特点。

【原文】三品合三百六十五种，法①三百六十五度②，一度应一日，以成一岁。

【注释】

①法：取法，效法。

②三百六十五度：度，躔度，用以标志日月星辰在天空运行的度数。古代星象家为测定天体星辰之运行，将天空分为三百六十五等分距离，称为三百六十五度。《尚书·尧典》云："周天三百六十五度，日行一度。"

【原文】药有君臣佐使，以相宣摄①。合和②宜用一君、二臣、三佐、五使，又可一君，三臣，九佐使也。

【注释】

①以相宣摄：在制方中，有君臣佐使各药组合，相互宣发摄制，使制方发挥最好的疗效。

②合和：合，义为共同；和，义为调和。是制方时，配合药物调制的通称。

本段论述了制方组合的两种方案，一是"一君、二臣、三佐、五使"；二是"一君，三臣，九佐使"。《素问·至真要大论》中亦列举其他方案："君一，臣二，奇之制也。君二，臣四，偶之制也。君二，臣三，奇之制也。君二，臣六，偶之制也。"又云："君一，臣二，制之小也。君一，臣三，佐五，制之中也。君一，臣三，佐九，制大之也。"陶弘景在《本草经集注》中说用药"犹如立人之制，若多君少臣，多臣少佐，则气力不周也"。

【原文】 药有阴阳配合①，子母兄弟②，根茎花实，草石骨肉③。

【注释】

①阴阳配合：药物有阴药、阳药，性质各异，故宜配合应用。《素问·阴阳应象大论》云："味厚者为阴，薄为阴之阳。气厚者为阳，薄为阳之阴。"《淮南子·天文训》云："毛羽者，飞行之类也，故属阳。介鳞者，蛰伏之类也，故属阴。"

②子母兄弟：古人将药物基原的相互亲缘关系比喻为子、母、兄、弟。"子母"，为药物的衍生关系，如藕生莲，藕为母，莲为子。"兄弟"，指同科属植物，有亲缘关系的药物，如苍术、白术，羌活、独活等。

③草石骨肉：草，为植物的统称，包括草本及木本植物在内。石，为矿物的统称，为金属和非金属的统称。骨，为构成动物体的支架。肉，为动物肌体。故骨肉为动物的统称。这里指药物的自然属性类别。

本段主要论述古人用药理论的四个方面，即不同阴阳属性药物配合，各类药物之间的基原关系，同源不同部位的疗效差异及根据自然属性的药物分类方法。

【原文】 有单行①者，有相须②者，有相使③者，有相畏④者，有相恶⑤者，有相反⑥者，有相杀⑦者。凡此七情⑧，合和视之，当用相须相使者良。勿用相恶相反者。若有毒宜制，可用相畏相杀者，不尔，勿合用也。

【注释】

①单行：处方中只用一味药，称为"单行"，如独参汤；或药物配合各行其事。

②相须：须，通需，需要。《本草纲目》云："相须者，同类不可离也。如人参、甘草、黄柏、知母之类。"即性能功效相类似的药物配合应用，可以增强原有疗效。

③相使：使，使者。《本草纲目》云："相使者，我之佐使也。"即性能功效方面有某些共性，或性能功效虽不相同，但是治疗目的一致的药物配合应用，而以一种药为主，另一种药为辅，辅药能提高主药疗效。

④相畏：《广雅·释诂二》云："畏，惧也。"《本草纲目》云："相畏者，受彼之制也。"即一种药物的毒性反应或副作用，能被另一种药物减轻或消除。

⑤相恶：恶，厌恶。《本草纲目》云："相恶者，夺我之能也。"即两药合用，一种药物能使另一种药物原有功效降低。

⑥相反：《本草蒙筌》云："有相反者，两相仇隙，比不可使和合也。"《本草纲目》云："相反者，两不相合也。"即两种药物合用，能产生或增强毒性反应或副作用。

⑦相杀：杀，削减，削弱。《本草纲目》云："相杀者，制彼之毒也。如用蛇虺毒，比用雄黄。"即一种药物能减轻或消除另一种药物的毒性或副作用。

⑧七情：把单味药的应用及药物之间的配伍关系概括为七种情况，称为"七情"。即单行、相须、相使、相畏、相杀、相恶和相反七种情况。

本段论述药物使用的七种方式，其中使疗效增强的配伍是相须和相使；使疗效降低的配伍是相恶；减轻或消除药物毒性或副作用的配伍是相畏和相杀；产生或增强毒性反应或副作用的配伍是相反；也有单味药使用或药物配合却各行其事。故："当用相须相使者良。勿用相恶相反者。若有毒宜制，可用相畏相杀者。"

【原文】 药有酸、咸、甘、苦、辛五味①，又有寒、热、温、凉四气②，及有毒、无毒③。阴干、暴干④，采造时月生熟⑤，土地所出⑥，真伪⑦陈新⑧，并各有法。

【注释】

①五味：五味的产生，首先是通过口尝，即用人的感觉器官辨别出来的，它是药物真实味道的反映。更重要的则是通过长期的临床实践观察，不同味道的药物作用于人体，产生了不同的反应，获得不同的治疗效果，从而总结归纳出五味的理论。也就是说，五味不仅仅是药物味道的真实反映，更重要的是对药物作用的高度概括。五味的含义既代表了药物味道的"味"，又包涵了药物作用的"味"，而后者构成了五味理论的主要内容。《素问·藏气法时论》云："辛散、酸收、甘缓、苦坚、咸软。"这是对五味作用的最早概括。后世在此基础上进一步补充，日臻完善。

②四气：是指寒、热、温、凉四种不同的药性，又称四性。它反映了药物对人体阴阳盛衰、寒热变化的作用倾向，为药性理论的重要组成部分，是说明药物作用的主要理论依据之一。药性的寒热温凉是由药物作用于人体所产生的不同反应和所获得的不同疗效而总结出来的，它与所治疗疾病的性质是相对而言的。此外，四性以外还有一类平性药，它是指寒热界限不很明显、药性平和、作用较缓和的一类药，如党参、山药、甘草等。虽称平性，但实际上也有偏温偏凉的不同，如甘草性平，生用性凉，炙用则性偏温。所以平性仍未超出四性的范围，是相对而言的，它不是绝对的平性，因此仍称四气（性）而不称五气（性）。然而也有主张"平应入性"，如李时珍在《本草纲目》草部卷前绪论中说，"五性焉，寒热温凉平"，第一个提出五性分类法。另外，寒凉属阴，温热属阳，寒凉与温热是相对立的两种药性，而寒与凉、温与热之间则仅是程度上的不同，故又有"三性说"。《唐六典·尚药奉御》云："必辨其五味、三性、七情，然后为和剂之节。"又云："三性谓寒、温、平。"

③有毒无毒：指药物对人体的毒性反应。

④阴干暴干：阴干与暴干均是将新鲜的动、植物进行干燥处理，是为了达到便于长期保存的目的。阴干是将药物放置于通风无阳光处干燥。《本草经集注》序云："《经》说阴干者……正是不露日曝，于阴影处干之耳。"暴干则是直接放置阳光下干燥。

⑤采造时月生熟：中药包括植物药、动物药和矿物药，尤其是植物药的功效与一年之中不同时期植物（时月）的生长状况（生熟）密切相关。《千金翼方》卷一曰："夫药采取不知时节，不以阴干、曝干，虽有药名，终无药实。"陶隐居《本草经集注》序云："凡采药时月……其根物多以二月、八月采者，谓春初津润始萌，未充枝叶，势力淳浓故也。至秋则枝叶干枯，津润归流于下。今即事验之，春宁宜早，秋宁宜晚，花、实、茎、叶，乃各随其成熟尔。"

⑥土地所出：指药物的生长环境（产地）非常重要。《神农本草经》中所载药物只

说明生山谷、池泽、川谷等，没有具体地名。自《名医别录》始载药物出产的郡县名，不同产地的药物，往往功效也有区别。《本草经集注》云："案诸药所生，皆的有境界。秦、汉以前，当言列国。今郡县之名，后人所改耳。自江东以来，小小杂药，多出近道，气势理，不及本邦。假令荆、益（湖北、四川）不通，则令用历阳（安徽和县）当归，钱唐（浙江钱塘）三建（天雄、乌头、附子合称，本并出建平，今四川巫山，故谓三建），岂得相似。所以治病不及往人者，亦当缘此故也。"

⑦真伪：指药有真假之分。《本草经集注》云："众医都不识药，唯听市人，市人又不辨究，皆委采送之家。采送之家，传习治拙，真伪好恶莫测，所以有钟乳酢煮令白，细辛水渍使直，黄芪蜜蒸为甜，当归酒洒取润，螵蛸胶着桑枝，蜈蚣朱足令赤。诸有此等，皆非事实，世用既久，转以成法，非复可改，末如之何，又依方分药，不量剥除。"

⑧陈新：指药有新、陈。当年采者为新，经过加工炮制后的药物经久未用者为陈。陈药多易霉坏变质，影响效用。除陈皮、半夏等宜用陈旧者，一般宜用当年所采者。

本段论述了药物的四气、五味、毒性，奠定了现代中药学药性理论的基础。药物的采制、加工、产地、真伪及贮藏等为药物效用的影响因素。

【原文】药有宜丸者①，宜散②者，宜水煮③者，宜酒渍④者，宜膏煎⑤者，亦有一物兼宜者。亦有不可入汤酒⑥者。并随药性，不得违越。

【注释】

①宜丸者：有两个含义，一指病人适宜服用某种剂型；二指药物适宜制成某种剂型。此书应指后者。丸，系将药物粉末用具有黏合性质的赋形剂（蜂蜜、面糊等）制成圆球形的剂型。丸、散、水煮、酒渍、膏煎均指剂型而言。

②散：系将捣碎的药物碾成粉末状的剂型。即粉剂。

③水煮：相当于煎剂。系用水煎煮药物后的水溶剂型。

④酒渍：渍，《说文解字》云："沤也。又，浸渍也。"即用酒浸泡药物后的酒溶剂型。俗称药酒。

⑤膏煎：即膏剂。分内服膏与外用膏。内服膏，通常又分流浸膏、浸膏、煎膏三种；外用膏有软膏、硬膏两种，其中内服煎膏和外用软膏是膏剂中常见的剂型。内服的煎膏又叫膏滋，是把药物加水煎熬，滤滓，浓缩，加入冰糖、蜂蜜等，熬成稠厚的膏，可长期服用。常用于慢性疾病或身体虚弱者。外用的软膏指药物与适宜基质混合制成的半固体外用剂型。外用软膏一般用于外涂皮肤疮疡疥癣等。

⑥不可入汤酒：系指只可用于丸剂、散剂，但不宜用于汤剂、酒剂的药物。

本段论述了不同的药物剂型，要根据药性特点选择合适的剂型。

【原文】欲疗病，先察其源①，先候病机。五脏未虚，六腑未竭，血脉未乱，精神未散，服药必活。若病已成，可得半愈。病势已过，命将难全。

【注释】

①先察其源：源，疾病之源，即疾病的根本原因。这种治病察源的思想与《素问·阴阳应象大论》"治病必求于本"一致。

本段首先论述治疗疾病要查清病因，掌握疾病的发展变化规律。其次强调治疗越早，效果越好，有预防医学的观点。与《素问·四气调神大论》"是故圣人不治已病治未病，不治已乱治未乱，此之谓也；夫病已成而后药之，乱已成而后治之，譬犹渴而穿井，斗而铸锥，不亦晚乎"观点一致。

【原文】若用毒药疗病，先起如黍粟①，病去即止，不去倍之，不去十之，取去为度②。

【注释】

①黍粟：黍，黄黏米；粟，带壳的小米。在疾病初起，用药宜从小量开始，如黍米、粟米样大小。

②取去为度：用毒药治病，用药宜从小量开始，逐渐加大用量，以不引起毒性反应而能治好疾病为止。

《神农本草经》"序例"关于药物毒性的认识，有两种情况：其一，药物的毒性与三品分类有关。"上药无毒，多服、久服不伤人；中药无毒有毒，斟酌其宜；下药多毒，不可久服。"并且认识到"多服""久服"不同。其二，使用毒性药物时应采取的步骤。即先由小剂量开始，逐步增加至中等剂量，最后再用大剂量。

【原文】疗寒以热药，疗热以寒药①，饮食不消以吐下药，鬼疰②蛊毒③以毒药，痈肿疮瘤④以疮药，风湿⑤以风湿药，各随其所宜。

【注释】

①疗寒以热药，疗热以寒药：治疗寒证用热药，治疗热证用寒药。

②鬼疰：《释名·释疾病》云："注，一人死，一人复得，气相灌注也。"是古人提出的一类传染性疾病。鬼疰是疰病的一种。《诸病源候论》卷二十四论鬼疰候云："注之言住也。言其连滞停住也。人有先无他病，忽被鬼排击。当时或心腹刺痛，或闷绝倒地，如中恶之类。其得差之后，余气不歇，停住积久，有时发动，连滞停住，乃至于死。死后注易傍人，故谓之鬼疰也。"本病即肺痨。

③蛊毒：《说文解字》云："蛊，腹中虫也"。《诸病源候论》云："凡蛊毒有数种，皆是变惑之气。"又云："凡中蛊病，多趋于死，以其毒害势甚，故云蛊毒。"《千金要方》卷二十四云："论曰：蛊毒千品，种种不同，或下鲜血，或好卧暗室，不欲光明，或心性反常，乍嗔乍喜，或四肢沉重，百节酸疼。"古人以为蓄养虫蛇之类，可以成蛊，为致病之因。其主要症状有心腹绞痛，胸腹胀满，吐下脓血等。

④痈肿疮瘤：痈疽、肿毒、疮疡、瘤肿的合称。

⑤风湿：由风邪、湿邪相结合所致病症。

本段论述了对症用药的原则，与《素问·至真要大论》中"治寒以热，治热以寒"

一致。

【原文】病在胸膈以上^①者，先食后服药。病在心腹以下^②者，先服药而后食。病在四肢血脉者，宜空腹而在旦^③。病在骨髓者，宜饱满而在夜^④。

【注释】

①胸膈以上：指人体上焦部分，为心肺所在。

②心腹以下：指人体下焦部分，为肝肾所在。

③旦：早晨日出时。

④夜：夜晚日落以后。

本段论述了根据不同病位而选择不同的服药时间。

【原文】夫大病之主，有中风^①、伤寒，寒热^②、温疟^③、中恶、霍乱、大腹水肿^④、肠澼下利^⑤、大小便不通、奔豚^⑥上气、咳逆、呕吐、黄疸、消渴、留饮、癖食^⑦、坚积、癥瘕、惊邪、癫痫^⑧、鬼疰、喉痹、齿痛、耳聋、目盲、金疮、踒折^⑨、痈肿、恶疮、痔瘘^⑩、瘿瘤、男子五劳七伤、虚乏、羸瘦、女子带下、崩中、血闭、阴蚀、虫蛇蛊毒所伤。此大略宗兆^⑪，其间变动枝叶^⑫，各宜依端绪以取之^⑬。

【注释】

①中风：即卒中。症见猝然昏倒，不省人事，或突然口眼㖞斜，半身不遂，言语不利等。

②寒热：阴阳盛衰所致的外寒内热及外热内寒等病理表现。《诸病源候论》云："夫阳虚则外寒，阴虚则内热；阳盛则外热，阴盛则内寒。"

③温疟：疟疾之一。《素问·疟论》云："此先伤于风，而后伤于寒，故先热而后寒也，亦以时作，名曰温疟。"

④大腹水肿：即腹中积水。《诸病源候论》云："三焦闭塞，小便不通，水气结聚于内，乃腹大面肿。故四肢小，阴下湿，手足逆冷，腰痛，上气，咳嗽烦疼，故云大腹水肿。"

⑤下利：痢疾与泄泻统称为下利。症见大便次数增多而量少，腹痛，里急后重，下黏液及脓血样大便为痢疾；泄泻指大便稀薄，甚至水样，次数增多，一般无脓血和里急后重，简称泄或泻。大便质薄而势缓者为泄，大便如水而势急者为泻。

⑥奔豚：是一种由小腹部开始产生逆气，向上方冲击，如豚类奔走之状而得名的病症。症见胸闷，心悸，气急，腹痛，烦躁，头昏目眩。

⑦癖食：即消化不良之病。

⑧癫痫：是癫证和痫证合称。癫，指精神错乱一类疾病；痫，指发作性的神志异常疾病。

⑨踒折：踒，一为折伤；一为足部的折伤或损伤。此处应是泛指骨折而言。

⑩痔瘘：是痔疮和肛瘘的合称。痔疮，指初生肛门未破者。肛瘘，指疮破溃而出脓血，黄水浸淫淋沥久不止者。

⑪宗兆：《广雅·释诂三》云："宗，本也。"高诱《吕氏春秋注》云："兆，大数也。"泛指重要的纲领，或根本的大数。此指上述诸证是纲领性主要病症。

⑫其间变动枝叶：指上述诸证因变动又形成多种病症。陶隐居《本草经集注》序云："中风有数十种，伤寒有二十余条。"

⑬各宜依端绪以取之：此指对主证下诸病症用药，要依主证用药来取舍。

第二节　《神农本草经》序例对中药学基本理论的贡献

《神农本草经》序例简要赅备地论述了药物分类法、四气五味的药性理论、有毒无毒、配伍法度、辨证用药原则、服药方法及丸、散、膏、酒等多种剂型，并简要介绍了中药的产地、采集、加工、贮存、真伪鉴别……为中药学的全面发展奠定了理论基石。

一、对中药分类体系的贡献

中药分类的历史源远流长。三品分类，作为一种原始而首创的分类方法，对后世的中药分类产生了深远的影响。

（一）三品分类的渊源

"三品"一词，最早见于《周易》。在《易·巽》中有"田获三品"的记载，并注说"三品"是指"干豆""宾客"和"充君之庖"的三种猎物。在《尚书·禹贡》中有"厥贡，惟金三品"的记载。这里说的"三品"则是指"金、银、铜"三种金属。汉代的金属货币分为"三品"，用金属铸成不等重量的呈龙、马、龟三种形状的货币，称为"白金三品"。西汉哲学家董仲舒将人性分为"性三品"。唐·陆羽的《茶经》，则将茶分为上、中、下"三品"。可见，在古代用"三品"归类事物和划分等级，是一个较流行的传统概念和方法。

《易·说卦》云："是以立天之道，曰阴与阳；立地之道，曰柔与刚；立人之道，曰仁与义。兼三才而两之，故《易》六画而成卦。"《神农本草经》三品，分别说明是"应天""应人""应地"。"三品"分类与古代的"三才"概念有关。可见，《神农本草经》三品分类受到古代自然科学、哲学和社会多方面的影响，具有鲜明的时代特征。

（二）中药三品分类的沿革

中药"三品"分类法起源于《神农本草经》，其序录云："上药一百二十种为君，主养命以应天，无毒，多服久服不伤人。欲轻身益气，不老延年者，本上经。中药一百二十种为臣，主养性以应人，无毒有毒，斟酌其宜。欲遏病补虚羸者，本中经。下药一百二十五种为佐使，主治病以应地，多毒，不可久服。欲除寒热邪气，破积聚愈疾者，本下经。三品合三百六十五种，法三百六十五度，一度应一日，以成一岁。"这种分类方法主要依据药物的效用、毒性作为分类依据，并决定是否常服、久服，斟酌使用。三品分类法标志着中药学进入了一个新的历史阶段，为后世所推崇，并延续了近千年之久。

梁代陶弘景在《本草经集注》中，既肯定了三品分类方法，又指出了当时本草著作中分类方法存在的问题，如"三品混糅，冷热舛错，草石不分，虫兽无辨"。因此，在《本草经集注》中采用以自然属性作为一级分类，将三品作为二级分类，即在《周礼·天官》"五药"的基础上，进一步将730种药物按药物自然属性分为玉石、草木、虫兽、果、菜、米食及有名未用等7类，除有名未用类以外的前6类又分为上中下三品。较之单纯的三品分类方法更加完善，此分类方法体现了药物自身在种类、性状上的联系。在这种"两结合"的分类方法中，三品分类仍处于十分重要的地位，绝不是一种陪衬和附属物。

唐、宋时代的本草著作，大都沿用这种"两结合"的分类方法。如《新修本草》将收载的850种药物，分为玉石、草、木、兽禽、虫鱼、果、菜、米、有名未用等9部，除有名未用类以外的前8部仍分为上中下三品；《证类本草》将收载的1746种药物，分为玉石、草、木、人、兽、禽、虫鱼、果、米谷、菜10部，除人部外，其余各部亦分为上中下三品。《证类本草》还增加了一个"本经外"类，对这些药物只按玉石、草木等分类，不再分上中下三品。在《证类本草》中的《嘉祐补注总叙》中说："凡药旧分上中下三品，今之新补，难于详辨，但以类附。"

至明代，自然属性分类方法已经成熟，三品分类方法逐渐废止。李时珍《本草纲目》言："不分三品，惟逐各部；物以类从，目随纲举。"将收载的1892种药物，分为水、火、土、金石、草、谷、菜、果、木、服器、虫、鳞、介、禽、兽、人16部（纲），部下又分为60类（目），仅在录自《神农本草经》和《名医别录》的药名下注明三品分类，其原因是："唐、宋诸家大加增补，兼或退出。虽有朱、墨之别，三品之名，而实已紊矣。……名已难寻，实何由觅。"自此三品已经不再作为一种分类方法使用了。但仍有少数本草著作采用自然属性与三品相结合或仅采用三品的分类方法。如清代张志聪撰写的《本草崇原》，邹澍的《本经疏证》等仍沿用三品分类方法。

（三）其他分类方法

1. 功效分类方法 《本草经集注》不但将中药按照玉石、草木、虫兽、果、菜、米食等自然属性分类，又认为"又案诸药，一种虽主数病，而性理亦有偏着"。其"诸病通用药"首次将中药按照其主治病证进行了分类，开始注重规律的总结，使中药分类的内涵更加丰富。又有唐·陈藏器《本草拾遗》的"宣、通、补、泄、轻、重、燥、湿、滑、涩"十剂分类法。明·王纶《本草集要》，将药物按功效分列为治"气、寒、血、热、痰、湿、风、燥、疮、毒、妇人、小儿"等12门。清·黄宫绣《本草求真》将药物分成"补剂、收涩、散剂、泻剂、血剂、杂剂、食物"七大类，而在每大类下又分若干细类，如补剂分为"温中、平补、补火、滋水、温肾"；血剂分为"温血、凉血、下血"等。这种分类方法不仅对于临床医师辨证论治、遣药组方具有很好的指导意义，而且对近代中药功效分类也有深远的影响。

2. 脏腑经络分类法 张元素按药物归属脏腑、经络进行分类，如《脏腑标本寒热虚实用药式》按十二经脉流注次第先后，归纳五脏（包括命门）、六腑本病、标病，辨别气、血、寒、热、虚、实分别用药，并另著"药类法象"，取法自然界风升生、热浮长、湿化成中央、燥降收、寒沉藏之五行、五气（合运气学说之六气）、五化等升降浮沉机理，归纳药物性能和功用。

3. 现代分类法 随着现代科学技术的传入，中药新兴学科的建立，一些现代科学的分类方法也被引进中药的分类。诸如中药功效分类、药用部位分类、植物学分类、动物学分类、矿物学分类、中药化学成分分类等方法。

（四）三品分类方法的现实意义

三品分类方法的核心内涵包括两方面：一是重视药物的功效，把功效作为中药分类的一个重要原则。现代采用按功效分类药物的方法是相当普遍的，例如现行的高等中医院校教材《中药学》，就是按药物功效，分为解表药、清热药、泻下药等20余类，体现了在分类上重功效、便应用的原则。二是重视药物的毒性。对于现代中医药研究，寻求疗效好、毒副作用小的药物是研究的重点。因此，《神农本草经》的三品分类方法对于现代中药的研究仍有其现实意义。

二、对四气五味理论的贡献

（一）四气

中药药性之四气，是指药物所具有的寒、热、温、凉四种药性，又称四性。四气反映了药物对人体阴阳盛衰、寒热变化的作用倾向，是指导中医临床的重要药性理论之一，受到历代医家的重视。陶弘景在《本草经集注》中明确指出："药物甘苦之味可略，唯冷热须明。"

1. 四气的概念 "四气"，《辞源》释为："四时阴阳变化，温热寒凉之气。"可见，四气原是指四季的气候特点。"四气"二字作为药性，首见于《神农本草经》序例，曰："药……又有寒、热、温、凉四气。"此处的四气是指药物的寒、热、温、凉属性，用以说明药物治疗疾病的物质基础和普遍规律。

2. 四气的演变 "四气"学说的形成受到中医药认识方法的影响，将观察对象视为阴阳对立统一的两个矛盾，药性亦分阴阳，寒凉为阴，温热为阳。在天人相应的哲学思想影响下，将春夏秋冬四时，气候的寒热温凉四气，病证的寒热温凉四性与药物的寒热温凉属性联系起来。药物的寒热属性是由于禀受四时之气，与四季气候变化相应，李中梓在《医宗必读·药性合时论》曰："四时者，春温、夏热、秋凉、冬寒而已。故药性之温者，于时为春。……药性之热者，于时为夏。……药性之凉者，于时为秋。……药性之寒者，于时为冬……"

《神农本草经》在具体药物中药性有大热、温、微温、平、微寒、寒 6 种;《名医别录》中的药性有大热、大温、温、平、微寒、小寒、大寒等 12 种表述法;而《日华子本草》以前,具体药性一直没有出现"凉"性。可见,药物的寒热属性并没有受到"四"的束缚。

"三性说":疾病常常非寒非热,药性亦应存在不寒不热之性,即"平性",由此产生了"三性说"。陶弘景《本草经集注》对药性的区分提出"朱点为热,墨点为冷,无点为平"。至唐代《唐六典·尚药奉御》率先提出三性说,曰"三性谓寒、温、平"。《神农本草经》序例中虽未提及平性,但在所载 365 种药物的条目下,有 357 味记载了药物的寒热属性,属"平"者 131 种。寒和凉是同一种性质,只是程度上有差别,温和热亦然,因此将药性区分为寒性、热性和平性。

"五气说":李时珍《本草纲目》草部卷前绪论中指出:"五性焉,寒热温凉平。"五气说是在五行学说的影响下,在四气的基础上又增加平性,而与五行、五脏、五味相对。

另外,金元时期张元素《珍珠囊药性赋》的总赋分别以寒、热、温、平四药性分述;王好古提出温、大温、热、大热、寒、大寒、微寒、平八气说。

3. 四气理论的探讨

(1) 四气理论源于阴阳学说,是定性的概念 四气的形成,有其深刻的历史渊源。在中医药的认识方法中,将阴阳用于各种观察对象中,继而形成一些概念,如四气中的寒热温凉,就是用二分法来处理,使其成为对立统一的两个矛盾。中药四气的归纳与概括体现了阴阳之间的对立,而寒热温凉的确立,是阴阳学说渗透于四气的一种表现。

(2) 四气逐级划分,又是模糊的定量概念 药物的寒热属性来源于自然界的气候变化,四季温差变化是渐进的,诸多药性的寒热程度也应是逐级划分的。四气分寒热两大类,其中温次于热,凉次于寒。为了进一步区分,本草书中在寒热温凉之前还常有大、微字样,如石膏大寒,赤芍微寒,附子大热,防风微温等。《本草纲目》中有平、大寒、寒、微寒、冷、大热、热、小温、微温、大温、温、凉、暖等药性。这里的大、小、微等用于描述药性的不同程度,是一种对于四气模糊定量的描述。

(3) "四气"与"四性" 北宋寇宗奭主张将四气改称为四性。寇氏《本草衍义》中指出:"凡称为气者,是香臭之气。其寒、热、温、凉,是药之性……其四气则是香、臭、腥、臊……则气字当该为性字,于义方允。"李时珍曰:"寇氏言寒、热、温、凉是性,香、臭、腥、臊是气,其说与《礼记》文合。但自《素问》以来,总以气味言,卒难改易,姑从旧耳。"

"四气"的气是精微物质。古代朴素唯物主义思想认为,气是构成世界的基本物质,而食物和药物亦不例外,也是由气构成的。所以,在《黄帝内经》等典籍中,还常常用"气味"对举并提的方式,用以代指食物和药物中的精微物质。如《素问·藏气法时论》曰:"气味合而服之,以补精益气。"另外,药物之"四气"来源于四时之寒热温凉变化,用"气"体现了天人相应的哲学思想。

（二）五味

五味，是指药物所具有的辛、甘、酸、苦、咸五种不同的味道。长期以来，五味作为中药药性理论的主要内容之一，用以概括药物的某些功能特点，阐释药物的奏效原理，指导临床正确用药，一直为历代医家所重视。但《神农本草经》中仅提到"药有酸、咸、甘、苦、辛五味"，并在各论每药下标示出不同的味，而没有对五味的标定依据及其临床意义做出任何解释，这给后世对五味的理解及应用造成了很大的混乱。

1. "滋味说"的产生　人们对药物的发现是与觅食活动联系在一起的，因此食物和药物的滋味通过口尝可以感知。如徐灵胎所说："入口则知味，入腹则知性。"如生姜味辛，甘草味甘，黄连味苦，乌梅味酸，昆布味咸等。人们对药物真实滋味的感知，是五味理论的萌芽。随着人们对药物知识的逐步积累，古代医家开始探求药物作用的机理，很自然地将药物的真实滋味与药物的作用联系在一起，从而产生了"滋味说"。《周礼·天官》中记载："凡药以酸养骨，以辛养筋，以咸养脉，以苦养气，以甘养肉，以滑养窍。"

2. "五味"的确立　药物和食物的滋味不止五味，《素问·五常政大论》中增加了淡味，在《本草经集注》《日华子本草》等书中还提到滑味，后世又增加了涩味。但是五味不仅仅是代表药物的真实滋味，而是药物产生作用的物质基础，更是五行哲学理论在中药药性理论中的一种衍化。在《神农本草经》中五味与五行结合最为紧密的是"五芝"条：

"赤芝，味苦平。主胸中结，益心气，补中，增智慧，不忘。久食，轻身不老，延年神仙。一名丹芝。"

"黑芝，味咸平。主癃，利水道，益肾气，通九窍，聪察。久食，轻身不老，延年神仙。一名元芝。"

"青芝，味酸平。主明目，补肝气，安精魂，仁恕，久食，轻身不老，延年神仙。一名龙芝。"

"白芝，味辛平。主咳逆上气，益肺气，通利口鼻，强志意，勇悍，安魄。久食，轻身不老，延年神仙。一名玉芝。"

"黄芝，味甘平。主心腹五邪，益脾气，安神，忠信和乐。久食，轻身不老，延年神仙。一名金芝。"

因此，将甘淡并称，酸涩并论，《神农本草经》将基本药味确定为"五味"。

3. 五味的作用　《素问·藏气法时论》最早概括了滋味与药物功能的关系，即"辛散、酸收、甘缓、苦坚、咸软"。在此基础上，用阴阳五行的哲学思想探讨五味的作用，五味与五脏的关系，五味对五脏生理、病理的影响。《素问·至真要大论》云："辛甘发散为阳，酸苦涌泄为阴，咸味涌泄为阴，淡味渗泄为阳。"《素问·宣明五气篇》说："酸入肝，苦入心，甘入脾，辛入肺，咸入肾。"《素问·五脏生成》云："心欲苦，肺欲辛，肝欲酸，脾欲甘，肾欲咸。"阐述了"五味所入"的关系。五行学说的渗透，使五味与五脏的关系更加灵活化。如《素问·藏气法时论》"脾欲缓，急食甘以缓之，用苦泻之，甘补之"，"肺欲收，急食酸以收之，用酸补之，辛泻之"等论述，即"五脏所苦"。同时也记载"心欲软，急食咸以软之，以咸补之，以甘泻之"，"肝欲散，急食辛以散之，以辛补之，以酸泻之"等论述，即"五藏所欲"。后世又有王冰、李东垣、贾九如等对五味作用的概括。直至汪昂《本草备要》将五味的作用概括为："凡药酸者能涩能收，苦者能泄能燥能坚，甘者能补能和能缓，辛者能散能润能横行，咸者能下能软坚，淡者能利窍能渗湿，此五味之用也。"成为现代中药药性理论中五味作用的理论基础。

4. 五味理论的局限性

（1）药味标定的不确定性　从五味理论形成的过程可知，中药的药味标定有两个途径：其一来源于药物的真实滋味；其二，五味理论反过来影响药味确定，即药味的标定来源于药物的作用。如天麻：《神农本草经》言其辛温，可祛风通痹，金元后发现其作用不仅可以祛外风，而且可以养液而息内风，故药性改为甘平，这种定味标准的不确定性，导致同一药物所定之味，在前后不同时代书籍中差别很大。即使在同一时期的本草著作中，由于药物的品种来源、产地、采收季节、药用部位的不同，以及医者的尝辨方法及对滋味的敏感性的差异，记载同一药物的药味也不尽相同。

目前我们仔细比对历代本草、各版《中药学》教材以及《中华人民共和国药典》（以下简称《中国药典》）中所载药物的药味并不统一，互有出入。其药味的标定标准尚不明确，却运用现代科研方法探讨药味的物质基础及其相应药理作用之间的关系，导致这些研究的科学性大打折扣。中药五味标注标准的统一是中药五味研究中的第一个关键性问题所在。

（2）中药五味在说明药物功效方面的不足　辛、甘、酸、苦、咸五味及淡味和涩味涵盖了发散、行气、行血、补益、调和、缓急止痛、收敛固涩等十几个药物的具体作用，而中药的作用更为繁杂，有众多作用无法用五味理论解释，如驱虫、排脓、截疟等，这些药物的功效与药味之间无规律可循。

五味中每味皆有数种作用，每种作用又有多种含义。如辛味能散能行，生姜、薄荷之辛能散；木香之辛能行气；川芎之辛能行血。再如苦能泄能燥能坚，具有苦味的黄连、厚朴能燥；而泄有降泄、通泄、清泄之分，苦杏仁降泄肺气以平喘，大黄通泄肠腑以通便，栀子清泄心火以除烦。可见，五味的作用在每味药中的作用是不统一的，只有结合具体的药物作用才能知晓。

三、对毒性理论的贡献

"有毒无毒"是中药药性理论的一部分。《神农本草经》云："药有酸咸甘苦辛五味，又有寒热温凉四气，及有毒无毒。""有毒无毒"是与用药安全相关的理论，对于指导安全用药具有重要意义。

（一）中药"毒"的涵义

《说文解字》云："'毒'，厚也。害人之中，往往而生。从'屮'，毒声。"清代段玉裁在《说文解字注·第一篇》中解释："'毒'兼善恶之辞，犹'祥'兼吉凶，'臭'兼香臭也。""厚"本意应该是一个中性形容词，表示"多也""重也""剧也""峻也"等。据此推之，"恶而厚"可谓之"毒"，"善而厚"亦可谓之"毒"。

中药的"毒"，其涵义有二：其一，广义之"毒"，药物的偏性。药物之所以能治疗疾病，就在于它具有某种偏性。临床用药每取其偏性，以祛除病邪，调节脏腑功能，纠正阴阳盛衰，调整气血紊乱，最终达到愈病瘳疾、强身健体之目的。古人常将药物的这种偏性称之为"毒"。明代《类经》云："药以治病，因毒为能。所谓毒者，以气味之有偏也。"凡药皆有偏性，因此，"毒"为药物的总称。即"毒"与"药"通义。如《周礼·天官》云："医师掌医之政令，聚毒药以供医事。"明代《类经》云："毒药者，总括药饵而言，凡能除病者，皆可称之为毒药。"其二，狭义之"毒"，即指药物可以对人体造成伤害的性质。有毒的药物，大多性质强烈，作用峻猛，极易损害人体，常用治疗量范围较小，安全性低。药量稍微超过常用治疗量，即可对人体造成伤害。《诸病源候论》云："凡药物云有毒及大毒者，皆能变乱，于人为害，亦能杀人。"

（二）对中药"有毒""无毒"的认识

中药药性中所标示的"毒"，应指药物对人体的损害。凡标明有毒者，均表示该药会对人体造成明显的伤害。近代医药学家运用化学手段，从许多中药里提取分离出有毒成分，从而科学地初步揭示了"毒"的本质，为确定药物的有毒与无毒提供了可靠的依据。如马钱子有大毒，是因其含番木鳖碱；巴豆有大毒，是因其含巴豆毒素；香加皮有毒，是因其含强心苷；砒霜有毒，是因其含砷元素；斑蝥有毒，是因其含有斑蝥素等。

药物"有毒"与"无毒"是相对的，在一定条件下，有毒与无毒可以互相转化。某些无毒的药，因过量或不合理应用，即可对人体产生毒害，转化为"有毒"药物。如黄芩、黄连苦寒清热泻火，治热性病；同时又能伤阳败胃，引发寒邪内生或脾胃被伤。干姜、附子辛热，既可温里散寒，治阳虚里寒证，又能伤阴助火，引发火邪内生或津液被伤。甘草无毒，若大量久服则出现脘腹胀满或水肿。人参无毒，大补元气，但滥用也可出现头痛、烦躁、失眠、口鼻出血等毒性反应，甚至导致死亡。反之，某些有毒或大毒的药物，只要适量合理应用，则能化毒为利，转化为"无毒"之药。如附子有毒，但在剂量、炮制、配伍等适当的条件下，不仅不产生毒副作用，反而能回阳救逆，拯救生命于垂危。

（三）《神农本草经》对毒性理论的贡献

《神农本草经》关于毒性的论述有三：

其一，论三品药与毒性的关系："上药无毒，多服久服不伤人；中药无毒有毒，斟酌其宜；下药多毒，不可久服。"由于对药物毒性的重视，将药物有毒无毒作为分类的依据之一，并提出了"多服""久服"两个完全不同的概念。"多服"指单次用药剂量过大，即毒理学中的急性中毒；"久服"是指连续用药时间过长，即毒理学中的长期毒性或蓄积性毒性。

其二，"若用毒药疗病，先起如黍粟，病去即止。不去，倍之；不去，十之。取去为度。"提出了使用毒剧药物治疗时，应从小剂量开始，逐步加量，直至痊愈。

其三，"若有毒宜制，当用相畏、相杀者。"提出了配伍减毒的方法。具体内容将在以下论述。

四、对药物配伍理论的贡献

配伍就是在中医基础理论的指导下，依据临床，辨证施治，据法处方，把两味或两味以上的中药配伍使用，治疗疾病，平衡人体阴阳。配伍是中医用药的主要形式，中药配伍有两层含义：一是指中药学中的配伍，即按病情需要和药性特点，将两种以上药物配合使用，讨论二药合用后相互作用、相互影响的临床效应，即特指中药"七情"配伍规律；二是指在方剂学中的配伍，即药物按君臣佐使的法度加以组合并确定一定的比例，讨论药物在方剂中的不同地位和作用。

（一）阴阳配合

药物有阴药、阳药，性质各异，宜配合应用。关于药性的阴阳属性，历代有诸多论述。《素问·阴阳应象大论》云："味厚者为阴，薄为阴之阳。气厚者为阳，薄为阳之阴。"《素问·至真要大论》曰："辛甘发散为阳，酸苦涌泄为阴，咸味涌泄为阴，淡味渗泄为阳。"其分辨药性阴阳的准则已经广为人知。

韩保昇《蜀本草》云："凡天地万物皆有阴阳，大小各有色类。寻究其理，并有法象。故羽毛之类，皆生于阳而属于阴；鳞介之类，皆生于阴而属于阳。"

金元时期，张元素将《黄帝内经》中有关内容用于药性阴阳属性分类的理论依据，发挥药物气味厚薄寒热阴阳升降理论。其《医学启源》中曰："经云：气之薄者，阳中之阴，所以茯苓利水而泄下，亦不离乎阳之体，故入手太阳也。麻黄苦，为地之阴，阴也，阴当下行，何谓发汗而升上？经曰：味之薄者，阴中之阳，所以麻黄发汗而升上，亦不离乎阴之体，故入手太阴也。附子，气之厚者，乃阳中之阳，故经云发热；大黄，味之厚者，乃阴中之阴，故经云泄下；竹淡，为阳中之阴，所以利小便也；茶苦，为阴中之阳，所以清头目也。清阳发腠理，清之清者也；清阳实四肢，清之浊者也；浊阴归六腑，浊之浊者也；浊阴走五脏，浊之清者也。"

李杲在《汤液本草·药类法象》中说道："温凉寒热，四气是也，皆象于天。温热者，天之阳也；凉寒者，天之阴也。此乃天之阴阳也。……辛甘淡酸苦咸，五味是也，皆象于地。辛甘淡者，地之阳也；酸苦咸者，地之阴也。此乃地之阴阳也。味之薄者，为阴中之阳，味薄则通，酸苦咸平是也；味之厚者，为阴中之阴，味厚则泄，酸苦咸寒是也。气之厚者，为阳中之阳，气厚则发热，辛甘温热是也；气之薄者，为阳中之阴，气薄则发泄，辛甘淡平凉寒是也。"

后世论药物阴阳属性，或从禀赋天地四时之气而论，或从五行而论，或从气味而论等，皆源于此。但实际历代本草却极少说明药性的阴阳运用和配合。

关于"子母兄弟，根茎花实，草石骨肉"是相同药物基原具有亲缘关系的药物，不同形质、部位的药物及不同自然属性药物的配伍。从传世的古代方剂中，几乎找不出可以说明这一配伍规律的事例。因此，此句是否为衍文？存疑待考。

（二）七情

《神农本草经》序录曰："有单行者，有相须者，有相使者，有相畏者，有相恶者，有相反者，有相杀者。凡此七情，合和视之。当用相须、相使者良，勿用相恶、相反者。若有毒宜制，可用相畏、相杀者，不尔，勿合用也。"此段文字最早将单味药与单味药的配伍关系概括为单行、相须、相使、相畏、相恶、相反、相杀七种情况。但并未对"七情"涵义作具体解释，只提到了临床应用的原则，即"当用"、"勿用"、"若有毒宜制，可用"及"不尔，勿合用"，成为"七情"配伍理论的发端。

后世医家对"七情"理论贡献最大的当推陶弘景、李时珍。陶弘景例示七情，分析了相恶、相反、相须与相使、相畏等配伍关系，重点强调了临床实践中与《神农本草经》七情理论不符之处，其《本草经集注》曰："本说如此。今按其主疗虽同，而性理不和，更以成患。今检旧方，用药亦有相恶、相反者，服之乃不为害。或能复有制持之者，犹如寇、贾辅汉，程、周佐吴，大体既正，不得以私情为害。虽尔，恐不如不用。今仙方甘草丸，有防己、细辛，俗方玉石散，用栝楼、干姜，略举大体如此。其余复有数十条，别注在后。半夏有毒，用之必须生姜，此是取其所畏，以相制尔。其相须、相使者，不必同类，犹如和羹、调食鱼肉，葱、豉各有所宜，共相宣发也。""相反为害，深于相恶。相恶者，谓彼虽恶我，我无忿心，犹如牛黄恶龙骨，而龙骨得牛黄更良，此有以制伏故也。相反者，则彼我交仇，必不宜合，今画家用雌黄、胡粉相近，便自黯妒。粉得黄即黑，黄得粉亦变，此盖相反之证也。"李时珍《本草纲目》对"七情"条文的说明，被视为对"七情合和"理论较为权威和简明的诠释："药有七情，独行者，单方不用辅也。相须者，同类不可离也，如人参、甘草，黄檗、知母之类。相使者，我之佐使也。相恶者，夺我之能也。相畏者，受彼之制也。相反者，两不相合也。相杀者，制彼之毒也。"迄今为止，李时珍对"七情"的解释是最精炼，最符合《神农本草经》原意的，一直作为全国统编教材《中药学》"七情"涵义的蓝本，后世在此基础上没有更大的突破。

（三）十八反

韩保昇《蜀本草》对《神农本草经》的配伍关系作了统计："凡三百六十五种，有单行者七十一种，相须者十二种，相使者九十种，相畏者七十八种，相恶者六十种，相反者十八种，相杀者三十六种，凡此七情，合和视之。"其具体数字如何统计已无从考证，而后世"十八反"之"十八"首见于此。

十八反歌诀首见于南宋·陈衍《宝庆本草折衷》，而后世流传最广的当属《儒门事亲·卷十四治法心要·十八反》之"本草明言十八反，半蒌贝蔹及攻乌，藻戟遂芫俱战草，诸参辛芍叛藜芦"。后又有《经验方》《医经小学》《本草品汇精要》《珍珠囊补遗药性赋》及《本草蒙筌》诸多版本。

"十八反"的研究主要存在以下三个问题：

其一，涵义不清。一直以来，我们都将相反定义为二药配伍后增强或产生新的毒副作用，却忽视了相反配伍还包括另外一个涵义——"不效"。《本草经集注》中言"相反者，则彼我交仇，必不宜合。今画家用雌黄、胡粉相近，便自暗妒。粉得黄则黑，黑得粉亦变，此盖相反之证也。药理既昧，所以不效，人多轻之。"陶弘景认为相反配伍的结果是"不效"，并没有说明二药配伍后可能会产生毒副作用。孙思邈《千金要方·序例》"合和第七"中论述药物配伍时进一步强调"诸草石强弱相欺，入人腹中不能治病，更加斗争，草石相反，使人迷乱，力甚刀剑"；《本草蒙筌》认为相反药"必不可使和合"；《珍珠囊补遗药性赋·用药发明》"用药法"云，"若所谓相反，则各怀酷毒，两仇不共，共则必害事也"；至明·杜文燮《药鉴》中明确提出，"人参芍药与沙参……一见藜芦便杀人"。从文献记载来看，唐代开始对"相反"的配伍论述已由陶弘景的"不效"逐渐衍化为有害，甚或杀人。然而，现今关于陶弘景认为的"不效"，已渐少人知。

其二，药物不定。《神农本草经》中所载相反药物的具体例证，已难考证，在《本草经集注》"畏恶七情表"中记载22味中药的21对相反配伍；《本草品汇精要》除完全收录十八反内容外并有一定外延，提出栝楼根、栝楼实同反乌头，相反药物共25种；李时珍在《本草纲目》列举了相反诸药36种。高晓山统计了历代主要本草及方书所记载涉及相反配伍的药名88种，相反药对97对。虽历代均有增删，但《本草经集注》中所载相反药对涉及《神农本草经》药物的均未删除。

"十八反"歌诀中只记录其简化药名，直接干扰了后世对具体药物的确定。如"诸参"包括哪些"参"未加说明，导致后世与藜芦相反的"参"越来越多。有学者统计55篇中医药文献中与藜芦相反的"参"达15种之多。另外，同一种药物古今有不同的基原品种，如大戟有京、红之分，芍药有赤、白之别，沙参亦分南北，贝母亦有川、浙。不同的品种，其化学成分、药理作用、性味功效不同，配伍后可能对人体的损害性亦不同。因此，"十八反"中药物品种的厘定十分必要。

其三，仍有应用。"十八反"作为中药配伍禁忌，其能否在临床上使用，一直都存在争议。有医家认为反药同用会增加毒性，损害机体，强调此为绝对禁忌。唐·孙思邈在《千金要方》中解释为"草石相反，使人迷乱，力甚刀剑"；朱丹溪道"服参一两，入藜芦一钱，其功尽废"。但"十八反"配伍在历代均有同方使用者。如张仲景的甘遂半夏汤中甘遂与甘草同用，赤丸方中乌头与半夏同用。有学者统计《普济方》《全国中医药处方集》中有411首方中使用了"十八反"配伍。

五、对药物的炮制、采收、产地及制剂等理论的贡献

《神农本草经》"阴干、暴干，采造时月生熟，土地所出，真伪陈新，并各有法"是关于药物的炮制、采收时间、产地、鉴定及贮藏的论述，这些因素均影响药物功效及应用，虽未具体阐述其内容，但对后世药学理论的发展奠定了基础。

（一）中药的炮制

炮制，古代称"炮炙"。"炮，毛炙肉也。"段玉裁注曰："毛炙肉，谓肉不去毛炙之也。""炙，炮肉也。"（《说文解字》）炮与炙均不离火。因原始人用火来烤炙食物，并逐渐将熟食知识用于处理药物，故早期的炮制主要是用火加工处理药物。随着中医药理论的发展，药物品种的增多，对中药功效认识的不断深入，以及临床医疗的反复实践，使人们意识到通过中药加工以"减毒增效"。于是各种除去非药用部分的加工方法，添加辅料的方法，精益求精使用不同炮制用具进行加工的方法不断涌现，不断完善，最终形成了今天中医独特的中药炮制技术。炮制方法已不限于火处理药物的范畴，故名称从"炮炙"转而使用"炮制"。

炮制是药物在应用或制成各种剂型以前，根据医疗目的，配方和制剂的不同要求，并结合药材的自身特点，进行必要的加工处理过程，包括对原药材进行一般修治整理和部分药材的特殊处理。《神农本草经》对药材炮制方法论述非常少，且文字叙述非常简炼，如"阴干、暴干"，具体药物下云"炼之""蒸之""火熬之"等。马志曰："今按法阴干者多恶，如鹿茸阴干悉烂，火干且良。草木根苗，九月以前采者，悉宜日干；十月以后采者，阴干乃好。"《神农本草经》将中药炮制作为本草的一部分，炮制是否得当，直接关系到临床疗效，而少数毒烈性药的合理炮制，更是确保用药安全的重要措施。

（二）中药的采收时间

中药材所含有效化学成分是药物具有防病治病功能的物质基础，而有效成分的质和量与中药材的采收季节、时间和方法有着十分密切的关系。《千金翼方》指出："夫药采取，不知时节，不依阴干、暴干，虽有药名，终无药实，故不依时采取与朽木不殊，虚费人工，卒无裨益。"由此可见，中药材采集是确保药物质量和有效成分的重要环节之一，因而也是影响药物药性的强弱，疗效好坏的重要因素。陶弘景以根类药为例，非常精辟地阐述药物的采收季节，他说："凡采药时月……其根物多以二月、八月采者，谓春初津润始萌，未充枝叶，势力淳浓故也。至秋则枝叶干枯，津润归流于下。今即事验之，春宁宜早，秋宁宜晚，花、实、茎、叶，乃各随其成熟尔。"

动物类药材因品种不同，采收各异，其具体时间，以保证药效和容易获得为原则。如桑螵蛸应在三月中旬采收，过时则虫卵孵化；鹿茸应在清明后45~60天截取，过时则角化；驴皮应在冬至后剥取，其皮厚质佳；小昆虫等小虫类，应于数量较多的活动期捕获。

矿物类药材大多可随时采集。

（三）中药的产地

天然药材的分布和生产，离不开一定的自然条件，在我国纵横万里的大地，江河湖泽，山陵丘壑，平原沃野，以及辽阔海域，自然地理状况十分复杂。水土、气候、日照、生物分布等生态环境各地不完全相同，甚至差别很大。这些都决定着各地区的生物尤其是植物的分布，因而中药材的产地与其产量、质量有密切关系，即中药材的生产多具有一定的地域性，由此逐渐形成了"道地药材"。

唐政府在组织编写《新修本草》时命各"道"（唐初的行政区划将全国分为十个道，开元年间又因山河之势，增为十五道）普查上报药物。习惯上，将那些具有明显地域性，因其生长环境适宜，品种优良，栽种（或养殖）加工合理，而质量优于其他产地的药材，叫做"道地药材"，其所产之地，相应叫做"道地产区"。

《神农本草经》记载："药有土地所出……"强调了区分药材的产地、讲究道地的重要性。其所载的 365 种药材中，有不少药名前标注其产地，如巴豆、巴戟天、蜀椒、蜀漆、蜀枣（山茱萸）、秦椒、秦皮、秦瓜、吴茱萸、阿胶、代赭石、戎盐等。巴、蜀、吴、秦、东阿、代州都是西周前后的古国名或古地名。此后历代医药学家有大量关于中药产地的论述。如孔志约作《新修本草》序曰："窃以动植形生，因方舛性；春秋节变，感气殊功。离其本土，则质同而效异。"

道地药材是在长期的生产和用药实践中形成的，道地药材的确定，与药材产地、品种、质量等多种因素有关，而临床疗效则是其关键因素。道地药材产区，因自然地理条件的改变和人为因素的影响，时会发生一定的变迁。但始终是以药材"质优效佳"为标志，"择优而立"为准则。因而，道地药材在任何时期都会有强大的生命力。

（四）中药的真伪鉴定

药物的真伪是影响药效的重要因素。伪品是指不符合《中国药典》和部颁标准规定的，不能作正品中药入药的中药品种而言。伪品包括以次充好及以假乱真两种。陈嘉谟《本草蒙筌》曰："医药贸易，多在市家。辨认未精，差错难免。谚云：卖药者两只眼，用药者一只眼，服药者全无眼，非虚语也。许多欺罔，略举数端。钟乳令白醋煮，细辛使直水渍，当归酒洒取润，枸杞蜜伴为甜，螵蛸胶于桑枝，蜈蚣朱其足赤。此将歹做好，仍以假乱真。荠苨指人参，木通混防己。古圹灰云死龙骨，首蓿根谓土黄芪。麝香捣，荔枝掺，藿香采，茄叶杂。研石膏和轻粉，收苦薏当菊花。姜黄言郁金，土当称独滑。小半夏煮黄为玄胡索，嫩松梢盐润为肉苁蓉。草豆蔻将草仁充，南木香以西呆抵。煮鸡子及鲭鱼枕造琥珀，熬广胶入荞麦面作阿胶。枇杷蕊代款冬，驴脚骨捏虎骨。松脂搅麒麟竭，番硝插龙脑香。桑根白皮，株干者岂真；牡丹根皮，枝梗者安是。如斯之类，巧诈百般。明者竟叱其非，庸下甘受其侮。本资却病，反致杀人。虽上天责报于冥冥中，然仓卒不能察实，或误归咎于用药者之错，亦常有也。此诚大关紧要，非比小节寻常。务考究精详，辨认的实，修制治疗，庶免乖违。"

（五）中药的贮藏

大多数中药材，随着贮存时间的延长，加之某些外界条件的影响，可能引起霉变、虫蛀、变色、挥发油散失等变质现象发生，致使药材质量呈下降趋势，故一般"用药宜新"。

但是，根据古人长期临床经验，对某些中药指定用陈而不宜用新，即所谓"用药宜陈"。此说由来已久，陶弘景曰："凡狼毒、枳实、橘皮、半夏、麻黄、吴茱萸，皆欲得陈久者良，其余须精新也。"《本草纲目》序例引李杲之言："陶隐居本草言狼毒、枳实、橘皮、半夏、麻黄、吴茱萸，皆须陈久者良，其余须精新也。然大黄、木贼、荆芥、芫花、槐花之类，亦宜陈久，不独六陈也。凡药味须要专精。至元庚辰六月，许伯威年五十四，中气本弱，病伤寒八九日，热甚。医以凉药下之，又食梨，冷伤脾胃，四肢逆冷，时发昏愦，心下悸动，吃噫不止，面色青黄，目不欲开。其脉动中有止，时自还，乃结脉也。用仲景复脉汤加人参、肉桂，急扶正气；生地黄减半，恐伤阳气。服二剂，病不退。再为诊之，脉证相对。因念莫非药欠专精陈腐耶？再市新药与服，其证减半，又服而安。凡诸草、木、昆虫，产之有地；根、叶、花、实，采之有时。失其地，则性味少异；失其时，则气味不全。又况新陈之不同，精粗之不等。倘不择而用之，其不效者，医之过也。"可见，药物的新陈直接影响药效的发挥。

关于"用药宜陈"，尚有棕榈炭、艾叶。我们可以从以下两方面来理解：其一，久贮之后，药材中有效成分的含量相对或绝对增加。如陈皮，含有大量挥发油，久贮之后其挥发油含量肯定降低，但陈皮所含挥发油成分复杂，常温下挥发的是低沸点成分。陈皮的有效成分是其常温下不挥发的高沸点挥发油及橙皮苷，因而久贮之后，随着非有效成分低沸点挥发油的散失，其有效成分含量相对增加。又如槐花，其所含鞣质为止血的有效成分，久贮之后，槐花中所含芸香苷在鼠李糖转化酶作用下，可转变为鞣质，从而使其止血有效成分绝对增加。其二，久贮之后，药材中的某些毒性成分或其副作用降低。如芫花、狼毒等，可通过贮存起减毒作用，即时间愈长，其毒性愈低，药性较新者缓和。

但中药用药"宜新""宜陈"，有时还与临床用药目的有关。如槐花，若用于止血，宜用陈者，但若用于清肝火，治疗高血压病时，就不宜陈久者。原因在于，槐花所含芸香苷正是其降血压的主要成分，久贮之后，芸香苷含量降低而使降压作用降低，疗效减弱。

就大多数中药材而言，随着贮存时间延长，其药效呈下降趋势，因而一般不宜长时间存放。但有一部分中药，随着贮存时间延长，药效反而增强，这是在古人的长期临床实践中认识总结出的宝贵经验，应充分肯定和重视，但对于其中蕴藏的科学道理，尚须进一步探明，以便更好地指导临床。

（六）中药制剂

现代《中药药剂学》中药物剂型定义为：系指药物供临床应用的形式，即根据药物的性质、用药目的及给药途径的不同，将原料药加入药用辅料所制成的适宜的形式。剂型是药物施于人体的最后形式，必须符合规定的标准和要求。

剂型的选择应考虑的因素包括：①药物的性质。对中药传统丸、散、膏、丹等剂型选择有重要的指导意义。如鸦胆子、雷丸、鹤草芽不宜入汤剂，砒石不宜做酒剂，麝香、牛黄、琥珀宜入丸剂，鸡血藤宜炼膏等。现代制剂，不仅要考虑传统的药性理论，还包括药物所含化学成分的性质以及成分间的相互作用等方面。如风热表证所用银翘散方，用散剂或水煎剂较好，改成蜜丸或片剂则欠妥，因方中薄荷、荆芥中挥发性有效成分在热压灭菌时或用热蜜和药时容易挥发损失，且蜂蜜药性甘和黏腻，易致留邪。《神农本草经》中提出"并随药性，不得违越"，已经认识到药性与剂型的关系。②临床治疗的需要。病亦有宜丸者，宜散者，宜汤者。李杲《用药心法》曰："汤者荡也，去大病用之；散者散也，去急病用之；丸者缓也，不能速去之，其用药之舒缓而治之意也。"如大承气汤治阳明腑实证。现代新剂型的出现弥补了传统剂型的不足，如口服剂型一般起效缓慢，不适应急诊需要，如昏迷、牙关紧闭的中风患者，安宫牛黄丸虽药效甚佳，却难以服用，若采用其新剂型醒脑静注射液静脉给药，可很快达到最高血药浓度。③其他因素。还可以根据不同剂型的生物药剂学和药动学特性选择剂型或改进剂型，如通过体内药代动力学、药理效应法、体外溶出度法等研究；或根据生产条件和方便的要求选择剂型，如从药物经济学的角度来进行成本效益分析，比较项目投入成本量和经质量调整的健康效益产出量，进而选择适宜剂型。

六、对临床用药原则的贡献

（一）治疗原则

1. 察源审机　《神农本草经》重视疾病发生原因以及病机的把握，明确指出："凡欲治病，先察其源，先候病机。"任何疾病的发生，都有其发病的原因与相应的病机。病机作为病因、病位、病性、病势诸要素及其关系的总括，是疾病及其不同发展阶段证候的本质，证候则是病机的外在表现。《素问·至真要大论》也强调："审察病机，无失气宜"；"谨守病机，各司其属"；"必伏其所主，而先其所因"。只有辨清了疾病病因之六淫、疫气、七情、劳伤等，明确了病位之上下、表里、脏腑，辨明了病性之寒热虚实以及疾病发展的趋势，治疗用药组方才能有的放矢。

2. 抓住最佳时机　《神农本草经·序录》曰："五脏未虚，六腑未竭，血脉未乱，精神未散，食药必活。若病已成，可得半愈。病势已过，命将难全。"强调对疾病要早期诊治，在病势未成之际，及时治疗，可取得事倍功半的效果。如《素问·四气调神大论》云："是故圣人不治已病治未病，不治已乱治未乱，此之谓也。夫病已成而后药之，乱已成而后治之，譬犹渴而穿井，斗而铸锥，不亦晚乎。"而"病势已过，命将难全"不仅仅在于强调"治未病"，同时也告诫医生要善于"知人生死，决嫌疑，定可治"（《史记·仓公传》），切毋"知其不可为而为之"。

（二）用药原则

疾病之病因有外感六淫、七情所伤、饮食不节等，病性有寒热之别，故治疗用药当根据病因、病性之差异予以分别治疗。《神农本草经·序录》云："疗寒以热药，疗热以寒药"，为辨证用药的总纲。《素问·至真要大论》多次提到："治寒以热，治热以寒"；"寒者热之，热者寒之"。即对寒性病证，使用温热性质的药物治疗，如采用辛温解表的方药治疗表寒证；对热性病证，使用寒凉性质的药物治疗，如表热证用辛凉解表的方药。

《神农本草经》除强调辨病性之寒热治疗外，同时也十分重视辨病因治疗，所谓："饮食不消，以吐下药。鬼疰蛊毒，以毒药。痈肿疮瘤，以疮药。风湿以风湿药。各随其所宜。"举"饮食不消""鬼疰蛊毒""痈肿疮瘤"及"风湿"四病为代表，说明针对病因的治疗，体现了辨病治疗的思想。陶弘景《本草经集注》进一步发挥了辨病治疗的思想，首创"诸病通用药"之范例，将药物以其所治病症进行归类，对临床用药可起到执简驭繁之效用。

（三）组方原则

君臣佐使法则是方剂配伍的基本理论，是在中医药学理论指导下派生而来的用以解释传统方剂结构关系和作用机制、创立和研制新方的重要原则。君臣佐使法则存有两说，即《神农本草经》说与《素问》说。

1. 君臣佐使的含义 《神农本草经》提出："上药为君；中药为臣；下药为佐使。"由于受尊君思想的影响，《神农本草经》以上中下三品划分君臣佐使，片面强调"上药为君"，不符合临床用药的实际情况，是对先秦"主病为君"思想的歪曲。因此，"上药为君"的思想对后世影响较小。历代医家颇多微辞。唐·王冰认为："服饵之道当从此法，治病之道不必皆然。"委婉地指出不宜将《神农本草经》君臣佐使法则作为治病处方的普遍原则。宋·沈括直言不讳指出：《药性论》"以众药之和厚者为君，其次为臣为佐，有毒者多为使，此谬论也"。由于《神农本草经》药物君臣佐使的确定不是针对具体疾病灵活变通的，不体现具体的方剂配伍关系，因而作为方剂的配伍原则便失去了实际存在价值，而不为后世所取法。

《素问·至真要大论》指出："主病之谓君，佐君之谓臣，应臣之谓使，非上下三品之谓也。"此语从药物在方剂中的作用和相互间关系界定了君、臣、使药的基本含义，与《神农本草经》三品定君臣之法不同。至于佐药，随后提到"反佐"："偶之不去则反佐以取之，所谓寒热温凉，反从其病也。"廖廖数语勾勒出方剂组成的基本框架。金元时期李杲对"主病之谓君"的阐释，认为药物的君臣佐使规定，还应受剂量的制约。一般说来，"君药分量最多，臣药次之，使药又次之，不可令臣过于君；君臣有序，相与宣摄，则可以御邪除病也"。明·何柏斋对君臣佐使阐发较详："主治者君也；辅治者臣也；与君相反而相助者佐也；引经及引治病之药至于病所者使也。"至此，君臣佐使涵义基本明确。

2. 方剂君臣佐使的构成 《神农本草经》云："药有君臣佐使，以相宣摄合和，宜用一君、二臣、三佐、五使，又可一君，三臣，九佐使也。"提出两种方剂组合模式。《素问·至真要大论》提出六种组合模式，即君一臣二、君二臣三佐五、君一臣三佐九、君二臣三、君二臣四、君二臣六。按上述模式方剂药味数量最多13种，但历代方书中药至三五十种，甚至多达七十余种也有所记载，这些方剂的君臣佐使药物必然突破传统的数量约定，而采取更为灵活的组合方式。总的来说，君药为方中必备之品，臣、佐、使诸品则随病证和君药的情况灵活配合变通；在数量构成上，虽大致有依次增多之序，但绝不拘泥与苛求。《素问》和《神农本草经》的方剂组合模式不是一成不变的。

（四）服药方案

1. 根据病位确定服用时间　中医学受中国传统文化的影响，在天人合一观的指导下，历来重视时间因素对人体生命活动的影响，治疗用药也不例外。《神农本草经》则根据病位所在，对服药时间作了详细的规定，指出："病在胸膈以上者，先食后服药。病在心腹以下者，先服药而后食。病在四肢血脉者，宜空腹而在旦。病在骨髓者，宜饱满而在夜。"上述以病位来确定服药时间，未免有些机械，只能做参考。但其对服药时间与疗效相关的认识，则无疑具有积极的意义，对后世中医时间用药的研究及临床应用有着重要的启迪与指导价值。服药时间还要考虑药物的性质、疾病的特点、机体的状态灵活掌握。

2. 根据正邪盛衰确定服用时间　人和自然界是一个统一的整体，人的生理功能、病理变化，不但受四时气候的影响，而且和自然界昼夜晨昏，阴阳变化的节律是一致的。《灵枢·顺气一日分为四时》曰："朝则人气始生，病气衰，故旦慧；日中人气长，长则胜邪，故安；夕则人气始衰。邪气始生，故加；夜半人气入脏，邪气独属于身；故甚也。"即白天阳气盛，人体的正气由生到长，抗病能力逐渐加强；夜晚阴气盛，人体的正气衰退，内藏于脏，抗病能力较弱，因而疾病随之有旦慧、昼安、夕加、夜甚的变化。所以凡阴盛阳虚用补阳药，或阴邪致病须扶助阳气以祛邪，宜在午时前后服用或早晚各服一次，中午加服一次，以借助人体阳气而助药力。反之，凡阳盛阴虚用补阴药，或阳邪致病须祛阳邪，应在亥时前后服用或早晚各服一次，夜间加服一次，以借助人体阴气而助药力。

3. 据"六经欲解时"理论指导服药时间　"六经欲解时"是东汉医家张仲景根据《黄帝内经》理论结合自己的临床实践而创立的，指出了六经病自解趋势的时辰规律，这对指导临床用药时间有很重要的意义。具体来说，太阳病欲解从巳至未上，故太阳病服药宜在午时前后；阳明病欲解时从申至戌上，故阳明病服药宜在酉时前后；少阳病欲解时从寅至辰上，故少阳病服药宜在卯时前后，太阴病欲解时从亥至丑上，故太阴病服药宜在子时前后；少阴病欲解时从子至寅上，故少阴病服药宜丑时前后；厥阴病欲解时从丑至卯上，故厥阴病服药宜在寅时前后。用"六经欲解时"指导服药时间，有事半功倍的效果。

七、对病证用药的贡献

"大病之主"的提出首见于《神农本草经》序录，共列出42个病证，"大病之主"代表《神农本草经》中包罗万象之病证，应方便用药临证组方的需求而出现。后世本草继承发展"大病之主"的形式，使病证名越分越详，尤为关键的是创建了"病证—药物"分类方法，这种思想也成为日后药物功用主治分类的肇端。

（一）"大病之主"涵义

《说文解字》曰："大，天大地大人亦大，故大象人形。凡大之属皆从大。""大病"谓死或重病。在《千金要方》中"大病"作"百病"，义为各种疾病，显然，此处"大病"的含义理解为"百病"，较为可取。"大病之主"，主要有两种解释：①陶弘景："按今药之所主，各止说病之一名，假今中风，中风乃有数十种，伤寒证候亦有二十余条。更复就中求其例类，大体归其始终，以本性为根宗，然后配合诸证，以命药尔。病生之变，不可一概言之是也。"陶氏认为"大病之主"代表了一类病证以及变证的根宗，如中风、恶风、风寒湿痹、风瘙身痒等均属同一类，然都以中风为本性，中风为此类病证的代表。

有学者考察了"大病之主"病证与药物主治病证（证候）之关系。其结果如下：《神农本草经》中共出现了约779种病证（证候），其中约461种可视为"大病之主"的相关病证（证候），占59%。以"大病之主"中风为例，虽然只在《神农本草经》中出现了14次，然以它为端，涵盖了恶风、贼风、风寒湿痹、风痹内寒、风寒洗洗、风头眩痛、风头泪出、风挛拘急、疗瘰风气、风瘙身痒、贼风僻、风痉等几十种药物的主治病证。因此，"大病之主"中涉及的单个病证确能代表相类病证的根宗，与下文"大略宗兆"相呼应。

（二）"大病之主"的源流

陶弘景将"大病之主"推广为"诸病通用药"，增加病证名，且创造性地以病证为纲，将典型药物列于所主病证下。《本草经集注》"诸病通用药"共有83个病证名，各病之下罗列数量不等的主治药物，少者三五种，多者数十种。显而易见，各病之下所列药物应是治疗相关疾病的首选或常用药物。除了继承《神农本草经》"大病之主"外，所增病证名是对药物病证的进一步细分总结，如大热、腹胀满、肠鸣、面皯疱等。陶氏对于"大病之主"的传承具有深远的意义，所创设"病证—药物"的分类模式继承了"大病之主"病证与药物结合的思路，弥补了自然属性分类不利于药物临床检索应用的缺陷，促使本草更好地为选药组方服务。

从《本草经集注》伊始至《证类本草》，主流本草"诸病通用药"就再无太多改变，只是《证类本草》增加了部分药物。延至《本草纲目》，李时珍将其易名为"百病主治药"，专列两卷重点论述，涉及外感、内科杂病、五官、外科、妇儿诸科共113个病证，并从辨证论治出发，在病证名之后又根据病因病机或者治则治法，做了更详细的分类，如诸风分为风寒风湿、风热湿热等型，吐痰、发散等治则，吹鼻、擦牙、吐痰等治法。"百病主治药"进一步总结提炼了药物所主病证，继承了"诸病通用药"证药结合的模式。

此外，明清出现大量以药物功用主治为主分类的本草，如《本草集要》《药品化义》《本草求真》等均源于"大病之主"，它们以药物将功用主治与病证分类联系在一起，亦是为了更好地为临床辨证用药提供方便。

　　普通高等教育"十一五"国家级规划教材——高学敏主编的《中药学》，在附篇中以临床常见 103 种病证为纲，每种病下按照中医辨证分型，每一证型下列举诸多临床用药。如感冒，分为风寒表证、风热表证、暑湿表证及暑热表证，风寒表证常用药包括麻黄、桂枝、紫苏、荆芥、防风等 15 种，便于临床辨证论治，遣药组方。

　　《神农本草经》将其正文中纷繁芜杂的 779 种病证（证候）用 42 个病证作为代表列于序例，是一个从复杂走向简单的提炼归纳过程，此执简驭繁的目的是为了指导药物使用，为临证组方提供方便。《神农本草经》的三品分类及《本草经集注》的自然属性分类并非直接服务于临证组方选取药物，"大病之主"则提供了一种从病证角度认识和使用药物的方式，这种思想也成为日后药物功用主治分类的肇端。

第四章 《神农本草经》上品药

第一节 玉石部上品

丹 沙

【原文】丹沙①，味甘，微寒。治身体五脏百病，养精神，安魂魄②，益气，明目，杀精魅③邪恶鬼④。久服，通神明不老⑤。能化为汞。生山谷。

【注释】

①丹沙：亦写作"丹砂"。《说文解字》云："丹，巴越之赤石也。象采丹井，一象丹形。"《本草纲目》曰："丹乃石名，其字从井中一点，象丹在井中之形。后人以丹为朱色之名，故呼为朱砂。"古代以产于辰州者最胜，又称辰砂。

②安魂魄：《灵枢·本神》云："并精出入者谓之魄，随神往来者谓之魂。"离形体而存在者为魂，依形体而存在者为魄。即安定人的精神。

③精魅：精，神话传说中的妖怪；魅，怪物。精魅即传说山林中的害人怪物。此处指能引起病状的、人们无法解释的不明原因。

④恶鬼：指鬼疰传染病的病源。人得此病必死，死后疰易他人亦死，很凶恶，古人称之为恶鬼。

⑤久服，通神明不老：是古代方士服食求长生不老之语。汉代本草官与方士同朝共事，方士用丹砂炼制丹药以求长生不老，受到方士的影响，故言"久服通神明，不老"。

【来源】为硫化物类矿物辰砂族辰砂，主要成分为硫化汞。

【效用】

1. 养精神，安魂魄：治疗心悸、怔忡、失眠、惊风、癫痫、癫狂等。

2. 杀精魅邪恶鬼：治疗疮疡肿毒、咽喉肿痛、口舌生疮及鬼疰（瘰疬）等。

3. 明目：治疗目赤肿痛，眼目昏花等。

【集释】

1.《神农本草经疏》："灵砂，硫汞制而成。及水火既济，二气交合，夺造化之功，窃阴阳之妙，可以变化五行，升降气血，为除邪养正，扶危救急之灵丹也。"

2.《本草经解》："心肾者，人身之水火也，天地之用在于水火，水火安则人身天地位矣；丹砂，色赤质重可以镇心火，气寒可以益肾水，水升火降，心肾相交，身体五脏之病皆愈也。"

【阐微】

1. 丹沙"治身体五脏百病"作用的讨论。

《本草崇原》谓："气味甘寒，生于土石之中，乃资中土，而得水火之精。主治身体五脏百病者，五脏之气，内归坤土，外合周身，丹砂从中土而达五脏之气，出于身体，则百病咸除。养精神者，养肾藏之精，心藏之神，而上下水火相交矣。安魂魄者，安肝藏之魂，肺藏之魄，而内外气血调和矣。"从丹砂的来源、精神魂魄与五脏的关系论述治五脏百病的机理。

2. 丹沙"益气"作用的讨论。

《本草经解》云："味甘益脾，脾为后天，气者得于天，充于谷，后天纳谷，所以益气。"而且《本草崇原》亦载有："安魂魄者，安肝藏之魂，肺藏之魄，而内外气血调和矣。调和其气，故益气。"可见，丹砂益气的作用有两方面：其一，脾的运化水谷与气的生成；其二，肝主血，肺主气，调和肝肺脏腑关系以调和气血。丹砂"益气"作用始于《神农本草经》，但在后世逐渐消失。应在今后的研究中进一步深入。

3. 丹沙服用时间的讨论。

《神农本草经》丹砂为上品，可"久服通神明，不老。"而《本草图经》云："谨按郑康成注《周礼》，以丹砂、石胆、雄黄、矾石、磁石为五毒，古人惟以攻创疡。而《本经》以丹砂为无毒，故人多炼治服食，鲜有不为药患者。岂正毒之说胜乎？服饵者当以为戒。"《本草求真》亦言："久服呆闷，以其虚灵之气被其镇坠也。"《中国药典》亦强调："朱砂有毒，不宜大量服用，也不宜久服；孕妇及肝肾功能不全者禁用。"可见，久服丹砂不可取。

石　钟　乳

【原文】石钟乳①，味甘，温。主咳逆上气，明目益精，安五脏，通百节②，利九窍，下乳汁。生山谷。

【注释】

①石钟乳：即钟乳石。《本草纲目》云："石之津气，锤聚成乳，滴溜成石，故名石钟乳。"

②通百节：指通利人体各个关节，可治疗关节疼痛变形等。

【来源】为碳酸盐类方解石族矿物方解石的钟乳状集合体下端较细的圆柱形管状部分。

【效用】

1. 主咳逆上气：治疗咳喘气喘等。

2. 益精：治疗阳痿早泄、遗精滑精等。

3. 通百节，利九窍，下乳汁：治疗腰膝冷痛、关节疼痛、鼻塞不通、乳汁不下等。

【集释】

1.《本草崇原》："石钟乳乃石之津液融结而成，气味甘温。主滋中焦之汁，上输于肺，故治咳逆上气。中焦取汁奉心，化赤而为血，故明目。流溢于中而为精，故益精。精气盛，则五脏和，故安五脏。血气盛，则百节和，故通百节。津液濡于空窍，则九窍自利。滋于经脉，则乳汁自下。"

2.《本草备要》："甘温。阳明胃气分药，木石之精。强阴益阳，通百节，利九窍，补虚劳，下乳汁，服之令人阳气暴充，饮食倍进，形体壮盛。然其性剽悍，须命门真火衰者，可偶用之，若藉以恣欲，多服久服，不免淋浊痈疽之患。"

3.《本经逢原》："钟乳乃山灵阳气所钟，故莹白中空，纯阳通达，专走阳明气分。……然性偏助阳，阴虚之人慎毋轻服。……惟肺气虚寒，咳逆上气，哮喘痰清，下虚脚弱，阴痿不起，大肠冷滑，精泄不禁等疾，功效无出其右。"

【阐微】石钟乳"明目"作用的讨论。

石钟乳，味甘，温，有温补之功，上能助肺肃降，使水津四布，五脏得养，下能温肾壮阳，故安五脏，益精明目。但似乎今有忽略，用者亦少。

礜　石

【原文】礜石①，味酸，寒。主寒热泄利，白沃②阴蚀③，恶疮，目痛，坚筋骨齿。炼饵④服之，轻身不老，增年。一名羽碅，生山谷。

【注释】

①礜石：礜为矾的繁体字，"礜石"即"矾石"。《本草图经》云："矾石初生皆石也，采得烧碎煎炼，乃成矾也。"《本草纲目》云："矾者，燔也。燔石而成也。"燔，烧之意。矾，指燔石，即焙烧矿石。此矿石采得后，须经煎炼燔制，故名矾石。因其白色透明，故又称白矾、明矾。

②白沃：流白色像水一样的物质。女子泛指白带多，男子泛指溺精。

③阴蚀：阴，此处指男女生殖器；蚀，本意为被虫咬之意；阴蚀，即生殖器被"虫咬"的一类疾病，主要表现为外阴部溃疡，脓血淋沥，或痛或痒，或肿胀坠痛。

④炼饵：《说文解字》云："炼，铄冶金也。"烧炼药饵。

【来源】为硫酸盐类矿物明矾石经加工提炼制成，主含含水硫酸铝钾。

【效用】

1. 主寒热泄利：治疗发冷发热，泄泻痢疾等。

2. 主白沃阴蚀：治疗外阴溃疡，女子带下，男子溺精等。

3. 主恶疮：治疗恶疮，疥癣等。

【集释】

1.《本草纲目》:"矾石之用有四:吐利风热之痰涎,取其酸苦涌泄也;治诸血痛、脱肛、阴挺、疮疡,取其酸涩而收也;治痰饮、泄痢、崩带、风眼,取其收而燥湿也;治喉痹、痈疽、中蛊、蛇虫伤螫,取其解毒也。"

2.《神农本草经疏》:"矾石味酸,气寒而无毒,其性燥急,收涩解毒,除热坠浊。盖寒热泄痢,皆湿热所为,妇人白沃,多由虚脱,涩以止脱故也。阴蚀恶疮,亦缘湿火,目痛多由风热,除固热在骨髓,坚齿者,髓为热所劫则空,故骨痿而齿浮,矾性入骨除热,故亦主之。去鼻中息肉者,消毒除热燥湿之功也。"

3.《本草崇原》:"矾石以水煎石而成,光亮体重,酸寒而涩,是禀水石之专精,能肃清其秽浊。主治寒热泄痢白沃者,谓或因于寒,或因于热,而为泄痢白沃之证。矾石清涤肠胃,故可治也。阴蚀恶疮者,言阴盛生虫,肌肉如蚀,而为恶疮之证,矾石酸涩杀虫,故可治也。以水煎石,其色光明,其性本寒,故治目痛。以水煎石,凝结成矾,其质如石,故坚骨齿。"

【阐微】

1. 矾石品种的讨论。

根据古代本草文献记载,矾有黄、白、绿、墨、绛等之分。如《本草纲目》云:"矾石折而辨之,不止于五种也。白矾,方士谓之白君。洁白者为雪矾;光明者为明矾,亦名云母矾;文如束针,状如粉扑者,为波斯白矾,并入药为良。黑矾,铅矾也,出晋地,其状如黑泥者,为昆仑矾;其状如赤石脂有金星者,为铁矾;其状如紫石英,火引之成金线,画刀上即紫赤色者,为波斯紫矾,并不入服饵药,惟丹灶及疮家用之。绿矾、绛矾、黄矾俱见本条。其杂色者,则有鸡屎矾、鸭屎矾、鸡毛矾、粥矾,皆下品,亦入外丹家用。"说明矾石乃各种原料矿石的总称,矾乃矿石加工提炼后的成品。矾石有多种色泽品类,主要是白矾。《新修本草》云:"矾石有五种,青矾、白矾、黄矾、黑矾、绛矾。然白矾多入药用,青、黑二矾疗疳及诸疮,黄矾亦疗疮生肉,兼染皮用之,其绛矾本来绿色,新出窟未见风者,正如琉璃,陶及今人谓之石胆,烧之赤色,故名绛矾矣。出瓜州。"《本草图经》云:"又有矾精、矾蝴蝶,皆炼白矾时,候其极沸,盘心有溅溢者,如物飞出,以铁匕接之,作虫形者,矾蝴蝶也,但成块光莹如水晶者,矾精也。此二种入药,力紧于常矾也。又有一种柳絮矾,亦出矾处有之,煎炼而成,轻虚如棉絮,故以名之。"这表明矾石的命名,有的根据颜色或形状,有的依据化学性质;还有的将烧干者称枯矾,未烧者叫生矾。

2. 矾石主"目痛,坚骨齿"作用的讨论。

《神农本草经》载矾石主"目痛,坚骨齿",后世医家对此却有不同的认识。《本草崇原》云:"以水煎石,其色光明,其性本寒,故治目痛。以水煎石,凝结成矾,其质如石,故坚骨齿。"对其主目痛,坚骨齿作用予以肯定。《本经逢原》云:"用以洗之则治目痛,漱之则坚骨齿。弘景曰:经云:坚骨齿,诚为可疑,以其性专入骨,多用则损齿,少用则坚齿,齿乃骨之余也。"《本草蒙筌》云:"久服损心肺伤骨,为医亦不可不防。"认为通过外洗治疗目痛,通过漱口来坚固牙齿;少用则坚齿,多用则损齿。说明矾石主"目痛，坚骨齿"与其用法、用量及时间有关；同时，认为矾石不可多用。现临床因矾石外用刺激性较大，已很少用于坚骨齿和治疗目痛。

消 石

【原文】消石①，味苦，寒。主五脏积热②，胃胀闭③，涤去蓄结饮食④，推陈致新，除邪气。炼之如膏，久服轻身。生山谷。

【注释】

①消石：矿物名。也写作硝石。又叫火硝、甲硝石，主要成分为硝酸钾。《本草纲目》云："消石，丹炉家用治五金八石，银工家用化金银，兵家用作烽燧火药，得火即焰起，故有诸名。"

②五脏积热：指内脏有积热，俗称内火盛。

③胃胀闭：指胸腹满闷疼痛。

④涤去蓄结饮食：指能荡涤脏腑饮食积滞、癥坚积聚。

【来源】 为硝酸盐类硝石族矿物钾硝石经加工精制成的结晶体或人工制品。

【效用】

1. 主五脏积热：治疗脏腑实火、痈肿疔毒等。

2. 涤去蓄结饮食：治疗实热积滞、大便秘结、癥坚积聚等。

【集释】

1.《药性论》："味咸，有小毒。主项下瘰疬，泻，得根出破血。"

2.《本草纲目》："朴消属水，味咸而气寒。其性下走，不能上升，阴中之阴也，故惟荡涤肠胃积滞，折治三焦邪火。消石属火，味辛带苦微咸，而气大温。其性上升，水中之火也。故能破积散坚，治诸热病，升散三焦火郁，调和脏腑虚寒。与硫黄同用，则配类二气，均调阴阳，有升降水火之功，治冷热缓急之病。煅制礞石，则除积滞痰饮。盖硫黄之性暖而利，其性下行，消石之性暖而散，其性上行，礞石之性寒而下，消石之性暖而上。一升一降，一阴一阳，此制方之妙也。《雷公炮炙论·序》云，脑痛欲死，鼻投消末。是亦取其上升辛散，乃从治之义。《本经》言其寒，《别录》言其大寒，正与龙脑性寒之误相似。凡辛苦物未有大寒者。况此物得火则焰生，与樟脑、火酒之性同，安有性寒大寒之理哉？"

【阐微】

1. 消石基原变迁的讨论。

汉朝以前，消石应当是以混合矿物入药，含有硝酸钾、硝酸钠、泻利盐及含水硫酸钠等成分，仅含量主次不同。汉至南北朝，消石即芒消，指硝酸钾（此时已有硫酸钠）；隋唐（至中叶）时期，消石即芒消，指七水硫酸镁；唐（中叶起）、宋、元、明时期，不断出现混淆和纠正混淆的现象，这一时期使用精加工产品甜消，即马牙消、英消，指十水硫酸钠，也就是芒消。明代在理论上肯定了硝石为火硝，《本草纲目》云："消有水火二种，形质虽同，性气迥别也。朴消即水消也……消石即火硝也。"消石为火硝逐渐成为主流观点。《中国药典》1985 版始在附录中收载硝石，为天然硝酸钾加工而成的结晶体。现代文献对硝石（硝酸钾）的化学本质、性味主治没有异议。

2. 消石"炼之如膏，久服轻身"作用的讨论。

古人有服食丹药之风，追求长生不老，但从消石的来源看，消石为硝酸钾，是有毒之品，断不可久服。近代研究还证明，消石可刺激消化道及肾脏，引起血色素变性及肾炎。所以，消石久服轻身是误解。

朴　消

【原文】朴消①，味苦，寒。主百病，除寒热邪气，逐六腑积聚②，结固留癖③，能化七十二种石④。炼饵服之，轻身神仙。生山谷。

【注释】

①朴消：也写作朴硝。《本草纲目》谓："消是本体之名，石乃坚白之号，朴者未化之义也。此物见水即消，又能消化诸物，故谓之消。"故名朴消。

②积聚：见《灵枢·五变》。腹内结块明显，胀痛较甚，固定不移谓之积；积块隐现，攻窜作胀，痛无定处谓之聚。积与聚合称为积聚。

③结固留癖：指结聚或流滞于肠道的硬块，主要指干燥的大便。

④能化七十二种石：石，即坚实。七十二乃虚数。指治疗积聚、瘀血等坚实病证。

【来源】为硫酸盐类矿物芒硝族粗制品。

【效用】

1. 除寒热邪气：指祛除各种致病因素与病理损害。

2. 逐六腑积聚，结固留癖：治疗体内多种肿块及留滞于肠道的垢浊之物。

【集释】

1.《本草正》："朴硝：味苦咸辛，气寒。阴也，降也，有毒。其性峻速。咸能软坚，推逐陈积，化金石药毒，去六腑壅滞胀急，大小便不通，破瘀血坚癥实痰，却湿热疫痢，伤寒胀闭热狂，消痈肿排脓，凡属各经实热，悉可泻除。孕妇忌用，最易堕胎；虚损误吞，伤生反掌。"

2.《本草新编》："朴硝，味苦、辛、咸，气寒，降也，阴也，有毒。青白者佳，黄赤杀人。诸石药毒能化，六腑积聚堪祛。润燥粪，推陈致新。消痈肿，排脓散毒，却天行疫痢，破留血闭藏，伤寒发狂，停痰作痞。凡有实热，悉可泻除。又善堕胎，孕妇忌用。"

3.《神农本草经百种录》："味苦，寒。朴硝味咸而云苦者，或古时所产之地与今不同，故味异耶，抑或以咸极而生苦耶。主百病，除寒热邪气，邪气凝结则生寒热，硝味咸苦能软坚，而解散之。逐六腑积聚，结固留癖。硝质重性轻而能透发郁结，置金石器中尚能渗出，故遇积聚等邪，无不消解也。能化七十二种石。此软坚之甚者。炼饵服之，轻身神仙。消尽人身之滓秽，以存其精华，故有此效。硝者，消也。朴硝乃至阴之精，而乘阳以出，其本水也。其标火也。遇湿则化为水，遇火则升为火，体最清而用最变，故丹家重之。石属金，硝遇火则亦变火。盖无火之性，而得火之精气者也。火铄金，故能化石。"

【阐微】

1. 硝石、皮硝、朴硝、牙硝、芒硝、玄明粉的来源及功用关系的讨论。

《神农本草经》载有朴硝与硝石，硝石条云"一名芒硝"；而《名医别录》谓朴硝一名"硝石朴"。可见，古代医家对朴硝、硝石与芒硝的来源认识不清，或误认为是一物。李时珍对此论之甚详，指出："硝有水火两种，《神农本草经》所载硝石即是火硝，所列朴硝以及后世所用皮硝与芒硝皆是水硝。"硝石，即矿物硝石经炼制而成的结晶体，主要成分为硝酸钾。将含硫酸钠的天然矿物用热水溶解，滤过，放冷析出结晶，统称"皮硝"，即"朴硝"。将皮硝与萝卜片置锅内加水共煮，中间层成牙状，为牙硝；取上层液，放冷析出结晶，即是"芒硝"。芒硝风化后失去结晶水而成的白色粉末，称为玄明粉。

朴硝、芒硝与玄明粉功效基本相同。但朴硝为粗制品，含杂质较多，质地不纯，临床多外用为主，治疗疮痈肿毒、乳痈初起等证；芒硝质地相对较纯，软坚泻下力强，主要用于实热积滞，大便燥结；玄明粉质地最纯，功效与芒硝近似，临床多用治上焦心肺痰热，口腔、眼部等热毒性疾患。硝石主要用于制造火药，或用作五彩、粉彩的颜料。

2. 朴硝"化七十二种石"的讨论。

《本经逢原》于硝石条下云："《本经》主百病，除寒热邪气，逐六腑积聚结固留癖，能化七十二种石。诸家本草皆错简在朴硝条内，详化七十二种石，岂朴硝能之。"关于这个问题，早在梁代陶弘景已有察觉，并注云："《仙经》惟云消石能化他石，今此亦云能化石，疑必相似，可试之。"因此，朴硝软坚散结、泻下攻积，善治肠道积滞结块等坚实病证；能化七十二种石者，乃硝石之用。

滑　石

【原文】滑石①，味甘，寒。主身热泄澼，女子乳难，癃闭。利小便，荡胃中积聚寒热，益精气。久服，轻身，耐饥，长年。生山谷。

【注释】

①滑石：《本草纲目》云："滑石性滑利窍，其质又滑腻，故以名之。"

【来源】为硅酸盐类矿物滑石族滑石。

【效用】

1. 主身热泄澼，癃闭：治疗泄泻，热淋，石淋。

2. 利小便，荡胃中积聚寒热：治疗水肿、小便不利、积聚等。

3. 主女子乳难：治疗难产。

【集释】

1.《神农本草经疏》："滑石，石中之得冲气者也。故味甘淡，气寒而无毒。入足太阳膀胱经，亦兼入足阳明，手少阴、太阳、阳明经。用质之药也。滑以利诸窍，通壅滞，下垢腻；甘以和胃气，寒以散积热。甘寒滑利以合其用，是为祛暑散热，利水除湿，消积滞，利下窍之要药。《本经》用以主身热泄澼，女子乳难，荡胃中积聚寒热者，解足阳明胃家之热也。利小便癃闭者，通膀胱，利阴窍也。其曰：益精气，久服轻身，耐饥长年，此则必无是理矣。"又："滑石本利窍去湿，消暑除热，逐积下水之药。若病人因阴精不足内热，以致小水短少赤涩或不利；烦渴身热，由于阴虚火炽水涸者，皆禁用。脾肾俱虚者，虽作泄，勿服。"

2.《神农本草经百种录》："滑石，味甘，寒。主身热，寒能除热。泄澼，滑石能滑利大小肠，厘清水谷。谷水分，则泄愈矣。女子乳难，乳亦水类，滑石利水且能润窍，故有通乳之功。癃闭，利小便，滑利小肠。荡胃中积聚寒热，滑利大肠，凡积聚寒热由蓄饮垢腻成者，皆能除之。益精气。邪去则津液自生。久服轻身，耐饥长年。通利之药，皆益胃气。胃气利，则其效如此。"

【阐微】滑石功用在通利的讨论。

滑石，《神农本草经》谓其："主身热泄澼，女子乳难，癃闭。利小便，荡胃中积聚寒热。"所载主治均与其质滑利窍有关。泄澼，即泄泻痢疾。或以便溏、水样便为主，或以便溏、里急后重为特点，总由湿邪所致。水湿虽在肠道，但可借其通利水道以除水湿，实大肠。如《雷公炮制药性解》云："滑石……主利水道，实大肠。"《神农本草经百种录》云："滑石能滑利大小肠，厘清水谷。谷水分，则泄愈矣。"乳难，即难产，滑石"滑可去着也"（《本草乘雅半偈》）。癃闭，是排尿困难，点滴而下，甚则闭塞不通的病证。"滑石之滑，以利水道"（《本草发挥》），故能使小便通利。综上可见，滑石所治诸病，皆与其质滑利窍有关。故《名医别录》称其"通九窍、六府、津液，去留结，止渴，令人利中"。《药品化义》云："滑石体滑主利窍，味淡主渗热，能荡涤六腑而无克伐之弊。主治暑气烦渴，胃中积滞，便浊涩痛，女人乳汁不通，小儿痘疹发渴，皆利窍渗热之力也。"又云："滑石导六腑，为利窍渗热之品。"临床上可利用滑石质滑利窍之特性，治疗身热、热淋、石淋、血淋、膏淋、妊娠子淋、难产、泻痢等多种实证。

石　胆

【原文】石胆①，味酸，寒。主明目，目痛，金创，诸痫痉②，女子阴蚀痛③，石淋，寒热，崩中④，下血⑤，诸邪毒气，令人有子。炼饵服之，不老，久服，增寿神仙。能化铁为铜，成金银。一名毕石，生山谷。

【注释】

①石胆：《本草纲目》云："胆以色味命名，俗因其似矾，呼为胆矾。"属石而有胆味，是名"石胆"。

②痫痉：痫，《诸病源候论》云："痫者，其发之状，或口眼相引而目睛上摇。或手足掣纵，或背脊强直，或颈项反折。"痉，又称痓。其症项背强直，口噤，四肢抽搐，角弓反张。

③阴蚀痛：指女子外阴部溃疡，脓水淋沥，或痒痛，或肿胀坠痛。

④崩中：妇女不在月经期，阴道大量流血。

⑤下血：泛指大小便出血。

【来源】为硫酸盐类矿物胆矾的晶体，或为人工制成的含水硫酸铜（$CuSO_4 \cdot 5H_2O$）。

【效用】

1. 主明目，目痛，金疮，女子阴蚀痛，诸邪毒气：治疗目赤肿痛，外伤，女子外阴部溃疡。

2. 主诸痫痉：治疗癫痫，项背强直，角弓反张等。

3. 主石淋，寒热：治疗淋证。

4. 主崩中，下血：治疗崩漏，大小便出血。

【集释】

1.《本草崇原》："胆矾气味酸辛而寒。酸，木也。辛，金也。寒，水也。禀金水木相生之气化。禀水气，故主明目，治目痛。禀金气，故治金疮诸痫痉，谓金疮受风，变为痫痉也。禀木气，故治女子阴蚀痛，谓土湿溃烂，女子阴户如虫啮缺伤而痛也。金生水，而水生木，故治石淋寒热，崩中下血，诸邪毒气，令人有子。夫治石淋寒热，崩中下血，金生水也。治诸邪毒气，令人有子，水生木也。炼饵服之不老，久服增寿神仙，得石中之精也。"

2.《本经逢原》："石胆酸辛气寒，入少阳胆经。性寒收敛，味辛上行，能涌风热痰涎，发散风木相火，又能杀虫。《本经》主目痛，金疮，痫痉，取酸辛以散风热痰垢也。治阴蚀崩淋寒热，取酸寒以涤湿热淫火也。又为咽齿喉痹，乳蛾诸邪毒气要药。"

3.《本草求真》："味酸而辛，气寒而涩，功专入胆。涌吐风热痰涎，使之上出。盖五味惟辛为散，惟酸为收。五性惟寒胜热。风热盛于少阳。结为痰垢。汗之气横而不解，下之沉寒而益甚。凡因湿热淫火，见为阴蚀崩淋；寒热风痰毒气，结聚牢固，见为咽齿喉痹乳蛾；风热痰垢结聚，见为咳逆痫，目痛难忍，及金疮不愈；诸毒内闭胶结，见为虫痛牙疳，种种等症，服此力能涌吐上出，去其胶痰，化其结聚，则诸症悉除。"

【阐微】石胆主"令人有子，不老，久服，增寿神仙"的讨论。

石胆作为玉石上品载于《神农本草经》，并可久服，延年增寿，令人有子。现代研究表明：胆矾性烈有毒，内服过量可见恶心流涎，呕吐频繁，腹痛，泄泻，口腔有特殊金属味；伴有出汗，视力不佳，血压下降，大量失水，虚脱，呼吸困难等。1～2天后可出现寒战发热，全身发黄，小便呈酱油样，心动过速，心律失常，面色苍白，肝区疼痛，嗜睡等，血液检查可有肝功能损害及不同程度的贫血。严重者中毒后5～7天死于循环衰竭。外用亦应适量。可见，石胆不宜久服。

禹　余　粮

【原文】禹余粮[1]，味甘，寒。主咳逆，寒热烦满[2]，下利赤白[3]，血闭[4]，癥瘕，大热。炼饵服之，不饥，轻身延年。生池泽及山岛中。

【注释】

①禹余粮：《本草纲目》云："石中有细粉如面，故曰余粮，俗呼为太一禹余粮。"相传夏禹治水时弃其余粮于江中，化为此石，故名。

②烦满：指心烦胸满闷。

③下利赤白：《伤寒杂病论》以痢疾与泄泻同称为下利，症见大便次数多而量少，腹痛，里急后重，下黏液及脓血样大便。下脓冻者为白痢，下脓血者为赤痢。

④血闭：即女子经闭。

【来源】为氢氧化物类矿物褐铁矿，主含碱式氧化铁。

【效用】

1. 主下利赤白：治疗泻痢，便下脓血等。

2. 主血闭：治疗妇女月经停闭等。

【集释】

1.《本草备要》："禹余粮，甘平性涩。手足阳明大肠、胃血分重剂。治咳逆下痢，血闭癥瘕血崩，能固下。李先知云：下焦有病，人难会，须用余粮赤石脂。又能催生。"

2.《长沙药解》："味甘，微寒，入足太阴脾、足少阴肾、足厥阴肝、手阳明大肠经。止小便之痛涩，收大肠之滑泄。……禹余粮敛肠止泄，功同石脂，长于泻湿，达木郁而通经脉，止少腹骨节之痛，治血崩闭经之恙，收痔瘘失血，断赤白带下。"

【阐微】

1. 禹余粮治疗逆证的讨论。

《本经疏证》："咳逆、寒热者，涕唾痰涎之逆也。烦满、下赤白者，津液之逆也。血闭、癥瘕、大热者，血之逆也。涕唾痰涎之逆既已上出，仍复横溢；津液之逆既已下漏，仍复中阻；血之逆既已内结，仍复外发。不似水之不废流行，乃犹坎止耶！治水之道，防土为先，渗泄为要，而诸证者，中阻内结，土气并未崩溃，下赤白，外大热，上咳逆，渗泄未尝无路，又和从防？何从渗？而谁知有生于水中，得成为土之禹余粮，能深入水中，化水气为土气者耶！夫禹余粮系水中之石，石中之水，久则干成黄粉，居于水而不流，生于水而不濡，味甘恰合土德，气寒能平暴化，其得治因血阻结而转为热，津液阻而更渗漏，痰涎逆而复横出，亦何疑哉！"可见，禹余粮治疗诸病皆由逆证引起，故而平逆则诸证自愈。

2. 禹余粮"主血闭，癥瘕"作用的讨论。

血闭是妇人经停，癥瘕是气血停滞，两者从临床表现方面均是闭阻不通的症状，而禹余粮现代常用其收敛固涩之性治疗疾病，两方面看似矛盾，其实质在于禹余粮的药物性味上。《本草求真》记载："禹余粮甘平，性涩质重。"性涩则具有收敛固涩之功，质重具有重坠通利之效，通利则可治疗经血与气血的郁阻不畅，所以禹余粮既可以治疗血闭、癥瘕，又可治疗滑脱泻利。

太乙余粮

【原文】太乙余粮①，味甘，平。主咳逆上气，癥瘕②，血闭，漏下③，除邪气。久服耐寒暑，不饥，轻身，飞行千里，神仙。一名石脑，生山谷。

【注释】

①太乙余粮：亦写作"太一余粮"或"太一禹余粮"。《本草纲目》载："陈藏器曰：太，大也。一，道也。大道之师，即理化神君，禹之师也，师尝服之，故有太一之

名。""石中有细粉如面，故曰余粮。"太一为道家术语，此药为道家经常服用而得名。

②癥瘕：指体内结块，后世一般以坚硬不移，痛有定处为癥，聚散无常，痛无定处为瘕。

③漏下：指妇女非月经期见阴道持续淋沥不断出血。

【来源】为氢氧化物类矿物褐铁矿，主要成分碱式氧化铁。

【效用】

1. 主咳逆上气：治疗咳嗽气逆而喘等。

2. 主癥瘕，血闭：治疗癥瘕痞块、妇女经闭等。

3. 主漏下：治疗崩漏。

4. 久服耐寒暑，不饥，轻身，飞行千里，神仙：此乃方士神仙之说，说明本草受方士神仙著作的影响较深。

【集释】《本草乘雅半偈》："太一即太乙，气之始也。块然独存而无所不存，故能镇定中黄，敦艮之止，对待肺金，不能收敛下降，以致咳逆上气。若癥瘕血闭者，气不晌运也。漏下淋漓者，气不收摄也。气如橐籥，血如波澜，决之东则东，决之西则西，气一息不运，则血一息不行，太一能令元气屈曲而出，使凝闭漏下者，不得不随之晌运抑扬，所谓欲治其血，先调其气，设元真萎顿，则邪气外薄，太一能畅真气，则邪气自不相容矣。肢体不利者，气壅之也。太一黄中通理，宣气四达。气拒而固，不受寒暑，气充而实，不苦饥虚，气清以升，轻身飞行。"

【阐微】太一余粮和禹余粮的讨论。

太一余粮和禹余粮在《神农本草经》中分列两条，所记性能主治大体相同。《本草经集注》曰："今人惟总呼为太一禹余粮，自专是禹余粮尔，无复识太一者，然疗体亦相似。"《新修本草》云："太一余粮及禹余粮，一物而以精、粗为名尔。"《本草纲目》曰："生于池泽者，为禹余粮；生于山谷者，为太一余粮；其中水黄浊者，为石中黄水；其凝结如粉者，为余粮；凝干如石者，为石中黄。其说本明，而注者臆度，反致义晦。晋宋以来，不分山谷、池泽所产，故通呼为太一禹余粮。""禹余粮、太一余粮、石中黄水，性味功用皆同，但入药有精粗之等尔。"综上，我们今天虽不能完全排除古代太一余粮和禹余粮是不同品种的可能，但历代对两者多同等使用。而现代则将两者视为一物，而以太一余粮为禹余粮的异名。

白 石 英

【原文】白石英①，味甘，微温。主消渴②，阴痿不足③，咳逆，胸膈间久寒④，益气，除风湿痹。久服，轻身，长年。生山谷。

【注释】

①白石英："英"之言"瑛"也。"瑛"者，似玉之美石。《说文解字》云："瑛，玉光也。从玉英声。"《本草纲目》曰"徐锴云：英，亦作瑛，玉光也。今五种石英，皆石之似玉而有光莹者。"

②消渴：泛指多饮、多食、多尿的病症。

③阴痿不足：阴痿又称阳痿，是指男性在性生活时，阴茎不能勃起，或举而不坚的病症，传统认为多因肾气不足，命门火衰所致。

④胸膈间久寒：指胸膈寒凉日久。

【来源】为氧化物类矿物石英矿石。主要含二氧化硅。

【效用】

1. 主消渴：治疗消渴。

2. 主阴痿不足：治疗阳痿。

3. 主咳逆，胸膈间久寒：治疗肺寒喘咳，肺痿肺痈等。

4. 益气，除风湿痹：治疗风寒湿痹等。

【集释】

1.《本草汇言》："白石英，养阳气，滋阴藏之药也。王氏曰：色相莹洁如华萼，故名石英。以石质可入肾，白色可入肺，中含火光可散寒，故前古主肾气不周于胸而消渴，天癸枯竭于内而阴痿，肺气冲逆不平而咳逆，风湿留滞不行而痹结，或心阳失令而胸膈作寒，或脾胃衰弱而中气不运。此药体坚而气润，质重而性轻，味甘温而能补中逐冷，虽属石种，实无燥劣刚暴之性，大有资化育神之功。"

2.《本草求真》："白石英（专入肺），味甘而辛，性温无毒。按理似非润药湿药矣，而十剂偏指此属湿剂。谓枯则为燥，宜用白石英紫石英之属以湿之，不几令人眩惑乎？讵知书之言湿，有以湿为湿者，有以燥为湿者。以湿为湿，人易知；以燥为湿，人难明。兹而曰湿。是以燥以温为湿矣（从温湿言）。石英性本辛温，辛则能以化液，温则能以滋润，故虽辛若湿（因辛始湿）。是以寒燥不润之症（燥从寒字点出，明甚）。得此辛以畅达，而滞不致见枯。此十剂所以以辛以温为湿而言也。书曰服此可治咳逆胸寒，消渴阴痿，风痹溺闭，肺痿肺痈，吐脓吐血等症。是亦辛温润肺之一验矣。"

【阐微】白石英"久服，轻身，长年"作用的讨论。

《重修政和经史证类备急本草》中记载："《图经》曰：古人服食，惟白石英为重，紫石英但入五石散。其黄、赤、青、黑四种，《本经》虽有名，而方家都不见用者。故《乳石论》以钟乳为乳，以白石英为石，是六英之贵者，惟白石也。又曰：乳者，阳中之阴；石者，阴中之阳，故阳生十一月后甲子服乳，阴生五月后甲子服石。然而相反、畏恶，动则为害不浅。故乳石之发，方治虽多，而罕有能济者，诚不可轻饵也。"《本草纲目》曰："白石英，手太阴、阳阴气分药也，治痿痹肺痈枯燥之病。但系石类，只可暂用，不宜久服。"《本草汇言》也道："然仅可暂用，应效即已，不可使人多服久服。"可见古人对《神农本草经》白石英久服轻身长年之说亦不赞成。

紫　石　英

【原文】紫石英①，味甘，温。主心腹咳逆②，邪气，补不足，女子风寒在子宫，绝孕③，十年无子。久服，温中，轻身延年。生山谷。

【注释】

①紫石英：参见"白石英"条。

②心腹咳逆：指胸腹有邪气，郁而上逆作咳。

③绝孕：即绝育，女子不孕。

【来源】为氟化物类矿物萤石族萤石。主要成分是氟化钙。

【效用】

1. 主心腹咳逆，邪气：治疗肺气上逆咳喘。

2. 补不足：治疗气血虚弱，心气不足的心悸，怔忡，失眠等。

3. 主女子风寒在子宫，绝孕：治疗肾阳亏虚，宫冷不孕。

【集释】

1.《本草纲目》："紫石英，手少阴、足厥阴血分药也。上能镇心，重以去怯也。下能益肝，湿以去枯也。心生血，肝藏血，其性暖而补，故心神不安，肝血不足，及女子血海虚寒不孕者宜之。《别录》言其补心气，甄权言其养肺者，殊昧气阳血阴营卫之别。惟《本经》所言诸证，甚得此理。"

2.《本草求真》："紫石英专入肝、心。即系石英之紫色者。故尔别其名曰紫。性味俱同。而紫即能直入血分。不似白石英因其色白功专润肺，止就肺部之病而言之也。紫能入血治疗。凡妇人子户，因于风寒内乘绝孕，男子寒热咳嗽惊悸，梦魂不安，服此则能镇魄安神，为心肝经温血要药。"

【阐微】

1. 紫石英"补不足，主女子风寒在子宫，绝孕"作用的讨论。

《神农本草经疏》曰："此药温能除寒，甘能补中，中气足，心得补，诸证无不瘳矣。……其主女子风寒在子宫，绝孕无子者，盖女子系胎于肾及心包络，皆阴脏也，虚则风寒乘之而不孕，非得温暖之气，则无以怯风寒而资化育之妙。此药填下焦，走肾及心包络，辛温能散风寒邪气，故为女子暖子宫之要药。"可见古人认为紫石英是通过温中补虚、补肾暖宫从而治疗绝孕无子。现代临床除用于不孕症外，对多囊卵巢综合征、幼稚子宫、月经稀少等其他妇科疾病亦颇多验案报道，但相关药理研究资料则较缺乏，似可进一步深入探讨。

2. 紫石英"久服轻身延年"作用的讨论。

受道家服石之风的影响，紫石英等石类药物在《神农本草经》中均列为上品，言其久服轻身延年。然后世本草已逐渐认识其危害，故《本草衍义》云："紫、白二石英，当攻疾可暂煮汁用，未闻久服之益。张仲景之意，只令㕮咀，不为细末，岂无意焉？若久服，更宜详审。"《本草汇言》也道："只可暂用，不宜久服。凡系石类皆然，不独石英一物也。"现《中国药典》将其品种定为氟化物类矿物萤石族萤石，其主要成分是氟化钙，且含量测定一项中明确规定其氟化钙含量不得低于85%。而氟化钙服用过多可导致氟中毒，对牙齿、骨骼、神经系统、肾、心及甲状腺有损害作用，故须慎用。

青石 赤石 黄石 白石 黑石脂

【原文】青石、赤石、黄石、白石、黑石脂①等，味甘，平。主黄疸，泄利，肠澼②，脓血，阴蚀，下血，赤白③，邪气，痈肿，疽痔，恶疮，头疡④，疥瘙⑤。久服，补髓益气，肥健，不饥，轻身延年。五石脂，各随五色，补五脏。生山谷中。

【注释】

①青石、赤石、黄石、白石、黑石脂：《本草纲目》云："膏之凝者，曰脂。此物性黏，固济炉鼎甚良，盖兼体用而言也。"

②肠澼：痢疾古称。出《素问·通评虚实论》篇。所下垢腻黏滑似脓的液体，因自肠中排出澼澼有声，故名。

③下血赤白：一般泛指妇女带下赤白。

④头疡：即头疮。唐·贾公彦《周礼疏》云："头疡，谓头上有疮含脓血者。"

⑤疥瘙：指疥疮瘙痒。《诸病源候论》云："疥疮，多生手足指间，染渐生至身体，痒有脓汁。"

【来源】《神农本草经》所载的青赤黄白黑石脂，至晋代已不全用，后世多用赤白二种。本文所述赤石脂为硅酸盐类多水高岭石族矿石多水高岭石，主含四水硅酸铝。

【效用】

1. 主泄利，肠澼，脓血，阴蚀，下血，赤白，邪气：治疗久泻久痢，大便出血，崩漏带下。

2. 主痈肿，疽痔，恶疮，头疡，疥瘙：外用治疗疮疡久溃不敛，湿疮脓水浸淫。

【集释】

1.《神农本草经疏》："大小肠下后虚脱，非涩剂无以固之，故主腹痛肠澼，及小便利，女子崩中漏下也。""凡泄利肠澼，久则下焦虚脱，无以闭藏，其他固涩之药性多轻浮，不能下达，惟石脂体重而涩，直入下焦阴分，故为久利泄澼之要药。""痈疽因荣气不从所生，疮痔因肠胃湿热所致，甘温能通畅血脉，下降能涤除湿热，故主之也。"

2.《神农本草经读》："赤石脂气平禀金气，味甘得土味，手足太阴药也。太阴湿胜，在皮肤则为黄疸，在肠胃则为泄痢，甚则为肠澼脓血；下注于前阴，则为阴蚀，并见赤白浊带下；注于后阴，则为下血；皆湿邪之气为害也。石脂具湿土之质，而有燥金之用，所以主之。痈肿、疽痔、恶疮、头疡、疥瘙等证，皆湿气郁而为热，热盛生毒之患，石脂能燥湿化热，所以主之。"

【阐微】

1. 五色石脂入药的讨论。

《神农本草经》云："青石、赤石、黄石、白石、黑石脂等，味甘平。"又称五色石脂，至晋代已少用。《本草经集注》谓："今世用赤石、白石二脂尔。"《本草崇原》谓："《本经》概言五色石脂，今时只用赤白二脂。赤白二脂，赤中有白，白中有赤，总名赤石脂。不必如《别录》分为二也。"可见，最初用五色石脂是取"各五色，补五脏"之意，余三色石脂无正用，但黑石脂入画用尔。

2. 石脂"久服，补髓益气，肥健，不饥，轻身延年；五石脂，各随五色，补五脏"作用的讨论。

《神农本草经读》谓:"久服补髓益气、肥健不饥、延年者,湿去则津生,自能补髓益气,补髓助精也、益气助神也;精神交会于中土,故有肥健不饥,轻身延年之效也。"强调"湿去则津生"。《本草崇原》谓:"久服则脂液内生,气血充盛,故补髓益气。补髓助精也,益气助神也,精神交会于中土,则肥健不饥,而轻身延年。"实际上赤石脂并无补益作用,以上所谓"补髓益气,肥健,不饥,轻身延年"等,是其固涩作用的结果。赤石脂甘涩质重能固崩止带,摄精止遗,治肾气不足崩漏、遗精、带下清稀等,其甘涩之性,能使水谷精微不再下泄,因而脾气得养,肠胃得厚;能使精血不再脱泄,因而肾精得益,目明耳聪。这些以"涩"为"补"之机制,张璐在《本经逢原》中曰:"赤石脂,功专止血固下。"《本草求真》亦曰:"至云能明目益精,亦是精血既脱,得此固脱,始见目明而精益矣。"故赤石脂并无补益作用,更非补益药可供久服。

第二节 草部上品

昌 蒲

【原文】昌蒲[①],味辛,温。主风寒湿痹,咳逆上气,开心孔[②],补五脏,通九窍[③],明耳目,出声音。久服轻身,不忘,不迷惑[④],延年。一名昌阳。生池泽。

【注释】

①昌蒲:《说文解字》云:"蒲,水草也。"《本草纲目》曰:"菖蒲,乃蒲类之昌盛者,故曰昌蒲。"

②开心孔:《说文解字》云:"开,张也。"心孔:本义指心脏的内腔,此处泛指心所主的神志机能。故开心孔即开窍。

③九窍:郑玄注《周礼》云:"九窍,阳窍七(眼、耳、口、鼻),阴窍二(前后二阴)。"

④不迷惑:《尔雅》云:"迷,惑也。"《说文解字》云:"惑,乱也。"即使人精神清醒。

【来源】 为天南星科植物石菖蒲的干燥根茎。

【效用】

1. 开心孔:治痰迷心窍之高热,神昏谵语,癫痫抽搐等。

2. 通九窍,明耳目,出声音:通耳目口鼻之上窍,治疗耳鸣、耳聋、失音、水谷不纳等;通前后二阴之下窍,治妇女带下、痢疾里急后重。

3. 久服轻身,不忘,不迷惑,延年:治疗健忘、失眠、心悸、眩晕、嗜睡等。

【集释】

1.《本经逢原》:"菖蒲乃手少阴、厥阴之药,心气不足者宜之。《本经》言补五脏者,心为君主,五脏系焉。"

2.《本草经解》:"辛温为阳,阳主开发,故开心窍。""通九窍者,辛温开发也。辛温为阳，阳气出上窍，故明耳目；肺主音声。味辛润肺，故出音声；主耳聋，即明耳目之功也。”"菖蒲辛温，温肺，肺乃膀胱之上源，故止小便利也；久服轻身，肝条畅也；不忘不迷惑，阳气充而神明也；延年，阳盛则多寿也；益心智高志，辛温为阳，阳主高明也；不老，温能活血，血充面华也。"

3.《神农本草经百种录》："能于水石中横行四达，辛烈芳香，则其气之盛可知，故入于人身，亦能不为湿滞痰涎所阻。"

【阐微】

1. 菖蒲基原的讨论。

菖蒲在先秦时代已有记载，先秦简称昌，《周礼》云"昌本"。当时所记载的菖蒲为天南星科菖蒲属植物之总称，它包括了水菖蒲、金钱蒲和石菖蒲等。

在《本草经集注》中首次提出："真菖蒲叶有脊，一如剑刃，四月、五月亦作小厘花也。"即认为叶有剑脊者为真菖蒲。又如《本草纲目》言："生于水石之间，叶有剑脊，瘦根密节，高尺余者，石菖蒲也。"但叶有剑脊之菖蒲多生湖、塘、沟边水中，而生石上者少。顾名思义，如《本草经集注》所言，石菖蒲乃"生石碛上"。《本草新编》曰："石菖蒲，必须石上生者良，否则无功。"故现代多以生于石上而叶无剑脊的菖蒲为石菖蒲。

2. 菖蒲"主风寒湿痹"作用的讨论。

《本草经解》曰："风寒湿三者合而成痹，痹则气血俱闭。菖蒲入肝，肝藏血；入肺，肺主气，气温能行，味辛能润，所以主之。"

3. 菖蒲"主咳逆上气"作用的讨论。

《神农本草经》谓菖蒲治"咳逆上气"。《本经逢原》谓其："治咳逆上气者，痰湿壅滞之喘咳，故宜搜涤。若肺胃虚燥之喘咳，非菖蒲可治也。"但古代临床医籍及现代《临床中药学》中则鲜有这方面记载。现代药理研究表明，菖蒲油能阻断乙酰胆碱、5－羟色胺、组胺对离体豚鼠气管的收缩作用。这些为我们进一步研究菖蒲的止咳平喘作用提供了文献及实验依据。

4. 菖蒲"补五脏"与"通九窍"关系的讨论。

《本草崇原》曰："五脏在内，九窍在外，肝开窍于目，心开窍于二耳，肺开窍于二鼻，脾开窍于口，肾开窍于前后二阴。菖蒲禀寒水之精，能濡五脏之窍，故内补五脏，外通九窍。明耳目，出音声，是通耳目口鼻之上窍也。又曰：主耳聋、痈疮者，言耳不能听而为耳痈、耳疮之证。菖蒲并能治之。温肠胃，止小便利，是通前后二阴之下窍也。"

蘜　华

【原文】蘜华①，味苦，平。主风头眩②肿痛，目欲脱③，泪出，皮肤死肌④，恶风湿痹。久服，利血气⑤，轻身，耐老延年。一名节华，生川泽，及田野。

【注释】

①蘜华：《说文解字》云："蘜，日精也，以秋华。"菊、蘜本一字二体。"华"，古

同"花"，花朵。《本草纲目》称"金蕊"："按陆佃《埤雅》云：菊本作蘜，从鞠，穷也。《月令》：九月，菊有黄华。华事至此而穷尽，故谓之蘜，节华之名，亦取其应节候也。"

②风头眩：古病名。《诸病源候论》云："风头眩者，由血气虚，风邪入脑，而引目系急故也。五脏六腑之精气，皆上注于目，血气与脉并于上系，上属于脑，后出于项中。逢身之虚，则为风邪所伤，入脑则脑转而目系急，目系急，故成眩也。"《本草纲目》作"诸风头眩。"

③目欲脱："欲"，与"如""似"之意相近，指将要，形容目内感觉胀满欲脱出之状，此处指"风头眩"的续发症状。

④皮肤死肌："死肌"，指失去感觉的肌肤，又称为"不仁"。《素问·痹论》云："皮肤不营，故为不仁。"王冰注："不仁，皮顽不知有无也。"此处指皮肤麻木不仁。

⑤利血气：《说文解字》云："利，铦也。从刀。和然后利，从和省。《易》曰：利者，义之和也。"此处指调和气血。

【来源】 为菊科植物菊的干燥头状花序。

【效用】

1. 主风头眩肿痛，目欲脱，泪出：治疗风热感冒、头痛、眩晕、头面部肿痛、目赤肿痛、眼目昏花、翳膜遮睛等。

2. 主皮肤死肌，恶风湿痹：治疗皮肤麻木不仁、风湿痹证、疔疮肿毒等。

【集释】

1.《神农本草经疏》："菊花专制风木，故为去风之要药。苦可泄热，甘能益血，甘可解毒，平则兼辛，故亦散结。苦入心、小肠，甘入脾胃，平辛走肝胆，兼入肺与大肠。其主风头眩肿痛，目欲脱，泪出，皮肤死肌，恶风湿痹者，诸风掉眩皆属肝木。风药先入肝，肝开窍于目。风为阳邪，势必走上。血虚则热，热则生风，风火相搏故也。腰痛去来陶陶者，乃血虚气滞之候，苦以泄滞结，甘以益血脉，辛平以散虚热也。其除胸中烦热者，心主血，虚则病烦，阴虚则热收于内，故热在胸中，血益则阴生，阴生则烦止。苦辛能泄热，故烦热并解。安肠胃，利五脉，调四肢，利血气者，即除热祛风益血，入心、入脾、入肝之验也。"

2.《本草求真》："甘菊，专入肝肺肾。生于春，长于夏，秀于秋，得天地之清芳，时珍曰：菊春生、夏茂、秋花、冬实。禀金精之正气，其味辛，故能祛风而明目；其味甘，故能保肺以滋水；其味苦，故能解热以除燥。凡风热内炽而致眼目失养，翳膜遮睛，与头痛眩运，恶风湿痹等症，服此甘和轻剂，以平木制火，养肺滋肾，肾滋则火制。俾木平则风息，火降则热除，而病无不愈矣。是以除目翳膜，有同枸杞相对蜜丸，久服永无目疾。"

【阐微】

1. 菊花益肝补阴作用的讨论。

《本草纲目》谓："菊，味兼甘苦，性禀平和。昔人谓其能除风热，益肝补阴，盖不知其得金水之精英尤多，能益金水二脏也。补水所以制火，益金所以平木，木平则风息,火降则热除。用治诸风头目,其旨深微。黄者,入金水阴分;白者,入金水阳分;红者,行妇人血分。皆可入药,神而明之,存乎其人。其苗可蔬,叶可啜,花可饵,根实可药,囊之可枕,酿之可饮,自本至末,罔不有功。"《本经逢原》云:"菊得金水之精英,补水以制火,益金以平木,为去风热之要药,故《本经》专主头目风热诸病,取其味甘气清,有补阴养目之功。盖益金则肝木平而风自息,补水则心火制而热自除矣。"可见,菊花益肝补阴是通过涵肺肾之阴以平肝火,进而达到养肝血益肝阴的作用,其作用机理应在今后的研究中进一步深入探讨。

2. 菊花清阳明胃火作用的讨论。

《本草新编》谓:"夫甘菊花,凡有胃火,俱可清之,而尤相宜者,痿病也。痿病,责在阳明,然而治阳明者,多用白虎汤,而石膏过于寒凉,恐伤胃气,而痿病又多是阳明之虚热,白虎汤又泻实火之汤也,尤为不宜,不若用甘菊花一二两,煎汤以代茶饮,既退阳明之火,而又补阳明之气,久服而痿病自痊。甘菊花退阳明之火病,其在斯乎。""甘菊花不但明目,可以大用之者,全在退阳明之胃火。盖阳明内热,必宜阴寒之药以泻之,如石膏、知母之类。然石膏过于太峻,未免太寒,以损胃气。不若用甘菊花至一二两,同元参、麦冬共济之,既能平胃中之火,而不伤胃中之气也。"文献多见菊花与石膏、知母配伍,具有清阳明胃火作用。未见单用菊花清阳明胃火的记载。

人 参

【原文】人参①,味甘,微寒。主补五脏,安精神,定魂魄,止惊悸②,除邪气,明目,开心益智③。久服,轻身延年。一名人衔,一名鬼盖。生山谷。

【注释】

①人参:古名人薓。《说文解字》云:"薓,人蓡,药草,出上党。"《说文通训定声》云:"字亦作蓡、作参。今俗以参为之。"《本草纲目》曰:"人薓年深,浸渐长成者,根如人形,有神,故谓之人薓、神草。"又云:"薓即浸字,后世因字文繁,遂以参星之字代之,从简便尔。"

②惊悸:《说文解字》云:"悸,心动也。"其义有三:一是无故自惊而悸动不宁之证。《诸病源候论》云:"虚劳损伤血脉,致令心气不足,因为邪气所乘,则使惊而悸动不定。"二是因惊而悸之证。《三因极一病证方论》云:"惊悸,则因事有所大惊。""遂使惊悸,名曰心惊胆寒。"三是突然心跳欲厥之证。《医学正传》云:"惊悸者,蓦然而跳跃惊动而有欲厥之状,有时而作者是也。"

③开心益智:意为开心窍,使人聪明,增加智慧。《药性本草》说:"凡虚而多梦纷纭者加之"。《本草崇原》云:"上品之药,皆可久服,兼治病者,补正气也,故人参久服,则轻身延年。"

【来源】为五加科植物人参的干燥根和根茎。

【效用】

1. 补五脏：治疗元气亏虚，脾虚食少，肺虚喘咳，以及一切脏腑虚证。《本草纲目》云："治男妇一切虚证。"

2. 安精神，定魂魄：治疗体虚欲脱，肢冷脉微，气血亏虚，久病虚羸等。

3. 止惊悸：治疗心脾两虚之心悸、失眠。

4. 除邪气：扶正祛邪，治疗正虚邪恋或因虚致实之证。

5. 明目：治疗气血不足之视物昏花。

6. 开心益智：治疗心神不安、健忘等。

【集释】

1.《本草纲目》："治男妇一切虚证，发热自汗，眩运头痛，反胃吐食，疟疾，滑泻久痢，小便频数淋沥，劳倦内伤，中风中暑，痿痹，吐血嗽血下血，血淋血崩，胎前产后诸病。"

2.《神农本草经疏》："状类人形，上应瑶光，故能回阳气于垂绝，却虚邪于俄倾。功魁群草，力等丸丹矣。其主治也，则补五脏。盖脏虽有五，以言乎生气之流通则一也。益真气则五脏皆补矣。……心脾之气强则心窍通利，能思而智益深矣。"

3.《本草经解》："人参微寒益气，味甘益血。气血平和，惊悸自止。……人参益气，正气充足，其邪自不能留，故能除邪气。五脏得甘寒之助，则精气上注于目而明目矣。心者神之处也，神安所以心开，开者朗也。肾者精之舍也，精充则技巧出而智益。"

【阐微】

1. 人参药性的讨论。

《本草崇原》曰："人参气味甘美，甘中稍苦，故曰微寒。"《神农本草经疏》云："人参得土中清阳之气，禀春升少阳之令而生。故味甘微寒而无毒。……《神农》微寒，《别录》微温，二义相蒙，世鲜解者，盖微寒者，春之寒也；微温者，亦春之温也。《神农》直指所禀，故曰：微寒。《别录》兼言功用，故又曰：微温。"《本草纲目》又言："人参生用气凉，熟用气温；……凉者，高秋清肃之气，天之阴也，其性降；温者，阳春生发之气，天之阳也，其性升。……人参气味俱薄。气之薄者，生降熟升；味之薄者，生升熟降。如土虚火旺之病，则宜生参，凉薄之气，以泻火而补土，是纯用其气也；脾虚肺怯之病，则宜熟参，甘温之味，以补土而生金，是纯用其味也。"

可见，人参微寒，主要是从其生长的过程中，需禀受天地之气，受环境、气候特点的影响，以及甘中带苦的药味而言。而后世言其微温，主要是从其功用，能大补元气，升发脏腑之气而言，同时其寒温之性又与其炮制、用法有关。

2. 人参"除邪气"作用的讨论。

《神农本草经疏》曰："邪气之所以久留而不去者无他，真气虚不能敌，故留连而不解也。兹得补而真元充实，则邪自不能容。譬诸君子当阳，则小人自退。"《本草求真》曰："若使元气素虚。邪匿不出。正宜用参相佐。"《神农本草经疏》又曰："疗肠胃中冷，心腹鼓痛，胸胁逆满，霍乱吐逆，调中止消渴，通血脉，破坚积。"《本草纲目》云："补中缓中，泻心肺脾胃中火邪，止渴生津液。"

说明人参除邪气的作用主要体现在两个方面：一方面是指人参通过培补元气，使正气充足，故能托邪外出，达到扶正祛邪的目的，用于治疗正虚邪恋之证。另一方面，人参通过补益五脏之气，使脏腑功能强盛，气血津液运行畅顺，则外邪不可入侵，所谓"正气内存，邪不可干"，故可用于治疗因虚损劳伤元气，邪气乘虚外客所致的虚实夹杂的病证，或因脏腑功能虚衰，导致气血津液运行失常，因虚致实的病证。现代药理研究也证明：人参能提高人体免疫机能，调节脏腑机能，以达到治病防病的作用。

3. 人参"明目"作用的讨论。

《神农本草经疏》曰："清阳之气下陷，则耳目不聪明。兼之目得血能视，阳生则阴长，故明目。"《本草崇原》又曰："明目者，五脏之精上注于目也。"可见，人参明目的作用，皆因肝藏血，而开窍于目，目受血而能视。人参通过补脾益气，助清阳水谷之气上营头目，同时益气生血，又能助阴血化生，使肝有所藏，目有所养，故能明目。

天 门 冬

【原文】天门冬①，味苦，平。主诸暴风湿偏痹②，强骨髓，杀三虫③，去伏尸④。久服轻身，益气延年。一名颠勒。生山谷。

【注释】

①天门冬：又作"虋冬"。《本草纲目》曰："草之茂者为虋，俗作门冬。此草蔓茂，而功同麦门冬，故曰天门冬。"即今之天冬。

②暴风湿偏痹：《神农本草经读》曰："风湿之邪暴中于人身，而成半身不遂之偏痹。"

③三虫：《诸病源候论》云："三虫者，长虫、赤虫、蛲虫也。""长虫，蛔虫也。""赤虫，状如生肉，动则肠鸣。"即现代医学的姜片虫。"蛲虫至细微，居胴肠（直肠）间。"

④伏尸：古病名。《诸病源候论》云："伏尸者，谓其病隐伏在人五脏内，积年不除。未发时，身体平调，都如无患。若发动，则心腹刺痛，胀满喘急。"

【来源】为百合科植物天冬的干燥块根。

【效用】强骨髓：治疗肾阴亏虚，潮热盗汗，眩晕耳鸣，腰膝酸痛等。

【集释】

1.《本草经解》："其主暴风湿偏痹者，燥者濡之，热者清之，著者润之也。盖风本阳邪，风湿偏痹，发之以暴，暴病皆属于火也。骨属肾，肾属水。天冬气平益肺，肺金生水，故骨髓强也。"

2.《本草求真》："所云能补水者，以肺本清虚，凉则气宁而不扰，热则气行而不生。且肺为肾母，肺金失养，则肾亦燥而不宁，肾气上攻，则肺益燥而受克。"

【阐微】

1. 天门冬"杀三虫，去伏尸"作用的讨论。

《神农本草经读》云："三虫伏尸皆湿热所化，天冬味苦可以祛湿，气平可以清热，湿热下逐，三虫伏尸皆可去。"《本经逢原》云："其三虫伏尸，皆脾肾湿热所化，清二经湿热，则无三虫伏尸之患矣。"二者均论述了天门冬去湿热作用，而《中国药典》及《中华本草》中均未言及此作用，有待进一步研究。

2. 天门冬"主诸暴风湿偏痹"作用的讨论。

《神农本草经》云天门冬"主诸暴风湿偏痹"，从后世文献分析，其病机有以下两方面：其一，《本经逢原》言："《本经》治诸暴风湿偏痹，盖热则生风，暴则属火，偏痹者湿热所致，故治风先清火，清火在养阴。"其二，《本草汇言》云："有谓除偏痹，强骨髓者，因肺热成痿，肾热髓枯，筋槁不荣而成偏痹者也。天门冬阴润寒补，使燥者润，热者清，则三虫可去，伏尸可除，骨髓坚强，偏痹可利矣。"

3. 天门冬"久服轻身，益气延年"作用的讨论。

《本草纲目》载《列仙传》云："赤须子食天门冬，齿落更生，细发复出。"天门冬自古以来就作为延年益寿之品。如《普济方》驻颜延年方、《太平圣惠方》延年不老散、《千金翼方》辟谷延年千岁方、《本草纲目》天门冬酒。天冬的现代研究提示本品具有显著的增强机体免疫作用，可为天冬的延年益寿提供一定的科学依据，并为进一步深入研究奠定基础。

甘 草

【原文】甘草①，味甘，平。主五脏六腑寒热邪气，坚筋骨，长肌肉，倍力，金疮尰②，解毒。久服轻身延年。生川谷。

【注释】

①甘草：《说文解字》云："甘，美也。"《说文解字注》云："甘为五味之一，而五味之可口皆曰甘。"又名"蜜甘""蜜草"。《本草纲目》云："甘草外赤中黄，色兼坤离；味浓气薄，资全土德。协和群品，有元老之功；普治百邪，得王道之化。赞帝力而人不知，敛神功而己不与，可谓药中之良相也。"

②金疮尰：《本草崇原》曰："金疮乃刀斧所伤，因金伤而成疮。"尰，《本经疏证》作"肿"，自膝至踝及趾俱肿名尰。故金疮尰，意为因金刃刀伤所致的疮肿。

【来源】为豆科植物甘草、胀果甘草或光果甘草的干燥根和根茎。

【效用】

1. 主五脏六腑寒热邪气：治疗脏腑热毒证。

2. 坚筋骨，长肌肉，倍力：治疗腹痛挛急、肢体挛急；肌肉瘦弱、倦怠乏力等。

3. 解毒：用于解食物中毒、百药毒、疮疡肿毒等。

【集释】

1.《神农本草经疏》："五脏之寒热邪气既解，则脏气和而真气生，气日以盛，故筋骨坚。……甘能益脾，脾主肌肉，兼主四肢。脾强则四肢生力，故长肌肉倍力也。主金疮肿者，甘入血分而能缓中，且伤则热，热而后肿，甘温益血而除热，烦热解，故肿散也。……甘味属土，土位乎中，故温中。甘能缓中散结，故下气。……甘温能益血，除大热助气，故烦满短气并除也。甘平且和，和能理伤，故治伤脏。肺苦气上逆，嗽乃肺病。甘以缓之，故治咳嗽。……甘能入脾益血，故能止渴。血虚则经脉不通，能益血则经脉自通矣。甘能益血而温气分，故利血气。……凡毒遇土则化。甘草为九土之精，故能解诸毒也。久服轻身延年者，为其益血安和五脏也。"

2.《本草经解》："味甘可以解寒。气平可以清热。甘草甘平。入肺入脾。所以主五脏六腑寒热邪气也。"

【阐微】

1. 甘草"主五脏六腑寒热邪气"作用的讨论。

《本草崇原》谓："五脏为阴，六腑为阳。寒病为阴，热病为阳。甘草味甘，调和脏腑，通贯阴阳，故治理脏腑阴阳之正气，以除寒热阴阳之邪气也。"《本草求真》云："味甘性平，质中，外赤肉黄，生寒熟热。昔人言其有火能泻，是因火性急迫，用此甘味以缓火势，且取生用性寒，以泻焚烁害耳。"从甘草的性味（甘、平）、功效（补脾肺，调和脏腑阴阳）特点和用法与脏腑寒热阴阳的关系论述其治五脏六腑寒热邪气的机理。然当今《中药学》教材及《中国药典》言其"清热""祛痰止咳"，与甘草的调和脾肺、甘缓作用有关。甘草生用，能缓和火热，泻热，故能清热。又因脾为生痰之源，肺为贮痰之器。脾气健旺，肺气和顺，水液四布，痰不可生、无可藏，故能祛痰止咳。

2. 甘草"坚筋骨，长肌肉，倍力气"作用的讨论。

《本草经解》谓："气平入肺，平肝生肾，筋骨自坚矣。脾主肌肉，味甘益脾，肌肉自长。肺主周身之气，气平益肺，肺益则气力自倍也。"可见，古人言甘草"坚筋骨，长肌肉，倍力气"，主要是从其性味甘平，补脾益肺、缓中，故能使津气血充盛，柔肝养筋论述。因此《临床中药学》及《中国药典》也言其"缓急止痛"的功效，临床上用甘草配白芍治疗脘腹、肢体挛痛，是"坚筋骨"作用的延伸。同时，脾土旺则肌肉壮实，并且脾土生金，肺气亦充盛，加之筋强肌肉丰满，则气力足也。现代药理也证明，甘草含有盐皮质激素和糖皮质激素，能促使钠、水潴留，尿量排泄减少，使体内水分增多，从而使体重增加。

干 地 黄

【原文】干地黄①，味甘，寒。主折跌绝筋②，伤中③，逐血痹④，填骨髓，长肌肉。作汤，除寒热积聚，除痹。生者尤良。久服，轻身不老。一名地髓，生川泽。

【注释】

①干地黄：即今生地黄。《本草纲目》云："《本经》所谓干地黄者，即生地黄之干者也。"

②折跌绝筋：折，断裂；跌，踢也；绝筋，筋肉断裂。指由外伤所致的的筋骨肌肉的挫伤或断裂。

③伤中：其一，指五脏及膈损伤。《素问·诊要经终论》云："凡刺胸腹者，必避五脏，中心者，环死。中脾者，五日死。中肾者，七日死。中肺者，五日死。中膈者，皆为伤中，其病虽愈，不过一岁必死。"其二，指中焦脾胃损伤。

④血痹：病证名。其一，风邪入血分而成的痹证。如《金匮要略》谓血痹病，症见身体不仁，肢节疼痛，脉微涩，尺脉小紧等。其二，指风痹。《千金要方》："风痹游走无定处，名曰血痹。"此应指前者。

【来源】为玄参科植物地黄的干燥根。

【效用】

1. 主折跌绝筋：治疗外伤引起的筋肉损伤。

2. 主伤中：治疗脾胃损伤。

3. 除痹，逐血痹：治疗痹证，尤宜于血痹。

4. 填骨髓，长肌肉：治疗精血不足，眩晕耳鸣、牙齿松动、头发脱落、健忘、消瘦等。

5. 除寒热：治疗阴虚内热，骨蒸潮热，内热消渴。

6. 除积聚：治疗积聚痞块。

【集释】

1.《本草衍义补遗》："生地黄大寒，治妇人崩中血不止及产后血上薄心闷绝，胎动下血，胎不落，坠折伤、瘀血、衄血、吐血，皆可捣饮之。病人虚而多热者勿用，慎之！"

2.《本草正》："味苦甘，气凉，气薄味厚，沉也，阴也。鲜者更凉，干者微凉。能生血补血，凉心火，退血热，去烦躁骨蒸，热痢下血，止呕血衄血、脾中湿热，或妇人血热而经枯，或上下三焦而热渴。总之，其性颇凉，若脾胃有寒者，用宜斟酌。"

3.《本草崇原》："地黄色黄，味甘性寒，禀太阴中土之专精，兼少阴寒水之气化。主治伤中者，味甘质润，补中焦之精汁也。血痹，犹脉痹。逐血痹者，横纹似络脉，通周身之经络也。得少阴寒水之精，故填骨髓。得太阴中土之精，故长肌肉。地黄性唯下行，故字从苄。借汤饮，则上行外达，故曰作汤除寒热积聚。除积聚，上行也。除寒热，外达也。又曰除痹，言不但逐血痹，更除皮肉筋骨之痹也。除皮肉筋骨之痹，则折跌绝筋，亦可疗矣。久服则精血充足，故轻身不老。生者尤良，谓生时多津汁而尤良，惜不能久贮远市也。后人蒸熟合丸，始有生地、熟地之分。熟地黄功力与生地黄相等，性稍减，补肾相宜。蒸熟，则甘中之苦味尽除，故寒性稍减，蒸熟则黑，故补肾相宜。"

【阐微】干地黄"主折跌绝筋、逐血痹、除痹、除积聚"作用的讨论。

折跌绝筋属于外伤所引起的筋骨、肌肉损伤。唐代孙思邈《千金要方》，就有用生地黄一味敷伤处的记载。如今也可见相关报道：有研究表明，用生地黄高压蒸10分钟捣汁和蜂蜜外敷治疗急性眼部外伤有效。由古今应用可以窥见生地黄主"折跌绝筋"以急性外伤损伤为主。外伤损伤一般常见瘀血肿痛、局部发热、出血。

"痹，湿病也。"现代认为，痹病指正气不足，风、寒、湿、热等外邪侵袭人体，痹阻经络，气血运行不畅所导致的，以肌肉、筋骨、关节发生疼痛、麻木、重着、屈伸不利，甚至关节肿大，或伴灼热为主要临床表现的病证。干地黄"除痹""逐血痹"反映出干地黄对痹病既有广泛治疗作用，又对"血痹"有较强的的针对性。当代临床单用地黄治疗风湿、类风湿性关节炎，脊椎肥大症等均取得一定的疗效，应该是对《神农本草经》干地黄"除痹""逐血痹"的最有力的脚注。

积聚是腹内结块，或痛或胀的病证。积属有形，结块固定不移，痛有定处，病在血分，是为脏病；聚属无形，包块聚散无常，痛无定处，病在气分，是为腑病。积聚属于气血不畅的病证。

干地黄治疗上述病证，是由于具有疏通流畅之特性。对此前人早有认识。如《本草乘雅半偈》云："本经用逐血痹。……痹者，闭而不通，随其血之不通而为病。如在目则赤，在齿则痛，在肉理则痛肿，在心则昏烦，在肺则咳血，壅遏而为身热，枯耗而为燥涩微软，泛滥而为吐衄崩漏。血痹颇广，各以类推。逐者，俾其流通之义也。观其入土易生可知矣。须发为血脉之余，血痹则黄赤易见，可使之黑者。痹去而血华也。性惟润下，功力到时，二便通利，以为外征。……血中有痹，则骨髓不满，肌肉不长，筋脉断绝，均谓伤中。若填满、若生长、若接续，皆克成血液之流通者也。"《本草正义》曰："作汤以除寒热积聚，除痹，则言其入煎剂尤为流动活泼，所以积聚、痹着皆除。"然而，干地黄的流通之性，既没有上升为行气，也没有落脚到活血。随着干地黄补虚作用日益受到推崇，学者们转而从另外角度认识其流通之性。如《本草正义》云："此以补养为磨积之计，乃正气旺而病自退，非谓地黄滋补之药，竟能消积通痹也。盖气血不充，津液不布，则仍似此坚顽固结之病，必无可愈之理，所以积聚、癥瘕、痞积等证，均宜且补且行，斟酌进退，缓以图之，自可徐收效果。若仅读张子和书，止知攻破为长，不顾正气，日事峻削，甚至愈攻愈坚，纠结不解，以速其危者，其亦有昧于此而少知自反乎？"邹澍《本经疏证》云："地黄之用在其脂液，能荣养筋骸血络，干者枯者，能使之润泽矣。进乎此，则因干枯而断者，得润泽而仍能续。故地黄之用不在通而在能养，盖经脉筋络干则收引，润则弛长，是养之所以续之。《本经》疗跌折绝筋，仲景治脉结代，胥是意也。"由此，基于干地黄流通之性的"主折跌绝筋""逐血痹""除痹""除积聚"等渐趋隐没。

术

【原文】术①，味苦，温。主风寒湿痹，死肌，痉②，疸，止汗，除热，消食，作煎饵。久服，轻身延年，不饥。一名山蓟，生山谷。

【注释】

①术：包括赤、白两种。如陶弘景云："乃有两种，白术叶大有毛而作桠，根甜而少膏，可作丸散用。赤术叶细无桠，根小苦而多膏，可作煎用。"《本草纲目》云："术，白术也。""术"主要指现今白术。

②痉：病名。又称痓。以项背强急、口噤、四肢抽搐、角弓反张为主症。

【来源】为菊科植物白术的干燥根茎。

【效用】

1. 主风寒湿痹，死肌，痉，疸：治疗寒湿所致痹证、肌肉麻木不仁、僵硬不利及黄疸。

2. 止汗：治疗自汗。

3. 消食：治疗食少腹胀。

【集释】

1.《神农本草经疏》："其气芳烈，其味甘浓，其性纯阳，为除风痹之上药，安脾胃之神品。《本经》主风寒湿痹、死肌、痉、疸者，正以风寒湿三者合而成痹，痹者，拘挛而痛者是也。《经》曰，地之湿气，感则害人皮肉筋骨。死肌者，湿毒侵肌肉也。痉者，风寒乘虚客于肝、脾、肾所致也。疸者，脾胃虚而湿热瘀滞也。如上诸病，莫不由风寒湿而成，术有除此三邪之功，故能祛其所致之疾也。止汗、除热、消食者，湿热盛则自汗，湿邪客则发热，湿去而脾胃燥，燥则食自消，汗自止，热自除也。"

2.《本经疏证》："风寒湿痹、死肌、痉、疸，不得尽谓脾病，而以术为主剂者，则以湿为脾所主，湿能为患，固属脾气不治，一也；脾主肌肉，介在皮毛筋骨中，痹与痉病在肌肉内，死肌及疸病在肌肉外，旁病则当取中，二也；筋骨皮毛均非驻湿之所，惟肌肉间为可驻湿，三也。知此，则凡痹、死肌、痉、疸之系乎风寒湿者，皆术主之矣。"

【阐微】术名实变迁的讨论。

术，《神农本草经》不分赤白。陶弘景始有白术、赤术之论。由此可见，《神农本草经》"术"应包括上述两种。《本草图经》云："今白术生杭、越、舒、宣州高山岗上……凡故方云术者，乃白术也。"李时珍也有"术，白术也"之论。由此观之，后世更倾向于将《神农本草经》之术作为白术。赤术，即今之苍术，其名正式出现，始于《本草衍义》。其有"苍术其长如小指，肥实，皮色褐，气味辛烈"的记载。

李时珍《本草纲目》在处理白术、苍术上值得玩味。《本草纲目》只列"术"条，在"术"条内列"苍术"。在白术、苍术"主治"项下，均引《神农本草经》内容。白术是原文照录《神农本草经》，而在苍术，则只录"主风寒湿痹，死肌，痉，疸，作煎饵，久服，轻身延年，不饥"。有意省略了"止汗，除热，消食"等内容。显然，李时珍在认为《神农本草经》"术"即白术的同时，也承认《神农本草经》"术"是包含白术与苍术的。《神农本草经》将白术、苍术统称为"术"也有其合理性，因为即使以今天的眼光来看《神农本草经》"术"的条文，也不能不承认，《神农本草经》记载的是白术、苍术最具有共性的功用内容。

《神农本草经》以后诸医药学家，不仅接受陶弘景对《神农本草经》"术"的分化，而且也逐渐对白术、苍术的应用异同有明确的认识。如《本草崇原》云："白术性优，苍术性烈。凡欲补脾，则用白术；凡欲运脾，则用苍术；欲补运相兼，则相兼而用；如补多运少，则白术多而苍术少；运多补少，则苍术多而白术少。品虽有二，实则一也。"《本草正义》云："白术、苍术在古不分，而今已各别，则凡古人所称燥湿逐水之用，今必以茅山苍术当之；其补益脾胃，则宜用白术。"

菟 丝 子

【原文】菟丝子①，味辛，平。主续绝伤②，补不足，益气力，肥健，汁，去面皯③。久服明目，轻身延年。一名菟芦，生川泽。

【注释】

①菟丝子：亦名"菟丝实""吐丝子"。《抱朴子》云："菟丝初生之根，其形似兔。"《名医别录》云："生朝鲜川泽田野。"《本草崇原》云："得沸汤火热之气，而有丝芽吐出。"《本草纲目》云："多生荒园古道，其子入地，初生有根，及长延草物，其根自断。结实如秕豆而细，色黄，生于梗上尤佳。"古代认为小粒菟丝子入药为佳。

②续绝伤：《说文解字》云："绝，断丝也。"《说文解字注》云："断之则为二是曰绝。"绝伤，指由于金刃、跌打等外因所致的筋骨断折。《说文解字》云："续，联也。"即续断伤。

③面皯：《说文解字》云："面黑气也。"《诸病源候论》云："人面皮上，或有如乌麻，或如雀卵上之色是也。"即面黧黑无华。

【来源】为旋花科植物南方菟丝子或菟丝子的干燥成熟种子。

【效用】主补不足，益气力，肥健；治疗虚证，强壮身体。

【集释】

1.《神农本草经疏》："为补脾肾肝三经要药。主续绝伤，补不足，益气力，肥健者，三经而俱实则绝伤续而不足补矣。脾统血，合肌肉而主四肢，足阳明、太阴之气盛则力长而肌健。补脾故养肌，益肝肾故强阴、坚筋骨。暖而能补肾中阳气，故主茎中寒，精自出，溺有余沥。口苦燥渴者，脾肾虚而生内热，津液因之不足也，二脏得补则二病自愈。"

2.《本草崇原》："气味辛甘，得手足太阴天地之气化，寄生空中，丝茎缭绕，故主续绝伤。续绝伤，故能补不足。补不足，故能益气力。益气力，故能肥健人。兔乃明月之精，故久服明目。阴精所奉其人寿，故轻身延年。"

3.《神农本草经读》："菟丝子，久服，肾水足则目明，肾气壮则身轻。"又云："肾者，性命之根也。肾得补则延年。"

【阐微】

1. 菟丝子"续绝伤"作用的讨论。

《本经逢原》云："与辛香燥热之辛迥乎不同，此补脾肾肝三经要药，三经俱实而绝伤续。"《本草经解》云："其主续绝伤者，肺主津液，脾统血；辛甘能润，润则绝伤续也。"《神农本草经百种录》云："子有丝不断，故能补续筋骨。"《神农本草经读》谓："子中脂膏如丝不断，善于补续也。"可见菟丝子续绝伤与其补肝、脾、肾三脏、益精髓、坚筋骨的作用有关。

2. 菟丝子"去面皯"作用的讨论。

《本草纲目》云："苗，气味甘平，无毒。苗研汁涂面，去面皯。"《本草汇言》云："菟丝苗，气味同子。生研烂，涂去面斑。"《神农本草经百种录》云："菟丝之去面皯，亦其一端也……何以他药皆不能去而独菟丝能之？盖物之生，各得天地一偏之气。"《神农本草经读》："汁去面黯者，言不独内服得其填补之功，即外用亦得其滑泽之效也。"而《神农本草经辑注》认为，汁为榨出的新鲜菟丝子的液汁。是苗还是子的液汁、是否有可靠的美容作用还有待进一步深入研究。

3. 菟丝子炮制方法的讨论。

菟丝子的炮制方法在历代本草中有生品、炒菟丝子、菟丝子饼、盐菟丝子、酒菟丝子、酒菟丝子饼等。历代以酒制者为多，如《新修本草》云："得酒良。"《本草纲目》云："须酒浸一宿用，宜丸不宜煮。"《本经逢原》云："酒煮捣烂作饼焙干用。"《本草求真》云："酒浸煮烂，作饼暴干。"而《中国药典》只收载了生品、盐菟丝子。菟丝子宜盐制还是酒制、是否作饼还有待深入研究。

牛 膝

【原文】牛膝[①]，味苦酸。主寒湿痿痹[②]，四肢拘挛，膝痛不可屈伸，逐血气，伤热[③]，火烂[④]，堕胎。久服轻身耐老。一名百倍，生川谷。

【注释】

①牛膝：《本草图经》云："节如鹤膝，又如牛膝状，以此名之。"《本草纲目》云："又名百倍，隐语也，言其滋补之功，如牛之多力也。"古代认为产于怀州河谷之牛膝为良。

②痿痹：痿，萎弱无力，偏枯不用。《汉书·韩王信列传》云："如痿人不忘起。"颜师古注："痿，风痹病也。"痹，有麻木，有疼痛。《说文解字》"痿痹"云："古多痿痹联言，因痹而痿也。"

③伤热：《说文解字》云："伤，创也。"《礼记月令·孟秋之月》云："命理瞻伤。"郑玄注云："创之浅者曰伤。"即因创伤感染发热。

④火烂：火，指病因。烂，《淮南子·说山》云"腐也"。即火烧灼而溃烂。

【来源】为苋科植物牛膝的干燥根。

【效用】

1. 主寒湿痿痹，四肢拘挛，膝痛不可屈伸：治疗腰膝酸痛，四肢拘挛屈伸不利，下肢痿软，筋骨无力。

2. 逐血气：治疗经闭，痛经，癥瘕，产后血瘀腹痛，跌打损伤，头痛，痈肿恶疮等血脉不通病证。

【集释】

1.《本草纲目》："牛膝乃足厥阴、少阴之药。所主之病，大抵得酒则能补肝肾，生用则能去恶血，二者而已。其治腰膝骨痛、足痿阴消、失溺久疟、伤中少气诸病，非取其补肝肾之功欤？其癥瘕心腹诸痛、痈肿恶疮、金疮折伤喉齿、淋痛尿血、经候胎产诸病，非取其去恶血之功欤？"

2.《本草经解》："牛膝苦平清肺，肺气清则通调水道，寒湿下逐，营卫行而痿痹愈矣。湿热不攘，则大筋软短而四肢拘挛，膝痛不可屈伸矣；牛膝苦酸，酸则舒筋，苦除湿热，所以主之也。逐血气者，苦平下泄，能逐气滞血凝也。伤热火烂者，热汤伤、火伤疮也；苦平清热，酸能收，敛则止，而疮愈也。苦味伐生生之气，酸滑伤厥阴之血，所以堕胎。"

【阐微】

1. 牛膝治疗"伤热、火烂"作用的讨论。

《神农本草经疏》谓："伤热火烂,血焦枯之病也,血行而活,痛自止矣。"《本经疏证》云："牛膝之治此,妙在其味苦……化炎上为润下,火者受伤之本,水者制火之资,能使火随水而下,水抑火而平,则血气被热火伤烂,又安不除也。"《神农本草经读》云："苦能泻火,则热汤之伤与火伤之烂可完也。"可见,牛膝治疗伤热、火烂与其具有活血之功,且味苦泻火有关。

2. 牛膝"久服轻身耐老"作用的讨论。

《本经逢原》云："得酒蒸则能养筋,生用则去恶血。"又云："此味专司疏泄,而无固热之功。世俗妄谓益肾而培养下元药中往往用之,与延盗入室何异。"《神农本草经百种录》云："酷似人筋,所以能舒筋通脉,下血降气,为诸下达药之先导也。筋属肝,肝藏血,凡能舒筋之药,俱能治血,故又为通利血脉之品。"《神农本草经读》云:"久服轻身耐老者,又统言其流通血脉之功也。"可见,牛膝的久服轻身耐老与其活血作用有关。

3. "怀牛膝""川牛膝"本草源流的讨论。

《新修本草》云:"生河内川谷及临朐。"又曰:"今出近道蔡州者,最长大柔润,其茎有节,似牛膝,故以为名也。乃云有雌雄,雄者茎紫色而节大为胜尔。"《本草衍义》云:"今西京作畦种,有长三尺者最佳。"《本草纲目》云:"牛膝处处有之,谓之土牛膝,不堪服食。惟北土及川中人家栽莳"者为良。《本经逢原》云:"惟川产者,气味形质与续断仿佛,庶无精滑之虞。……其土牛膝亦能解毒利窍,专治血蛊。"可见,河南很早就栽种牛膝,《本草图经》称之为怀州牛膝,与现怀牛膝相吻合,而川牛膝、土牛膝的功效有异于牛膝,现《中国药典》将牛膝与川牛膝分开收载,牛膝为苋科植物牛膝的干燥根,川牛膝为苋科植物川牛膝的干燥根。土牛膝多作为地方标准收载,《中华本草》所载土牛膝为苋科植物牛膝的野生品及柳叶牛膝、粗毛牛膝、钝叶土牛膝的根及根茎。

充 蔚 子

【原文】充蔚子①,味辛,微温。主明目益精,除水气②。久服轻身,茎主瘾疹③痒,可作浴汤。一名益母,一名益明,一名大札。生池泽。

【注释】

①充蔚子:亦名"益母草子"。《说文解字》云:"蔚,牡蒿也。从艸,尉声。"《本草纲目》曰:"其草与子皆充盛密蔚,故名茺蔚。其功益于妇人及明目益精,故有益母、益明之称。"

②水气:水液停滞体内而致水肿的病证。也泛指水饮、痰饮。

③瘾疹:是一种皮肤出现大小不一红色或苍白色风团,时隐时现的瘙痒性、过敏性皮肤病。也称"瘾瘾""风疹块",与现代医学的荨麻疹类似。

【来源】为唇形科益母草的干燥成熟果实。

【效用】

1. 明目：治疗目赤肿痛，眼目昏花等。

2. 除水气：治疗水肿等水液停滞之证。

3. 久服轻身：指长期服用使人身轻体健，为汉代医家受道家养生思想的影响，对于药物具有抗衰老保健作用的一种常见表述。

【集释】

1.《神农本草经疏》："茺蔚子，为妇人胎产调经之要药。此药补而能行，辛散而兼润者也。目者，肝之窍也，益肝行血，故明目益精。其气纯阳，辛走而不守，故除水气。肝脏有火则血逆，肝凉则降而顺矣。大热头痛心烦，皆血虚而热之候也，清肝散热和血，则头疼心烦俱解。"

2.《本草崇原》："茎方子黑，喜生湿地，禀水土之气化，明目益精，得水气也。除水气，土气盛也。久服则精气充尉，故轻身。"

【阐微】

1. 茺蔚子和益母草历史认识的讨论。

茺蔚子和益母草为同种植物不同入药部位，前者为成熟果实，后者为全草入药。《神农本草经》更强调的是茺蔚子的作用，对益母草只简单提出"主瘾疹痒"，故有《本草正义》"茺蔚，古人止用其子"之说。至唐代《新修本草》收载益母草治多种疾病："敷丁肿，服汁使丁肿毒内消。又下子死腹中，主产后血胀闷，诸杂毒肿，丹游等肿。取汁如豆滴耳中，主聤耳。中虺蛇毒敷之良。"自此，益母草的功用不断丰富，进一步补充了利水、活血、解毒、清热的作用，而茺蔚子却没有相应大的进展。《本草纲目》谓："（茺蔚子）治妇女经脉不调，胎产一切血气诸病，妙品也，而医方鲜知用。"从"止用其子"到"医方鲜知用"，可以窥见茺蔚子地位的变化。李时珍对两药进行了全面总结，认为两者之间有共同的功用："益母草之根、茎、花、叶、实，并皆入药，可同用。"又对二者进行区分："若治手、足厥阴血分风热，明目益精，调女人经脉，则单用茺蔚子为良。若治肿毒疮疡，消水行血，妇人胎产诸病，则宜并用为良。"原因是"其根、茎、花、叶专于行，而子则行中有补故也"。这一观点对后世影响较大。

2. 茺蔚子"益精"作用的讨论。

《本草纲目》曰："盖包络生血，肝藏血。此物能活血补阴，故能明目、益精、调经，治女人诸病也。"《神农本草经疏》云："茺蔚子，为妇人胎产调经之要药。此药补而能行，辛散而兼润者也。目者，肝之窍也，益肝行血，故明目益精。"《本草正义》云："《本经》之明目益精，则温和养血，而又沉重，直达下焦，故为补益肾阴之用。"可见茺蔚子"益精"后世多解为活血补阴之意。

女　萎

【原文】女萎①，味甘，平。主中风暴热②，不能动摇，跌筋③结肉④，诸不足。久服，去面黑皯⑤，好颜色，润泽，轻身不老。生山谷。

【注释】

①女萎：又名葳蕤、玉竹。《说文解字》云："女，妇人也。""萎，食牛也。"《本草经集注》云："《本经》有女萎，无萎蕤，《别录》无女萎，有萎蕤，而为用正同。疑女萎即萎蕤也，惟名异尔。今处处有，其根似黄精而小异。"《本草纲目》云："葳蕤，草木叶垂之貌。此草根长多须，如冠缨下垂之葳而有威仪，故以名之。""其叶光莹而象竹，其根多节，故有荧及玉竹、地节诸名。"

②中风暴热：一是指外感表证突然发热。《伤寒论·辨太阳病脉证病治》云："太阳病，发热，汗出，恶风，脉缓者，名曰中风。"二是结合后一句"不能动摇"亦有认为指中风，肢体不遂。

③跌筋：筋不柔和，委躄而如跌也，指筋骨跌伤。

④结肉："结"指固结，结肉指肌肉固结突起。肉无膏泽，涩滞而如结也，指由于高热伤阴，筋肉失于濡养所呈现的痉挛凸起之状。

⑤黑皯：病名。又名面黑皯、面皯黷、䵟黑斑、䵟黑皯、面尘等。类似于现代医学黄褐斑等面部色素沉着性皮肤病。

【来源】 为百合科植物玉竹的干燥根茎。

【效用】

1. 主中风暴热：治疗热病高热，咽干口渴，内热消渴，燥热咳嗽等。

2. 去面黑皯：治疗面部黄褐斑等。

【集释】

1.《本草崇原》："萎蕤气味甘平，质多津液，禀太阴湿土之精，以资中焦之汁。中风暴热者，风邪中人，身热如曝也。不能动摇者，热盛于身，津液内竭，不濡灌于肌腠也。跌筋者，筋不柔和，则踒躄而如跌也。结肉者，肉无膏泽，则涩滞而如结也。诸不足者，申明中风暴热，不能动摇，跌筋结肉，是诸不足之证也。久服则津液充满，故去面上之黑皯，好颜色而肌肤润泽。"

2.《本草便读》："葳蕤，微苦，气平质润之品，培养肺脾之阴，是其所长，而搜风散热诸治，似非质润味甘之物可取效也。如风热风温之属虚者，亦可用之。考玉竹之性味、功用，与黄精相似，自能推想，以风温风热之证，最易伤阴，而养阴之药，又易碍邪，唯玉竹甘平滋润，虽补而不碍邪，故古人立方有取乎此也。

3.《本草正义》："玉竹味甘多脂，柔润之品，本草虽不言其寒，然所治皆燥热之病，其寒何如？古人以治风热，盖柔润能息风耳，阴寒之质，非能治外来之风邪。凡热邪燔灼，火盛生风之病最宜。今惟以治肺胃燥热，津液枯涸，口渴嗌干等证，而胃火炽盛，燥渴消谷，多食易饥者，尤有捷效。"

【阐微】 女萎"主中风""跌筋"作用的讨论。

女萎甘平柔润，药食两用，不仅为养阴佳品，而且能气血双补。《神农本草经》谓其"主中风暴热，不能动摇，诸不足"。"不能动摇"即中风后肢体不遂，运动障碍。《本草新编》云："故中风之症，萎蕤与人参煎服，必无痿废之忧。"足见前人对用女萎治疗中风，肢体不遂早有认识。《本草纲目》谓其"一切不足之症，用代参芪，不寒不燥，大有殊功"。《本草拾遗》谓女萎"调气血"。《神农本草经疏》进一步认识到："正如斯药之能补益五脏，滋养气血，根本既治，余疾自除。"古代医籍中亦有重用萎蕤治疗中风的方剂，如《外台秘要》之薏苡仁汤，重用萎蕤治疗暴风，手足瘫痪，语言謇涩。由于其药性平和，故治疗中风、半身不遂，主要适用于阴虚及气阴两虚证，且用量宜大。

柴　胡

【原文】　柴胡[①]，味苦，平。主心腹，去肠胃中结气[②]，饮食积聚，寒热邪气，推陈致新。久服，轻身明目益精。一名地熏。

【注释】

①柴胡：亦写作"茈胡"。《说文解字》云："茈，茈草也。从艸此声。""胡，牛颔垂也。从肉古声。"《本草纲目》曰："茈胡之茈音柴。茈胡生山中，嫩则可茹，老则采而为柴，故苗有芸蒿、山菜、茹草之名，而根名柴胡也。"

②结气：气留而不行结于内之证。

【来源】　为伞形科植物柴胡或狭叶柴胡的干燥根。

【效用】

1. 主心腹，去肠胃中结气，饮食积聚：治疗气郁、肠胃积气、饮食积聚等。

2. 主寒热邪气：治疗脾不升清，肝气郁滞，少阳枢机不利之寒热往来，感冒发热等。

【集释】

1.《神农本草经疏》："柴胡禀仲春之气以生，兼得地之辛味。春气生而升，故味苦平，微寒而无毒，为少阳经表药。主心腹肠胃中结气，饮食积聚，寒热邪气，推陈致新，除伤寒心下烦热者，足少阳胆也。胆为清净之府，无出无入，不可汗，不可吐，不可下。其经在半表半里，故法从和解，小柴胡汤之属是也。其性升而散，属阳，故能达表散邪也。邪结则心下烦热，邪散则烦热自解。阳气下陷则为饮食积聚，阳升则清气上行。脾胃之气行阳道，则饮食积聚自消散矣。诸痰热结实，胸中邪逆，五脏间游气者，少阳实热之邪所生病也。柴胡苦平而微寒，能除热散结而解表，故能愈以上诸病。大肠停积水胀，及湿痹拘挛者，柴胡为风药，风能胜湿故也。"

2.《本草乘雅半偈》："先人云：茈胡禀少阳之气，动于子而发于寅，故得从坚凝闭密之地，正中直达，万化为之一新。恭曰：凝极阳复之时，而香孕柔苗，体用之元始具矣。根即柴胡。盖生值一阳元始，及气用功力，当入少阳，宣甲胆气用，自下而上，以奉春升之发陈。发陈即所以致新也。是以能升则具出，能出则具平矣。故味禀夏火之苦，气兼长夏之平。虽曰一阳，实含全体，不独自下而上，且可自内而外。如不能自下而上，则不得从内而外者宜矣。如已能自下而上，不能从内而外者，非所宜也。如寒热邪气，及饮食结积心腹肠胃中者，此陈也。若胡之囊物，而非所以成酝酿宣布转输决渎之府器也。茈谐此，此为彼对，亦即对待法也。会此枢机，种种功力，可类推矣。"

【阐微】

1. 柴胡"主心腹，去肠胃中结气，饮食积聚，寒热邪气，推陈致新"作用的讨论。

《本草经解》谓："柴胡，其主心腹肠胃中结气者……凡十一脏皆取决于胆，柴胡轻清，升达胆气，胆气条达，则十一脏从之宣化，故心腹肠胃中，凡有结气，皆能散之也；其主饮食积聚者，盖饮食入胃，散精于肝，肝之疏散，又借少阳胆为生发之主也，柴胡升达胆气，则肝能散精，而饮食积聚自下矣。少阳经行半表半里，少阳受邪，邪并于阴则寒，邪并于阳则热，柴胡和解少阳，故主寒热之邪气也。春气一至，万物俱新。柴胡得天地春升之性，入少阳以生气血，故主推陈致新也。"《医学衷中参西录》曰："谓其主心腹肠胃中结气，饮食积聚，诚以五行之理，木能疏土，为柴胡善达少阳之木气，则少阳之气自能疏通胃土之郁，而其结气饮食积聚自消化也。"均认为柴胡升达胆气，使肝能散精，则肠胃结气、积聚自散，这实际上是后世常用之柴胡的疏肝作用。《本草经解》解释道："少阳经行半表半里，少阳受邪，邪并于阴则寒，邪并于阳则热，柴胡和解少阳，故主寒热之邪气也。"《医学衷中参西录》亦云："《神农本草经》谓其主寒热，寒热者少阳外感之邪也。"实际上是将寒热证列入少阳证，通过柴胡和解退热的功用，使热除寒消。柴胡主要是通过畅通人体郁结之气，使气机流布不停，外邪排解，故治结气、积聚、寒热诸证。"推陈致新"即除陈旧以助新生，喻有祛除体内各种邪气，以助人体气、血、精、津液的化生，正气得复之意，体现了中医祛邪与扶正的辨证观。可以认为，柴胡以"和"之功达"推陈致新"之效。柴胡疏解郁结不畅之气，气通则血行，调气可助行血，血府逐瘀汤中即运用柴胡调气活血治疗瘀血病症。通调人体一身气机，使气血和畅，即能调和人体各脏腑的功能，促进人体生理活动的正常进行，这也是柴胡在传统上应用广泛的根本原因。

2. 柴胡"久服，轻身明目益精"作用的讨论。

《本草经解》称："久服清气上行，则阳气日强，所以身轻。五脏六腑之精华上奉，所以明目。清气上行，则阴气下降，所以益精，精者阴气之英华也。"柴胡通调人体一身气机，气血畅达，则脏腑功能正常，气血充则体健，阴阳和则身轻；肝气调则血有归藏，目得血视明，血盛旺则充精，故"久服，轻身明目益精"。可见，后世解释仍是对柴胡畅气、升清、调和之功的肯定。《本草正义》云："《本经》更有推陈致新及久服轻身、明目、益精之句，亦谓其振动清阳之气，则气血调和，陈莝去而自能生新。且清气上升，亦与明目益精之义，本不相背，然皆推广言之，而极意以形容其功效，非用药治病之本旨，且升清之药，过服则为害亦烈，故删之。"近年来，国内外关于柴胡临床毒副作用的报道日益增多，提出长期大量使用柴胡有一定的肝脏毒性和致肺纤维化的毒副作用，故不能因《神农本草经》的记述而忽视了临床用药的安全性。

麦 门 冬

【原文】麦门冬①，味甘，平。主心腹结气②，伤中伤饱，胃络脉绝③，羸瘦短气。久服轻身，不老不饥。生川谷及堤阪。

【注释】

①麦门冬：亦作"麦虋冬"。《本草经集注》云："冬月作实如青珠，根似禾矿麦，故谓麦门冬，以肥大者为好。"《本草纲目》曰："麦鬚曰虋，此草根似麦而有鬚，其叶如韭，凌冬不凋，故谓之麦虋冬，及有诸韭、忍冬诸名。俗作门冬，便于字也。可以服食断谷，故又有余粮、不死之称。"

②心腹结气：结，固着、结聚之意；心腹结气古时称疝气。颜师古注《汉书·艺文志》云："疝，心腹结气病。"

③胃络脉绝："胃络"即"胃之大络"。《素问·平人气象论》云："胃之大络，名曰虚里，贯膈络肺，出左乳下。"虚里位于左乳下心尖搏动明显处，为古代脉诊部位之一。胃络脉绝即虚里之脉绝，指心脏功能衰弱，心气欲脱的重证。

【来源】为百合科植物麦冬的干燥块根。

【效用】

1. 主心腹结气：治疗疝气等。

2. 主伤中伤饱：治疗食积，胃虚等。

3. 主胃络脉绝，羸瘦短气：治疗心悸、虚劳、气短等。

【集释】

1.《本草汇言》："清心润肺之药也。主心气不足，惊悸怔忡，健忘恍惚，精神失守；或肺热肺燥，咳声连发，肺痿叶焦，短气虚喘，火伏肺中，咯血咳血；或虚劳客热，津液干少；或脾胃燥涸，虚秘便难。"

2.《本草崇原》："麦门冬气味甘平，质性滋润，凌冬青翠，盖禀少阴冬水之精，上与阳明胃土相合。主治心腹结气者，麦冬一本横生。能通胃气于四旁，则上心下腹之结气皆散除矣。伤中者，经脉不和，中气内虚也。伤饱者，饮食不节，胃气壅滞也。麦冬禀少阴癸水之气，上合阳明戊土，故治伤中、伤饱。胃之大络，内通于脉，胃络脉绝者，胃络不通于脉也。麦冬颗分心贯，横生土中，连而不断，故治胃络脉绝。胃虚则羸瘦，肾虚则短气，麦冬助胃补肾，故治羸瘦、短气。"

3.《本草新编》："麦门冬，泻肺中之伏火，清胃中之热邪，补心气之劳伤，止血家之呕吐，益精强阴，解烦止渴，美颜色，悦肌肤。退虚热神效，解肺燥殊验，定嗽咳大有奇功。真可持之为君，而又可藉之为臣使也。但世人未知麦冬之妙，往往少用之而不能成功，为可惜也。不知麦冬必须多用，力量始大。"

【阐微】

1. 麦冬"久服轻身，不老不饥"作用的讨论。

《神农本草经》曰麦冬"久服轻身，不老不饥"，认为麦冬久服能滋补强壮，延年益寿，故轻身不老。《名医别录》云："强阴，益精，消谷调中，保神，定肺气，安五脏，令人肥健，美颜色，有子。"《本草纲目》云："麦门冬以地黄为使，服之令人头不白，补髓，通肾气，定喘促，令人肌体滑泽，除身上一切恶气不洁之疾，盖有君而有使也。"认为麦冬能美颜香体，祛除身体不洁之疾，故也作为仙人道士养生辟谷之物。《神农本草经疏》云："麦门冬在天则禀春阳生生之气，在地则正感清和稼穑之甘。"

"阴精生于五味，五味先入脾胃，脾胃得所养，则能散精于各脏，而阴精充满，故能强阴益精也。中焦者，脾胃之所治也，脾胃安则中焦治，故能消谷而调中也。保神定肺气，则兼润乎心肺矣。胃气盛则五脏之气皆有所禀而安，脾胃俱实则能食而肥健。脾统血，心主血，五脏之英华皆见于面，血充脏安则华彩外发而颜色美矣。脾胃强则后天之元气日盛。下气则阳交于阴，交则虚劳愈而内热不生，内热去则阴精日盛，故有子。断谷固著于《仙经》，却乃已疾之良药，故久服延年轻身，而不老不饥也。"强调麦冬通过补益脾胃而达到强阴益精之功，从而使人血气充而颜色美，阴精盛而有子。《本草乘雅半偈》云："麦门冬，叶色常青，根须内劲外柔，连缀贯根上，凌冬不死，随地即生。以白色可入肺，甘平可入脾，多脉理可入心，凌冬可入肾，长生可入肝，虽入五脏，以心为主，心之肾药也。其气象生成及命名之义，能转春为夏，使肾通心，但力量不阔大，如有守有养，贞静宁谧，和润舒徐之君子也。"从麦冬的生态环境论述了其温润力缓，徐徐缓补的药性特点。《神农本草经百种录》云："补胃则生肌，清火则益气。久服，轻身，不老，不饥。后天足则体健而能耐饥也。"《本经疏证》云："麦门冬质柔而韧，色兼黄白，脉络贯心，恰合胃之形象。其一本间根株累累，四旁横出，自十二至十六之多，则有似夫与他脏腑脉络贯注之义。其叶隆冬愈茂，青葱润泽，鉴之有光，则其吸土中精气，上滋茎叶，绝胜他物可知。且其味甘，甘中带苦，又合从胃至心之妙，是以胃得之而能输精上行，自不与他脏腑绝，肺得之而能敷布四脏，洒陈五腑，结气自尔消镕，脉络自尔联续，饮食得为肌肤，谷神旺而气随之充也，是证也。"《医学衷中参西录》云："味甘，性凉，气微香，津液浓厚，色兼黄白。能入胃以养胃液，开胃进食，更能入脾以助脾散精于肺，定喘宁嗽，即引肺气清肃下行，统调水道以归膀胱。盖因其性凉、液浓、气香，而升降濡润之中，兼具开通之力，故有种种诸效也。"

2. 麦冬应用是否"去心"的讨论。

麦冬入药，是否"去心"，素有争议。最早提出"去心用"的是《金匮玉函经》，谓"皆微润抽去心"。《本草经集注》云："用之汤泽，抽去心，不尔令人烦。"说明麦冬去心的主要原因是麦冬心能"令人烦"。《千金要方》关于麦冬的炮制，有去心、薄切、取汁等法。《雷公炮炙论》云："温水洗去心用，不令心烦，惟伤寒科带心用。"明以后至近代，"去心"与"不去心"两种方法并存，如《本草纲目》云："或以汤浸捣膏和药亦可，滋补药则以酒浸揉之。"此时麦冬的用法，除去心外，还有捣膏、酒浸等不去心的方法。《本草乘雅半偈》曰："入汤膏亦连心用，方合土德全体。"《本草述钩元》谓麦冬"通脉不去心"。《本草便读》谓："其心如人之脉络，一棵十余枚，个个贯通，取其能贯通经络之意。"《医学衷中参西录》云："用者不宜去心。"这些本草书籍都明确记载了麦冬临床应用"不去心"的理由。

近代实验研究发现，麦冬肉与麦冬心所含化学成分基本相似，由于麦冬心的重量仅占全麦冬的3%，且临床上长期使用带心麦冬，并未发现令人心烦的现象，加之麦冬去心费工费时，故目前临床应用麦冬，一般不去心。《中国药典》亦规定麦冬"洗净，润透，轧扁，干燥"即可。

独 活

【原文】独活①，味苦，平。主风寒所击，金疮止痛，贲豚②，痫痓，女子疝瘕③。久服，轻身耐老。一名羌活，一名羌青，一名护羌使者④。生川谷。

【注释】

①独活：《说文解字》云："独，单一。""活，生存，有生命的，能生长，与'死'相对。"《名医别录》云："此草得风不摇，无风自动，故曰'独摇草'。"《本草经集注》云："一茎直上，不为风摇，故曰独活。"

②贲豚：古病名。又称奔豚、奔豚气。是一种发作性疾病。症见气从少腹上冲心下或咽喉，腹部绞痛，胸闷气急，头昏目眩，心悸易惊，烦躁不安等，发作过后一如常人。《难经》云："肾之积，名贲豚，发于少腹，上至心下，若豚状，或上或下无时，久不已，令人喘逆，骨痿，少气。"《金匮要略》云："奔豚病从少腹起上冲咽喉，发作欲死，复还止，皆从惊恐得之。"

③疝瘕：病名。指因风寒与腹内气血相结之病。其症见腹皮隆起，推之可移，腹痛牵引腰背。《诸病源候论》云："疝者，痛也，瘕者，假也，其病虽有结瘕，而虚假可推移，故谓之疝瘕也。由寒邪与脏腑相博所成。其病，腹内急痛，腰背相引痛，亦引小腹痛。"

④护羌使者：西汉平定西羌后，设置护羌校尉一官职，掌管西羌事物。护羌使者即护羌校尉之使者也。此处是用当时的官职名命名药名。

【来源】为伞形科植物重齿毛当归的干燥根。

【效用】

1. 主风寒所击：治疗风寒湿痹，腰膝酸痛及外感风寒湿邪，恶寒发热，头身困重等。

2. 止痛：治疗头痛、齿痛等多种疼痛。

【集释】

1.《神农本草经疏》："独活，其主风寒所击，金疮止痛者，金疮为风寒之所袭击，则血气壅而不行，故其痛愈甚。独活之苦甘辛温，能辟风寒，邪散则肌表安和，气血流通，故其痛自止也。贲豚者，肾之积，肾经为风寒乘虚客之则成贲豚，此药本入足少阴，故治贲豚。痫与痓皆风邪之所成也，风去则痫痓自愈矣。女子疝瘕者，寒湿乘虚中肾家所致也，苦能燥湿，温能辟寒，辛能发散，寒湿去而肾脏安，故主女子疝瘕，及疗诸贼风，百节痛风无久新也。"

2.《药品化义》："独活，能宣通气道，自顶至膝，以散肾经伏风，凡颈项难舒，臀腿疼痛，两足痿痹，不能动移，非此莫能效也。……能治风，风则胜湿，专疏湿气，若腰背酸重，四肢挛痿，肌黄作块，称为良剂。又佐血药，活血舒筋，殊为神妙。"

3.《本草分经》："辛、苦，微温。气缓，入肾经气分。善搜伏风，兼能去湿，治头痛目眩，齿痛痉痹，疝瘕诸症。"

【阐微】

1. 独活、羌活名实及功用的讨论。

独活始载于《神农本草经》，曰："独活……一名羌活。"《名医别录》云："独活……一名胡王使者，一名独摇草。此草得风不摇，无风自动。生雍州，或陇西南安。二、八月采根，暴干。"因无药物形态学的描述，受历史条件所限，早期本草所述独活应包括现代所说独活、羌活两种药材，将二者作为同源植物。至《本草经集注》始将独活、羌活分开，曰："此州郡县并是羌地。羌活形细而多节，软润，气息极猛烈。出益州北部、西川为独活，色微白，形虚大，为用亦相似，而小不如。其一茎直上，不为风摇，故名独活。"从产地和形态上区分了独活与羌活。

后多家本草对二者的功用进行了比较，如《本草求真》云："独活专入肾，辛苦微温，比之羌活，其性稍缓。凡因风干足少阴肾经，伏而不出，发为头痛，痛在脑齿，则能善搜而治矣。以故两足湿痹不能动履，非此莫瘳。风胜湿，故二活兼胜湿。风毒齿痛，肾主骨，齿者骨之余。头眩目晕，非此莫攻。《肘后方》用独活煮酒，热漱之。缘此有风不动，无风反摇，故名独摇草，摇者动活之意，故名独活。因其所胜而为制也，且有风自必有湿，故羌则疗水湿游风，而独则疗水湿伏风也。羌之气清，行气而发散营卫之邪；独之气浊，行血而温养营卫之气。羌有发表之功，表之表，独有助表之力；表之里，羌行上焦而上理。上属气，故云羌活入气，则游风头痛、风湿骨节疼痛可治；独行下焦而下理，下属血，故云独活入血，则伏风头痛、两足湿痹可治。二活虽属治风，而用各有别，不可不细审耳。"

从古今多种本草学论著来看，独活的原植物有多种，大多数属于伞形科当归属和独活属的植物，由于伞形科植物重齿毛当归的根质量较其他品种为优，故目前作为《中国药典》的正品使用。

2. 独活"主金疮，贲豚，痫痓，女子疝瘕"作用的讨论。

《神农本草经》记载独活主"风寒所击，金疮止痛，贲豚，痫痓，女子疝瘕"。其中风寒所击包含了外感风寒所致的风寒表证及风寒湿邪侵袭人体肌肉、经络、筋骨所致的风湿痹痛，独活对其均有较好的治疗作用。但对"金疮、贲豚、痫痓、女子疝瘕"等病证，后世很少应用，缺乏临床应用的佐证。

车　前　子

【原文】车前子①，味甘，寒。主气癃②，止痛，利水道小便，除湿痹。久服轻身耐老。一名当道，生平泽。

【注释】

①车前子：《本草纲目》云："此草好生道边及牛马迹中，故有车前、当道、牛遗之名。"

②气癃：《说文解字》云："癃，罢病也。"《素问·宣明五气论》云："膀胱不利为癃。"气隆，癃病的一种，又称气淋。《诸病源候论》云："气淋者……其状膀胱小便皆满，尿涩常有余沥是也。亦曰气癃。"

【来源】 为车前科植物车前或平车前的干燥成熟种子。

【效用】

1. 主气癃，止痛，利水道小便：治疗热淋涩痛，小便不利、淋浊带下、水肿胀满等。

2. 除湿痹：治疗风寒湿痹证。

【集释】

1.《神农本草经疏》："车前子，其主气癃止痛，通肾气也。小便利则湿去，湿去则痹除。伤中者必内起烦热，甘寒而润下则烦热解，故主伤中。女子淋沥不欲食，是脾肾交病也，湿去则脾健而思食，气通则淋沥自止。水利则无胃家湿热之气上熏而肺得所养矣。男女阴中俱有二窍，一窍通精，一窍通水。……二窍不并开，故水窍常开，则小便利而湿热外泄，不致鼓动真阳之火，则精窍常闭而无漏泄。……肝肾膀胱三经之要药也。"

2.《本草经解》："车前气寒，禀天冬寒之水气，入足太阳寒水膀胱经。味甘无毒，得地中正之土味，入足太阴湿土脾经，气降味和，阴也。膀胱者州都之官，津液藏焉，气化则能出矣。出气不化，闭塞下窍，而为癃闭。其主之者，寒能化热，甘能化气也。小便者心火之去路也，火结于膀胱，则小便痛矣。其止痛者，气寒能清火也。饮入于胃，游溢精气，上输于脾，脾气散精，上归于肺，肺乃下输膀胱。车前味甘，甘能益脾，脾气散精，则肺气通行，故水道通，小便利也。益脾利水，则湿下逐，故又除湿痹也。"

【阐微】

1. 车前子"主气癃，止痛"作用的讨论。

《本草崇原》谓："气癃，膀胱之气癃闭也。气癃则痛，痛则水道之小便不利。车前得土气之用，土气行则水道亦行，而膀胱之气不癃矣。不癃则痛止，痛止则水道之小便亦利矣。"车前子之止痛作用，乃通过通利小便，小便利，气通畅，通则不痛，达到止痛之功。

2. 车前子"除湿痹"作用的讨论。

《神农本草经百种录》谓："利水道小便，专利下焦气分，除湿痹，湿必由膀胱出，下焦利则湿气除。"《本草崇原》谓："土气运行，则湿邪自散，故除湿痹。"车前子之除湿痹，即通过通利小便，使湿邪从小便而除，故有除湿痹之功。

3. 车前子"久服轻身耐老"作用的讨论。

《本草崇原》谓："久服土气升而水气布，故轻身耐老。《神仙服食经》云：车前，雷之精也，夫震为雷，为长男。"《神农本草经疏》谓："久久则真火宁谧而精用益固，精固则阴强，精盛则生子。肾气固即是水脏足，故明目及疗赤痛。轻身耐老，即强阴益精之验。"《本草经解》谓："久服轻身耐老者，指有病者而言也。人身有湿则身重，湿逐则身轻。湿逐脾健，脾主血，血充故耐老也。不然，滑泄之品，岂堪久服者哉。"车前子甘寒滑利，通利水道，使湿从小便而去，湿性重浊，湿祛则身轻；然久服恐伤阴，故不宜多服久服。

木　香

【原文】木香①，味辛。主邪气，辟毒疫温鬼②，强志③，主淋露④。久服，不梦寤魇寐⑤。生山谷。

【注释】

①木香：一名木蜜。《说文解字》云："木，冒也。冒地而生。东方之行。"

②毒疫温鬼：泛指流行性传染病的病源。《诸病源候论》云："其病与时、气、温、热相类，一岁之内，节气不和，民多疾疫。病无长少，率皆似，如有鬼厉之气，故云疫疠。"

③强志：振奋精神，安神定志。

④淋露：为古病名。《灵枢·九宫八风》云："两实一虚，则病淋露寒热。"淋：下焦膀胱湿热所致，指小便急迫、短、数、涩、痛，或有恶寒发热的病证，欲尿而不能出，胀急痛甚；不欲尿而点滴淋沥。

⑤梦寤魇寐：梦寤，半睡半醒，似梦非梦，恍惚如有所见。魇寐，睡中恶梦惊呼。《说文解字》云："魇，梦惊也。"

【来源】为菊科植物木香的干燥根。

【效用】

1. 主邪气：治疗气滞不通病症。

2. 辟毒疫温鬼：治疗瘟疫。

3. 强志：治疗不寐、混乱、梦魇等。

4. 主淋露：治疗淋证，小便淋沥涩痛。

【集释】

1.《本草纲目》："木香，乃三焦气分之药，能升降诸气。诸气膹郁，皆属于肺，故上焦气滞用之者，乃金郁则泄之也；中气不运，皆属于脾，故中焦气滞宜之者，脾胃喜芳香也；大肠气滞则后重，膀胱气不化则癃淋，肝气郁则为痛，故下焦气滞者宜之，乃塞者通之也。"

2.《神农本草经疏》："禀夏秋之阳气以生，兼得土之阳精，故无毒。性属纯阳，故主邪气，辟毒疫温鬼。阳主清明开发，故强志及不梦寤魇寐。行药之精，皆阳盛气烈之功也。"

3.《本草汇言》："治气之总药，和胃气、通心气、降肺气、疏肝气、快脾气、暖肾气、消积气、温寒气、顺逆气、达表气、通里气，管统一身上下内外诸气，独推其功。然性味香燥而猛，如肺虚有热者，血枯脉燥者，阴虚火冲者，心胃痛属火者，元气虚脱者，诸病有伏热者，慎勿轻犯。"

【阐微】

1. 木香"主邪气，辟毒疫温鬼，强志"作用的讨论。

《本草崇原》谓："治邪气者，地气四散也。辟毒疫温鬼者，天气光明也。强志者，天一生水，水生则肾志强。"《本草备要》引刘河间曰："癃闭，痰壅气结，疝癖癥块，肿毒虫毒，冲脉为病，气逆里急。杀鬼物，御瘴雾，去腋臭，宽大肠，消食安胎（气逆则胎不安）。过服损真气。"《本草正义》谓："《本经》主邪气，辟毒疫温鬼者，芳香得以辟除秽恶，疫疠为害，无非阴霾恶臭足以病人，木香芳烈，自可以消除秽浊之气。强志者，芳香之气，足以振刷精神也。"木香之主邪气，乃指其辛散温通，气味芳烈，能疏通因湿热、食积、痰饮、淤血、疫毒等邪气所致之气滞不通病证。强志作用乃木香辛行温散、芳香振奋精神之效。

2. 木香"久服不梦寤魇寐"作用的讨论。

《本草崇原》谓："天地交感，则阳阳和，开合利，故久服不梦寤魇寐。梦寤者，寤中之梦。魇寐者，寐中之魇也。"《本草乘雅半偈》谓："经云：木郁则达之，土郁则夺之。夺土即所以达木，达木即所以夺土；土以木为用，木以土为基也。邪气毒疫，温鬼淋露，梦寤魇寐，致郁土郁木者，咸可达之夺之。"木香性味辛苦温，气香，具有开胃醒脾，行气解郁之效，可用于多种邪气所致肝脾不和、肝胃不和之夜寐不安，多梦等。然木香毕竟辛温苦燥，易伤阴血，故不宜久服。

署　豫

【原文】署豫[①]，味甘，温。主伤中，补虚羸[②]，除寒热邪气，补中益气力，长肌肉。久服耳目聪明，轻身不饥，延年。一名山芋。生山谷。

【注释】

①署豫：又名薯蓣、山芋、山药，为薯蓣科植物。《说文解字》云："署，部署，有所网属。从网者声。""豫，象之大者。不害于物。从象予声。"《本草衍义》云："薯蓣因唐代宗名豫，避讳改为薯药；又因宋英宗讳曙，改为山药。"沿用至今。

②虚羸：虚弱羸瘦之意。

【来源】为薯蓣科植物薯蓣的干燥根茎。

【效用】主伤中，补虚羸，补中益气力，长肌肉：治疗脏腑虚弱，羸瘦，脾胃气虚，食欲不振，倦怠乏力，大便稀溏或久泻不止等。

【集释】

1.《本草蒙筌》："入手足太阴两脏，治诸虚百损，疗五劳七伤。益气力润泽皮肤，长肌肉坚强筋骨。除寒热邪气，烦热兼除；却头面游风，风眩总却。羸瘦堪补，肿硬能消。开心孔聪明，涩精管泄滑。"

2.《药品化义》："山药，温补而不骤，微香而不燥，循循有调肺之功，治肺虚久嗽，何其稳当。因其味甘气香，用之助脾，治脾虚腹泻，怠惰嗜卧，四肢困倦。又取其甘则补阳，以能补中益气，温养肌肉，为肺脾二脏要药。土旺生金，金盛生水，功效相仍，故六味丸中用之治肾虚腰痛，滑精梦遗，虚怯阳痿。但性缓力微，剂宜倍用。"

3.《本经逢原》："山药入手足太阴，色白归肺，味甘归脾。大补黄庭，治气不足而清虚热。故《本经》治伤中寒热邪气，补而不滞，温而不热。又能益气力，长肌肉，强阴固肾，止泄精小便频数。肺为肾之上源，源既有滋，流岂无益。《金匮要略》八味丸用以强阴也。薯蓣丸以之为君，而主虚劳不足，风气百病，甘温平补而不碍久积之邪也。"

【阐微】

1. 薯豫生、熟用法的讨论。

《本草衍义》云："此物贵生干，方入药。其法：冬月以布裹手，用竹刀子剐去皮，于屋檐下风迳处，盛竹节中，不得见日色。一夕干五分，俟全干收之，惟风紧则干速。所以用干之意，盖生湿则滑，不可入药，熟则只堪啖，亦滞气。"认为鲜山药含汁液较多，生则性滑，不可入药。入药宜晒干后使用。《医学衷中参西录》云："山药色白入肺，味甘归脾，液浓益肾，能滋润血脉，固摄气化，宁嗽定喘，强志育神，性平可常服多服，宜用生者煮汁饮之，不可炒用，以其含蛋白质甚多，炒之则其蛋白质焦枯，服之无效，若作丸散，可轧细蒸熟用之。"认为炒后无效，宜生品煎汤内服。《新修本草》云："薯预，日干捣细，筛为粉，食之大美，且愈疾而补。"《炮炙大法》云："补益药及脾胃中熟用，外科生用。"《得配本草》云："入补脾药，微炒。入补肺药，乳拌蒸。治阴火生用。""生者捣敷疮毒，能消肿硬。"《本草求真》云："入滋阴药中宜生用，入补脾内宜炒黄用。"综上，古人认为山药生用补阴力较强，并能治阴火，消肿疡；熟用功偏补益脾胃、益肾固精。生品研粉便于长期服用。

2. 薯豫"除寒热邪气"作用的讨论。

《神农本草经》载薯豫"除寒热邪气"。《本草崇原》云："气味甘平，始出中岳，得中土之专精，乃补太阴脾土之药，故主治之功皆在中土。治伤中者，益中土也。补虚羸者，益肌肉也。除寒热邪气者，中土调和，肌肉充足，则寒热邪气自除矣。"《本草经解》云："脾主肌肉，甘温益脾，则肌肉丰满，故补虚羸。肺主气，气虚则寒邪生；脾统血，血虚则热邪生，气温益气，味甘益血，血气充则寒热邪气除矣。脾为中州，血为中守，甘平益脾血，所以补中。脾主四肢，脾血足则四肢健，肺气充则气力倍也。"可见薯豫主寒热邪气主要是健运脾胃，气血充沛而能逐邪外出。但在后世临床应用中薯豫主寒热邪气的作用逐渐消失，故今后研究中应进一步深入。

薏苡仁

【原文】薏苡仁[①]，味甘，微寒。主筋急拘挛[②]，不可屈伸，风湿痹，下气。久服轻身益气。其根下三虫，一名解蠡。生平泽及田野。

【注释】

①薏苡仁：菩薥，《说文解字》称"菩苢"："菩，薏苢。一曰菩英。"《本草纲目》云："薏苡名义未详。其叶似蠡实叶而解散，又似芑黍之苗，故有解蠡、芑实之名。"

②筋急拘挛："筋急"，病证名，出自《素问·五脏生成》"多食辛，则筋急而爪枯"，指筋脉紧急不柔，屈伸不利。多因体虚受风寒及血虚津耗，筋脉失养所致。可见于破伤风、痉病、痹、惊风等。"拘挛"，病证名，出自《素问·缪刺论》"邪客于足太阳之络，令人拘挛背急"，指四肢牵引拘急，活动不能自如。

【来源】为禾本科植物薏苡的干燥成熟种仁。

【效用】

1. 主筋急拘挛，不可屈伸，风湿痹：治疗风湿痹痛、筋脉拘挛等。

2. 主下气：治疗水肿、脚气、小便不利、泄泻、带下、肠痈等。

【集释】

1.《本草纲目》："薏苡仁属土，阳明药也，故能健脾益胃。虚则补其母，故肺痿、肺痈用之。筋骨之病，以治阳明为本，故拘挛筋急风痹者用之。土能胜水除湿，故泄痢水肿用之。按古方小续命汤注云：中风筋急拘挛，语迟脉弦者，加薏苡仁。亦扶脾抑肝之义。又《后汉书》云：马援在交趾常饵薏苡实，云能轻身省欲以胜瘴气也。又张师正《倦游录》云：辛稼轩忽患疝疾，重坠大如杯。一道人教以薏珠用东壁黄土炒过，水煮为膏服，数服即消。程沙随病此，稼轩授之亦效。本草薏苡乃上品养心药，故此有功。"

2.《神农本草经百种录》："味甘，微寒。主筋急拘挛，不可屈伸，风湿痹，专除阳明之湿热。下气，直达下焦。久服，轻身益气。阳明气利则体强而气充也。其根下三虫。除阳明湿热所生之虫。薏苡仁甘淡冲和，质类米谷，又体重力厚，故能补益胃气，舒筋除湿中虚，故又能通降湿热使下行。盖凡筋急痹痛等疾，皆痿证之类。《内经》治痿独取阳明。薏苡为阳明之药，故能已诸疾也。"

3.《本草求真》："薏苡仁专入肺脾胃。书载上清肺热，下理脾湿，以其色白入肺，性寒泻热，味甘入脾，味淡渗湿故也。然此升少降多。凡虚火上乘，而见肺痿肺痈，因热生湿，而见水肿湿痹，脚气疝气，泄痢热淋，并风热筋急拘挛等症，皆能利水而使筋不纵弛。筋为厥阴所主，而亦藉于阳明胃土以为长养。盖阳明胃土，内无湿热以淫，则肺上不熏蒸焦叶，而宗筋亦润，宗筋润则筋骨束而机关利，所以痿厥多因肺热焦叶，机关不利，而治痿则独取于阳明，故薏苡清热除湿，实为治痿要药。"

【阐微】

1. 薏苡仁"主下气"作用的讨论。

《本草崇原》谓："味甘色白，其性微寒，禀阳明金土之精。主治筋急拘挛，不可屈伸者，阳明主润宗筋，宗筋主束骨而利机关，盖宗筋润，则诸筋自和。机关利，则屈伸自如。又，金能制风，土能胜湿，故治久风湿痹。肺属金而主气，薏苡禀阳明之金气，故主下气。"《本草经解》云："禀秋金之燥气而益肺，肺气治则下行，故主下气。"可见，薏苡仁主下气作用与肺脏的关系密切。

2. 薏苡仁补而不滞作用特点的讨论。

《本草汇言》云："薏苡仁，养胃健脾，清肺导肾之药也。缪氏曰：此药得天地冲和沉厚之气以生，色白体重，质凝味甜，为脾胃肺肾调和水火之剂，寒而不泄，温而不燥，补而不滞，利而不克，至和至美之品也。"《本草新编》云："或问薏仁功用甚薄，何不用猪苓、泽泻，可以少用见功，而必多用薏仁，何为乎？不知利水之药，必多耗气，薏仁妙在利水而又不耗真气，故可重用之耳。"可见，薏苡仁既能养胃健脾，又能利水渗湿，具有补而不滞、利而不克的作用特点。

泽 泻

【原文】泽泻①，味甘，寒。主风寒湿痹，乳难消水②，养五脏，益气力，肥健。久服耳目聪明，不饥，延年轻身，面生光，能行水上。一名水泻，一名芒芋，一名鹄泻。生池泽。

【注释】

①泽泻：《本草纲目》云："去水曰泻，如泽水之泻也。"

②消水：消，减少，损失，耗费；水，此处指人体内病理性的水液，如水肿、痰饮、水湿之邪气。消水指消除人体内病理性的水液。

【来源】为泽泻科植物泽泻的干燥块茎。

【效用】

1. 主消水：治疗小便不利，水肿胀满，泄泻及尿少，热淋涩痛，痰饮。

2. 久服耳目聪明：治疗眩晕耳鸣。

【集释】

1.《神农本草经疏》："盖淡渗利窍之药也。其曰主风寒湿痹，乳难，消水，养五脏，皆以利水燥湿则脾得所养，脾得所养则五脏皆得所养。"

2.《本草经解》："其主风寒湿痹者。风寒湿三者合而成痹，痹则血闭而肌肉麻木也。泽泻味甘益脾。脾湿去，则血行而肌肉活，痹症瘳矣。其主乳难者，脾统血，血不化，乳所以难也。味甘益脾，脾湿行则血运而乳通也。其主养五脏益气力肥健者，盖五脏藏阴者也，而脾为之原。脾主肌肉而性恶湿，泽泻泻湿，湿去则脾健。脾乃后天之本，所以肌肉长而气力益，阴血充而五脏得所养也。其消水者，入膀胱气寒下泄也。"

3.《神农本草经读》："其主风、寒、湿痹者，三气以湿为主，此能启水气上行而复下，其痹即从水气而化矣。其主乳难者，能滋水精于中土而为汁也。其主'养五脏，益气力，肥健'等句，以五脏主藏阴，而脾为五脏之原，一得水精之气则能灌溉四旁，俾五脏循环而受益，不特肥健消水不饥。"

【阐微】

1. 泽泻"主风寒湿痹"作用的讨论。

《神农本草经读》云："其主风、寒、湿痹者，三气以湿为主，此能启水气上行而复下，其痹即从水气而化矣。"《本草经解》云："其主风寒湿痹者，风寒湿三者合而成痹，痹则血闭而肌肉麻木也。泽泻味甘益脾，脾湿去，则血行而肌肉活，痹症瘳矣。"可见，泽泻并没有祛风除湿的功用，而是通过利水渗湿之功效，除湿"则血行而肌肉活，痹症瘳矣"。现代用于治疗痛风，痛风即属热痹，值得进一步探讨。

2. 泽泻主"不饥，延年轻身，面生光，能行水上"作用的讨论。

《本草崇原》谓："五脏受水谷之精，泽泻泻泽于中土，故养五脏。肾者作强之官，水精上资，故益气力。从中土而灌溉于肌腠，故肥健。水气上而后下，故消水。久服耳目聪明者，水济其火也。不饥延年者，水滋其土也。轻身面生光者，水泽外注也。"《本草经解》云："久服耳目聪明、不饥、延年轻身者，肾与膀胱为表里，膀胱水道通，则肾之精道固。精足则气充，肾开窍于耳，所以耳聪。水之精为目瞳子，所以明目。肾者胃之关，关门固所以不饥。肾气纳，所以延年轻身也。其言面生光能行水上者，脾为湿土，湿则重，燥则轻，轻则能行水上。脾统血，血充则面有光彩也。"可见，泽泻的养生作用是通过"泻泽于中土，"使"五脏受水谷之精"各司其职而达到的，与《中国药典》言其化浊降脂，治疗高脂血症、脂肪肝、高血压、冠心病、梅尼埃病、肥胖症等疾病是相符的。但并不适宜长期单味服用。

远　志

【原文】远志①，味苦，温。主咳逆，伤中，补不足，除邪气，利九窍，益智慧②，耳目聪明，不忘，强志倍力。久服，轻身不老。叶名小草，一名棘菀，一名葽绕，一名细草。生川谷。

【注释】

①远志：多年生草本植物。根入药，有安神、化痰的功效。又名小草。《本草纲目》云："此草服之能益聪明才智，故有远志之称。"

②益智慧：益，增加，好处，有好处；智慧，聪明才智。

【来源】为远志科植物远志或卵叶远志的干燥根。

【效用】

1. 主咳逆：治疗咳痰不爽。

2. 益智慧，耳目聪明，不忘：治疗心肾不交引起的失眠多梦、健忘惊悸、神志恍惚。

3. 除邪气：治疗疮疡肿毒，乳房肿痛。

【集释】

1.《本草纲目》："此草服之能益智强志，故有远志之称"。并曰："远志，入足少阴肾经，非心经药也。其功专于强志益精，治善忘。盖精与志，皆肾经之所藏也。肾经不足，则志气衰，不能上通于心，故迷惑善忘。"

2.《本草崇原》："远志气味苦温，根荄骨硬，禀少阴心肾之气化。苦温者，心也。骨硬者，肾也。心肾不交，则咳逆伤中。远志主交通心肾，故治咳逆伤中。补不足者，补心肾之不足。除邪气者，除心肾之邪气。利九窍者，水精上濡空窍于阳，下行二便于阴也。神志相通，则益智慧。智慧益，则耳目聪明。心气盛，则不忘。肾气足，则强志倍力。"

3.《神农本草经读》："远志气温，禀厥阴风木之气，入手厥阴心包；味苦，得少阴君火之味，入手少阴心。然心包为相火，而主之者，心也。火不刑金则咳逆之病愈。"

【阐微】

1. 远志地上茎药用的讨论。

《神农本草经疏》云："茎名小草，性味略同，功用相近。故亦主益精补阴气，止虚损梦泄。"《新修本草》云:"叶名小草,主益精,补阴气,止虚损,梦泄。"古方通用远志、小草。今医但用远志,稀用小草。

2. 远志入药炮制的讨论。

《本草纲目》云:"凡使,须去心,否则令人烦闷。仍用甘草汤浸一宿,曝干或焙干用。"历代本草在远志的毒性作用上均有记载,"去骨取皮用,否则令人烦闷""生用则刺激人咽喉""若服二钱,可作呕吐"。现代临床研究发现,远志常规用量偶可引起轻度恶心,若大剂量服用可引起恶心、呕吐、腹泻、溶血等不良反应。生远志的急性毒性较大,若使用过量或使用时间较长,对胃肠运动有显著抑制作用,并能导致胃肠道明显胀气、肠壁变薄等现象。现代研究表明:远志各炮制品具有明显的减毒增效作用,其中蜜远志效果最好。经化学研究表明:根、根皮和木心所含化学成分类似,但各有效成分的含量以根皮 > 根 > 木心。药效学研究结果表明,远志根皮和根的药效没有明显差异,但远志根在止咳、祛痰方面表现了更好的作用趋势。为避免资源的浪费及去心过程带来的人力、物力损耗,建议远志不去心。

3. 远志"强志倍力,久服,轻身不老"等养生作用的讨论。

《本草崇原》云:"若久服,则轻身不老。抱朴子云:陵阳子仲服远志二十年,有子三十七人,开书所视,记而不忘,此轻身不老之一征也。"《神农本草经疏》云:"久服轻身不老,好颜色,延年者,心主血,心气足则血色华于面,君主强明则十一官皆得职,故延年不老,阳气日积故身轻也。人之心肾,昼夜必交,心家气血旺盛,则肾亦因之而实,肾藏精与志,肾实故志强也。"《神农本草经读》云:"夫曰养生,曰久服,言其为服食之品,不可以之治病,故经方中绝无此味。今人喜服药丸为补养,久则增气而成病。唯以补心之药为主,又以四脏之药为佐,如四方诸候,皆出所有以贡天子……若以之治病,则大失经旨矣。"现代临床常用远志及其复方,改善学习记忆障碍,改善脑老化记忆障碍,并证实其具有神经营养与再生等作用。

龙　胆

【原文】龙胆[①],味苦涩。主骨间寒热[②],惊痫邪气,续绝伤,定五脏,杀蛊毒。久服益智不忘,轻身耐老。一名陵游,生山谷。

【注释】

①龙胆:《开宝本草》云:"叶如龙葵,味苦如胆,故名。"

②骨间寒热:指骨蒸劳热。

【来源】为龙胆科多年生草本植物条叶龙胆、龙胆、三花龙胆或滇龙胆的干燥根和根茎。

【效用】

1. 主骨间寒热:治疗骨蒸劳热等。

2. 主惊痫邪气:治疗惊痫抽搐等。

3. 主续绝伤:治疗筋骨断折。

【集释】

1.《本草纲目》:"骨间寒热,惊痫邪气,续绝伤,定五脏,杀蛊毒。除胃中伏热,时气温热,热泄下痢,去肠中小虫。益肝胆气,止惊惕。久服益智不忘,轻身耐老。"

2.《神农本草经疏》:"其味大苦涩,其性大寒而无毒,足厥阴、足少阴、足阳明三经药。入足少阴,除本经之热,肾主骨,故主骨间寒热。热极生风则发惊搐,重则变为痫病,湿热邪气之在中下二焦者,非此不去,热去则诸证自解。五脏有热则不安,热除则五脏自定。苦涩而寒,故杀蛊毒。……久服益智不忘,轻身耐老,则非其任矣。"

3.《神农本草经百种录》:"主骨间寒热,治肝邪犯肾之寒热。惊痫邪气,肝火犯心之邪。续绝伤,敛筋骨之气。定五脏,敛脏中之气。杀蛊毒。除热结之气。久服,益智不忘,收敛心中之神气。轻身耐老。热邪去而正气归,故有此效。"

【阐微】

1. 龙胆"主骨间寒热"作用的讨论。

《本经逢原》指出:"《本经》主骨间寒热,是指热伤肾水而言。"《本草正义》言:"主骨间热者,大寒能清骨热也。"《本草备要》谓:"治骨间寒热,肾生骨。"可见,龙胆主骨间寒热是其泻肾火作用的体现。

2. 龙胆"杀蛊毒"作用的讨论。

"蛊毒"是古病名,因中蛊毒所致的多种病证。包括射干病、沙虱病、水毒病、蛇蛊、蜥蜴蛊、虾蟆蛊、蜈蚣蛊等。《说文解字》云:"蛊,腹中虫也。"《诸病源候论》云:"凡蛊毒有数种,皆是变惑之气。"其病症状复杂,变化不一,病情一般较重,现代医学的血吸虫病、阿米巴痢疾、重症肝炎、肝硬化等,皆属于古代的蛊毒。《本经逢原》谓龙胆能:"杀蛊毒者,去湿热之患也。"《本草正义》云:"蛊毒,是南方湿毒之厉气,肠中之虫,皆湿热蕴隆所生也。大苦大寒,燥湿胜热,自能辟蛊杀虫。"可见,龙胆所杀之"蛊毒"即湿热邪气也。

细　辛

【原文】细辛[1],味辛,温。主咳逆,头痛,脑动[2],百节拘挛[3],风湿痹痛,死肌。久服明目,利九窍,轻身长年。一名小辛,生山谷。

【注释】

①细辛:《图经本草》曰:"根细而味极辛,故名。"

②脑动:指因头痛剧烈所致的头部动摇。

③百节拘挛:指全身关节拘紧挛急。

【来源】为马兜铃科植物北细辛、汉城细辛或华细辛的根及根茎。前二种习称"辽细辛"。

【效用】

1. 主咳逆:治疗咳嗽气逆作喘的证候。

2. 主头痛,脑动:治疗剧烈头痛,头部摇动。

3. 主百节拘挛,风湿痹痛,死肌:治疗全身关节拘紧挛急,风湿关节肌肉筋骨疼痛，肌肤麻木不仁。

4. 明目：治疗目赤肿痛，视物昏花等。

5. 利九窍：治疗九窍（两耳、双目、两鼻孔、一口、前后二阴）不通畅。

【集释】

1.《本草备要》："辛温散风邪，故诸风痹痛，咳嗽上气，头痛脊强者宜之。专治少阴头痛，独活为使。辛散浮热，故口疮喉痹，鼻渊齿䘌者宜之。辛益肝胆，故胆虚惊痫，风眼泪下者宜之。水停心下则肾燥，细辛之辛，能行水气以润之。虽手少阴心引药，乃足少阴肾本药。能通精气、利九窍，故耳聋鼻齆鼻塞不闻香臭也。寒入脑，故气不宣通。寒宜表，热宜清；有息肉者，为末吹鼻。倒睫便涩者宜之。散结温经，破痰下乳，行血发汗。能发少阴之汗。仲景治少阴证反发热，麻黄附子细辛汤，乃治邪在里之表剂。然味厚性烈，不可过用。不可过一钱，多则气不通，闷绝而死。虽死无伤可验。""恶黄芪、山茱，畏硝石、滑石，反藜芦。"

2.《本草经解》："肺属金而主皮毛，形寒饮冷则伤肺，肺伤则气不降，而咳逆上气之症生矣。细辛辛入肺，温能散寒，所以主之。""地之湿气，感则害人皮肉筋骨，百节拘挛，湿伤筋骨也；风湿痹痛，湿伤肉也；死肌，湿伤皮也。细辛辛温，散湿活血，则皮肉筋骨之邪散而愈也。久服辛温畅肝，肝开窍于目，五脏津液上奉，故目明。辛温开发，故利九窍。肝木条畅，以生气血，所以轻身长年也。"

【阐微】

1. 细辛止咳平喘作用的讨论。

细辛能止咳平喘，治疗多种咳逆喘息之证，是本草记载最早，且为历代医药学家公认的功效主治。如《神农本草经》谓其"主咳逆"，《本经逢原》谓"辛能泄肺，故风寒咳嗽上气者宜之"，《神农本草经百种录》谓"细辛，味辛温，主咳逆，散肺经之风"，《长沙药解》谓"降冲逆而止咳"，《本草崇原》云"若循行失职，则病咳逆上气，而细辛能治之"。

2. 细辛用量、用法与能否久服的讨论。

细辛的用量，历来有争论。陈承《本草别说》告诫人们："若单用末，不可过半钱匕，多则气闷塞，不通者死。"缪希雍《神农本草经疏》亦认为："不可过五分，以其气味俱厚而性过烈耳。"出于谨慎，《中国药典》与多数《中药学》教材，将其用量规定为煎服 1 ~ 3g，入丸散剂 0.5 ~ 1g。细辛临床应用以汤剂和丸散剂为主，本品主要毒性成分是黄樟醚，为挥发性物质，作汤剂煎煮会逐渐挥发而毒性降低，入丸散剂则不然，印证了本品"用末不可大剂量，量大必须入汤药"这一用药经验。《神农本草经》谓本品"久服明目，利九窍，轻身长年"。本品乃小毒之品，是否可久服？临床用细辛，如若对症，可去病疗疾，而收"明目，利九窍，轻身长年"等效果。即便如此，在收效之后，理应停用本品，因本品有小毒，应本着"安全、有效、合理"使用中药为目的。所以本品不宜长期使用。

石　斛

【原文】石斛①，味甘，平。主伤中，除痹，下气，补五脏虚劳，羸瘦，强阴②。久服厚肠胃③，轻身延年。一名林兰，生山谷。

【注释】

①石斛：《本草汇言》云："凡物之受而量满成斛，满而溢，故虚劳可补，羸瘦可充，筋骨脚膝可健。附生于石，故命名以此。"

②强阴：《本草崇原》云："脾为阴中之至阴，故曰强阴。"《神农本草经百种录》云："强阴，补脾阴。"《本草正义》云："凡《本经》统称五脏者，皆主脏阴而言，是其常例，既补五脏之阴，故曰强阴。"

③厚肠胃：指补脾胃之意。

【来源】 为兰科植物金钗石斛、鼓槌石斛或流苏石斛的栽培品及其同属植物近似种的新鲜或干燥茎。

【效用】

1. 主伤中，除痹，下气：治疗热伤脾胃诸证，消除筋骨疼痛，降泻火热邪气。

2. 主补五脏虚劳，羸瘦，强阴：治疗五脏虚损劳伤，形体瘦弱，阴虚等病症。

【集释】

1.《本草纲目》："补内绝不足，平胃气，长肌肉，逐皮肤邪热痱气，脚膝疼冷痹弱，定志除惊。"

2.《本经逢原》："石斛足太阴、少阴脾肾之药。甘可悦脾，故厚肠胃而治伤中。咸能益肾，故益精气而补虚羸，为治胃中虚热之专药。又能坚筋骨，强腰膝，骨痿痹弱，囊湿精少，小便余沥者宜之。"

3. 《本草经解》："石斛气平，禀天秋降之金气，入手太阴肺经；味甘无毒，得地中正之土味，入足太阴脾经；甘平为金土之气味，入足阳明胃、手阳明大肠经。气降味和，阴也；阴者中之守也，阴虚则伤中。甘平益阴，故主伤中。痹者闭也，血枯而涩，则麻木而痹；甘平益血，故又除痹。肺主气，肺热则气上；气平清肺，所以下气。五脏藏阴者也，阴虚则五脏俱虚，而不胜作劳，劳则愈伤其真气矣；五脏之阴，脾为之原，脾主肌肉，故五脏虚劳，则肌肉消瘦也；甘平益阴，所以主虚劳而生肌肉也。阴者宗筋也，太阴阳明之所合也；石斛味甘益脾胃，所以强阴。精者阴气之英华也，甘平滋阴，所以益精。肠者手阳明大肠也，胃者足阳明胃也，足阳明属燥金，燥则肠胃薄矣；久服甘平清润，则阳明不燥而肠胃厚矣。"

【阐微】

1. 石斛"下气"作用的讨论。

《本草崇原》云："夫治伤中则下气，言中气调和，则邪气自下矣。"《本草正义》云："气火太盛则闭塞而逆上，清能解热，苦能降气，故除痹而下气。"《神农本草经百种录》云："下气，使中气不失守。"《本草经解》云："肺主气，肺热则气上；气平清肺，所以下气。"可见，石斛下气的作用有三种认识。其一，补脾胃；其二，清胃热；其三，清肺热。

2. 石斛"厚肠胃"作用的讨论。

《本草崇原》云："久服则土气运行，水精四布，故厚肠胃。"《本草正义》云：

"《本经》又结之以久服厚肠胃一句者，盖胃土最忌燥热，胃火太盛，则消谷善饥而不生津液，惟此为清胃主宰，邪热去而正气充，斯可以厚肠胃耳。"可见，石斛厚肠胃的作用，即指其补脾益胃、生津之功。

巴戟天

【原文】巴戟天①，味辛，微温。主大风邪气，阴痿不起，强筋骨，安五脏，补中②，增志③，益气。生山谷。

【注释】

①巴戟天：古今药用品种不一。古时的品种，今已难以考证。据《名医别录》记载"生巴郡"，则知"巴"指产地。"戟天"之名，古本草所载，均未能阐释其义。《本草经考注》云："戟天犹云天戟，天之言颠也。盖叶上有刺似戟天之谓也。"然现代所用品种，茎叶均无刺。

②补中：补五脏。杨上善注《太素·人迎脉口诊》"寸口主中"云："中谓五脏。"

③增志：《说文解字》云："志，意也。"《说文解字注》云："古文作志，则志者，记也，知也。""在心为志。"即增强神志活动。

【来源】为茜草科植物巴戟天的干燥根。

【效用】

1. 主大风邪气，阴痿不起：治疗风湿痹痛、血虚生风、疠风以及肾虚阳痿等。

2. 强筋骨：治疗筋骨痿软、风湿脚气等。

【集释】

1.《本草崇原》："巴戟生于巴蜀，气味辛甘，禀太阴金土之气化。其性微温，经冬不凋，又禀太阳标阳之气化。主治大风邪气者，得太阴之金气，金能制风也。治阴痿不起，强筋骨者，得太阳之标阳，阳能益阴也。安五脏，补中者，得太阴之土气，土气盛，则安五脏而补中。增志者，肾藏志而属水，太阳天气，下连于水也。益气者，肺主气而属金，太阴天气，外合于肺也。"

2.《本经逢原》："巴戟天严冬不凋，肾经血分及冲脉药也。故守真地黄饮子用之，即《本经》治大风邪气之谓，以其性补元阳而兼散邪，真元得补，邪安所留，是以可愈大风邪气也。主阴痿不起，强筋骨，安五脏，补中，增志，益气者，脾胃二经得所养，而诸虚自痊矣。又治脚气，补血海，病人虚寒加用之。有人嗜酒患脚气甚危，或教以巴戟半两，糯米同炒，去米，大黄一两炒为末，熟蜜丸，温水下七十丸，仍禁酒遂愈。惟阴虚相火炽盛者禁用。"

【阐微】

1. 巴戟天祛风散邪作用的讨论。

《神农本草经疏》云："巴戟天禀土德真阳之精气，兼得天之阳和。阳主发散，散则横行，是当木之令而兼金之用也，故其味辛。《名医别录》益之以甘，而《本经》又曰微温无毒，宜其然也。其主大风邪气，及头面游风者，风为阳邪，势多走上。经曰：邪之所凑，其气必虚。巴戟天性能补助元阳而兼散邪，况真元得补，邪安所留？此所以愈大风邪气也。"《本草求真》"巴戟天专入肾，辛甘微温。据书称为补肾要剂，能治五劳七伤，强阴益精，以其体润故耳。好古曰：巴戟肾经血分药也。权曰：病人虚损，加而用之。然气味辛温，又能祛风除湿，故凡腰膝疼痛，风气脚气水肿等症，服之更为有益。宗奭曰：有人嗜酒，日须五七杯，后患脚气甚危，或教以巴戟半两，糯米同炒，米微转色，去米不用，大黄一两，剉炒，同为末，熟蜜丸，温水服，仍禁酒愈。观守真地黄饮子用此以治风邪，义实基此，未可专作补阴论也。"可见既能补肾助阳，又能祛风除湿，对于肾阳虚兼风湿之证尤为适宜。

2. 巴戟天健脾开胃作用的讨论。

《本草新编》云："巴戟天，味甘，温，无毒。入心、肾二经。补虚损劳伤，壮阳道，止小腹牵痛，健骨强筋，定心气，益精增智，能止梦遗。此臣药，男妇俱有益，不止利男人也。世人谓其能使痿阳重起，故云只利男子。不知阳事之痿者，由于命门火衰，妇人命门与男子相同，安在不可同补乎。夫命门火衰，则脾胃寒虚，即不能大进饮食。用附子、肉桂，以温命门，未免过于太热，何如用巴戟天之甘温，补其火，而又不烁其水之为妙耶。""夫巴戟天虽入心、肾，而不入脾、胃，然入心，则必生脾胃之气，故脾胃受其益。汤剂用之，其效易速，必开胃气，多能加餐，及至多餐，而脾乃善消。又固肾气之补，熏蒸脾胃之气也。""夫巴戟天，补水火之不足，益心肾之有余，实补药之翘楚也。用之补气之中，可以健脾以开胃气；用之补血之中，可以润肝以养肺阴。"可见，巴戟天具有甘润不燥的作用特点，通过固肾气而健脾开胃。

白　英

【原文】白英①，味甘，寒。主寒热，八疸②，消渴，补中益气。久服，轻身延年。一名谷菜，生山谷。

【注释】

①白英：《神农本草经校注》称谷菜，《名医别录》称其为白幕。《本草纲目》云："白英，俗名排风子是也。正月生苗，白色，可食，秋开小百花，子如龙葵子，熟时紫赤色。"并言："白英谓其花色，谷菜象其叶文，排风言其功用，鬼目象其子形。《别录》有名未用，复出鬼目，虽苗子不同，实一物也。故并之。"《本草纲目拾遗》称其为排风，子名鬼目。

②八疸：湿热郁结脾胃之疸病。

【来源】为茄科茄属植物白英的干燥全草。

【效用】

1. 主寒热，八疸，消渴：治疗多种脏腑湿热证、热毒证、消渴证等。

2. 久服，轻身延年：长期服用能使身体轻健，延长寿命。

【集释】

1.《本草拾遗》："主烦热，风疹，丹毒，疟瘴寒热，小儿结热，煮汁饮之。"

2.《本草纲目拾遗》："止血淋，疟，疝气。汁滴耳中，止脓不干……清湿热，治黄疸水肿，小儿蛔结腹痛。"

【阐微】白英"补中益气，久服，轻身延年"作用的讨论。

古代文献当中，关于白英补益作用及延年益寿的论述甚少，仅在个别古代本草中可见记载。如《本草经集注》云："益州乃有苦菜，土人专食之，皆充健无病，疑或是此。"《新修本草》云："煮汁饮，解劳。"《开宝本草》亦言："按别本注云：今江东人夏月取其茎叶煮粥，极解热毒。"可见，前人认为，白英具有解毒、强身健体的作用。现代对白英药理作用的研究也有所报道：白英具有护肝、抗氧化、抗过敏以及抗肿瘤等作用。说明白英可改善人体的免疫机能，使气血调畅，脏腑功能协调，因而体强少病，达到轻身延年益寿的效用。

白　蒿

【原文】白蒿①，味甘，平。主五脏邪气，风寒湿痹，补中益气，长毛发，令黑，疗心悬②，少食，常饥。久服，轻身，耳目聪明，不老。生川泽。

【注释】

①白蒿：《说文解字》云："白，西方色也。阴用事，物色白。从入合二。凡白之属皆从白。""蒿，菣也。从艸高声。"《新修本草》云："从初生至枯，白于众蒿。"故有此名。

②心悬：悬，悬空，无所依傍，吊挂。心悬，指虚弱病人在心气衰竭时自觉心跳失控，似有悬挂之感。

【来源】为菊科植物大籽蒿的全草。

【效用】

1. 主五脏邪气，风寒湿痹：治疗各种致病因素造成的五脏病理损害，风寒湿痹等。

2. 补中益气，疗心悬：治疗脏腑气虚证、心悬等。

【集释】

1.《新修本草》："白蒿，此蒿叶粗于青蒿，从初生至枯，白于众蒿，欲似细艾者，所在有之也。"

2.《食疗本草》："捣汁，去热黄及心痛。""叶干为末，夏日暴水痢，以米饮和一匙，空腹服之。""又烧淋灰煎，治淋沥疾。"

【阐微】白蒿与蒌蒿的讨论。

最早提出白蒿就是蒌蒿的是唐代孟诜，他因古人食白蒿，到唐代时不食白蒿，只食蒌蒿，因而怀疑"此蒿即蒌蒿"。然《食疗本草》中既列白蒿，又列蒌蒿，"所说不同，明是二物"。其后，《本草纲目》云："白蒿有水陆二种，《尔雅》通谓之蘩，以其易繁衍也。曰：蘩，皤蒿。即今陆生艾蒿也，辛熏不美。曰：蘩，由胡。即今水生蒌蒿也，辛香而美。曰：蘩之丑，秋为蒿。则通指水陆二种而言，谓其春时各有种名，至秋老则皆呼为蒿矣。"并指出："本草所用，盖取水生者，故曰生中山川泽，不曰山谷平地也。二种形状相似，但陆生辛熏，不及水生者香美尔。诗云：呦呦鹿鸣，食野之苹。苹即陆生皤蒿，俗呼艾蒿是矣。鹿食九种解毒之草，白蒿其一也。诗云：于以采蘩，于沼于沚。《左传》云：苹蘩蕴藻之菜，可以荐于鬼神，羞于王公。并指水生白蒿而言，则本草白蒿之为萎蒿无疑矣。"认为本草所用白蒿即萎蒿。但部分本草书籍，包括《中药大辞典》，认为白蒿是菊科植物大籽蒿的全草，萎蒿是菊科植物萎蒿的全草。

赤 箭

【原文】赤箭①，味辛，温。主杀鬼精物②，蛊毒恶气。久服益气力，长阴③，肥健，轻身，增年。一名离母，一名鬼督邮④。生川谷。

【注释】

①赤箭：《太平御览》作"鬼督邮"。《本草经集注》云："此草亦是芝类。云茎赤如箭杆，叶生其端，根如人足。"赤箭根名天麻，为兰科植物天麻。《本草别说》说："今医家见用天麻，即是此赤箭根。"

②鬼精物：指迷信传说"螭（山神）、魅（鬼怪）、罔两（水神）"一类害人之物，称为鬼精物。此处指能引起病状的、人们无法解释的不明原因。

③长阴：长，《说文解字》云："倒亡，不亡也。长久之义也。"《康熙字典》曰："生长也。"阴，指阴精，在此指生殖之精。长阴即生长阴精、补益阴精之意。

④鬼督邮：《本草纲目》曰："因其鬼病，犹司鬼之督邮也。古者设传舍有督邮之官主之。"《通典·职官》谓督邮为汉所设，是郡守属吏。

【来源】为兰科植物天麻的干燥块茎。

【效用】

1. 杀鬼精物，蛊毒恶气：治疗小儿惊风，癫痫抽搐，蛊毒。

2. 轻身，增年：治疗手足不遂，肢体麻木，风湿痹痛。

【集释】

1.《本草求真》："厥阴为风木之脏，诸风湿痹，四肢拘挛，小儿风痫惊气，皆肝脏为邪气所客致病。天麻入肝，味辛气暖，能逐风湿外邪，则肝气平和，前证自瘳矣。肝主筋，位居于下，故能利腰膝，强筋力也。风湿缠注则身重气乏，能除风湿则身自轻，气自益也。"

2.《神农本草经读》："盖赤箭辛温属金，金能制风，而有弧矢之威，故主杀鬼精物。天麻甘平属土，土能胜湿，而居五运之中，故能治蛊毒恶风。"

【阐微】

1. 赤箭药用部位的讨论。

《本草崇原》谓："《本经》名赤箭苗也。宋《开宝本草》名天麻根也。《本经》主治，根苗并论。今则用天麻，不用赤箭矣。""赤箭气味辛温，其根名天麻者，气味甘平。"《本草纲目》谓："《本经》止有赤箭，后人称为天麻。甄权《药性论》云，赤箭芝一名天麻，本自明白。……沈括《笔谈》云《神农本草》明言赤箭采根。后人谓其茎如箭，疑当用茎，盖不然也。譬如鸢尾、牛膝，皆因茎叶相似，其用则根，何足疑哉？"故现代天麻即用其块茎，为地下部分，古人认为是根。其地上部分的茎，实则历代医家均不用。

2. 赤箭"久服益气力，长阴，肥健，轻身，增年"作用的讨论。

《神农本草经读》谓："天麻形如魁芋，有游子十二枚周环之，以仿十二辰。十二子在外，应六气之司天，天麻如皇极之居中，得气运之全，故功同五芝，力倍五参，为仙家服食上品，是以久服益气力，长阴，肥健。"《本草纲目》谓："上品五芝之外，补益上药，赤箭为第一，世人惑于天麻之说，用之治风，良可惜哉。"现代研究表明，天麻有抗惊厥、神经保护、改善学习记忆、改善脑部供血、抗脑缺血、抗炎症及淀粉样蛋白损伤等作用，天麻的保健功效值得进一步探讨。

奄 闾 子

【原文】奄闾子①，味苦，微寒。主五脏瘀血，腹中水气，胪胀②留热③，风寒湿痹，身体诸痛。久服，轻身延年不老。生川谷。

【注释】

①奄闾子：《说文解字》云："奄，覆也。闾，里门也。《周礼》：'五家为比，五比为闾。'闾，侣也，二十五家相群侣也。"《本草纲目》云："奄，草屋也。闾，里门也。此草乃蒿属，老茎可以盖覆奄闾，故以名之。"因药用其果实，故名奄闾子。

②胪胀：胪，万历《政和》"胪"作"肿"。胪胀，即腹部鼓胀。

③留热：即发热不退。

【来源】为菊科植物菴䕡的果实。

【效用】

1. 主五脏瘀血，腹中水气，胪胀，留热：治疗胸腹瘀血病证，水肿鼓胀，发热不退等。

2. 主风寒湿痹，身体诸痛：治疗风湿痹痛及跌打伤痛等。

【集释】

1.《药性论》："益气，主男子阴痿不起，治心腹胀满，能消瘀血。"

2.《日华子本草》："治腰脚重痛，膀胱疼，明目，及骨节酸痛，不下食。"

3.《神农本草经疏》："此行血散结之药，妇人月事不以时至，审察未定者，不可轻用，瘀血病见之不审者勿试。"

【阐微】奄闾子止痛作用的讨论。

自《神农本草经》提出奄闾子"主五脏瘀血，风寒湿痹，身体诸痛"后，后世医家对其止痛作用有所发挥。如，《名医别录》曰："主治心下坚，膈中寒热，周痹，妇人月水不通，消食，明目。"《本草图经》曰："主踠折瘀血……治打扑损。"《本草纲目》曰："擂酒饮，治闪挫腰痛，及妇人产后血气痛。"《本草备要》曰："行水散血，散中有补。治阳痿经涩，腰膝骨节重痛，产后血气作痛，闪挫折伤。扑打方多用之。"可见奄闾子主要是活血止痛，早期用治风湿痹痛及跌打伤痛，后来以妇科及伤科瘀血疼痛多用。

赤黑青白黄紫芝

【原文】赤芝①，味苦，平。主胸中结②，益心气，补中，增智慧，不忘。久食，轻身不老，延年神仙。一名丹芝。黑芝，味咸平。主癃，利水道，益肾气，通九窍，聪察。久食，轻身不老，延年神仙。一名元芝。青芝，味酸平。主明目，补肝气③，安精魂，仁恕④，久食，轻身不老延年神仙。一名龙芝。白芝，味辛平。主咳逆上气，益肺气，通利口鼻，强志意，勇悍，安魄。久食，轻身不老延年神仙。一名玉芝。黄芝，味甘平。主心腹五邪，益脾气，安神，忠信和乐⑤。久食，轻身不老延年神仙。一名金芝。紫芝，味甘温。主耳聋，利关节，保神，益精气，坚筋骨，好颜色。久服，轻身不老延年。一名木芝。生山谷。

【注释】

①赤芝：《说文解字》云："芝，神草也。"《论衡》云："芝生于土。……芝草延年，仙者所食。"《本草纲目》云："芝本作之，篆文象草生地上之形。后人借之字为语辞，遂加草以别之也。"依其色而名赤芝。

②胸中结：胸中，指胸膺部。《灵枢·邪客》曰："宗气积于胸中。"《说文解字》曰："结，缔也。"胸中结，指胸膺胀闷不舒，心情烦闷。

③补肝气：《素问·上古天真论》云："七八，肝气衰，筋不能动。"《诸病源候论》云："肝气不足，则病目不明，两胁拘急，筋挛不得太息，爪甲枯，面青善悲恐，如人将捕之，则宜补之。"补肝气则肝体得养，可明目，安神。

④仁恕：《说文解字》云："仁，亲也。""恕，仁也。"仁恕，仁爱宽容义。《汉书·叙传上》云："宽明而仁恕。"

⑤忠信和乐：忠信，忠诚信实。《易经》曰："君子进德修业，忠信，所以进德也。"和乐，和睦安乐。《诗经》云："兄弟既翕，和乐且湛。"忠信和乐指情志调畅。

【来源】 为多孔菌科真菌赤芝或紫芝的干燥子实体。

【效用】

1. 益心气，增智慧，不忘：治疗心气不足，心神不宁，失眠心悸，健忘等。

2. 补中：治疗虚劳短气，不思饮食。

3. 主咳逆上气，益肺气：治疗肺虚咳喘。

【集释】

1.《新修本草》："五芝，《经》云：皆以五色生于五岳。诸方所献，白芝未必华山，黑芝又非常岳，且芝多黄白，稀有黑青者。然紫芝最多，非五芝类。但芝自难得，纵获一二，岂得终久服耶？……凡得芝草，便正尔食之，无余节度，故皆不云服法也。"

2.《本草纲目》："时珍尝疑：芝乃腐朽余气所生，正如人生瘤赘，而古今皆以为瑞草，又云服食可仙，诚为迂谬。近读成式之言，始知先得我所欲言，其撰一也。又方士以木积湿处，用药傅之，即生五色芝。嘉靖中王金尝生以献世宗。此昔人所未言者，不可不知。"

【阐微】

1. 赤黑青白黄紫芝的基原讨论。

《神农本草经》按芝类颜色不同，分为"赤芝、黑芝、青芝、白芝、黄芝、紫芝"

六种。《本草纲目》云："芝类甚多，亦有花实者。本草惟以六芝标名，然其种属不可不识。"又云："葛洪《抱朴子》云：芝有石芝、木芝、草芝、肉芝、菌芝，凡数百种也。"同时明确指出芝为菌类，将其移入菜部，曰："或曰生于刚处曰菌，生于柔处曰芝。昔四皓采芝，群仙服食，则芝亦菌属可食者，故移入菜部。"我国古代典籍中所记载的"芝"，种类繁多，难以考证，其并不局限于现代分类上的灵芝属，还包括一些灵芝属以外的其他种类的大型真菌，但可以推断，《神农本草经》所载六芝为应为六类真菌。在我国紫芝与赤芝分布较广，《中国药典》也将紫芝与赤芝确定为灵芝的基原。

2. 灵芝的功用沿革。

《神农本草经》中列六芝，其主要功用集中在安神、益智、补中、延年。当时及后世"芝"均被道教奉为仙药，不仅将它视作重要的服食对象，还将其作为祥瑞之物而迷恋和崇拜。后世本草论及芝的功用则多在《神农本草经》的基础上加以补充，但系统论述较少，如《本草纲目》载紫芝可"疗虚劳，治痔"。现代对灵芝的研究十分深入，药理学与临床实践证实，灵芝药用范围非常广泛，涉及心脑血管、消化、神经、内分泌、呼吸、运动等系统，尤其对肿瘤、肝脏病变、失眠以及衰老的防治作用显著。观其应用，多与《神农本草经》的论述相符，具有数千年文化内涵的灵芝将被深入开发应用。

卷　柏

【原文】卷柏①，味辛，温。主五脏邪气，女子阴中寒热痛②，癥瘕，血闭，绝子。久服轻身，和颜色。一名万岁。生山谷石间。

【注释】

①卷柏：《说文解字》云："柏，鞠也。""鞠，卷曲也。"《本草纲目》云："卷柏，象形也。"本品蜷缩似拳状，故名卷柏。

②阴中寒热痛：阴中指会阴部及小腹部。阴中寒热痛即指以上部位疼痛，卷柏所能治者，因瘀血阻滞不通所致也。

【来源】为卷柏科植物卷柏或垫状卷柏的干燥全草。

【效用】

1. 主女子阴中寒热痛，癥瘕，血闭，绝子：治疗瘀血所致妇女小腹痛、肿块、闭经及不孕。

2. 和颜色：治疗面部颜色晦暗无光泽，或面部生斑。

【集释】

1.《本草汇言》："前古主女人阴中寒热，癥瘕血闭绝子。此属阴不与阳。功能使阴气起亟，阳气前通，瘀滞行而新血生，癥瘕去而寒热解，营卫融和，子可发育矣。然淡利之物，活血通经，卷柏之常性也。苟非血有瘀蓄，或不因瘀蓄而致疾者，不可轻用。"

2.《本草备要》："生用辛平，破血通经，治癥瘕淋结；炙用辛温，止血，治肠风脱肛。生石上，拳挛如鸡足，俗呼万年松。凡使盐水煮半日，井水煮半日，焙用。"

【阐微】

1. 卷柏活血与止血作用的讨论。

《本草求真》谓卷柏："味甘性温，入足厥阴肝经血分。其治有分生熟，生则微寒，力能破血通经，故治癥瘕淋结等症；炙则辛温，能以止血，故治肠红脱肛等症。性与侧柏叶悬殊，治亦稍异。"卷柏力能活血，炒炭后亦能能止血，治疗血瘀出血，如尿血、便血、子宫出血等。

2. 卷柏临床应用的讨论。

《神农本草经》谓卷柏主："癥瘕，血闭。"《本草备要》与《本草求真》又谓其能"止血"。临床用本品主治瘀血所致癥瘕（胞块）、闭经，以及各种血瘀出血证。

芎　䓖

【原文】　芎䓖[1]，味辛，温。主中风入脑[2]，头痛，寒痹，筋挛[3]，缓急[4]，金疮，妇人血闭，无子。生川谷。

【注释】

①芎䓖：植物名。多年生草本，叶似芹，秋开白花，有香气。或谓嫩苗未结根时名曰蘼芜，既结根后乃名芎䓖。根茎皆可入药。以产于四川者为佳，故又名川芎。《山海经》云："又北百八十里，曰号山，其木多漆、楱，其草多药、虈、芎䓖。"郭璞注："芎䓖，一名江蓠。"

②中风入脑：《太平御览》作"入头脑痛"。此处指风湿头痛。

③筋挛：指肢体筋脉收缩抽急，不能舒转自如。多由外感寒湿或血少津亏，经脉失于荣养所致。也叫痉挛。《素问·示从容论》曰："雷公曰：'于此有人，头痛筋挛骨重，怯然少气，哕噫满腹，时惊，不嗜卧，此何藏之发也？'"《灵枢·刺节真邪论》云："洒淅动形，起毫毛而发腠理，其入深，内搏于骨则为骨痹，搏于筋则为筋挛。"

④缓急：《说文解字注》云："急，褊也。褊者，衣小也。"《本草崇原》云："寒痹筋挛缓急者，寒气凝结则痹，痹则筋挛缓急。弛纵曰缓，拘掣曰急。"《神农本草经读》云："血少不能养筋，故筋结为挛，筋纵为缓，筋缩为急。"

【来源】　为伞形科植物川芎的干燥根茎。

【效用】

1. 主中风入脑，头痛：治疗胸痹心痛，胸胁刺痛，头痛等。

2. 主寒痹，筋挛，缓急：治疗风湿痹痛，癥瘕腹痛等。

3. 主金疮：治疗跌扑肿痛等。

【集释】

1.《本草崇原》："名芎䓖者，乾为天，为金。芎，芎窿也。䓖，穷高也。皆天之象也。主治中风入脑头痛者，芎䓖禀金气而治风，性上行而治头脑也。寒痹筋挛缓急者，寒气凝结则痹，痹则筋挛缓急。弛纵曰缓，拘掣曰急。芎䓖辛散温行，不但上彻头脑而治风，且从内达外而散寒，故寒痹筋挛、缓急可治也。"

2.《神农本草经读》："风为阳邪，而伤于上，风气通肝，肝经与督脉会于巅顶而为病，川芎辛温而散邪，所以主之。血少不能热肤，故生寒面为痹；血少不能养筋，故筋结而为挛，筋纵而为缓，筋缩而为急，川芎辛温而活血，所以主之。"

【阐微】

1. 川芎不宜久服的讨论。

《本草备要》云："芎归能和气血而通阴阳。男女一切血证。然香窜辛散，能走泄真气，单服久服，令人暴亡。单服则脏有偏胜，久服则过剂生邪，故有此失。若有配合节制，则不至此矣。"《本草纲目》："沈括《笔谈》云：一族子旧服芎藭，医郑叔熊见之云：芎藭不可久服，多令人暴死。后族子果无疾而卒。又朝士张子通之妻，病脑风，服芎藭甚久，一旦暴亡。皆目见者。此皆单服既久，则走散真气。若使他药佐使，又不久服，中病便已，则焉能至此哉?"由此可见，是指不宜单味久服川芎，病情需要，配伍得当是可以久服的。

2. 川芎治"妇人血闭，无子"作用的讨论。

《神农本草经读》云："妇人以血为主，血闭不通，则不生育，川芎辛温，通经而又能补血，所以治血闭无子也。"《本草崇原》云："治妇人血闭无子者，妇人无子，因于血闭，芎藭禀金气而平木，肝血疏通，故有子也。"现代中药学常用川芎配伍治疗月经不调，经闭痛经。而用其治疗"血闭无子"，值得进一步挖掘、研究。

黄　连

【原文】黄连①，味苦，寒。主热气，目痛，眦伤②，泣出，明目，肠澼③，腹痛，下利，妇人阴中肿痛④。久服，令人不忘。一名王连。生川谷。

【注释】

①黄连：《说文解字》云："连，负车也。"段玉裁《说文解字注》云："人与车相属不绝。故引申为连属字。"《本草纲目》曰："其根连珠而色黄，故名。"《本经疏证》云："黄连根株丛延，蔓引相属，有数百株共一茎者，故名连。"

②眦伤：眦同眥。《说文解字》云："眥，目匡也。"指上下眼睑合处。《素问·气交变大论》云："目赤痛眥疡。"《灵枢·癫狂》云："目眥决于面者为锐眥，在内近鼻者为内眥。"眦伤为眼角或睑缘处赤肿疼痛意。

③肠澼：澼，原指漂洗声。《庄子》云："宋人有善为不龟手之药者，世世以洴澼絖为事。"引申为肠间水。肠澼为痢疾古称，所下垢腻黏滑似涕似脓的液体，因自肠排出澼澼有声，故名。《素问经注节解》云："肠澼，痢疾也，今世下利见红白积者是也。"古代肠澼亦指便血。《古今医鉴》云："夫肠澼者，大便下血也。"

④阴中肿痛：《诸病源候论》云："虫食则痛，其状成疮；风痛，无疮，但痛而已。"指妇女下阴部肿胀作痛。

【来源】为毛茛科植物黄连、三角叶黄连或云连的干燥根茎。

【效用】

1. 主热气：治疗高热神昏，心火亢盛，心烦不寐，心悸，血热出血，湿热黄疸，牙痛，消渴等。

2. 主目痛，眦伤，泣出，明目：治疗目赤肿痛。

3. 主肠澼，腹痛，下利：治疗泄泻，腹痛，痢疾，呕吐吞酸等。

【集释】

1.《神农本草经疏》："其主热气，目痛眦伤泪出，明目，大惊益胆者，凉心清肝胆也。肠澼腹痛下痢，《别录》兼主泄澼。泄者，泻利也；澼者，大肠下血也，俗名为脏毒。除水利骨，厚肠胃，疗口疮者，涤除肠、胃、脾三家之湿热也。久服令人不忘者，心家无火则清，清则明，故不忘。"

2.《本草求真》："黄连专入心，兼入肠、胃、脾。大苦大寒，据书所载治功，备极表著，且以《别录》中有厚肠胃一语，互为传播，以至于今，谬尤莫辟，贻害无穷。讵知黄连止属泻心之品，除湿之味。"

3.《本经疏证》："是知黄连之治湿治热，须分别观之。湿证之急者可用，缓者不可用。盖湿缓者热不盛，热不盛则恶黄连之气寒也；热证之缓者可用，急者不可用，盖热证急者湿不盛，湿不盛则恶黄连之性燥矣。又黄连之治血热，亦宜分别观之，盖惟气分之热涉及血者可用，血分自生热者不可用，以血似水，而性主流动，黄连之寒，恐其凝血，而其燥，又恐涸血也。"

【阐微】

1. 黄连治痢作用的讨论。

黄连为治痢之要药。《本草求真》谓："诸苦寒药多泄，惟黄连、黄柏性冷而燥，能降火去湿而能止泻痢。"黄连清热解毒燥湿，多用于湿热泻痢，腹痛里急后重者。《名医别录》中曾云黄连"调胃厚肠"，后世有医家凡治泻痢，不用虚实，放手便用黄连。《景岳全书》中驳斥了这种做法："虽曰黄连治痢亦有效者，然必其素禀阳脏，或多从口腹湿热为痢者，乃其所宜。……则凡以元气素弱，伤脾患痢，或本无火邪而寒湿动脾者，其病极多，若妄用黄连，则脾肾日败，百无一生。"

2. 黄连"主妇人阴中肿痛"作用的讨论。

《本草经解》曰："北方黑色，入通于肾，开窍于二阴，妇人阴中，乃肾窍也，热盛则肿，肿痛者火盛也，黄连入肾，寒苦清火，所以主之。"《本经疏证》云："黄连非能治肿痛也，阴中肿痛须用之者，盖阴中肿痛必由湿热，而燥湿之物多足以助热，清热之物多足以滋湿，惟黄连既能燥湿又能清热，他处肿痛有因风者，有因热寒者，有因火者，不必尽由于湿，故本经独标出妇人也。"故黄连治妇人阴中肿痛实为其可清热燥湿，用于治疗下焦湿热所致之阴痒、肿痛。

3. 黄连"久服，令人不忘"作用的讨论。

《本草经解》云："其久服令人不忘者，入心清火，火清则心明。能记忆也。"《神农本草经百种录》曰："若心家有邪火，则此亦能泻之，而真火反得宁，是泻之即所以补之也。苦之极者，其性反寒，即《内经》亢害承制之义。所谓火盛之极，反兼水化也。"黄连为清热泻火之品，尤善清心火，其能令人不忘，多因其能清心火，治疗心火亢盛之心烦不眠。至于其"补心"之说，也因其性味苦寒入心经，以泻为补之意，故并不适用于虚证。《本草汇言》云："故祛邪散热，荡涤肠胃，肃静神明，是其性之所长，而于初病气实热盛者，服之最良。若久病元虚发热，用之补益精血，滋养元气，则其功泊如也。"对其是否应久服，《本草纲目》云："黄连大苦大寒之药，用之降火燥湿，中病即当止，岂可久服，使肃杀之气常行，而伐其生发冲和之气乎？"可见黄连为苦寒之品，不宜久用。

络　石

【原文】络石①，味苦，温。主风热，死肌，痈伤，口干舌焦，痈肿不消，喉舌肿，水浆不下。久服轻身明目，润泽，好颜色，不老延年。一名石鲮。生川谷。

【注释】

①络石：《新修本草》云："以其苞络石、木而生，故名络石。"

【来源】为夹竹桃科植物络石的干燥带叶藤茎。

【效用】

1. 主痈伤，口干舌焦，痈肿不消，喉舌肿，水浆不下：治疗痈肿，喉痹。

2. 风热，死肌：治疗风湿热痹，筋脉拘挛，腰膝酸痛。

【集释】

1.《神农本草经疏》："络石禀少阴之令，兼得地之阴气。其味苦，其气温，微寒而无毒。入足阳明，手足少阴，足厥阴、少阳经。故主风热，死肌痈伤，口干舌焦，痈肿不消，喉舌肿，水浆不下，皆苦温通气血，血属阴，阴寒入血而除热之效也。又能除邪气，养肾，主腰髋痛，坚筋骨，利关节，疗蛇毒心闷，刀斧伤，捣封立瘥，皆凉血除热之功也。"

2.《本草汇言》："凡服此，能使血脉流通，经络调达，筋骨强利。"

3.《本草正义》："此物蔓生而甚坚韧，节节生根，故善走经脉，通达肢节。《本经》主风热死肌，《别录》养肾，主腰髋痛，坚筋，利关节，皆即此义。其治痈肿，喉舌肿，口干舌焦，皆苦寒泄降之功用也。《别录》谓其除邪气，则以邪热而言。凡《本经》《别录》邪气二字，所赅最广，其实各有所主，并非泛辞，读者当以意逆之，自能悟到，不可混作一例看。惟大惊入腹四字，则不甚可解，当付阙疑。苏恭谓疗产后血结大良，盖以瘀露不通而言，苦泄破瘀，且善通络，是以主之。又谓主蝮蛇疮毒心闷，则清热泄降，固解毒之良药。又谓刀斧伤疮，敷之立瘥，则又外治活血之神丹矣。今用以舒节活络，宣通痹痛甚验。"

【阐微】络石性味的讨论。

《神农本草经》谓之苦温，盖以隆冬不凋，而功能通经活络而言之，故以为温。然《神农本草经》主治纯是热证，则非温热可知，故《名医别录》改作微寒，而《太平御览》引李当之说，且以为大寒也。此物善走经脉，通达肢节，《神农本草经》主风热死肌，《名医别录》养肾，主腰痛，坚筋，利关节，皆即此义，又治痈肿、喉舌肿、口干舌焦，皆苦寒泄降之功也。从临床实践看，络石藤主要用治热痹、痈肿、热毒喉痹，其性味应该是偏于苦寒。

疾 藜 子

【原文】疾藜子①，味苦，温。主恶血，破癥结积聚，喉痹②，乳难。久服，长肌肉，明目轻身。一名旁通，一名屈人，一名止行，一名豺羽，一名升推。生平泽，或道旁。

【注释】

①疾藜子：《本草纲目》曰："蒺，疾也；藜，利也；茨，刺也。其刺伤人，甚疾而利也。屈人、止行，皆因其伤人也。"即蒺藜子。

②喉痹：又作喉闭，为咽喉肿痛病证的统称。多见咽喉红肿疼痛，吞咽不利，声音低哑等症。

【来源】为蒺藜科植物蒺藜的干燥成熟果实。

【效用】

1. 主恶血，破癥结积聚：治疗体内有瘀血积滞的病证，破除癥瘕积聚。

2. 主乳难：乳难为产难的古称，即治疗难产。

【集释】

1.《本草崇原》："蒺藜子坚劲有刺，禀阳明之金气，气味苦温，则属于火。经云：两火合并，故为阳明，是阳明禀火气而属金也。金能平木，故主治肝木所瘀之恶血，破肠胃郭郭之癥瘕积聚，阴阳交结之喉痹，阳明胃土之乳难，皆以其禀锐利之质而攻伐之力也。久服则阳明土气盛，故长肌肉。金水相生，故明目。长肌肉，故轻身。"

2.《本经逢原》："白蒺藜性升而散，入肝肾经，为治风明目要药。风入少阴、厥阴经者为向导。目病，为风木之邪，风盛则目病，风去则目明矣。《本经》专破恶血积聚，治喉痹乳难，以苦能泄，温能宣，辛能润也。此言刺蒺藜之功用耳。久服长肌肉，明目轻身，以其入肾益精气也。此则专指沙苑蒺藜而言。"

【阐微】

1. 疾藜子、蒺藜名称与品种的讨论。

疾藜子又名蒺藜子，《本草经集注》谓蒺藜子："多生道上，而叶布地，子有刺，状如菱而小。"《新修本草》予以转载。《药性论》收白蒺藜："不入汤药，宜丸。入肝经，明目去风止痒。炒，杵去刺用。"可见将刺蒺藜称为白蒺藜。《本草图经》蒺藜下引《尔雅》言："布地蔓生，细叶，子有三角，刺人是也。"继而又言："又一种白蒺藜，今生同州沙苑，牧马草地最多，而近道亦有之。绿叶细蔓，绵布沙上；七月开花，黄紫色，如豌豆花而小；九月结实，作荚子，便可采。其实味甘而微腥，褐绿色，与蚕种子相类而差大。又与马薸子醋相类，但马薸子微大，不堪入药，须细辨之。今人多用。古方云蒺藜子，皆用有刺者，治风明目最良。"可见《本草图经》阐述两种蒺藜，一是《神农本草经》所载疾藜子，即刺蒺藜，当今《中国药典》以蒺藜名收载；二是白蒺藜，即沙苑蒺藜，当今《中国药典》以沙苑子名收载。《本草衍义》谓："蒺藜有两等：一等杜蒺藜，即今之道旁布地而生，或生墙上，有小黄花，结芒刺，此正是墙有茨者。花收，摘，阴干为末，每服三二钱，饭后以温酒调服，治白癜风。又一种白蒺藜，出同州沙苑牧马处。黄紫花，作荚，结子如羊内肾。补肾药，今人多用。风家唯用刺蒺藜。"将蒺藜明确分为杜蒺藜与白蒺藜二种；前者即刺蒺藜，后者即沙苑蒺藜。《本草纲目》曰："蒺藜叶如初生皂荚叶，整齐可爱。刺蒺藜状如赤根菜子及细菱，三角四刺，实有仁；其白蒺藜结荚长寸许，内子大如脂麻，状如羊肾而带绿色，今人谓之沙苑蒺藜。以此分别。"又指出："古方补肾治风，皆用刺蒺藜；后世补肾，多用沙苑蒺藜，或以熬膏和药，恐其功亦不甚相远也。"把刺蒺藜与白蒺藜作为蒺藜的两个品种，对刺蒺藜与白蒺藜药材进行了区别，并指出白蒺藜即沙苑蒺藜；同时，认为刺蒺藜与白蒺藜功效相近。《本草汇言》收载刺蒺藜与沙苑蒺藜，并在刺蒺藜下言："沈则施曰：刺蒺藜与沙苑细蒺藜，名虽同而实二种，功用气性亦异也。刺者，有棱刺，以蒺藜称固宜。不知沙苑出而细者，形如羊肾，大如黍粒，无棱刺，以蒺藜称，何所取义而云然。今附录刺蒺藜下，以便分辨尔。"明确将刺蒺藜与沙苑蒺藜分成两种药。《本草崇原》述："蒺藜始出冯翊平泽或道旁，今西北地多有。春时布地，蔓生细叶，入夏做碎小黄花，秋深结实，状如菱米，三角四刺，其色黄白，实内有仁，此刺蒺藜也。《尔雅》名茨。《诗》言：墙有茨者是也。又，同州沙苑一种，生于牧马草地上，亦蔓生布地，茎间密布细刺，七月开花黄紫色，九月结实作荚，长寸许，内子如脂麻，绿色，状如羊肾，味甘微腥，今人谓之沙苑蒺藜，即白蒺藜也。今市肆中以茨蒺藜为白蒺藜，白蒺藜为沙苑蒺藜，古今名称互异，从俗可也。"对刺蒺藜与白蒺藜的产地、植物与药材形态均作了描述；并指出当时存在刺蒺藜与白蒺藜名称混用的现象。《本草新编》言："蒺藜子，味甘、辛，气温、微寒，无毒。沙苑者为上，白蒺藜次之，种类各异，而明目去风则一。但白蒺藜善破癥结，而沙苑蒺藜则不能也。沙苑蒺藜善止遗精遗溺，治白带喉痹，消阴汗，而白蒺藜则不能也。今世专尚沙苑之种，弃白蒺藜不用，亦未知二种之各有功效也，余所以分别而并论之。"进而又言："沙苑蒺藜，补多而泻少；白蒺藜，泻多而补亦多。沙苑蒺藜补肝肾而明目，乃补虚火之目，而不可补实邪之目也，补实邪之目，则目转不明，而羞明生瘴之病来矣；白蒺藜补肝肾而明目，乃泻实邪之目。而又可补虚火之目也，补虚火之目，则目更光明，泻实邪之目则目更清爽。二者相较，用沙苑蒺藜以明目，反不若用白蒺藜之明目为佳，而无如近人之未知也。"认为蒺藜子包括沙苑蒺藜和白蒺藜，并对二者的功效与应用加以比较。审其对二者功用的阐释，《本草新编》所言之沙苑蒺藜即《本草纲目》之白蒺藜，白蒺藜即《本草纲目》之刺蒺藜。

　　综上所述，《神农本草经》之疾藜子，后世有蒺藜、刺蒺藜、白蒺藜等名称。明清时期，存在刺蒺藜与白蒺藜、白蒺藜与沙苑蒺藜名称混用的情况。《本草图经》将蒺藜分为刺蒺藜、白蒺藜两种，白蒺藜也是最初沙苑蒺藜的名称。宋明时期，一度将刺蒺藜、沙苑蒺藜作为蒺藜的两个品种，明以后分成二药。至清代，白蒺藜演变成指刺蒺藜。考析上述文献，刺蒺藜即当今《中国药典》收载的蒺藜，沙苑蒺藜即当今《中国药典》收载的沙苑子。

　　2. 疾藜子"主乳难"作用的讨论。

　　《本草汇言》曰："究其三角四棱，善于磨运，去滞生新，是其专成，故于妇科方中，以此催生堕胎，良有以焉。"《本草备要》言："刺蒺藜主恶血，故能破癥下胎。"《本草新编》指出："或问，蒺藜能催生堕胎，而先生略之，岂著《本草》者误耶？夫蒺藜无毒之药，何能落胎，谓其催生，而性又不速。然则从前《本草》，何所据而言之耶。见白蒺藜之多刺耳。凡刺多者，必有碍于进取，留而不进则有之，未闻荆棘之中，反行之而甚速者也。是蒺藜既不能催生，又何能堕胎哉。且沙苑蒺藜，乃解火之味，凡妇人堕胎，半由于胎气之太热，古人谓黄芩能安胎者，正取其寒而能去火也。况蒺藜微寒，不同于黄芩之大冷，而性又兼补，且能止精之滑，安有止精涩味，而反堕胎者乎。此传闻者之误，不足信也。"可见，前人对蒺藜子治乳难存在争议。认为其可以治乳难者，有两个理由：其一，根据法象药理，药用部位果实有棱有刺，善于磨运而能祛瘀生新，故可治难产；其二，根据其有除恶血的功效，故能破瘀下胎。另一种观点则恰恰相反，认为蒺藜子可治难产是错误的。其理由是：蒺藜有二种，其中白蒺藜有刺，从而认为其能催生于理不通；另有沙苑蒺藜，是补肾固精之品，不会有堕胎之功。因此，言蒺藜子治难产是误传。现代尚无蒺藜子引起流产、用于难产的临床报道，但药理研究显示，蒺藜子有扩张血管，增加血流量，改善周围微循环和组织代谢，抗血小板聚集等药理作用。所以，蒺藜子对难产有潜在作用，可视为孕妇慎用药。

黄　耆

【原文】黄耆①，味甘，微温。主痈疽久败疮②，排脓止痛，大风，癫疾③，五痔④，鼠瘘，补虚，小儿百病。一名戴糁。生山谷。

【注释】

①黄耆：《说文解字》云："耆，老也。"《礼记·曲礼》云："六十曰耆。"《本草纲目》云："耆，长也。黄耆色黄，为补药之长，故名。"现通用名为黄芪。

②久败疮：《说文解字》云："败，毁也。"久败疮指疮疡溃烂，久不收口。

③大风，癫疾：大风即疠风或麻风，又称癫疾。《说文解字》云："癫，恶疾也。"大风癫疾又简称大风。《素问·长刺节论》云："病大风，骨节重，须眉堕，名曰大风。"

④五痔：《说文解字》云："痔，后病也。"五痔为五种痔的总称。《千金要方》云："一曰牡痔，二曰牝痔，三曰脉痔，四曰肠痔，五曰血痔。"《海上集验方》云："五痔：肛边生肉如鼠乳，出孔外，时时浓血出者，牡痔。肛边肿痛生疮者，酒痔。肛边有核，痛、寒热者，肠痔。大便辄清血者，血痔。大便难，肛良久乃肯入者，气痔。"

【来源】为豆科植物蒙古黄芪或膜荚黄芪的干燥根。

【效用】

1. 排脓止痛：治疗疮疡脓出不畅、久溃不敛、疼痛等。

2. 补虚，小儿百病：治疗虚劳羸瘦，小儿各种疾病等。

【集释】

1.《神农本草经疏》："黄芪禀天之阳气、地之冲气以生。故味甘微温而无毒。气厚于味，可升可降，阳也。入手阳明、太阴经。甘乃土之正味，故能解毒。阳能达表，故能运毒走表。甘能益血，脾主肌肉，故主久败疮，排脓止痛。"

2.《本草备要》："甘温，生用固表，无汗能发，有汗能止。丹溪云：黄芪大补阳虚自汗，若表虚有邪，发汗不出者，服此又能自汗。温分肉，实腠理，泻阴火，解肌热；炙用补中，益元气，温三焦，壮脾胃。"

3.《本经逢原》："《本经》首言：痈疽久败，排脓止痛，次言大风癞疾，五痔鼠瘘，皆用生者，以疏卫气之热。性虽温补，而能通调血脉，流行经络，可无拟于壅滞也。其治气虚盗汗、自汗及皮肤痛，是肌表之药。治咯血，柔脾胃是中州之药。治伤寒尺脉不至，补肾脏元气不足，及婴儿易感风邪，发热自汗诸病，皆用炙者，以实卫气之虚。乃上中下内外三焦药，即《本经》补虚之谓。"

【阐微】

1. 黄芪"主痈疽久败疮"作用的讨论。

《本草备要》曰："生血生肌，气能生血，血充则肉长。经曰血生肉是也。排脓内托，疮痈圣药。毒气化则成脓，补气故能内托。"《本草崇原》云："痈疽日久，正气衰微，致三焦之气不温肌肉，则为久败疮。黄芪助三焦出气，以温肌肉，故可治也。痈疽未溃，化血为脓，痛不可忍，黄芪补气助阳，阳气化血而排脓，脓排则痛止。"黄芪益气固表，托毒生肌，故可用治痈疽久败疮，其治"大风，癞疾，五痔，鼠瘘"，也均与此作用有关。故《本草崇原》载："夫癞疾、五痔、鼠瘘，乃邪在经脉，而证见于肌肉皮肤。黄芪内资经脉，外资肌肉，是以三证咸宜。"

2. 黄芪"补虚、小儿百病"作用的讨论。

《本草经解》云："人身之虚，万有不齐，不外乎气血两端。黄芪气味甘温，温之以气，所以补形不足也；补之以味，所以益精不足也。小儿稚阳也，稚阳为少阳，少阳生气条达，小儿何病之有？黄芪入少阳，补生生之元气，所以概主小儿百病也。"后世历代医家对黄芪补虚的作用多有拓展，如益气固表、升阳举陷、利水消肿等。《本草正》曰："因其味轻，故专于气分而达表，所以能补元阳、充腠理、治劳伤、长肌肉。气虚而难汗者可发，表疏而多汗者可止。其所以止血崩血淋者，以气固而血自止也，故曰血脱益气；其所以除泻痢带浊者，以气固而陷自除也，故曰陷者举之。"《本草思辨录》谓："黄芪从三焦直升至肺，鼓其阳气，疏其壅滞。肺得以通调水道，阴气大利，此实黄芪之长技。"综上，黄芪补虚，不惟治小儿，补气升阳之功为其"补虚，疗百病"的基础。补气达表而充腠理，则可御外邪；补气生血则治劳伤而长肌肉；补肺助水道疏利，则水肿得消。

肉　松　容

【原文】肉松容①，味甘，微温。主五劳②七伤③，补中，除茎中寒热痛④，养五脏，强阴，益精气，多子，妇人癥瘕。久服轻身。生山谷。

【注释】

①肉松容：《本草纲目》云："补而不峻，故有苁蓉之号。从容，和缓之貌。"《本草原始》云："皮如松，稍有麟角，形柔软如肉，故《吴普》名肉松容，《本经》名肉苁蓉。"

②五劳：各书记载不一，多以《素问·宣明五气》为准。五劳指久视、久卧、久坐、久立、久行五种过劳所致疾病。

③七伤：有多种说法，以《诸病源候论》表述为主。七伤指大饱伤脾；大怒气逆伤肝；强力举重，久坐湿地伤肾；形寒，寒饮伤肺；忧愁思虑伤心；风雨寒暑伤形；大恐惧不节伤志。

④茎中寒热痛：指小便淋沥涩痛。《诸病源候论》谓："肾客沙石，热则成淋，小便则茎里痛，尿不能卒出，痛引少腹。"

【来源】为列当科植物肉苁蓉或管花肉苁蓉干燥带鳞叶的肉质茎。

【效用】

1. 补中，养五脏：治疗五脏虚证。

2. 除茎中寒热痛：治疗淋证，小便涩痛。

3. 强阴：治疗精血津液亏虚。

【集释】

1.《本草新编》："肉苁蓉，味甘温而咸、酸，无毒，入肾。最善兴阳，止崩漏。久用令男女有子，暖腰膝。但专补肾中之水火，余无他用。若多用之，能滑大肠。古人所以治虚人大便结者，用苁蓉一两，水洗出盐味，另用净水煮服，即下大便，正取其补虚而滑肠也。"

2.《本草经解》："肉苁蓉气微温，秉天春升之木气，入足厥阴肝经；味甘无毒，得地中正之土味，入足太阴脾经；色黑而润，制过味咸，兼入足少阴肾经。气味俱浊，降多于升，阴也。填精益髓，又名黑司命。五劳者，伤劳五脏之真气也，劳者温之，苁蓉气温，所以治劳也；七伤者，食伤、忧伤、饮伤、房室伤、饥伤、劳伤、经络营卫气伤之七伤也，七者皆伤真阴，肉苁蓉甘温滑润，能滋元阴之不足，所以主之也。中者阴之守也，甘温益阴，所以补中。茎，玉茎也。寒热痛者，阴虚火动，或寒或热而结痛也。苁蓉滑润，滑以去着，所以主之也。五脏藏阴者也，甘温润阴，故养五脏。阴者宗筋也，宗筋为肝，肝得血则强，苁蓉甘温益肝血，所以强阴。色黑入肾，补益精髓，精足则气充，故益精气。精气足则频御女，所以多子也。妇人癥瘕，皆由血成，苁蓉温润而咸，咸以软坚，滑以去着，温以散结，所以主之也。久服，肝脾肾精充足，所以身轻也。"

【阐微】

1. 肉苁蓉"补虚"内涵的讨论。

《本草经解》谓："色黑入肾，补益精髓，精足则气充，故益精气。"指出本品具有补精髓之功。《本草新编》曰："最善兴阳，止崩漏。久用令男女有子，暖腰膝。但专补肾中之水火，余无他用。"说明本品能补肾阳益精血。而现代中药学中将此药列入补阳药，是为何故？本品乃甘咸温之品，主归肾经，功能补肾阳、益精血，为力量和缓的平补之品。因现代中药学多将药物按功效分类，尚未将补阳益精类药物自成一章，故列入补阳药类。

2. 肉苁蓉治疗便秘作用的讨论。

肉苁蓉性温味甘咸，专入肾经，兼入大肠。《本草求真》谓："滋肾润燥，用此甘润之品，同于附桂，力能补阳。其失远矣！况此既言补阴，又以苁蓉为名，是明因其功力不骤，气专润燥，是亦宜于便闭。"说明肉苁蓉功能补肾阳，益精血，润肠通便。《本草新编》谓："肉苁蓉之动大便，恐是攻剂，而非补药也？夫苁蓉，乃有形之精所生，实补而非泻。试观老人不能大便者，用之以通大便。夫老人之闭结，乃精血之不足，非邪火之有余也，不可以悟其是补而非攻乎。"又谓："或疑肉苁蓉性滑而动大便，凡大肠滑者，可用乎，抑不可用乎？夫大肠滑者，多由于肾中之无火，肉苁蓉兴阳，是补火之物也，补火而独不能坚大肠乎。故用之而滑者，久用之而自涩矣。"说明本品是补药，而非攻药，所治便秘因精血不足，不能滋润大肠所致。

防 风

【原文】防风①，味甘，温，无毒。主大风②，头眩痛，恶风，风邪，目盲无所见，风行周身，骨节疼痹，烦满。久服轻身。一名铜芸。生川泽。

【注释】

①防风：《本草纲目》云："防者，御也。其功疗风最要，故名。"

②大风：病名。即麻风。《素问·长刺节论》云："骨节重，鬓眉堕，名曰大风。"又名疠风，是一种慢性传染性疾病。《素问·风论》云："疠者，有荣气热胕，其气不清，故使其鼻柱坏而色败，皮肤疡溃。"由体虚感受暴疠风毒，邪滞肌肤而发；或接触传染，内侵血脉而成。初起患处麻木不仁，次发红斑，继则肿溃无脓，久之可蔓延全身肌肤，出现眉落、目损、鼻崩、唇裂以及足底穿溃等重症。

【来源】为伞形科植物防风的干燥根。

【效用】

1. 主大风：治疗麻风。

2. 主头眩痛，恶风：治疗眩晕，外感头痛，恶风等。

3. 主风行周身，骨节疼痹：治疗风疹瘙痒，风湿痹痛。

【集释】

1.《本草汇言》："防风，散风寒湿痹之药也。故主诸风周身不遂，骨节酸疼，四肢挛急，痿躄痫痓等证。又伤寒初病太阳经，头痛发热，身疼无汗，或伤风咳嗽，鼻塞咽干；或痘瘄将出，根点未透，用防风辛温轻散，润泽不燥，能发邪从毛窍出。"

2.《本草崇原》："防风茎、叶、花、实，兼备五色，其味甘，其质黄，其臭香，禀土运之专精，治周身之风证。盖土气厚，则风可屏，故名防风。风淫于头，则大风头眩痛。申明大风者，乃恶劣之风邪，眩痛不已，必至目盲无所见，而防风能治之。又，风邪行于周身，甚至骨节疼痛，而防风亦能治之，久服则土气盛，故轻身。"

3.《本草求真》："味甘微温，虽入足太阳膀胱以治上焦风邪，头痛目眩，脊痛项强，周身尽痛，然亦能入脾胃二经，以为祛风除湿，盖此等于卑贱卒伍，任主使唤，能循诸经之药以为追随，故同解毒药则能除湿扫疮，同补气药则能取汗升举，实为风药润剂。"

【阐微】

1. 防风"主目盲无所见"作用的讨论。

《药类法象》谓防风："治风通用，散头目中滞气，除上焦风热。"《古今医统》谓："防风，散风邪明目。"《神农本草经疏》云："防风禀天地之阳气以生，故味甘温。……其云主目无所见者，因中风邪，故不见也。"《本草崇原》曰："风淫于头，则大风头眩痛。申明大风者，乃恶风之风邪，眩痛不已，必至目盲无所见，而防风能治之。"《本草经解》亦谓："防风气温，秉天春和风木之气，入足厥阴肝经；……肝开窍于目，目盲无所见，在肝经之风也；……皆主之者，风气通于肝，防风入肝，甘温发散也。"《中国医学百科全书·中医眼科学》说："玄府，又称元府。眼中之玄府为精、气、血等升运出入之通路门户，若玄府郁滞，则目失滋养而减明；若玄府闭塞，目无滋养而三光绝。"由此可知，风寒之邪郁闭玄府所致的眼科疾患，可以疏风走窜之上品防风为首，适当配伍，标本兼顾，达到辛散透邪，振奋阳气，促进气血运行，解除玄府闭塞的作用，故可治疗失明。可见，防风治疗失明始于《神农本草经》，但在后世逐渐消失，应在今后的研究中进一步深入。

2. 防风"久服轻身"作用的讨论。

《神农本草经疏》云："发散之药，焉可久服？其曰轻身，亦湿去耳。"《本草经解》谓防风："脾主肌肉，湿则身重矣。久服轻身者，风剂散湿，且引清阳上达也。"可见防风能通过去湿，缓解体内湿邪所致的肢体困重；且防风禀升发之气，升举清阳，以降浊阴，可用于清阳不升，健忘神疲。

蒲 黄

【原文】蒲黄[①]，味甘，平。主心腹膀胱寒热，利小便，止血，消瘀血。久服，轻身益气力，延年神仙。生池泽。

【注释】

①蒲黄：《说文解字》云："蒲，水草也。可以作席。从艸浦声。"《本草经集注》云："即蒲厘花上黄粉也。"《本草图经》云："香蒲，蒲黄苗也。生南海池泽，今处处有之，而泰州者为良。至夏抽梗于丛叶中，花抱梗端，如武士捧杵，故俚俗谓蒲搥，亦谓之蒲厘。花黄，即花中蕊屑也。细若金粉，当其欲开时，有便取之。"《本草衍义》云："即蒲槌中黄粉也。"生于池泽的香蒲的黄色花粉，古代以产于泰州的为良。

【来源】为香蒲科植物水烛香蒲、东方香蒲或同属植物的干燥花粉。

【效用】

1. 主心腹膀胱寒热，利小便：治疗血淋涩痛。

2. 主止血，消瘀血：治疗吐血，衄血，咯血，崩漏，外伤出血，经闭痛经，胸腹刺痛，跌扑肿痛等血瘀或出血兼瘀的病证。

【集释】

1.《本草蒙筌》："血病必用。补血止血须炒，破血消肿宜生。止血热妄行，吐衄唾咯立效；消瘀血凝积，癥瘕崩带殊功。调女人月候不匀，去产妇儿枕作痛。疗跌扑折损，理风肿痈疮。久服如常，其功旋奏。但不益极虚之人，若多食未免自利。"

2.《神农本草经疏》："蒲黄得地之阴气，兼得金之辛味，其言甘平者，是兼辛而言也，非辛则何以能散邪。又禀天之阳气，故曰微寒而无毒也。如是则甘能和血，辛能散结，微寒能除热。入手少阴、太阳、太阴，足阳明、厥阴。故主心腹、膀胱寒热，利小便，止血，消瘀血。"

【阐微】

1. 蒲黄"久服，轻身益气力，延年神仙"作用的讨论。

《本草衍义》云："然不可多食，令人自利，不益极虚人。"《神农本草经疏》云："久服轻身，益气力者，是血热、瘀血、伤损之病去，而身轻力长也。"又云："一切劳伤发热，阴虚内热，无瘀血者，禁用。"可见，蒲黄久服，轻身益气力，延年神仙与其活血作用有关，并不适用于无瘀及极虚之人。

2. 蒲黄外用治舌胀满口作用的讨论。

《本草纲目》云："有士人妻舌忽胀满口，不能出声。一老叟教以蒲黄频掺，比晓乃愈。""宋度宗舌胀满口，蔡御医用蒲黄、干姜末等分，干搽之愈。"又云："观此则蒲黄之凉血、活血可知矣。"《本经逢原》云："然舌根胀痛，亦有属阴虚火旺者，误用前法，转伤津液，每致燥涩愈甚，不可不审。"《医学衷中参西录》云："外用治舌胀肿疼，甚或出血，一切疮疡肿疼，蜜调敷之，皆有捷效。"可见，蒲黄外用治舌胀满口适用血热血瘀者，不适用于阴虚火旺，现代蒲黄外用治疗重舌，其具体机理有待进一步深入研究。

续　断

【原文】续断①，味苦，微温。主伤寒②，补不足，金疮痈伤，折跌，续筋骨，妇人乳难。久服益气力。一名龙豆，一名属折。生山谷。

【注释】

①续断：颜师古注："续断，一名接骨，即今所呼续骨木也。又有草续断，其叶细而紫色，根亦入药用。"《本草秘录》云："善续筋骨，使断者复续得名。"

②伤寒：病名。中医学上泛指外感热性病。《素问·热论》云："今夫热病者，皆伤寒之类也。"又指感受寒邪的太阳表证，症状为头痛，项强，恶寒，发热，骨节疼痛，无汗脉紧等。亦指冬季感寒所致的病证。《伤寒例》云："冬时严寒，触冒之者，乃名伤寒耳。"

【来源】为川续断科植物川续断的干燥根。

【效用】

1. 补不足，久服益气力：治疗肝肾不足，腰膝脚弱，阳痿不举，遗精滑精，遗尿尿频等。

2. 主金疮痈伤，折跌，续筋骨：治疗跌扑损伤、骨折筋伤等。

【集释】

1.《本草汇言》："续断，补续血脉之药也。总疗妇人胎前产后一切诸病……又治崩中淋血，肠风下血，痔瘘留血，折伤瘀血诸疾。大抵所断之血脉，非此不续；所伤之筋骨，非此不养；所滞之关节，非此不利；所损之胎孕，非此不安。久服常服，能益气力，有补伤、生血之效。补而不滞，行而不泄，故女科、外科取用恒多也。"

2.《本草崇原》："续断气味苦温，根色赤黄，晒干微黑，折有烟尘，禀少阳阳明火土之气化，而治经脉三因之证。主治伤寒者，经脉虚而寒邪侵入，为外因之证也。补不足者，调养经脉之不足，为里虚内因之证也。金疮者，金伤成疮，为不内外因之证也。经脉受邪，为痈为疡，亦外因也。折跌而筋骨欲续，亦不内外因也。妇人经脉不足而乳难，亦里虚内因也。续断禀火土之气，而治经脉三因之证者如此。久则火气盛，故益气。土气盛，故益力也。"

3.《本草备要》："续断，苦温补肾，辛温补肝。能宣通血脉而理筋骨。主伤中，补不足。暖子宫，缩小便，破瘀血。治腰痛胎漏，怀妊沥血，崩带遗精，肠风血痢。又主金疮折跌，以功命名。止痛生肌，女科外科，需为上剂。"

【阐微】

1. 续断"主伤寒"作用的讨论。

《本草崇原》云："续断，主治伤寒者，经脉虚而寒邪侵入。"《神农本草经百种录》云："续断，味苦，微温。主伤寒，苦温能散寒。"《神农本草经读》云："续断，气味苦温，为少阴、阳明火土之气化，故寒于经络而能散之。"续断有温补之性，故主伤寒，系指寒邪侵袭筋脉。

2. 续断"主妇人乳难"作用的讨论。

《说文解字》曰："乳，人及鸟生子曰乳，兽曰产。"乳难，即产难古称，亦称难产。《滇南本草》云："安胎，治妇人白带，生新血，破瘀血，落死胎。"《日华子本草》云："破癥结、瘀血……妇人产前后一切病……胎漏。"《神农本草经疏》云："续断……入足厥阴、少阴，为治胎产，续绝伤，补不足，疗金疮，理腰肾之要药。"《本草备要》云："暖子宫，缩小便，破瘀血。治腰痛胎漏，怀妊沥血。"《名医别录》言其有"通滞之功"。由此可见，续断既有温补之性，又有通利之性，虚能补之，瘀滞通之，所以续断既可用于难产死胎，亦可用于胎动不安，后世医家只言其安胎之功是不全面的。

漏 芦

【原文】漏芦①，味苦咸，寒。主皮肤热，恶疮，疽痔，湿痹，下乳汁。久服轻身益气，耳目聪明，不老延年。一名野兰。生山谷。

【注释】

①漏芦：《新修本草》云："漏芦，俗名荚蒿，茎叶似白蒿，花黄，生荚，长似细麻，如箸许，有四五瓣，七月、八月后皆黑，异于众草蒿之类也。常用其茎叶及子，未

见用根。其鹿骊，山南谓之木黎芦，有毒，非漏芦也。"《本草纲目》载："《本经》名野兰，苏恭名荚蒿，《日华》名鬼油麻。时珍曰：屋之西北黑处谓之漏。凡物黑色谓之卢。此草秋后即黑，异于众草，故有漏卢之称。唐韵作篇，其荚如麻，故俗呼为鬼油麻云。"

【来源】为菊科植物祁州漏芦的干燥根。

【效用】

1. 主皮肤热，恶疮，疽痔，湿痹：治疗热毒疮痈，瘰疬，恶毒疮，顽疮，湿痹拘挛等。

2. 下乳汁：治疗乳痈、乳房胀痛、乳汁不下等。

3. 久服轻身益气，耳目聪明：治疗目赤肿痛；久服可以去除热毒之气而脏腑安，身体健康，则延年益寿。

【集释】

1. 《本草纲目》："下乳汁，消热毒，排脓止血，生肌杀虫。故东垣以为手足阳明药，而古方治痈疽发背，以漏芦汤为首称也。"

2. 《神农本草经疏》："入足阳明、少阳、太阳，手太阴、阳明。寒而通利之药也。故主皮肤热，恶疮疽痔，湿痹，下乳汁。"

3. 《本草求真》："漏芦专入胃。味苦而咸。气寒有毒。凡苦则下泄。咸则软坚。寒则胜热。漏芦气味俱备。其性专入阳明胃经。故凡痈疽背发，乳汁不通及预解时行痘毒者，咸须仗此以解毒邪。俾邪尽从便出而解矣。诸症非尽热毒而起，不得妄用。然书又云，遗精尿血能止，亦因毒解热除自止之意，非因漏芦寓有收涩之力也。但气虚疮疡不起及孕妇有病者切忌。"

【阐微】漏芦"久服轻身益气，耳目聪明，不老延年"作用的讨论。

《神农本草经疏》言："《本经》久服轻身益气，耳目聪明，不老延年者，盖亦通指热散病除，则脏腑自安，精神自倍，而臻乎寿考也。"《新修本草》曰："止遗溺，热气疮痒如麻豆，可作浴汤。"又言："疗诸瘘疥，此久服甚益人，而服食方罕用之。"可见漏芦之所以久服轻身益气，概因其能清散郁热邪毒，使脏腑安宁，气血调畅，故能使人"耳目聪明，不老延年"。现代研究表明：漏芦能使亚急性衰老大鼠脑组织的 SOD 活性增强，降低 MDA 的含量，抑制 MAO 活性。同时电子显微镜观察到，漏芦提取物可以减轻 D - 半乳糖导致的线粒体等超微结构的改变。提示：漏芦提取物对 D - 半乳糖致衰老小鼠具有抗衰老作用。这与《神农本草经》所言的"延年不老"相符。

营　　实

【原文】营实①，味酸，温。主痈疽恶疮，结肉，跌筋，败疮，热气，阴蚀不瘳，利关节。一名墙薇，一名墙麻，一名牛棘。生川谷。

【注释】

①营实：《本草纲目》云："其子成簇而生，如营星然，故谓之营实。"

【来源】为蔷薇科植物野蔷薇的果实。

【效用】

1. 主痈疽恶疮，结肉，跌筋，败疮：治疗疮痈肿毒、瘰疬、跌打损伤、疮疡溃后不敛等。

2. 主热气：治疗阳气郁积于体内所导致的热证。

3. 主阴蚀不瘳：治疗女子外阴部疮疡不愈等。

4. 主利关节：治疗风湿痹证，关节活动不利等。

【集释】

1.《本草汇言》："此药华于春而实于夏，得木火之化，其气芬芳，宜其有通畅血脉，发越毒气之用也。"

2.《本经逢原》："蔷薇乃野生之白花者。性专解毒，其实兼能散结，结肉跌筋败疮阴蚀，皆得疗之。《本经》所主，皆言其实，根能入阳明经除风杀虫，故痈疽疮癣常用之。"

3.《本经疏证》："夫痈疽、恶疮、结肉、跌筋、败疮、热气、阴蚀不瘳，病根皆在关节之外，而致关节不利，则是邪从外扰，用能使内者安而外者自脱，非所谓病在外而使收功于内乎！五脏客热、邪逆气、疽癞、诸恶疮、金疮、伤挞，病根咸在肌肉之内，而致肌肉久不敛，则是邪从内外达，能使外者敛而内者自和，非所谓病在内而使收功于外乎！"

【阐微】营实药性的讨论。

《神农本草经》载营实性温，但又言其"主热气"。《名医别录》言其"微寒"。《日华子本草》云："味苦、涩、冷，无毒。治热毒风，痈疽，恶疮，牙齿痛，治邪气，通血经，止赤白痢，肠风泻血，恶疮疥癣，小儿疳虫肚痛。"《本草纲目》云："营实、蔷薇根，能入阳明经，除风热湿热，生肌杀虫，故痈疽疮癣古方常用，而泄痢、消渴、遗尿、好瞑，亦皆阳明病也。"现代《中药大辞典》及《中华本草》均将其药性定为"凉"。

天 名 精

【原文】天名精[1]，味甘，寒。主瘀血，血瘕[2]欲死，下血，止血，利小便。久服轻身耐老。一名麦句姜，一名虾蟆蓝，一名豕首。生川泽。

【注释】

[1]天名精：《新修本草》云："鹿活草是也。《别录》一名天蔓菁，南人名为地菘，味甘、辛，故有姜称；状如蓝，故名蛤蟆蓝，香气似兰，故名蟾蜍兰。"《本草纲目》云："天名精，乃天蔓菁之讹也。其气如豕彘，故有豕首、彘颅之名。昔人谓之活鹿草，俗人因其气臊，讹为狐狸臊者，是也。"

[2]血瘕：指妇女产后瘀血内阻，气血相搏所致之证。

【来源】为菊科植物天名精的全草。

【效用】

1. 主瘀血，血瘕欲死，下血：治疗妇女产后，瘀血内阻所致的血瘕，症见腰痛不可俯仰，小腹里急疼痛难忍，痛无定处，恶露不止等。

2. 主去痹：治疗痹证。

3. 主除胸中结热，止烦：治疗胸膈痞闷、烦热等。

【集释】

1.《神农本草经疏》："天名精禀天地清阳之气，故味甘辛，气寒而无毒。阴入血，甘亦入血，辛能散结，寒能除热，故主瘀血，血瘕欲死，下血，止血。小便不利由于内热，除热则小便自利也。小虫者，湿热所生也。辛寒能散湿祛热，则小虫自除也。除痹者，去湿之功也。除胸中结实，止烦渴，祛热散结益阴之功也。逐水者，湿热散则水自消也。"

2.《本经逢原》："天名精功专散血，有破宿生新之功，故《本经》言下血止血，又能涌吐风痰，杀虫解毒。擂汁服之，能止痰疟，漱之止牙痛，捣之敷蛇伤，煎服除淫秽邪毒，从小便泄出。凡乳蛾喉咙肿痛，及小儿急慢惊风，牙关紧急，不省人事者，捣绞和酒灌之。咽喉肿塞，痰涎壅滞，捣汁鹅翎扫入，去痰立效。"

3.《本草正义》："天名精禀寒凉直降之性，而能通结破血利水，故所主皆血瘀热结水停之证。《本经》又称其止血，则气火上炎之失血、吐衄等证，得此寒降，血可自止。《别录》称其玄痹，则热邪壅于经络，而为关节不利之热痹，非并能疗寒湿之痹着也。小虫者，皆湿热所生，利水以去湿，寒凉以胜热，则虫自可除。"

【阐微】天名精"久服轻身耐老"作用的讨论。

天名精仅《神农本草经》言其"久服轻身耐老"，而后世本草多围绕其"主瘀血，血瘕欲死，下血，止血，利小便"有所补充或发挥。《新修本草》曰："主破血，生肌，止渴，利小便，杀三虫，除诸毒肿，疗疮，瘘痔，金疮内射，身痒瘾疹不止者，揩之立已。"《本草纲目》曰："其功大抵只是吐痰止血杀虫解毒，故擂汁服之能止痰疟，漱之止牙疼，揉之傅蛇咬，亦治猪瘟病也。"《神农本草经疏》却补充："脾胃寒薄，性不喜食冷，易泄，无渴者勿服。"现代《中华本草》言其功效清热，化痰，解毒，杀虫，破瘀，止血；主治乳蛾、喉痹、急慢惊风、牙痛、疔疮肿毒、痔瘘、皮肤痒疹、毒蛇咬伤、虫积、血瘕、吐血、衄血、血淋、创伤出血。说明现代天名精已不宜久服，至于是否可以抗衰老有待研究。

决 明 子

【原文】决明子①，味咸，平。主青盲②，目淫肤③，赤白膜④，眼赤痛，泪出。久服益精光⑤，轻身。生川泽。

【注释】

①决明子：《说文解字》云："决，行流也。"决定。《说文解字》云："明，照也。"《本草纲目》云："以明目之功而名。"

②青盲：《说文解字》云："青，东方色也。"喻年少。《说文解字》云："盲，目

无牟子也。"《韩非子》云："目不能决黑白之色则谓之盲。"《诸病源候论》云："青盲者，眼本无异，瞳子黑白分明，直不见物耳。"

③目淫肤：《说文解字》云："目，人眼，象形。""淫，侵淫随理也。"《诸病源候论·目息肉淫肤候》云："目生息肉在于白睛、肤睑之间，谓之息肉淫肤。"指角膜生胬肉浸润眼睑内肌肤。

④赤白膜：《说文解字》云："赤，南方色也。""白，西方色也。阴用事，物色白。""膜，肉间胲膜也。"即角膜上所生翳膜有赤色、白色。赤色多因血管新生浸润所致。

⑤益精光：《说文解字》云："益，饶也。"亦作溢。《说文解字》云："精，择也。"精，通"睛"。《说文解字》云："光，明也，从火在人上，光明意也。"精光，指眼中的光亮。即眼中光亮四溢。

【来源】 为豆科植物决明或小决明的干燥成熟种子。

【效用】 主青盲，目淫肤，赤白膜，眼赤痛，泪出；治疗目赤涩痛，羞明多泪，视物昏暗，目暗不明等。

【集释】

1.《神农本草经疏》："决明子得水土阴精之气，而兼禀乎清阳者也。故其味咸平。《别录》益以苦甘，微寒而无毒。咸得水气，甘得土气，苦可泄热，平合胃气，寒能益阴泄热，足厥阴肝家正药也。亦入胆肾。肝开窍于目，瞳子神光属肾，故主青盲，目淫肤赤白膜，眼赤痛泪出。《别录》兼疗唇口青，《本经》久服益精光，益阴泄热轻身者，大补肝肾之气所致也。亦可作枕，治头风，明目。"

2.《本草汇言》："祛风散热，清肝明目之药也。肝开窍于目，因而清肝。……又贴心胸，止吐血衄血。作枕，统治头脑耳目，一切风热诸病。"

【阐微】

1. 决明基原的讨论。

《本草纲目》云："决明有二种：一种马蹄决明，茎高三四尺，叶大于苜蓿，而本小末奓，昼开夜合，两两相帖，秋开淡黄花五出，结角如初生细豇豆，长五六寸。角中子数十粒，参差相连，状如马蹄，青绿色，入眼目药最良。一种茫芒决明，《救荒本草》所谓山扁豆是也。苗茎似马蹄决明，但叶之木小末尖，正似槐叶，夜亦不合。秋开深黄花五出，结角大如小指，长二寸许。角中子成数列，状如黄葵子而扁，其色褐，味甘滑。二种苗叶皆可作酒曲，俗呼为独占缸。但茫芒嫩苗及花与角子，皆可瀹茹及点茶食；而马蹄决明苗角皆韧苦，不可食也。苏颂言薢茩即决明，殊不类，恐别一物也。"可见现用的决明子与《本草纲目》中的马蹄决明一致。

2. 决明子"久服益精光，轻身"作用的讨论。

《本经逢原》云："《本经》言，久服益精光，轻身，是指目疾人肝热内滞者而言。若脾虚血弱者，过用虚风内扰，在所必致耳。"《神农本草经百种录》云："久服，益睛光，不但能治目邪，而且能补目之精也，其咸降清火功。轻身。火清则体健也。"可见，决明子的"久服益精光、轻身"主要与其清火热之邪作用有关。

丹 参

【原文】丹参①，味苦，微寒。主心腹邪气，肠鸣幽幽如走水②，寒热积聚，破癥除瘕，止烦满，益气。一名郤蝉草。生川谷。

【注释】

①丹参：又名赤参。《本草纲目》云："五参五色配五脏。故人参入脾，曰黄参；沙参入肺，曰白参；玄参入肾，曰黑参；牡蒙入肝，曰紫参；丹参入心，曰赤参。"

②幽幽如走水：指腹中有肠鸣声，如水在肠中流动一般。

【来源】为唇形科植物丹参的干燥根和根茎。

【效用】

1. 主寒热积聚，破癥除瘕：治疗恶寒，发热，积聚，癥瘕等。

2. 主止烦满：治疗心烦不安，心腹胀满等。

【集释】

1.《滇南本草》："补心，生血，养心，定志，安神宁心。（治）健忘怔忡，惊悸不寐。"

2.《神农本草经疏》："入手足少阴、足厥阴经。心虚则邪气客之为烦满。结气久则成痼疾。肝虚则热甚风生。肝家气血凝滞，则为癥瘕，寒热积聚，肾虚而寒湿邪客之，则腰脊强，脚痹。入三经而除所苦，则上来诸证自除。苦能泄，温能散，故又主肠鸣幽幽如走水。久服利人，益气养血之验也。"

3.《本草崇原》："丹参色赤，禀少阴君火之气，而下交于地，上下相交，则中土自和。……丹参上交于下，而治心腹邪气，寒热积聚。君火之气下交，则土温而水不泛溢，故治肠鸣幽幽如走水。破癥除瘕者，治寒热之积聚也。止烦满益气者，治心腹之邪气也，夫止烦而治心邪，止满而治腹邪，益正气所以治邪气也。"

【阐微】

1. 丹参药性的讨论。

《神农本草经疏》言："丹参，《本经》：味苦，微寒。陶云：性热无毒。观其主心腹邪气，肠鸣幽幽如走水，寒热积聚，破癥除瘕，则似非寒药。止烦满，益气，及《别录》养血，去心腹痼疾结气，腰脊强，脚痹，除风邪留热，久服利人，又决非热药。当是味苦平微温。"《本草正义》谓："丹参气味，《本经》《别录》皆谓微寒，而所主心腹邪气，肠鸣幽幽，痼疾结气，无一非寒邪为病，当无用寒药主治之理；而积聚癥瘕，又非温运不通，可疑已极，昔陶隐居已谓其久服眼赤，其性应热。今按色赤行血，断非微寒之物，则石顽《逢原》改作微温，固非武断。即征之《别录》之主腰脊强脚痹，弘景之治风痹足软，《圣惠方》之主寒疝，验之临证功用，无不灼然可信，则寒字之误，无可疑者。而张隐庵、叶天士等，尤专主《本经》，曲曲附会，虽曰尊经之旨宜尔，然反使主治全文，皆迷重雾，则拘迂太过，非真能阐发奥旨者也。"可见，丹参药性是寒是热，历代见解不一。丹参现代临床应用广泛，所治之证，寒热均见，由此分析，丹参平性较为准确。

2. 丹参"益气"作用的讨论。

《本草正义》谓丹参："走窜有余，必非补养之品，《本经》所谓益气，《别录》所谓养血，皆言其积滞既去，而正气自伸之意，亦以通为补耳。"《本经疏证》言丹参："曰益气者，正诩其流动温煦之功，否则味苦气寒，安能益气。"可见，丹参并非有直接益气作用，而是通过活血祛瘀，通畅气血，而使正气充盛。

3. 丹参"主心腹邪气，肠鸣幽幽如走水"作用的讨论。

《本经逢原》指出："《本经》治心腹邪气，肠鸣幽幽如走水等疾，皆瘀血内滞而化为水之候。"《神农本草经百种录》谓："心与脾不和则鸣。"《神农本草经读》则言："君火之气下交，则土温而水不泛溢，故治肠鸣幽幽如走水。"由此可见，丹参所治之"肠鸣幽幽如走水"，其病机为心血瘀阻，子病及母，脾失健运，水湿不化，滞于肠间而成。丹参入心经，功善活血祛瘀，瘀血去则心主血脉正常，脾运恢复，水湿得化，故能除"肠鸣幽幽如走水"。

茜　根

【原文】茜根[①]，味苦，寒。主寒湿风痹[②]，黄疸，补中。生川谷。

【注释】

①茜根：《说文解字》云："茜，茅蒐也。从艸西声。仓见切。"《本草纲目》曰："《本草》言东方有而少，不如西方多，则西草为茜，又以此也。"又言："藏器曰：有名未用，苗根，即茜根也。茜、苗二字相似，传写之误尔。"

②寒湿风痹：风寒湿邪痹阻经络、筋骨、关节引起的痹证。

【来源】为茜草科植物茜草的干燥根和根茎。

【效用】

1. 主寒湿风痹：治疗风寒湿痹。

2. 主黄疸：治疗黄疸。

【集释】

1.《本草纲目》："通经脉，治骨节风痛。活血行血。"

2.《神农本草经疏》："茜根，行血凉血之要药。……主痹及疸。疸有五，此其为治，盖指蓄血发黄，而不专于湿热者也。痹者血病，行血软坚。则痹自愈。"

【阐微】

1. 茜根"补中"作用的讨论。

《本草正义》指出："补中以清热言，热淫于里则中气伤，惟去其热，清其血，则中得其补。"《神农本草经读》谓："风寒湿三气合而为痹，而此能入手足少阴，俾上下交通而旋转，则痹自愈矣。上下交通则中土自和，斯有补中之效矣。"《本经疏证》云："孰知能为痹者，岂但筋骨，凡皮腠、肌肉、血脉皆能致之，即如血脉有壅，营气遂痹而不与卫谐，卫失营欢，捍御弛纵，如是外有寒湿风，则得而乘之，内有湿热，则不得而驱之，此其所谓补中，固宜有异于气化为之者。"可见，茜根并非有直接的补中之功，而是审因论治，通过清热、通经活络、祛除湿热等作用，而使中土安和，发挥补中作用。

《现代实用中药》言茜草："有强壮作用。适用于小儿及孕妇软骨病。"可供参考。

2. 茜根"主黄疸"作用的讨论。

《本草汇言》指出："疸者，湿与热搏滞于血分，惟其散血行血，则湿热亦行，而疸病自退矣。"《本经逢原》谓："《本经》又以治寒湿风痹黄瘅者，是湿热之邪痹著营分，用以清理邪湿则脾胃健运，寒湿风痹无所留著而黄瘅自除矣。"《本草备要》云："疸有五，黄疸、谷疸、酒疸、黄汗疸、女劳疸，此盖蓄血发黄，不专于湿热者也。"可见，茜根治"黄疸"的作用有三方面：其一，通过活血行血清除血分湿热；其二，祛除风寒湿邪，恢复脾的运化功能；其三，活血化瘀，治疗瘀血内阻引起的黄疸。

飞　廉

【原文】飞廉①，味苦，平。主骨节热②，胫重酸疼。久服，令人身轻。一名飞轻。生川泽。

【注释】

①飞廉：《本草纲目》云："飞廉，神禽之名也。其状鹿身豹文，雀头蛇尾，有角，能致风气。此草附茎有皮如箭羽，复疗风邪，故有飞廉、飞雉、飞轻诸名。"

②骨节热：指筋骨关节的风湿热痹。

【来源】为菊科植物丝毛飞廉和节毛飞廉的全草或根。

【效用】

1. 主骨节热，胫重酸疼：治疗筋骨关节的风湿热痹，小腿沉重酸痛等。

2. 久服，令人身轻：长期服用，使人身体轻便。治疗肥胖症等。

【集释】

1.《名医别录》："主治头眩顶重，皮间邪风如蜂螫针刺，鱼子细起，热疮，痈疽，痔，湿痹，止风邪，咳嗽，下乳汁。久服，益气，明目，不老。"

2.《新修本草》："此有两种，一是陶证生平泽中者；其生山岗上者，叶颇相似，而无疏缺，且多毛，茎亦无羽，根直下，更无旁枝，生则肉白皮黑，中有黑脉；日干则黑如玄参。用茎、叶及根，疗疳蚀杀虫，与平泽者俱有验。今俗以马蓟似苦芺为漏芦，并非是也。"

【阐微】飞廉"久服，令人身轻"作用的讨论。

《神农本草经》载飞廉能"久服，令人身轻"，《名医别录》云其"益气，明目，不老"，《本草经集注》载"俗方殆无用，而道家服其茎枝，可得长生"，但自此以后少用。李时珍在《本草纲目》中也有类似疑惑，其云："葛洪《抱朴子》书，言飞廉单服可轻身延寿。又言服飞廉煎，可远涉疾行，力数倍于常。《本经》《别录》所列亦是良药，而后人不知用，何哉？"现代的《中华本草》言其功能祛风，清热，利湿，凉血止血，活血消肿；主治感冒咳嗽，头痛眩晕，泌尿系感染，乳糜尿，白带，黄疸，风湿痹痛，吐血，衄血，尿血，月经过多，功能性子宫出血，跌打损伤，疔疮疖肿，痔疮肿痛，烧伤。也与"令人身轻"无关。是否与其"主骨节热，胫重酸疼"而使身体轻健有关，有待进一步研究。

五 味 子

【原文】五味子①，味酸，温。主益气，咳逆上气，劳伤羸瘦，补不足，强阴，益男子精②。生山谷。

【注释】

①五味子：《尔雅》云："菋，荎藸。"郭璞注："五味也。"《新修本草》云："五味，皮肉甘、酸，核中辛、苦，都有咸味，此则五味具也。"

②男子精：《日华子本草》曰："暖水藏。"《本草求真》曰："强阴涩精……为保肺滋肾要药。"故男子精多指肾精。

【来源】为木兰科植物五味子的干燥成熟果实。

【效用】

1. 主益气，咳逆上气：治疗气虚喘急，以及久咳虚喘等。

2. 主劳伤羸瘦，补不足：治疗虚劳羸瘦等。

3. 益男子精：治疗梦遗遗精，遗尿尿频等。

【集释】

1.《本草崇原》："五味子色味咸五，乃禀五运之精，气味酸温，得东方生长之气，故主益气。肺主呼吸，发原于肾，上下相交，咳逆上气，则肺肾不交。五味子能启肾脏之水精，上交于肺，故治咳逆上气。本于先天之水，化生后天之木，则五脏相生，精气充足，故治劳伤羸瘦，补不足。核形像肾，入口生津，故主强阴。女子不足于血，男子不足于精，故益男子精。"

2.《神农本草经百种录》："肾主收藏，而精者肾之所藏者也，故收敛之物无不益肾，五味形又似肾，故为补肾之要药，此以味为治也，凡酸味皆敛，而五味酸之极，则敛之极，极则不止于敛，而且能藏矣，藏者，冬之令，属肾，故五味能补肾也。"

3.《本草求真》："盖气发于胃出于肺，若阴虚火起，则气散而不收，而烦渴咳嗽遗精汗散等症，因之互见，故必用以酸咸，则气始有归宿，而病悉除。至云能以除热者，是即气收而火不外见之意也。所云能暖水脏者，是即肾因得温而气得暖而藏之也。但寒邪初冒，脉实有火者禁用。"

【阐微】

1. 五味子性味的讨论。

《新修本草》云："五味，皮肉甘、酸，核中辛、苦，都有咸味，此则五味具也。《本经》云味酸，当以木为五行之先也。"《本草求真》谓："五味（专入肺肾），味虽有五（皮甘，肉酸，核中苦辛，皆咸），而酸咸俱多。其性亦温，故书载能敛气滋水，益气生津，补虚明目，强阴涩精，止呕除泻，宁嗽定喘，除烦止渴，消肿解酒，收耗散之气，瞳子散大，为保肺滋肾要药。"可见，五味子虽具五味但以酸咸为主，故而收敛入肺肾。

2. 五味子"强阴"作用的讨论。

《神农本草经》云五味子"强阴。"《名医别录》云："生阴中肌。"《神农本草经百种录》注："气敛则归阴。"《神农本草经校注》尚志均校注曰："义同壮阳。《千金方》治阳事不起，末五味子酒服方寸匕。"《本草纲目》亦记载："《普济方》阳事不起，新五味子一斤，为末。酒服方寸匕，日三服。"可见，五味子不仅有补肾精、敛肾阴的功用，同时还具壮肾阳，治疗阳事不起的功效。

3. 五味子"益气"作用的讨论。

《本经疏证》注："五味子……而生苗于春，开花于春夏之交，结实于秋，是发于木，盛于火，告成于金也。气告成于金，酸味乃胜，是肺媾于肝也。肺媾于肝，肝因媾肺而至脾，脾仍合肺以归肾，是具足三阴之气收之以降，阴亦随之矣，气依味至肾，肾非纳气者欤？此《本经》主治所以首益气，即继以咳逆上气也。第所云'劳伤补不足，强阴，益精'者何？盖肾者主受五脏六腑之精而藏之，肺亦统五脏六腑之气而主之，肾气原上际于肺，肺气亦下归于肾，盖以一气自为升降者也。"可见，五味子因其味入肾而纳气以补气。

兰　草

【原文】兰草①，味辛，平。主利水道②，杀蛊毒，辟不祥。久服，益气轻身，不老，通神明。一名水香。生池泽。

【注释】

①兰草：《开宝本草》云："叶似马兰，故名兰草。"

②水道：指水液运行的道路。小肠能泌别清浊，清者输布全身，水液下入膀胱；浊者下注大肠。水道即小肠。

【来源】为菊科植物佩兰的干燥地上部分。

【效用】

1. 主利水道：即利小便之意。治疗水肿、小便不利等。

2. 主杀蛊毒，辟不祥：治疗蛊毒导致的疾病，躲避不吉利的征兆等。

【集释】

1.《神农本草经疏》："兰草禀天地清芬之气以生，故其味辛气平无毒。入手太阴、足阳明胃经。肺主气，肺气郁结则上窍闭，而下窍不通。胃主纳水谷，胃气郁滞，则水谷不以时化，而为痰癖蛊毒。不详之气，亦胃中受病。辛平能散结滞，芬芳能除秽恶，则上来诸证自瘳。大都开胃除恶，清肺消痰，散郁结之圣药也。久服等语，亦言其效之极功。"

2.《本经逢原》："兰气芳香，能辟疫毒恶气。楚人以之为佩。又能辟汗湿之气，故又名辟汗香。入手足太阴、阳明，力能调中消食，去恶气，治哕呕。脾瘅口中时时溢出甜水者，非此不除。按：兰性芳香辛温，专走气道，故能利水调肝和脾，其功倍于藿香。善调呕逆，善积久陈郁之气。《素问》云：五味入口藏于胃，以行其津气，津液在脾，令人口甘，此肥美所发也。其气上溢，转为消渴，治之以兰除陈气也。"

3.《本草正义》："兰草芳香，故能解毒辟秽，而生于水中，则能利水，功用亦于泽兰无甚大别。"

【阐微】

1. 兰草与佩兰名称的讨论。

《神农本草经》所述兰草，据考证为今之佩兰。综观历代本草古籍，对兰草别名的记载，有水香、都梁香、兰泽草、大泽兰、香水兰、香草、省头草、醒头草、孩儿菊、泽兰等，并无佩兰之名。佩兰之名，出自清·张秉成《本草便读》，其在"泽兰"中云："另有佩兰，开郁功多，能省头中垢腻，且可宣除陈腐，辛香较胜，堪医脾病消瘅。"其后，张山雷《本草正义》在"兰草"药中云："近来省头草一味，医界之能读《本经》而辨识药草者，群以为即是《本经》中之兰草矣。然一举笔一启口之间，绝不有兰草之名称，不成为省头草，即称为佩兰，隐然借《楚辞》"纫秋兰以为佩"之"佩"字作依据，至问其来历，则云不知始是何人，是又数典而忘其祖矣。"并另列"佩兰""省头草"二药，其中言道："《本经》兰草列于上品，而今之市肆无之。以古今熟在人口之兰字，而药肆中莫能举其名，可谓此即古书之兰草，证以骚人纫兰为佩，颇为近似。"可见，佩兰名之来历，缘于古代有佩带兰草以辟秽的习俗。因此，《中国药学大辞典》对佩兰名之解释言："夏月佩之辟秽，气香如兰，故名。"

2. 兰草与泽兰的讨论。

《本草经集注》在兰草下记载："今东间有煎泽草名兰香，亦或者此也，生湿地。"认为兰香即兰草。李当之《药录》云："兰草是今人所种都梁香草也，泽兰亦名都梁香。"认为兰草即泽兰。恭曰："兰即兰泽香草也。圆茎紫萼，八月花白。俗名兰香，煮以洗浴。生溪涧水旁，人间亦多种之，以饰庭池。陶所引煎泽草、都梁香者是也，而不能的识。"亦将煎泽草（即泽兰）视为兰草。然后世多数医家对此不敢苟同。陈藏器指出："兰草、泽兰二物同名，陶不能知，苏亦强有分别。兰草生泽畔，叶光润，根小紫，五月、六月采阴干，即都梁香也。泽兰叶尖，微有毛，不光润，方茎紫节，初采微辛，干亦辛。苏云八月花白者，即泽兰也，以注兰草，殊误矣。"《本草图经》在泽兰中言："此与兰草大抵相类，但兰草生水旁，叶光阔，阴小紫，五六月盛。而泽兰生水泽中，及下湿地，叶尖，微有毛，不光润，方茎紫节，七月、八月初采，微辛，此为异耳。"《本草纲目》曰："兰草、泽兰一类二种也。俱生水旁下湿处。二月宿根生苗成丛，紫茎素枝，赤节绿叶，叶对节生，有细齿。但以茎圆节长，而叶光有歧者，为兰草；茎微方，节短而叶有毛者，为泽兰。嫩时并可揉而佩之，八九月后渐老，高者三四尺，开花成穗，如鸡苏花，红白色，中有细子。雷敩《炮炙论》所谓大泽兰，即兰草也；小泽兰，即泽兰也。"《本草便读》指出："佩兰，功用相似泽兰，而辛香之气过之，故能解郁散结，杀蛊毒，除陈腐，濯垢腻，辟邪气。至于行水消瘀之效，二物亦相仿耳，但泽兰治水之性为优，佩兰理气之功为胜，又为异也。"综上所述，兰草、泽兰唐以前曾将二者混为一谈，唐以后多家本草进行纠正。兰草、泽兰非为异名同物的一味药，而是名称不同的两味药，二者在生长环境、植物形态、功用等方面均有区别。《神农本草经》之兰草，为今之佩兰；古之泽兰，今之名亦称泽兰，为唇形科植物毛叶地瓜儿苗的干燥地上部分，功效活血祛瘀、利水消肿，主治瘀血证、水肿等。

蛇 床 子

【原文】蛇床子①，味苦，平。主妇人阴中肿痛，男子阴痿湿痒②，除痹气③，利关节，癫痫，恶疮。久服轻身。一名蛇米。生川谷及田野。

【注释】

①蛇床子：《本草纲目》云："蛇虺喜卧于下食其子，故有蛇床、蛇粟诸名。"

②湿痒：多指湿疹瘙痒。患处皮损潮湿，瘙痒不止，搔破滋水浸淫。

③痹气：《素问·痹论》云："风寒湿三气杂至，合而为痹也。其风气胜者为行痹，寒气胜者为痛痹，湿气胜者为着痹也。"由风、寒、湿三邪侵袭肢体经络，导致肢节疼痛、麻木、屈伸不利的病证。风盛，疼痛游动不定。寒盛，疼痛有定处，遇寒痛甚。湿盛，疼痛固定不宜，阴雨天加重。

【来源】为伞形科植物蛇床的干燥成熟果实。

【效用】

1. 除痹气，利关节：治疗寒湿关节疼痛，屈伸不利，湿痹腰痛等。

2. 主妇人阴中肿痛，男子阴痿湿痒：治疗妇女阴中肿痛，男子阳痿、阴囊湿疹瘙痒。

3. 主癫痫、恶疮：治疗癫痫，疮疡肿毒。

【集释】

1.《神农本草经疏》："蛇床子味苦平。《别录》：辛甘无毒。今详其气味，当必兼温燥，阳也。故主妇人阴中肿痛，男子阴痿湿痒，除痹气，利关节，恶疮。《别录》：温中下气，令妇人子脏热，男子阴强，久服轻身，令人有子。盖以苦能除湿，温能散寒，辛能润肾，甘能益脾，故能除妇人男子一切虚寒湿所生病。寒湿既除，则病去身轻，性能益阳，故能已疾，而又有补益也。"

2.《本草乘雅半偈》："男子阴痿湿痒，妇人阴中肿痛，正厥阴隐僻之地，气闭不通所致。蛇床宣大风力，鼓舞生阳，则前阴疏泄，窜疾自如。并可伸癫痫之气逆于藏，与关节之壅塞不开，痹去则身轻，肝荣则色其色矣。真堪作把握阴阳，维持风色之良剂也。"

3.《本草崇原》："蛇床子气味苦辛，其性温热，得少阴君火之气。主治男子阴痿湿痒，妇人阴中肿痛，禀火气而下济其阴寒也。除痹气，利关节，禀火气而外通其经脉也。心气虚而寒邪盛，则癫痫。心气虚而热邪盛，则生恶疮。蛇床味苦性温，能助心气，故治癫痫恶疮。"

【阐微】

1. 蛇床子"除痹气，利关节，癫痫，恶疮"作用的讨论。

《本草汇言》谓："凡经久一切虚寒湿闭、气滞阴霾之病，厥阴隐僻之病，此药鼓舞生阳，宣导塞通。"《本草正义》谓："《本经》又谓除痹气，利关节，癫痫，则燥烈之性，本能通行经络，疏通关节，然非寒湿及未经法制者，慎勿轻投。《本经》又主恶疮，则外治之药也。……惟治外疡湿热痛痒，浸淫诸疮，可作汤洗，可为末敷，收效甚捷，不得以贱品而忽之。"《本草崇原》云："心气虚而寒邪盛，则癫痫。"指的是蛇床子治疗心肾阳虚，寒湿凌心之癫痫。现代对蛇床子在神经系统方面的作用也进行了初步研究与开发，临床应用尚需进一步总结。

2. 蛇床子"主妇人阴中肿痛、男子阴痿湿痒"作用的讨论。

阴痿，病证名，出《灵枢·经脉》，又称阳痿。吴崑《素问吴注》云："痿，与萎同，草木衰而萎也。阴痿，阴事弱也。"张介宾《类经》注："阴痿，阳不举也。"《素问·五常政大论》云："太阴司天，湿气下临，肾气上从，黑起水变，埃冒云雨，胸中不利，阴痿气大衰而不起、不用。"《中国药典》载蛇床子辛、苦，温。有小毒。归肾经。有燥湿祛风，杀虫止痒，温肾壮阳之效，故治肾阳虚寒湿下袭之女子阴痒带下、湿疹瘙痒，肾虚阳痿，宫冷不孕等。

3. 蛇床子"久服轻身"作用的讨论。

《本草崇原》谓："久服则火土相生，故轻身。心气充盛，故好颜色。"《本草新编》谓："妇人无娠，尤宜久服，则功用颇奇。内外俱可施治，而外治尤良。"蛇床子性温有温肾壮阳之效，适于肾阳虚寒湿之证。然其有小毒，不宜多服久服，孕妇忌用，湿热者亦不宜。

地 肤 子

【原文】地肤子①，味苦，寒。主膀胱热，利小便。补中益精气，久服，耳目聪明，轻身耐老。一名地葵。生平泽及田野。

【注释】

①地肤子：《释名》云："肤，布也，布在表也。"初生茎叶四出，蔓延敷布地表，如地之肤，故名地肤。药用其子，故名地肤子。

【来源】为藜科植物地肤的干燥成熟果实。

【效用】主膀胱热，利小便：治膀胱湿热，小便淋沥、涩痛。

【集释】

1.《本草求真》："地肤子，治淋利水，清热，功颇类于黄柏。但黄柏其味苦烈，此则味苦而甘，黄柏大泻膀胱湿热，此则其力稍逊。凡小便因热而见频数，及或不禁，用此苦以入阴，寒以胜热，而使湿热尽从小便而出也。"

2.《本草求原》："地肤子，清利膀胱邪热，补膀胱阴血，热去则小便利，中焦之阴气自受益，而耳目聪明矣。故有阴火而小便不禁，尿数或淋疝，客热丹毒并治，为末酒服，治白带；同白蔹为丸，治白浊。"

3.《本草正义》："地肤子苦寒泄热，止有清导湿热，通泄小便之用。《神农本草经》又谓：补中益精气。《别录》称其强阴者，乃湿热不扰，而阴精自安之意，断不可拘泥字面，认为补益之品。"

【阐微】

1. 地肤子"主膀胱热，利小便"作用的讨论。

《神农本草经》首倡地肤子"主膀胱热，利小便"作用。性寒清热，利小便则祛湿，地肤子理所当然具有清热祛湿之功。后世医家多用其治疗各种热淋、小便不利。如《千金要方》地肤子汤以之治下焦热结淋证，《子母秘录》以之治妊娠患淋，《医学衷中参西录》以之治阳虚气弱，小便不利，阴虚血亏小便不利等。可见，地肤子清膀胱热而治淋痛，也能通利膀胱以利水。故体内水湿为患，或为白带、淋浊，或为湿疹、湿疮，皆可借其利水祛湿而治之。

2. 地肤子"明目"作用的讨论。

《神农本草经》指出地肤子"补中益精气，久服，耳目聪明，轻身耐老"。将"耳目聪明"与"补虚益精气"联系在一起。后世如《太平圣惠方》治虚劳目暗，用地肤子与生地黄配伍；治雀目，以地肤子与决明子配伍。可见，地肤子确有明目作用。从处方可见，其所治眼目疾患应与血热、肝热有关。可见，地肤子明目与"主膀胱热、利小便"有一定关系。故《本草求原》有"热去则小便利，中焦之阴气自受益，而耳目聪明矣"之论。

景 天

【原文】景天①，味苦，平。主大热，火疮，身热，烦邪恶气，花主女人漏下赤白②，轻身明目。一名戒火，一名慎火。生川谷。

【注释】

①景天：《说文解字》云："景，日光也。"《神农本草经》称"慎火、戒火"，《名医别录》称"救火"。陶弘景曰："众药之名，景天为丽。"故名景天。

②赤白：指妇女带下赤色或白色。

【来源】为景天科植物八宝的全草。

【效用】

1. 主大热，火疮，身热：治疗热毒疮疡、里热较甚。

2. 主烦邪恶气：治疗邪气与恶气所致疾病。

3. 主女人漏下赤白：治疗妇女阴道淋沥出血与带下赤白。

【集释】

1.《名医别录》："味酸，无毒，主治诸蛊毒，痂疕，寒热，风痹，诸不足。久服通神不老。"

2.《本草经集注》："今人皆盆盛养之于屋上，云以辟火。叶，可疗金疮止血，以洗浴小儿，去烦热，惊气。"

3.《神农本草经疏》："景天，当是大寒纯阴之草也。性能凉血解毒，故主大热，火疮身热烦，邪恶气，诸蛊毒，痂疕，寒热风痹，诸不足。热解则毒散血凉，血凉则阴盛故也。花：功用俱如经说，第大苦寒之药，而云轻身明目，通神不老，未可尝试也。"

【阐微】景天药性演变的讨论。

《神农本草经》最早提出本品为平性，但"主大热，火疮，身热"，显然是药性与主治不符。而《神农本草经疏》谓本品"大寒"，功能凉血解毒，《中华本草》谓本品

"性寒"，功能清热解毒，止血。所以本品药性应为寒凉，寒凉才能主大热、火疮、身热。

因 陈

【原文】因陈①，味苦，平。主风湿寒热，邪气，热结②黄疸。久服轻身，益气耐老。生邱陵阪岸上。

【注释】

①因陈：亦写作"茵陈"或"茵陈蒿"。《本草拾遗》曰："此虽蒿类，经冬不死，更因旧苗而生，故名因陈，后加蒿字也。"

②热结：指热邪聚结而出现的病变。《伤寒论》云："伤寒病，若吐、若下后，七八日不解，热结在里，表里俱热，时恶风，大渴，舌上干燥而烦。"

【来源】为菊科植物滨蒿或茵陈蒿的干燥地上部分。

【效用】

1. 主风湿寒热，邪气：治疗湿温暑湿，湿疮瘙痒等。

2. 主热结黄疸：治疗湿热黄疸等。

【集释】

1.《本经逢原》："茵陈有二种：一种叶细如青蒿者，名绵茵陈，专于利水，为湿热黄疸要药。一种生子如铃者，名山茵陈，又名角蒿，其味辛苦小毒，专予杀虫，治口齿疮绝胜，并入足太阳。……《外台》治齿龈宣露，《千金》治口疮齿蚀，并用烧灰涂之，有汁吐去，一宿即效。而杀虫方中，一味煎汤，内服外洗，皆用角蒿，专取逐湿化热之功也。"

2.《本草经解》："茵陈气平微寒，禀天秋平冬寒金水之气，入手太阴肺金、足太阳寒水膀胱经，味苦无毒，得地南方之火味，入手少阴心经，气味俱降，阴也。风为阳邪，湿为阴邪，风湿在太阳，阳邪发热，阴邪发寒也。其主之者，气寒清热，味苦燥湿也。心为君火，火郁太阴，则肺不能通调水道，下输膀胱，而热与湿结矣。太阴乃湿土之经，所以蒸土色于皮毛而成黄疸也。其主之者，苦平可以清心肺，微寒可以解湿热也。"

3.《本草求真》："茵陈，味苦微寒。诸书皆言湿热伏于阳明，用此以入太阳膀胱发汗利水，俾太阳阳明湿热之邪，尽得于药而解矣，且治伤寒时疾狂热，瘅疟头痛头旋，女人疝瘕，亦是湿热为病。但黄原有阴阳寒热之分。阳黄者由热蕴于脾土，如苗值于大旱，则苗必燥而黄，是苗因燥而黄者也。太涝则苗必湿而黄，是苗因湿而黄者也。热为阳，寒为阴，故黄亦以阴阳分之。"

【阐微】

1. 茵陈"久服轻身，益气耐老"作用的讨论。

《本草经解》谓："茵陈气平微寒，禀天秋平冬寒金水之气……久服则燥胜，所以身轻。平寒清肺，肺主气，所以益气。心主血，味苦清心，清则血充华面，所以耐老。心为十二官之主，心安十二官皆安，所以长年也。"《本草崇原》曰："久服则生阳上升，故轻身益气耐老。因陈而生新，故面白悦，长年。"可见，茵陈蒿以其升阳胜湿之性可振奋阳气使人身轻延年。

2. 茵陈治"黄疸"作用的讨论。

《本经疏证》注："风湿寒热，邪气新感者也，热素有者也。新感之邪为素有之热结成黄疸，此证已所谓因陈矣，故《伤寒》《金匮》二书，几若无疸不茵陈者。……清芬可以解郁热，苦寒可以泄停湿耶！盖陈干本能降热利水，复加以叶之如丝如缕，挺然于暑湿蒸逼之时，先草木而生，后草木而凋，不必能发散，而清芳扬溢，气畅不敛，则新感者遂不得解，自是汗出不止于头矣。故曰：'发热，汗出，此为热越，不能发黄也。'"可见，茵陈可以治疗黄疸的新病与久病，即阳黄与阴黄。

沙　参

【原文】沙参①，味苦，微寒。主血积②惊气③，除寒热，补中，益肺气。久服利人。一名知母。生川谷。

【注释】

①沙参：《吴普本草》云："沙参，一名白参。"《本草纲目》云："沙参白色，宜于沙地，故名。"

②血积：《说文解字》云："积，聚也。"《本草纲目》做"血结"，义同"瘀血"。病证名，指体内某部位血液瘀滞。

③惊气：指因受惊吓而招致的气恼。

【来源】北沙参为伞形科植物珊瑚菜的干燥根。南沙参为桔梗科植物轮叶沙参或沙参的干燥根。

【效用】

1. 主血积惊气：治疗肺热燥咳、阴虚久咳、劳嗽痰血、胸痹等。

2. 除寒热：治疗寒热病证。

3. 补中，益肺气：治疗五脏不足、肺气虚等。

【集释】

1.《神农本草经疏》："沙参禀天地清和之气。《本经》：味苦，微寒，无毒。王好古谓：甘而微苦。苦者，味之阴也；寒者，气之阴也；甘乃土之冲气所化。合斯三者，故补五脏之阴。故主血积，惊气，除寒热，补中益肺气。《别录》又疗胸痹，心腹结热，邪气头痛，皮间邪热者，苦能泄热，寒能除热，甘能缓急，益血补中，故疗诸因热所生病，而其功用驯致安五脏补中，久服利人也。入手太阴经。"

2.《本草经解》："沙参气微寒，秉天初冬之水气，入足少阴肾经；味苦无毒，得地南方之火味，入少阴心经。气味俱降，阴也。心主血而藏神，神不宁则血结而易惊矣，结者散之，惊者平之，沙参味苦能散，气寒能平也。心火禀炎上之性，火郁则寒，火发则热，苦寒之味能清心火，故除寒热。阴者所以守中者也，气寒益阴，所以补中。肺为金脏，其性畏火，沙参入心，苦寒清火，故能益肺气也。"

【阐微】

1. 沙参清肺而不腻滞的讨论。

《本经逢原》谓："沙参专泄肺气之热，故喘嗽气壅，小便赤涩不利，金受火克，阴虚失血，或喘咳寒热及肺痿等疾宜之。"《本草正义》云："沙参之味，虽不甚苦，而寒性独著。体质轻清，气味俱薄，具有轻扬上浮之性，故专主上焦，而走肺家。《本经》称其益肺气者，去其邪热，即所以益其正气，本非补益之正义，而后人竟误认为补肺专药，不知肺有余热，清之固宜，而肺气不足，清之已谬。虽曰沙参轻清，尚不至如蕤、麦、知母之腻滞，然寒性颇盛，肺无热邪，亦足以暗伐生机而酿寒变，缪仲醇仅禁用于肺寒卡死，犹嫌其疏而未密耳。李濒湖《纲目》以沙参主肺痿，亦取其补肺也。若申言之，则肺痈、肺痿证情近似，而一实一虚，大相反背。痈者壅塞，本是实热，急须清泄，不嫌寒凉；痿者痿败，已是虚怯，所宜扶持，岂容苦寒！惟肺痿一候，固多咳呛脓痰，虚火犹炽，则沙参清热而不腻，犹为相宜。"可见，沙参既能补肺阴，又能清肺热，为清肺而不腻滞之要药。

2. 沙参"主血积惊气"作用的讨论。

《本草思辨录》云："《本经》沙参主血积惊气，除寒热。血积二字，惟徐氏最为得解，云沙参为肺家气分中理血之药，色白体轻，疏通而不燥，润泽而不滞，血阻于肺者，非此不能清之。曰理血，曰血阻，曰清之，恰合沙参治血之分际。与桃仁为肺药而主瘀血之闭者，大有不同。热伤其气，斯气阻而血亦阻，心以扰乱而惊气，营卫愆其度而有寒热，非甚重之证，故得以沙参主之。"可见沙参治疗血积惊气的作用机理。

3. 南沙参、北沙参性能异同的讨论。

《本经逢原》云："沙参甘淡微寒，无毒。有南北二种，北者质坚、性寒，南者体虚力微。反藜芦。"《本草正义》云："沙参古无南北之别，石顽《逢原》始言沙参有南北二种，北者质坚性寒，南者质松力微，赵氏《纲目拾遗》引《药性考》谓南沙参形粗，似党参而硬，味苦性凉，清胃，泻火解毒，止嗽宁肺。颐按今市肆中北沙参坚实而瘦，南沙参空松而肥，皆微甘微苦，气味轻清，而富脂液，故专主上焦，清肺胃之热，养肺胃之阴，性情功用，无甚区别。"《本草便读》云："沙参清养之功，北逊于南；润降之性，南不及北。"从药物来源而言，北沙参为伞形科植物珊瑚菜的干燥根，南沙参为桔梗科植物轮叶沙参或沙参的干燥根，两者功用同中有异，用当区别。

4. 沙参、人参性能异同的讨论。

《本草纲目》云："人参甘苦温，其体重实，专补脾胃元气，因而益肺与肾，故内伤元气者宜之。沙参甘淡而寒，其体轻虚，专补肺气，因而益脾与肾，故金能受火克者宜之。一补阳而生阴，一补阴而制阳，不可不辨之也。"《本草新编》云："沙参味苦而甘，气微寒，无毒。入肺、肝二经。治诸毒，排脓消硬，宁五脏，益肺补肝，止疝气绞疼实神，散浮风瘙痒，除邪热，去惊烦。可为君药，但其功甚缓，必须多用分量为得。易老用代人参，乃过矣。说者论其能安五脏，与人参同功，又云人参补五脏之阳，沙参补五脏之阴，皆不知沙参之功用而私臆之也。夫沙参止入肺、肝二经，诸经不能俱入也。既不能俱入，何以本草言其能安五脏。不知人身肺、肝病，乃五脏不安矣。沙参能滋肺气，乃上焦宁谧，而中、下二焦安有乱动之理。沙参又善通肝气，肝气通，乃中、下二焦之气亦通。下气既通，岂有逆而上犯之变哉？此上焦又安其位，无浮动之病也。安五脏之义如此，而古今差会其意，谓沙参能安五脏，用之以代人参，误矣。然乃沙参非补阴之物乎？沙参不补阴，何如能入肝、肺之经。沙参盖肝、肺二脏之阴，非补心、脾、肾三脏之阴也，且阴阳之功用不同。人参补阳，能回阳于顷刻；沙参补阴，则不能回阳于须臾，故人参少用，可以成功；而沙参非多用，必难取效，是沙参不可以代人参，又明矣。"可见，沙参不能代替人参使用。

徐 长 卿

【原文】徐长卿①，味辛，温。主鬼物百精②，蛊毒，疫疾邪恶气，温疟③。久服，强悍轻身。一名鬼督邮。生山谷。

【注释】

①徐长卿：药名。《吴普本草》称为石下长卿，其曰："徐长卿，一名石下长卿，其为一物甚明，但石间生者为良。"《本草纲目》云："徐长卿，人名也，常以此药治邪病，人遂以名之。"

②鬼物百精：《说文解字》云："鬼，鬼怪。喻指令人怪异惊惧的事物。百精，指各种神灵。"古人对某些原因不明的神经疾患，或精神疾患，以及慢性传染病等，都视为鬼物百精。

③温疟：指先发烧后发冷的疟疾。《素问·疟论》云："阳盛则热矣，衰则气复反入，入则阳虚，阳虚则寒矣，故先热而后寒，名曰温疟。"

【来源】为萝藦科植物徐长卿的干燥根及根茎。

【效用】

1. 主鬼物百精：治疗神经衰弱、脏躁等。

2. 主疫疾邪恶气，温疟：治疗疟疾等传染性疾病。

【集释】

1.《本草蒙筌》："去蛊毒疫疾，杀鬼物精邪。温疟祛，恶气逐。久服强悍，轻身延年。"

2.《本草纲目》："《抱朴子》言：上古辟瘟疫有徐长卿散，良效。今人不知用此。"

【阐微】

1. 徐长卿与石下长卿的讨论。

《吴普本草》云："徐长卿，一名石下长卿。"《大观本草》《重修政和经史证类备用本草》"有名未用类"，另有石下长卿，并言其："味咸。主鬼疰，精物，邪恶气，杀百精，蛊毒，老魅注易，亡走啼哭，悲伤，恍惚。一名徐长卿。生陇西池泽山谷。"然《名医别录》对石下长卿却补充了"有毒"。陶弘景在《本草经集注》中单列徐长卿、石下长卿条，将徐长卿归于草木上品卷，石下长卿归于草木下品卷，在徐长卿条下言："此又名徐长卿，恐是误尔，方家无用。此处俗中皆不复识也。"陶弘景认为二者属于不同种类的药材。直至明朝李时珍在《本草纲目》中才明确指出："今考二条功疗相似，其为一物甚明，但石间生者为良。前人欠审，故尔差舛。"虽现代也有学者认为徐长卿与石下长卿为一物，但徐长卿味辛，无毒；石下长卿咸、平，有毒，二者究竟是否为一物，还应进一步考证。

2. 徐长卿"主鬼物百精"作用的讨论。

《神农本草经》谓其"主鬼物百精"，治鬼疰精物邪气，亡走啼哭，悲伤恍惚。可见，古代本草将徐长卿用于治疗精神疾患。现代研究发现，徐长卿主含的牡丹酚、异牡丹酚等化学成分具有明显的镇痛、镇静作用。目前临床上也有用于治疗神志恍惚、神经衰弱、躁狂型精神病等，这与徐长卿功能主治基本一致，其使用状况与历代本草的记载既有继承，又有所发挥。

3. 徐长卿"久服强悍轻身"作用的讨论。

《神农本草经》载徐长卿能"久服强悍轻身"，可能与其逐邪去恶有关，久服气血通畅，正气充沛，邪难侵入，《本草经集注》言其"强悍宜腰脚"，故"强悍轻身"。现代药理研究发现，徐长卿具有抗氧化作用，可保护心肌细胞，对机体细胞免疫功能有调节作用。此外，还具有降血糖、降压功能。其补益作用是否与这些药理作用有关，尚需进一步研究证实。

石 龙 刍

【原文】石龙刍①，味苦，微寒。主心腹邪气，小便不利，淋闭，风湿，鬼疰②，恶毒。久服，补虚羸，轻身，耳目聪明，延年。一名龙须，一名草续断，一名龙珠。生山谷。

【注释】

①石龙刍：《本草纲目》曰："刈草包束曰刍。此草生水石之处，可以刈束养马，故谓之龙刍。"

②鬼疰：疰，森立之本作"注"。《诸病源候论》曰："注之言住也，言其连滞停住也。人有先无他病，忽被鬼排击，当时或心腹刺痛，或闷绝倒地，如中恶之类，其得差之后，余气不歇，停住积久，有时发动，连滞停住，乃至于死。死后注易旁人，故谓之鬼注。"

【来源】为灯心草科植物石龙刍的全草。

【效用】主小便不利，淋闭，风湿：治疗小便不利，淋证，风湿痹证等。

【集释】

1.《本草崇原》："石龙刍气味苦寒，生于水石间，得少阴水精之气化，故以龙名。又，龙能行泄其水精也，主治心腹邪气者，少阴水精之气，上交于心，则心腹之邪气可治也。小便不利、淋闭者，热邪下注而病淋，浊气不下化而仍闭结，皆为小便不利。龙刍能启水精之气，上交于心，上下相交，则小便自利矣。又，少阴神气外浮，则能去风湿。少阴神气内藏，则能除鬼疰也。又曰：恶毒者，言鬼疰之病，皆恶毒所为，非痫毒也。久服则水火相济，故能补虚羸而轻身。精神充足，故耳目聪明而延年。"

2.《本经逢原》："龙刍生水中，性专利水。《神农本草经》所主心腹邪气，亦是因水湿潴积所致，其败席治淋及小便不通。昔人用以煮服，莫若烧灰酒服更良。"

【阐微】石龙刍"久服，补虚羸，轻身，耳目聪明，延年"作用的讨论。

《神农本草经》载石龙刍"久服，补虚羸，轻身，耳目聪明，延年"，《名医别录》言其"补内虚不足"，《本草崇原》云其"久服则水火相济，故能补虚羸而轻身，精神充足，故耳目聪明而延年"，然后世本草书籍皆以其作为利水通淋之专药，未再以其补虚扶弱，有待进一步研究。

云　实

【原文】云实①，味辛，温。主泄利，肠澼，杀虫，蛊毒，去邪恶结气，止痛除热，花主见鬼精物，多食令人狂走。久服，轻身通神明。生川谷。

【注释】

①云实：《吴普本草》名"员实、天豆"。《广雅》云："天豆，云实也。"本品为攀援植物，荚果多生高处，云实、天豆之名或缘于此。

【来源】为豆科植物云实的种子。

【效用】

1. 主泄利，肠澼：治疗痢疾、疟疾等。

2. 主杀虫，蛊毒，去邪恶结气：治疗小儿疳积、虫积以及因中蛊毒所致的多种病证。

【集释】《本草经集注》："云实，味辛、苦，温，无毒。主治泄痢肠澼，杀虫蛊毒，去邪恶结气，止痛，除寒热、消渴。花：主见鬼精物，多食令人狂走。杀精物，下水，烧之致鬼。久服轻身，通神明，益寿。一名员实，一名云英，一名天豆。生河间川谷。十月采，暴干。"

【阐微】

1. 云实药名的讨论。

《名医别录》曰："一名员实，一名云英，一名天豆。"《新修本草》谓："云实，大如黍及大麻子等，黄墨似豆，故名天豆。丛生泽旁，高五六尺。叶如细槐，亦如苜蓿，枝间微刺。俗谓苗为草云母。陶云似蓇葖，非也。"《本草纲目》云："员亦音云，其义未详。豆以子形名。羊石当作羊矢，其子肖之故也。"

2. 云实毒性的讨论。

云实的毒性历代本草存在争议，《神农本草经》《名医别录》《本草经集注》《开宝本草》《本草品汇精要》皆记载云实"无毒"，《本草纲目》认为其有毒，曰："莨菪、云实、防葵、赤商陆皆能令人狂惑见鬼，昔人未有发其义者。盖此类皆有毒，能使痰迷心窍，蔽其神明，以乱其视听故耳。"现代研究证明，云实全株有毒，茎毒性最大，人误食后兴奋，烦躁，与《本草纲目》"多食令人狂走"之说相符。

3. 云实花"久服，轻身通神明"作用的讨论。

《神农本草经》记载云实："花：主见鬼精物，多食令人狂走。久服，轻身、通神明。"李时珍在《本草纲目》则明确指出："云实花既能令人见鬼发狂，岂有久服轻身之理，此古书之讹也。"尚志钧在《神农本草经校注》中曰："久服轻身通神明，原方士之言，方士盛行于汉代，《汉志》载方士书十家205卷。《本经》收录此等话，皆是受方士书影响所致。这也说明《本草经》写作时间，当在汉代。《本经》收载方士之言，不仅此条，几乎绝大部分上品药，都杂有方士'久服不老延年神仙'。"可见，后人以讹传讹，认为云实不仅无毒，还有延年益寿之功的观点应予以纠正。

王 不 留 行

【原文】王不留行①，味苦，平。主金疮，止血逐痛，出刺②，除风痹内寒。久服，轻身耐老，增寿。生山谷。

【注释】

①王不留行：《本草纲目》云："此物性走而不住，虽有王命不能留其行，故名。"

②出刺：王不留行性走而不住，亦能使停留的刺外出，故曰出刺。

【来源】为石竹科植物麦蓝菜的干燥成熟种子。

【效用】

1. 主金疮，止血逐痛，出刺：治疗乳痈肿痛、痈肿等。

2. 除风痹内寒：治疗经闭、痛经、乳汁不下、淋证涩痛、风疹等。

【集释】

1.《神农本草经疏》："王不留行禀土金火之气，故味苦甘平。平者，辛也，其气应温而无毒，苦能泄，辛能散，甘入血，温能行，故主金疮，止血，逐痛出刺，除风痹内寒，痈疽，恶疮瘘乳，妇人难产，入血活血之要药也。若夫心烦，鼻衄，应是血分热病，非同凉血药用，未见其可也。入足厥阴经。"

2.《本草备要》："甘苦而平。其性行而不住，能走血分，通血脉，乃阳明、冲、任之药。除风去痹，止血定痛，通经行便，下乳催生。治金疮痈疮。出竹、木刺。孕妇忌之。"

【阐微】

1. 王不留行其性下行，走而不守作用的讨论。

《本草纲目》谓："王不留行能走血分，乃阳明冲任之药。俗有'穿山甲，王不留，妇人服了乳长流'之语，可见其性行而不住也。"《本草新编》谓："王不留行，乃利药也。其性甚急，下行而不上行者也，凡病逆而上冲者，用之可降，故可恃之以作臣使之用也。但其性过速，宜暂而不宜久，又不可不知也。"可见王不留行有善于通利血脉，走而不守的作用特点。

2. 王不留行"止血逐痛"作用的讨论。

《本草求真》云："王不留行专入肝胃。在古已命其名，谓此虽有王命，其性走而不守，不能以留其行也。又按古书有云：穿山甲、王不留，妇人服之乳长流。亦云行血之力也。观此数语，已得气味主治大要矣。又著其味曰辛、曰甘、曰平，其气曰温，其功则能入足厥阴肝经血分，去风除痹，通经利便，下乳催生，散痈肿，拔竹刺。与瞿麦同功，则知气味疏泄，洵尔至极，又安能有血而克止乎。何书又言止血定痛，能治金疮，似与行血之意又属相悖。颂曰：张仲景治金疮，有王不留行。贞元《广利方》治诸风痉，有王不留行汤，皆最效。讵知血瘀不行，得此则行，血出不止，得此则止，非故止也，得其气味以为通达，则血不于疮口长流，而血自散各经，以致其血自止，其痛即定，岂必以止为止哉。意义彰明。但古人表著治功，多有如此立说，以留后人思议，不可不细审焉。"《本经疏证》云："人身周流无滞者，血也，观《本经》《别录》取治金疮血出、鼻衄，仍治妇人难产，可见其能使诸血不旁流逆出，其当顺流而下者，又能使之无所留滞，内而隧道，外而经脉，无不如之，则痈疽、恶疮、瘘乳，皆缘血已顺流，自然轻则解散，重则分消矣。血流于脉，风阻之为风痹，内塞血不流畅，血中之气内薄为心烦，能治之者，亦总由血分通顺，故并克取效。仲景用治金疮，义盖本此，后人仿此义，用之治淋，亦大有见解。"可见，王不留行止血定痛与活血通经之间密切相关。

升　麻

【原文】升麻①，味甘辛。主解百毒，杀百老物殃鬼②，辟温疾，障邪毒蛊。久服不夭。一名周升麻。生山谷。

【注释】

①升麻：《广雅》及《吴普本草》并云："升麻，一名周升麻。则周或指周地，如今人呼川升麻之义。"《本草纲目》谓："其叶似麻，其性上升，故名。"

②老物殃鬼：古人迷信，认为人死后，其灵魂为鬼。如果无辜被灾祸波及而死，其灵魂即为殃鬼。古人对不解之病，如突然心腹刺痛，吐血下血，谵妄歌哭等病证，亦称之。

【来源】为毛茛科植物大三叶升麻、兴安升麻或升麻的干燥根茎。

【效用】

1. 解百毒：治疗热毒内盛，牙龈肿痛，口舌生疮，咽喉肿痛，颜面丹毒，双目赤肿，痈肿疮毒等。

2. 辟温疾：治疗外感风热，时气瘟疫，头痛寒热，身发斑疹等。

【集释】

1.《本草汇言》："升麻，散表升阳之剂也。疗伤寒、解阳明在表发热、头额痛、眼眶痛、鼻干不得眠之邪。辟瘟疫，吐蛊毒恶厉之气，发痘瘄于隐密之时，化斑毒于延绵之际。但味苦，寒平，禀天地极清之体，故能效升散之用。所以风寒之邪，发热无汗；风热之邪，头风攻痛，并目疾肿赤、乳蛾喉胀，升麻并皆治之。……此升解之药，故风可散，寒可驱，热可清，疮疹可解，下陷可举，内伏可托，诸毒可拔。又诸药不能上升者，唯升麻可以升之。"

2.《本草备要》："表散风邪，升发火郁，能升阳气于至阴之下，引甘温之药上行，以补卫气于至阴之下，引甘温之药上行，以补卫气之散为实其表。治时气毒疠，头痛寒热，肺痿吐脓，下痢后重，久泄，脱肛，崩中带下，足寒阴痿，目赤口疮，痘疮，斑疹，风热疮痫，解百药毒，吐蛊毒，杀精鬼。"

【阐微】升麻"杀百老物殃鬼"作用的讨论。

《本草崇原》云："升麻，主从中土而达太阳之气。……太阳在上，则天日当空，光明清湛。清湛，故主解百毒。光明，故杀百精老物殃鬼。"《本草备要》云："升麻，解百毒，吐血毒，杀精鬼。性阳、气升、味甘故也。"《神农本草经疏》云："升麻禀天地清阳之气以生，阳草也。……感清阳之气者必能破幽暗，故杀百精老物殃鬼，辟瘟疫瘴气邪气，蛊毒入口皆吐出。"《本草经解》云："升麻气平微寒，秉天秋平冬寒金水之气……气味轻清，阳也。杀百精老物殃鬼者，升麻秉平寒之气，则得清阳通达之性，能破幽暗，制精鬼也。"升麻解毒祛邪，故可杀百老物殃鬼，意指升麻用于治疗雷头风、瘟疫、毒气攻目赤烂、卒毒肿起、黄水疮、瘰疬肿痛、齿风宣露、天行发斑等多种毒邪病证。

第三节　木部上品

牡　桂

【原文】牡桂[1]，味辛，温。主上气咳逆，结气喉痹[2]，吐吸[3]，利关节，补中益气。久服通神，轻身不老。生山谷。

【注释】

[1]牡桂：《尔雅》云："今江东呼桂厚皮者为桂。"郝懿行疏："本草作牡桂，牡、木音相近也。"《南方草木状》云："桂叶似枇杷者为牡桂。"

[2]结气喉痹：结气，思则气结，指气郁。喉痹，一作喉闭。出《素问·阴阳别论》等篇。为咽喉肿痛病证的统称。多指咽喉红肿疼痛，吞咽不利，声音低哑等。

[3]吐吸：《说文解字》云："吐，写也。""吸，内息也。"《释名》云："杨、豫以东，谓泻为吐也。"《汉书》云："今见我毁坏，颜色非故，必畏恶吐弃我。"《正字通》云："气入为吸。"吐吸，吐出吸入的气体。即用口呼气。指因肾气不足，不能纳气所致气不归根，呼多吸少等呼吸困难病证。

【来源】为樟科植物肉桂的干燥树皮。

【效用】

1. 主上气咳逆，结气喉痹，吐吸：治疗久咳虚喘，气郁咽喉不利等。

2. 利关节：治疗关节不利等。

【集释】

1.《重修政和经史证类备急本草》："今俗用牡桂，状似桂而扁广，殊薄，皮色黄，脂肉甚少，气如木兰，味亦类桂，不知当是别树，为复犹是桂生，有老宿者尔，亦所未究。……唐本注云：古方亦用木桂，或云牡桂，即今木桂，及单名桂者是也。此桂花、子与菌桂同，惟叶倍长，大、小枝皮俱名牡桂。然大枝皮肉理粗虚如木，肉少味薄，不及小枝皮肉多，半卷。"

2.《本草乘雅半偈》："牡桂，出合浦交趾、广州象州、湘州桂岭诸处。生必高山之巅，旁无杂树自为林类，叶色尝青，凌冬不凋，如枇杷叶，边有锯齿，表里俱有白毛，中心有纵文两道，宛如圭形，四月有花无实，木皮紫赤，坚厚臭香，气烈味重者为最。枝皮为桂枝。干皮之薄者为桂皮，厚者为桂、为桂心、为肉桂、为官桂。……盖圭之妙用，宣扬宣摄，靡不合和。牡主气结喉痹，神明不通，关节不利，此病之欲宣扬者也。牡则先宣摄中气，而后为宣扬者也。亦主上气咳逆，不能吸入，反吐其吸，此病之欲宣摄者也。牡则先宣扬中气，而后为宣摄者也。……牡则宣扬宣摄中气关节窍脉形藏之四。"

3.《本经逢原》："牡桂辛胜于甘，而微带苦，性偏温散，而能上行。故《本经》治上气咳逆，成无己利肺气，皆取辛散上行之力。时珍不察，乃与桂枝同列，非智者一失欤。盖桂枝是最上枝条，亦名柳桂，言如柳条之嫩小也。盖牡者阳也，牡桂是禀离火纯阳之气，故味带苦，且大且厚，与桂枝绝不相类，何可混言。《本经》言，治上气咳逆，导下焦之阴火逆上也。治结气，辛温开结也。喉痹吐吸，同气相招，以引浮游之火下泄也，然必兼苦寒降泄之味用之。利关节，从内而达于表也。补中益气，久服通神，轻身不老，补助真元，阳生阴长也。然须详素禀丰腴，湿胜火衰者为宜。若瘦人精血不充，火气用事，非可例以为然也。其至心腹冷痛，癥瘕血痹，筋脉拘挛，冷痰霍乱，其功不减肉桂。但治相火不归，下元虚冷，力不能直达下焦，为稍逊耳。"

【阐微】

1. 牡桂、菌桂基原的讨论。

牡、菌二桂，并非出自不同品种，乃是同一植物不同入药部位的两种商品药材，二者可统称为桂。《中药品种理论与应用》记述："古本草之菌桂、牡桂、桂、筒桂、板桂、辣桂、桂枝、桂心等均与现今之肉桂为同一植物来源，其中部分是商品规格名称。"其加工习惯，是将较嫩小枝之皮卷成筒状，即菌桂；干皮制成板状，即牡桂。张廷模在全面考察牡桂的本草文献及牡、壮二字的训诂和书法以后，认为"牡桂"当是"壮桂"之误，统称为桂，且牡桂与菌桂出于一物，前者为干皮，后者为枝皮。

《中华本草》载："桂、牡桂、菌桂为同一物，因皮之老嫩、薄厚、味之浓淡而引出不同名称。"

2. 牡桂"主上气咳逆，结气喉痹，吐吸"作用的讨论。

《本草崇原》谓："桂木凌冬不凋，气味辛温，其色紫赤，水中所生之木火也。上气咳逆者，肺肾不交，则上气而为咳逆之证。桂启水中之生阳，上交于肺，则上气平而咳逆除矣。结气喉痹者，三焦之气，不行于肌腠，则结气而为喉痹之证。桂秉少阳之木气，通利三焦，则结气通而喉痹可治矣。吐吸者，吸不归根，即吐出也。桂能引下气与上气相接，则吸入之气，直至丹田而后出，故治吐吸也。"《本草经解》谓肉桂："肉桂味辛得金味，金则能制肝木，气大热，禀火气，火能制肺金，制则生化，故利肝肺气。"肺肾不足，肾不纳气，肺气不能下纳于肾根而上逆，则虚喘，呼多吸少；虚火，火不归元所致木火刑金，虚火灼伤咽喉而致咽喉不利。肉桂甘温补命门之火，使肺气下纳于肾，配伍补肺益肾之品，故可治疗虚喘；肉桂并可引火归原，配养阴润肺之品，故可疗咽喉肿痛。但肉桂辛热助火伤阴，不宜用于实喘和热邪偏盛之咽喉肿痛。

3. 牡桂"久服通神，轻身不老"作用的讨论。

《本草崇原》谓："久服则阳气盛而光明，故通神。三焦通会元真于肌腠，故轻身不老。"《本草经解》谓肉桂："其通血脉理疏不足者，热则阳气流行，所以血脉通而理疏密也。……久服神仙不老者，辛热助阳，阳明故神，纯阳则仙而不老也。"肉桂辛行，甘温散寒，善温补肾命之火，温通经脉，对肾虚命门火衰者，有交通心肾之功，而心主神志，故谓能通神明。然肉桂毕竟辛热之品，不宜长期多服久服，以免助火生热。

菌　桂

【原文】菌桂[1]，味辛，温。主百病，养精神，和颜色，为诸药先聘通使[2]。久服轻身不老，面生光华媚好，常如童子。生山谷。

【注释】

①菌桂：是将肉桂较嫩小枝之皮卷成筒状，即菌桂。

②先聘通使：《说文解字》云："聘，访也。"其引申义为探求。聘，犹聘请、聘求。《说文解字》云："通，达也。"晋·刘逵注《蜀都赋》引《神农本草经》作"为众药通使"。通使，古代对外使臣。《左传》云："声子通使于晋。"为诸药先聘通使，犹后世本草引药，引诸药力达其病所。

【来源】为樟科植物肉桂的干燥树皮。

【效用】养精神，和颜色：治疗阳痿宫冷，腰膝冷痛，肾虚作喘，虚阳上浮，眩晕目赤，心腹冷痛，虚寒吐泻，寒疝腹痛等。

【集释】

1.《重修政和经史证类备急本草》："今按桂有二种，桂皮稍不同，若菌桂，老皮坚板无肉，全不堪用。其小枝薄卷及二三重者，或名菌桂，或名筒桂。其牡桂，嫩枝皮，名为肉桂，亦名桂枝。……从岭以南际海尽有桂树，惟柳、象州最多。味既辛烈，皮又厚坚，土人所采厚者必嫩，薄者必老。以老薄者为一色，以厚嫩者为一色。嫩既辛香，兼又筒卷。老必味淡，自然板薄。板薄者，即牡桂也，以老大而名焉。筒卷者，即菌桂也，以嫩而易卷。古方有筒桂，字似菌字，后人误而书之，习而成俗，至于书传，亦复因循。……唐本注云：菌者，竹名。古方用筒桂者是，故云三重者良。其筒桂亦有二三重卷者，叶似柿叶，中三道纹，肌理紧薄如竹。大枝、小枝皮俱是菌。"

2.《本草乘雅半偈》："菌主和颜色，使光华外溢，媚好尝如童子，及为诸药之先聘通使，此藏阴之气欲宣扬者也。菌则先宣摄精神，而后为宣扬者也。设宣扬而不先宣摄，宣摄而不先宣扬，斯不和，斯不合矣。菌则宣扬宣摄藏阴神藏之五。"

3.《本经逢原》："《本经》言其养精神，和颜色，有辛温之功，无壮火之患也，为诸药先聘通使。凡开提之药，补益之药，无不宜之。久服而生光华，媚好常如童子，以其质薄、性轻，无桂心、肉桂、牡桂等雄烈之气，力胜真阴之比。《别录》治心痛、胁痛、胁风，温经通血脉，止烦出汗，皆薄则宣通之义。《纲目》乃以《别录》、元素二家之言，皆混列牡桂之下。盖牡桂是桂之大者，功用与肉桂相类，专行气中血滞。筒桂则专行胸胁，为胀满之要药。凡中焦寒邪拒闭，胃气不通，呕吐酸水，寒痰水癖，奔豚死血，风寒痛痹，三焦结滞并宜薄桂，盖味厚则泄，薄则通也。"

【阐微】

1. 菌桂"为诸药先聘通使"作用的讨论。

《本经逢原》谓："菌桂辛而不热，薄而能宣，为诸药通使，故百病宜之。"谓肉桂："气味俱厚，益火消阴，大补阳气，下焦火不足者宜之。其性下行导火之源，所谓肾苦燥，急食辛以润之。"《本草汇言》谓肉桂："假此味厚甘辛大热，下行走里之物，壮命门之阳，植心肾之气，宣导百药，无所畏避，使阳长则阴自消，而前诸证自退矣。"肉桂辛行甘补，少量应用于补气养血之方，有鼓舞气血生长之功，如十全大补汤；用于温补肾阳之方，有引火归原、益火消阴之功，有类似药引作用。

2. 菌桂"久服轻身不老，面生光华，媚好常如童子"作用的讨论。

《重修政和经史证类备急本草》云："然简厚实，气味重者，宜入治脏及下焦药；轻薄者，宜入治头目发散药。故《本经》以菌桂养精神。"《本草经解》谓肉桂："其通血脉理疏不足者，热则阳气流行，所以血脉通而理疏密也。宣导百药无所畏者，藉其通行流走之性也。久服神仙不老者，辛热助阳，阳明故神，纯阳则仙而不老也。"肉桂辛行甘补温通，有引火归原、益火消阴、温通血脉、交通心肾作用，使心血充盈于面而面色红润。

松　脂

【原文】松脂①，味苦，温。主疽，恶疮头疡，白秃，疥，瘙，风气，安五脏，除热。久服，轻身不老，延年。一名松膏，一名松肪。生山谷。

【注释】

①松脂：又名"松膏""松肪""松胶""松香""沥青"等。《本草纲目》曰："松脂则又树之津液精华也。在土不朽，流脂日久，变为琥珀，宜其可以辟谷延龄。"《本草崇原》曰："松木之脂，俗名松香……松脂入土，年深化成琥珀。其脂以通明如熏陆香颗者为胜，乃服食辟谷之品，神仙不老之妙药也。熬化滤过即为沥青。"

【来源】为松科松属数种植物中渗出的油树脂。

【效用】

1. 主疽，恶疮头疡，白秃，疥，瘙：治疗痈疮肿毒，瘘，秃疮，疮疥瘙痒等。

2. 主风气：治疗历节诸风，百节酸痛等。

【集释】

1.《神农本草经疏》："松脂感天之阳气，而得乎地之火土之化者也。故其味苦而兼甘，其气则温，其性无毒。得阳气兼火土，则其性燥，燥则除湿散风寒。苦而燥则能杀虫。甘能除热，胃中伏热散则咽干消渴自止。痹者，风寒湿合而为病也。地之湿气，感则害人皮肉筋脉，此死肌之所由来也。湿热之邪散则血不瘀败，荣气通调而无壅滞，故主疽恶疮。荣和热散，则头疡白秃，疥瘙风气俱愈矣。热消则荣血和，风湿去则卫气安，脾胃健，五脏无病。可知湿去则身轻可必。久服不老延年，固可想见。"

2.《本草备要》："松脂苦甘性燥。祛风去湿，化毒杀虫，生肌止痛。养生家炼之服食，今熬膏多用之。龋齿有孔，松脂维塞，虫即从脂出。"

3.《本经逢原》："松脂得风木坚劲之气，其津液流行皮干之中，积岁结成芳香燥烈，允为方士辟谷延龄之上药。然必蒸炼始堪服食。《本经》所主诸病皆取风燥以祛湿热之患耳。今生肌药中用之者，取其涩以敛之也。"

【阐微】松脂性温而能除热的讨论。

《本草崇原》记载："（松脂）气味苦温，得火气也……木耐岁寒，经冬不凋，具水气也。具水气，故除热。"可见，松脂性虽苦温，因其经冬耐寒而具有除热之功。另松脂具有除湿通络之功，气血通和则内热自除，故《神农本草经疏》曰："松脂感天之阳气，而得乎地之火土之化者也。故其味苦而兼甘，其气则温，其性无毒。得阳气兼火土，则其性燥，燥则除湿散风寒。……湿热之邪散则血不瘀败，荣气通调而无壅滞……热消则荣血和，风湿去则卫气安，脾胃健，五脏无病。"

槐　实

【原文】槐实①，味苦，寒。主五内②邪气热，止涎唾，补绝伤，五痔，火疮，妇人乳瘕③，子脏急痛④。生平泽。

【注释】

①槐实：《说文解字注》云："实，富也。引伸之为草木之实。"槐实即槐树的成熟果实，故名。又作"槐子""槐角"。

②五内：指五脏。《本草崇原》曰："五脏在内，故曰五内。"

③妇人乳瘕：一指妇人产乳（分娩）后所致瘕证。《诸病源候论》云："新产后，有血气相击而痛者，谓之瘕痛。瘕之言假也。"一指妇人乳房结块。

④子脏急痛：子脏，即妇女子宫。《诸病源候论》云："风冷之气，乘其经血，结于子脏，子脏则冷。"子脏急痛即为妇女子宫突然疼痛。《神农本草经疏》认为："子脏急痛，由于血热燥火。"《本经逢原》认为："妇人乳瘕、子脏急痛，皆肝家血热之患。"

【来源】为豆科植物槐的干燥成熟果实。

【效用】

1. 主五内邪气热：治疗肠热便血，肝热头痛，眩晕目赤等。

2. 五痔：治疗诸痔。

【集释】

1.《本草备要》："槐实即槐角，苦寒纯阴。入肝经气分。疏风热，润肝燥，凉大肠。治烦闷风眩，痔血肠风，粪前有血名外痔，粪后有血名内痔，谷道胬肉名举痔，头上有孔名痔瘘，疮内有虫名虫痔。"

2.《本经逢原》："槐者虚星之精，益肾清火，与黄柏同类异治。盖黄柏专滋肾经血燥，此专滋肾家津枯。观《本经》主治，皆脾胃有热阴津不足之病，止涎唾。肾司闭藏之职也，下焦痔瘘肠风，风热便血，年久不止者，用此一味熬膏炼蜜收服。妇人乳瘕、子脏急痛，皆肝家血热之患，用以清热滋燥，诸证自安。上皆指槐角而言。其角中核子专主明目，久服须发不白，益肾之功可知。惟胃虚少食及孕妇勿服。"

【阐微】槐实"主五内邪气热"作用的讨论。

《本草崇原》云:"槐生中原平泽,花黄子黑,气味苦寒,木质有青、黄、白、黑色,老则生火生丹,备五运之全精,故主五内邪气之热。五脏在内,故曰五内。邪气热,因邪气而病热也。肺气不能四布其水精,则涎唾上涌,槐实能止之。肝血不能渗灌于络脉,则经脉绝伤,槐实能补之。心火内盛,则为火疮。脾土不和则为乳瘕。肾气内逆,则子脏急痛。槐禀五运之气,故治肺病之涎唾,肝病之绝伤,心病之火疮,脾病之乳瘕,肾病之急痛,而为五内邪气之热者如此。"《本草求真》云:"以其气皆纯阴,为凉血要药,故能除一切热,散一切结,清一切火也。至书所云能疏肝经风热者,非是具有表性,得此则疏实,因热除而风自息之意。"可见,槐实可以治疗内热诸证。

枸　杞

【原文】枸杞①,味苦,寒。主五内邪气,热中②,消渴,周痹。久服,坚筋骨,轻身不老。一名杞根,一名地骨,一名枸忌,一名地辅。生平泽。

【注释】

①枸杞:此处枸杞实为地骨皮。《本草纲目》云:"枸、杞二树名。此物棘如枸之刺,茎如杞之条,故兼名之。"正如《中华药海》所言:"本品乃枸杞之根皮,入土极深,力能至骨,故名(地骨皮)。"

②热中:《素问·风论》云:"风之伤人,或为寒热,或为热中,热中而目黄。"《灵枢·五邪》云:"热中善饥。"热中则目黄善饥,因内热所致,故热中指体内有热邪。

【来源】为茄科植物枸杞或宁夏枸杞的干燥根皮。

【效用】

1. 主五内邪气,热中,消渴:治疗体内热邪伤阴所致口渴、消渴及周身疼痛不适等。

2. 主周痹:治疗风湿痹证。

3. 坚筋骨:治疗肝肾亏虚,筋骨不健。

4. 轻身不老:治疗精血亏虚之早衰,视物昏花,耳鸣耳聋,筋骨痿软等。

【集释】

1.《本草求真》:"地骨皮专入肺、肾。即枸杞根也。味甘气寒,虽与丹皮同治骨蒸之剂,但丹皮味辛,能治无汗骨蒸,此属味甘,能治有汗骨蒸。""于肺而见消渴,咳嗽不宁,肾火上蒸,靡不用此解除。今人但知芩、连以治上焦之火,知、檗以治下焦之火,而不知地骨皮之甘淡微寒,深得补阴退热之义矣。时珍常以青蒿佐此退热,屡有殊功。李东垣曰:地为阴,骨为里,皮为表,服此既治内热不生,而于表里浮游之邪,无有不愈,此为表里上下皆治之药,而于下为尤切焉。"

2.《医学衷中参西录》:"地骨皮,即枸杞根上之皮也。其根下行直达黄泉,禀地之阴气最厚,是以性凉长于退热。为其力优于下行有收敛之力,是以治有汗骨蒸,能止吐血、衄血,更能下清肾热,通利二便,并治二便因热下血。且其收敛下行之力,能使上焦浮游之热因之清肃，而肺为热伤作嗽者，服之可愈。是以诸家本草，多谓其能治嗽也。惟肺有风邪作嗽者忌用，以其性能敛也。"

【阐微】枸杞不同药用部位功用鉴别与枸杞"补虚"内涵的讨论。

枸杞子为茄科植物宁夏枸杞的干燥成熟果实，地骨皮为茄科植物枸杞或宁夏枸杞的干燥根皮，二者为同一植物的不同部位，为现代临床常用的两味中药。《神农本草经》中枸杞实指现代所谓的地骨皮，但所论述的作用则涉及枸杞子与地骨皮二者的功效。二者功用之区别，恰如《本草新编》所言："枸杞子，味甘、苦，气微温，无毒。甘肃者佳。入肾、肝二经。明耳目，安神，耐寒暑，延寿，添精固髓，健骨强筋。滋阴不致阴衰，兴阳常使阳举。更止消渴，尤补劳伤。地骨皮，即枸杞之根也。性甚寒凉，入少阴肾脏，并入手少阳三焦。解传尸有汗肌热骨蒸，疗在表无汗风湿风痹，去五内邪热，利大、小二便，强阴强筋，凉血凉骨。二药同是一本所出，而温寒各异，治疗亦殊者，何也？盖枸杞秉阴阳之气而生。亲于地者，得阴之气；亲于天者，得阳之气也。得阳气者益阳，得阴气者益阴，又何疑乎？惟是阳之中又益阴，而阴之中不益阳者，天能兼地，地不能包天。故枸杞子益阳而兼益阴，地骨益阴而不能益阳也。然而，二物均非君药，可为褊裨之将。枸杞佐阳药以兴阳，地骨皮佐阴药以平阴也。"

枸杞子，《神农本草经》谓其苦寒，《药性论》与《本草纲目》言其甘平，后世本草多宗此二说，然谓其甘平者居多，《中国药典》与多版《中药学》教材亦多认为本品甘平，结合当今临床应用，本品应为甘平之品。《名医别录》谓："补内伤，大劳，坚筋骨，强阴。"《药性论》言："味甘，平。能补益诸不足，易颜色，变白，明目，安神，令人长寿。"《本草纲目》谓本品："甘平而润，性滋而补，不能退热，止能补肾润肺，生精益气。此乃平补之药，所谓精不足者，补之以味也。"《本经逢原》言其："质润味厚，峻补肝肾、冲督之精血，精得补益，水旺骨强，而肾虚火炎，热中消渴，血虚目昏，腰膝疼痛悉愈，而无寒暑之患矣。"古谚有云"去家千里，勿食枸杞"，言其补益精气耳。枸杞子实为补益精血之药。

柏　实

【原文】柏实①，味甘，平。主惊悸，安五脏，益气，除湿痹。久服，令人悦泽美色，耳目聪明，不饥不老，轻身延年。生山谷。

【注释】

①柏实：柏指侧柏。《说文解字》云："实，富也。"引伸之为草木之实。《本草纲目》云："陆佃《埤雅》云：柏之指西，独针之指南。柏有数种，入药惟取叶扁而侧生者，故曰侧柏。"五行中，西方属白色，其木之名从"柏"。因连壳用，故称柏实。现用其种仁，通用名为柏子仁。

【来源】为柏科植物侧柏的干燥成熟种仁。

【效用】主惊悸，安五脏，益气：治疗心悸怔忡，五脏失和，气虚等。

【集释】

1.《本草纲目》："柏子仁，性平而不寒不燥，味甘而补，辛而能润，其气清香，能透心肾，益脾胃，盖仙家上品药也，宜乎滋养之剂用之。列仙传云：赤松子食柏实，齿落更生，行及奔马。谅非虚语也。"

2.《本草汇言》："柏子仁，润燥补髓，养心神。李东垣：定惊悸之药也。御医米振斯：此药气极芬芳，则脾胃所喜。质极润泽，则肝肾所宜。故前古谓安养五脏，主惊悸，定心神，悦颜色，聪耳目，为延年却病之上剂也。"

【阐微】

1. 柏实"除湿痹"作用的讨论。

柏实除湿痹的功能后世应用极少。有医家认为柏实除湿痹，乃因其质润而益脾养血故也。《本草经解》载："治风先治血，血行风自灭，柏仁味甘益脾血，血行风息而脾健运，湿亦下逐矣。"《本草思辨录》曰："虽润不腻，故肝得之而风虚能去，脾得之而湿痹能通，肺得之而大肠虚秘能已。"亦有医家认为除湿痹应为侧柏叶之功。如《神农本草经疏》云："惟除风湿痹之功，非润药所能，当是叶之能事耳。……叶：味苦而微温，义应并于微寒，故得主诸血，崩中赤白。若夫轻身益气，令人耐寒暑，则略同于柏实之性矣。惟生肌去湿痹，乃其独擅之长也。"还有医家则认为，柏实虽润而性却燥，故可除风湿痹。如《本经逢原》云："《本经》言除风湿者，以其性燥也。《别录》疗忧惚及历节腰中重痛，即《本经》主惊悸除风湿也。《经疏》以为除风湿痹之功非润药所能，当是叶之能事，岂知其质虽润，而性却燥，未有香药之性不燥者也。……昔人以其多油而滑痰多作泻忌服，盖不知其性燥而无伤中泥痰之患。久服每致大便燥结，以芳香走气而无益血之功也。"

2. 柏实"久服，令人悦泽美色，耳目聪明，不饥不老，轻身延年"作用的讨论。

《本草便读》载："柏子仁味甘辛平，芳香而润，入心脾气分。以其入心，故能益智安神，疗惊悸，治健忘；以其入脾，故又能快膈调中，美颜色，泽肌肤。盖柏禀坚贞之气，而子乃柏之精英也。"柏实补脾益心，安神益智，可抗衰延年。而其性平和，为清补之品。故《景岳全书》曰："能润心肺，养肝脾，滋肾燥，安神魂，益志意。故可定惊悸怔忡，益阴气，美颜色，疗虚损，益血止汗……气味清香，性多润滑，虽滋阴养血之佳剂，若欲培补根本，乃非清品所长。"因此，柏实之轻身延年作用与其益心脾、安神之功关系密切。

伏　苓

【原文】伏苓①，味甘，平。主胸胁逆气，忧恚②，惊邪③，恐悸，心下结痛，寒热烦满，咳逆，口焦舌干，利小便。久服安魂养神，不饥延年。一名茯菟，生山谷。

【注释】

①伏苓：《本草纲目》曰："茯苓，《史记·龟策传》作伏灵。盖松之神灵之气伏结而成，故谓之伏灵、茯神也。俗作苓者，传写之讹尔。"或谓，"苓"亦"零"之义。《本草衍义》谓茯苓："不抱根而成物，既离其本体，则有苓之义。"意为茯苓既寄生在松之根上，但又游离于松之本体（不抱根）而零（苓）落成物，故有"零"（"苓"）

之名。因伏结于本根而使茯苓菌核中间抱有松根的部分，则称为茯神。

②忧恚：忧愁和忿怒。《说文解字》云："恚，恨也。"《玉篇》云："恚，怒也。"

③惊邪：引起行为失常的病邪。

【来源】　为多孔菌科真菌茯苓的干燥菌核。

【效用】

1. 主胸胁逆气，咳逆：治疗胸闷、咳喘。

2. 安魂养神：治疗心神不安，惊悸失眠。

3. 主心下结痛，寒热烦满：治疗胃脘部满急痛，心烦，胸中闷满之证。

4. 利小便：治疗水肿、小便不利。

【集释】

1.《神农本草经疏》："其味甘平，性则无毒，入手足少阴、手太阳、足太阴、阳明经，阳中之阴也。胸胁逆气，邪在手少阴也；忧恚惊邪，皆心气不足也；恐悸者，肾志不足也；心下结痛，寒热烦满，咳逆，口焦舌干，亦手少阴受邪也。甘能补中，淡而利窍，补中则心脾实，利窍则邪热解，心脾实则忧恚惊邪自止，邪热解则心下结痛、寒热烦满、咳逆、口焦舌干自除。"

2.《药品化义》："白茯苓，味独甘淡，甘则能补，淡则能渗，甘淡属土，用补脾阴，土旺生金，兼益肺气，主治脾胃不和，泄泻腹胀，胸胁逆气，忧思烦满，胎气少安，魂魄惊跳，膈间痰气。盖甘补则脾脏受益，中气既和，则津液自生，口焦舌干烦渴亦解。"

【阐微】

1. 茯苓"主胸胁逆气"，"咳逆"，"心下结痛，寒热烦满"作用的讨论。

"胸胁逆气""咳逆"，是肺部的常见症状，可以由多种原因引起。其中水饮停聚，肺气壅塞是常见原因之一。茯苓利水渗湿，故能通过消除水饮而治"胸胁逆气""咳逆"。如治饮聚胸膈，胸痹气塞，短气，《金匮要略》茯苓杏仁甘草汤，以之与杏仁、甘草配伍。治痰饮凌心犯肺，清阳不升，胸胁支满，心悸，头眩，短气而咳，《金匮要略》苓桂术甘汤，以之与桂枝、白术等同用。

"心下结痛，寒热烦满"是脾胃的常见症状，可由多种原因引起。其中，饮停于胃是其原因之一。茯苓利水渗湿能除中焦停饮，故能治之。如治卒呕吐，心下痞，膈间有水，眩悸者，《金匮要略》小半夏加茯苓汤，以之与半夏，生姜配伍。治胃反，吐而渴欲饮水者，《金匮要略》茯苓泽泻汤，以之与泽泻、桂枝、白术等配伍。

上述症状表现各异、病位有别，但均由水饮内停引起。因此，消除水饮是治疗上述病证的关键。茯苓味淡，善利水，又兼甘补之性，是利而兼补之品，故各种类型水饮内停之证，均可借其通利行水而治之。

2. 茯苓"主口焦舌干"作用的讨论。

"口焦舌干"是津液濡润不足的常见症状。茯苓乃利水之品，以消除体内多余水饮为功。使用不当有消耗津液之弊端，何以治"口焦舌干"？其实，"口焦舌干"既可以由津液不足所引起，也可由水饮停聚，不能上承所致。茯苓应主要作用于后者。故仲景五苓散、苓桂术甘汤，均用茯苓治水停有口渴者，借其消除水饮，促进水液转输，从而消除口渴症状。不过，茯苓治疗此类口渴往往以渴而不欲饮、伴小便不利为指征。

《名医别录》明确指出，茯苓"止消渴"。后世也有以茯苓作为治疗消渴证的方例。如《德生堂经验方》治下虚消渴，上盛下虚，心火炎烁，肾水枯涸，不能交济而成渴证，白茯苓一斤，黄连一斤。为末，熬天花粉作糊，丸梧桐子大，每温汤下五十丸。《和剂局方》玄菟丹治三消渴利神药，常服禁遗精，止白浊，延年。方中菟丝子（酒浸通软，乘湿研，焙干，别取末）十两，五味子（酒浸，别为末，秤）七两，白茯苓、石莲肉各三两。为末。别碾干山药末六两，将所浸酒余者添酒煮糊，搜和得所，捣数千杵，圆如梧桐子大。每服五十圆，米汤下，空心食前。对于此类用法，应该给予重视。

榆　皮

【原文】榆皮[①]，味甘，平。主大小便不通，利水道，除邪气，久服，轻身不饥，其实尤良。一名零榆。生山谷。

【注释】

①榆皮：《说文解字》云："榆，白枌。从木俞声。皮，剥取兽革者谓之皮。凡皮之属皆从皮。"《本草纲目》云："按王安石《字说》云：榆沈俞柔，故谓之榆；其枌则有分之之道，故谓之枌；其荚飘零，故曰零榆。"又名榆白皮。

【来源】为榆科植物榆树的树皮或根皮的韧皮部。

【效用】主大小便不通，利水道，除邪气：治疗水肿，小便不利，淋浊，带下等。

【集释】

1.《药性论》："滑，能主利五淋，治不眠，疗嗽。"

2.《本草纲目》："榆皮、榆叶，性皆滑利下降，手足太阳、手阳明经药也。故人小便不通，五淋肿满，喘嗽不眠，经脉胎产诸证宜之。"

3.《本草汇言》："二便秘结不通，小便淋浊涩痛，或肿满喘嗽，或妒乳肿痛，或丹石留毒，或胎滞难生诸证，以此通利流滑下降之性，一切肠胃中火滞、气滞、痰滞，诸有形之物，咸可奏功。"

【阐微】榆皮治疗癣疮作用的讨论。

《神农本草经》谓榆皮："主大小便不通，利水道，除邪气，久服，轻身不饥，其实尤良。"后世对榆皮的功效多有发挥。《名医别录》云："主治肠胃邪热气，消肿。治小儿头疮痂疕。"《日华子本草》曰："通经脉，涎敷癣。"《本草纲目》云："利窍，渗湿热，行津液，消痈肿。"其中均提到了榆皮的消痈肿、疗癣疮作用，临床用于痈疽、瘰疬、秃疮、顽癣等外科病证。

酸　枣

【原文】酸枣[①]，味酸，平。主心腹寒热，邪结气聚，四肢酸疼，湿痹。久服安五脏，轻身延年。生川泽。

【注释】

①酸枣：似枣而果实味酸，故名。古今以其种子入药，故后世称酸枣仁。

【来源】为鼠李科植物酸枣的干燥成熟种子。

【效用】

1. 主心腹寒热：治疗心腹不和，或寒或热。

2. 主四肢酸疼，湿痹：治疗四肢酸痛，湿痹。

3. 安五脏：治疗脏腑不足，虚烦不眠，惊悸多梦。

【集释】

1.《神农本草经疏》："酸枣仁，实酸平，仁则兼甘。专补肝胆，亦复醒脾。熟则芳香，香气入脾，故能归脾。能补胆气，故可温胆。母子之气相通，故亦主虚烦、烦心不得眠。其主心腹寒热，邪结气聚及四肢酸疼湿痹者，皆脾虚受邪之病，脾主四肢故也。胆为诸脏之首，十一脏皆取决于胆，五脏之精气，皆禀于脾，故久服之，功能安五脏。"

2.《本经逢原》："酸枣本酸而性收，其仁则甘润而性温，能散肝、胆二经之滞，故《本经》治心腹寒热、邪气结聚酸痛、血痹等证皆生用，以疏利肝脾之血脉也。"

【阐微】酸枣仁治"心腹寒热，邪结气聚，四肢酸疼、湿痹"作用的讨论。

酸枣仁治"心腹寒热，邪结气聚，四肢酸疼、湿痹"的作用机制历史上有不同认识。缪希雍从脾虚立论，其在《神农本草经疏》指出："（酸枣仁）熟则芳香，香气入脾，故能归脾。……其主心腹寒热，邪结气聚及四肢酸疼湿痹者，皆脾虚受邪之病，脾主四肢故也。"张石顽从疏理着眼，在《本经逢原》中指出："酸枣本酸而性收，其仁则甘润而性温，能散肝、胆二经之滞，故《本经》治心腹寒热，邪气结聚，酸痛血痹等证皆生用，以疏利肝、脾之血脉也。"观酸枣仁所治"心腹寒热，邪结气聚，四肢酸痛、湿痹"病证，散漫无际，实不易解。细玩诸症及酸枣仁性能特征，笔者以为上述病证似可以一症概括，即疼痛拘挛。"心腹寒热"，可致"邪结气聚"，而在内脏发生拘挛疼痛，"四肢酸痛、湿痹"是可以在肢体出现拘挛疼痛的病证。酸枣仁味甘酸，酸甘化阴，可能有类似白芍的缓急止痛作用。因此，我们把缓急止痛作为酸枣仁治"心腹寒热，邪结气聚，四肢酸疼、湿痹"的第三解。《千金要方》治腰脚风痛，不能履地，用皂角子 1200 个洗净，以少酥熬香为末，蜜丸桐子大，每空心以蒺藜子、酸枣仁汤下 30丸。似可为此种观点的佐证。

檗　　木

【原文】檗木①，味苦，寒。主五脏，肠胃中结热，黄疸，肠痔，止泄利，女子漏下赤白，阴阳蚀疮②。一名檀桓。生山谷。

【注释】

①檗木：又名黄檗、檗皮、黄柏。《说文解字》云："檗，黄木也。从木。""木，冒也。冒地而生。东方之行。从中，下象其根。凡木之属皆从木。"黄檗色黄，可以染黄，若用以染纸，可辟蠹虫，故字作"辟"。从"木"，则称"檗"。《类说·雌黄》云："古人写书皆用黄纸，以檗染之，所以辟蠹，故曰黄卷。"《本草纲目》云："《本

经》言檗木及根，不言檗皮，岂古时木与皮通用乎。俗作黄柏者，省写之谬也。"

②阴阳蚀疮：阴阳指男、女生殖器；蚀疮即虫蚀阴部，形成外阴溃疡。阴阳蚀疮指男女外阴部溃疡，久不愈合，脓血淋沥，或痒或痛等。

【来源】 为芸香科植物黄皮树的干燥树皮。

【效用】

1. 主五脏，肠胃中结热，黄疸，肠痔，止泄利：治疗湿热泻痢、黄疸、热淋涩痛等。

2. 主女子漏下赤白：治疗崩漏、赤白带下等。

3. 主阴阳蚀疮：治疗阴肿阴痒、湿疹湿疮等。

【集释】

1.《神农本草经疏》："黄柏禀至阴之气而得清寒之性者也，其味苦，其气寒，其性无毒，故应主五脏肠胃中结热。盖阴不足则热始结于肠胃。黄疸虽由湿热，然必发于真阴不足之人，肠澼痔漏，亦皆湿热伤血所致。泄痢者，滞下也，亦湿热干犯肠胃之病。女子漏下赤白，阴伤蚀疮，皆湿热乘阴虚流客下部而成。肤热赤起，目热赤痛，口疮，皆阴虚血热所生病也。以至阴之气，补至阴之不足。虚则补之，以类相从，故阴回热解湿燥而诸证自除矣。乃足少阴肾经之要药，专治阴虚生内热诸证，功烈甚伟，非常药可比也。"

2.《本草崇原》："黄檗气味苦寒，冬不落叶，禀太阳寒水之精。皮厚色黄，质润稠黏，得太阴中土之化。盖水在地之下，水由地中行，故主治五脏肠胃中之结热，黄疸，肠痔。治结热者，寒能清热也。治黄疸、肠痔者，苦能胜湿也。止泄痢者，先热泄而后下痢，黄檗苦寒，能止之也。女子漏下赤白，阴伤蚀疮，皆湿热下注之病。苦胜湿而寒清热，故黄檗皆能治之也。以上主治，皆正气无亏，热毒内盛，所谓下者举之，结者散之，热者寒之，强者泻之，各安其气，必清必静，则病气衰去，归其所宗，此黄檗之治皆有余之病也。如正气稍虚，饮食不强，便当禁用。"

3.《神农本草经读》："黄檗气寒，秉天冬寒之水气；味苦无毒，得地南方之火味；皮厚色黄，得太阴中土之化。五脏为阴，凡经言五脏者，皆主阴之药也。治肠胃中热结者，寒能清热也；治黄疸、肠痔者，苦能胜湿也；止泄痢者，湿热泄痢，惟苦寒能除之，而且能坚之也；女子胎漏下血，因血热妄行；赤白带下及阴户伤蚀成疮，皆由湿热下注，黄檗寒能清热，苦可燥湿，所以主之。然皆正气未伤，热毒内盛，有余之病，可以暂用，否则不可姑试也。"

【阐微】

1. "檗木"与黄柏的讨论。

《神农本草经》最早记载："檗木，味苦寒。主五脏，肠胃中结热，黄疸，肠痔，止泄利，女子漏下赤白，阴阳蚀疮。一名檀桓。生山谷。"后《名医别录》云："生汉中（今陕西汉中以东等地）及永昌（今云南保山）。"《本草经集注》云："今出邵陵（今湖南邵阳）者，轻薄、色深为胜。出东山（今福建东山岛及附近岛屿）者，厚重而色浅。"《蜀本草》云："黄檗树高数丈，叶似吴茱萸，亦如紫椿，皮黄，其根如松下茯苓，今所在有之。本出房（房州，今湖北房县、竹山等地）、商（商州，今陕西秦岭以南各地）、合（合州，今四川合川、铜梁、武胜、大足等县）等州山谷，皮紧厚二三分，鲜黄者上。二月、五月采皮，日干。"《本草图经》云："檗木，黄檗也。生汉中川谷及永昌，今处处有之，以蜀中者为佳。木高数丈，叶类茱萸及椿、楸叶，经冬不凋，皮外白里深黄色。根如松下茯苓作结块。五月、六月采皮，去皴粗，暴干用。"《本草纲目》云："俗作黄柏者，省写之谬也。"从古本草所载的植物描述及产地分布情况来看，古时药用的檗木、黄檗与现今川黄柏相符。可见，檗木、黄檗、黄柏异名同物，其来源为芸香科植物黄皮树的树皮。

2. 黄柏蜜炙的讨论。

黄柏为常用中药，历代医家对其炮制十分重视，常用炮制方法有净制、切制、蜜制、酒制、盐制、炭制、乳汁制、童便制等多种。《中国药典》仅保留酒制、盐制两种炮制法。但黄柏蜜炙有着悠久而特殊的意义。

《雷公炮炙论》云："檗木，凡使用刀削去粗皮了，用生蜜水浸半日，漉出，晒干，用蜜涂，文武火炙令蜜尽为度。凡修事五两，用蜜三两。"提出黄柏炮制首选蜜炙法。《本草衍义》云："檗木，今用皮，以蜜匀炙。"《本草纲目》云："黄檗性寒而沉，生用则降实火，熟用则不伤胃，酒制则治上，盐制则治下，蜜炙则治中。"指出黄柏蜜炙后能顾护脾胃阳气。《本草蒙筌》云："择内黄紧厚为优，去外褐粗糙才制。先渍蜜水，日际曝干，次涂蜜糖，火边炙燥。"指出黄柏净选后当用蜂蜜渍、涂等法复制。对黄柏蜜炙后的功效，也有论述，如《药鉴》云："与生蜂蜜同用，敷口疮极有神效。又治上焦实热，多制为良，取其缓也。中焦实热，单制为良，取其缓在中也。下焦实热，不制为良，取其速下也。"可见黄柏蜜炙，既可借蜂蜜甘缓之性抑制黄柏苦寒之性，又能取蜂蜜甘补之功顾护脾胃，广泛用治中、上二焦疾病。

干　漆

【原文】干漆①，味辛，温，无毒。主绝伤补中，续筋骨，填髓脑，安五脏，五缓六急②，风寒湿痹，生漆去长虫③。久服，轻身耐老。生川谷。

【注释】

①干漆：《说文解字》云："漆本作桼，木汁可以髹物，其字像水滴而下之形也。"《名医别录》云："本品生汉中，夏至后采，干之。"《中华本草》云："本品为漆树汁的干燥品，故名干漆。"

②五缓六急：弛纵曰缓，拘挛曰急，皆不和之意，五脏不和而弛纵，是为五缓，六腑不和而拘挛，是为六急。五缓六急，乃风寒湿之痹证。

③长虫：即蛔虫。《诸病源候论》云："长虫，蛔虫也，长一尺，动则吐清水，出则心痛，贯心则死。"

【来源】为漆树科植物漆树的树脂经加工后的干燥品。

【效用】

1. 主绝伤，续筋骨：治疗筋伤骨折。

2. 填髓脑，安五脏，主五缓六急，风寒湿痹：治疗髓脑不和，五脏不安及风湿痹证。

3. 去长虫：治疗蛔虫病。

【集释】

1.《神农本草经疏》："凡风寒湿邪之中人，留而不去则肠胃郁而生虫，久则五脏六腑皆受，或为瘫痪，或为拘挛，所自来矣。此药能杀虫消散，逐肠胃一切有形之积滞。肠胃既清，则五脏自安，痿缓痹急自调矣。又损伤一证，专从血论。盖血者，有形者也。形质受病，惟辛温散结而兼咸味者，可入血分而消之。瘀血清而绝伤自和，筋骨自续，则髓脑自足矣。其主痞结腰痛，女子疝瘕者，亦指下焦血分受寒血凝所致。利小肠者，取其通行经脉之功耳。至于疗咳嗽虽非正治，然亦有瘀血停积，发为骨蒸劳瘵以致咳嗽者，得其清散瘀血之力，则骨蒸退而咳嗽亦除也。误中漆毒者，多食蟹及甘豆汤解之。"

2.《本经逢原》："干漆灰辛温，性善下降而破血，故消肿杀虫，通月闭，皆取去恶血之用。而《本经》治绝伤补中，是取其破宿生新之力也。盖胃中有瘀积留滞，则阳气竭绝。不能敷布中外，故脏腑筋骨髓脑皆失营养，乃致健运失常，肢体缓纵，用此以铲除瘀积。中气得复，绝伤皆续，而缓急和矣。生漆去长虫，故《千金》去三虫方，以之为君，三虫去，轻身长年所不待言，但恒人艰于久服耳。元素云：削年深坚结之积滞，破日久凝结之瘀血。斯言尽干漆之用矣。无积血者切忌，以大伤营血。损胃气，故胃虚人服之，往往作呕。""漆叶涂紫云风，面生紫肿。取其散瘀之功一也。漆子专主下血，《千金方》用之。审无瘀滞，慎勿漫投。"

【阐微】

1. 干漆活血与杀虫作用的讨论。

后世本草文献对干漆效用论述较多，但不外活血与杀虫。如《本草纲目》云："（干）漆，性毒而杀虫，降而行血。所主诸证虽繁，其功只在二者而已。"《神农本草经疏》云："此药（干漆）能杀虫消散，逐肠胃一切有形之积滞。肠胃既清，则五脏自安，痿缓痹急自调矣。又损伤一证，专从血论。盖血者，有形者也。形质受病，惟辛温散结而兼咸味者，可入血分而消之。瘀血清而绝伤自和，筋骨自续，则髓脑自足矣。"《本经逢原》云："干漆性善下降而破血，故消肿杀虫，通月闭，皆取去恶血之用。"故干漆的主要功效为活血与杀虫。

2. 干漆"续筋骨，填髓脑，安五脏"作用的讨论。

《神农本草经》载干漆能"续筋骨，填髓脑，安五脏"，且"久服，轻身耐老"。《图经本草》云："《华佗传》载，彭城樊阿，少师事佗，求服食法。佗授以漆叶青黏散方，云服之去三虫，利五脏，轻身益气，使人头不白。阿从其言，年五百余岁。"《本草崇原》曰："漆木生于西北，凿取滋汁而为漆，日曝则反润，阴湿则易干，如人胃府水谷所化之津液，奉心则化赤为血，即日曝反润之义也。入肾脏则凝结为精，即阴湿易干之义也。干漆气味辛温，先白后赤，生干则黑，禀阳明金精之质，而上奉于心，以资经脉，下交于肾，以凝精髓之药也。主治绝伤，资经脉也。补中，阳明居中土也。续筋骨者，治绝伤，则筋骨亦可续也。填髓脑者，凝精髓也。阳明水谷之精，滋灌五脏，故安五脏。"认为"久服则中土之精，四布营运，故轻身耐老"。《本草求真》言其："《本经》言能轻身者，以其蛊去而身自轻之谓也。所谓中气可复，绝伤可续者，亦因瘀去而中自复，与伤自续之谓也。但无积血者切忌，以其伤营血，损胃气耳。"后世逐渐认识到干漆补虚之用源于其杀虫、破血之功，在《中国药典》记载干漆功效为"破瘀通经，消积杀虫"，不再用于虚证。

五 加 皮

【原文】五加皮①，味辛，温。主心腹疝气②，腹痛，益气疗躄③，小儿不能行，疽疮阴蚀。一名豺漆。

【注释】

①五加皮：《本草纲目》云："此药以五叶交加者良，故名五加，又名五花。"《本草崇原》云："五加皮色备五行，花叶五出，乃五车星之精也，为修养家长生不老之药。"因其根皮入药，故名五加皮。一名豺漆者，《本草经考注》云："豺漆，恐豺膝讹，谓其茎有刺可畏也。"

②心腹疝气：疝，腹痛也。《说文解字》云："心痛曰疝。疝，诜也。气诜诜然上而痛也。……诜诜引小腹急痛也。"《诸病源候论》云："疝者，痛也，或少腹痛，不得大小便。或心痛，或里急而腹痛。"心腹疝气指腹中急痛。

③疗躄：躄，同躃，瘸腿义。《史记》云："民家有躄者，槃散行汲。"王冰注《素问》云："躄，谓挛躄，足不得伸以行也。"

【来源】为五加科植物细柱五加的干燥根皮。

【效用】益气疗躄，小儿不能行：治疗痹证，筋骨痿软，小儿行迟，体虚乏力等。

【集释】

1.《神农本草经疏》："肝肾居下而主筋骨，故风寒湿之邪多自二经先受。此药辛能散风，温能除寒，苦能燥湿，二脏得其气而诸证悉瘳矣。又湿气浸淫则五脏筋脉缓纵，湿气留中则虚羸气乏。湿邪既去则中焦治而筋骨自坚，气日益而中自补也。其主益精强志者，肾藏精与志也。"

2.《本草求真》："风胜则筋骨为之拘挛，湿胜则筋脉为之缓纵，男子阴痿囊湿，女子阴痒虫生，小儿脚软。寒湿则血脉为之凝滞，筋骨为之疼痛，而脚因尔莫行。服此辛苦而温，辛则气顺而化痰，苦则坚骨而益精，温则祛风而胜湿，凡肌肤之瘀血，筋骨之风邪，靡不因此而治。盖湿去则骨壮，风去则筋强，而脚安有不理者乎。但此虽属理脚之剂，仍不免有疏泄之虞，须于此内参以滋补之药，则用之历久而不变矣。"

【阐微】

1. 五加皮基原的讨论。

五加皮首载于《神农本草经》，但原书已佚，后世各辑本也未对五加皮的基原及形态做详细的描述，故对于五加皮的基原一直存在争议。首先，各辑本中五加皮的归属不同。日本森立之辑本列为下品，孙星衍辑本和黄奭辑本均列为上品，顾观光辑本列为中品。其次，现存的本草文献对五加皮的三品分类记载很不一致。《本草经集注》《医心方》列为下品、《新修本草》《重修政和经史证类备急本草》列为上品，《本草纲目》《神农本草经目次》列为中品，而正文又注称为"《本经》上品"。有学者根据《本草经集注》将五加皮列为下品药，认为《神农本草经》五加皮应该有毒，且其一名"豺漆"似有毒意，故认为《神农本草经》五加皮应来源于萝藦科的杠柳。但亦有学者认为，《神农本草经》中既有五加之名，《名医别录》中又云"五叶者良"，描述与五加科植物相符，故认为《神农本草经》五加皮应来源于五加科植物。现五加科植物细柱五加作为五加皮的正品应用。

2. 五加皮"主心腹疝气、腹痛"作用的讨论。

《本草崇原》曰："主治心腹疝气，乃心病而为少腹有形之疝也。黄帝问曰：诊得心脉而急，此为何病？病形何如？岐伯曰：病名心疝，少腹当有形者是也，腹痛，乃脾病而致腹痛也。"《本经疏证》谓："按《素问·脉要精微论》中：诊得心脉而急，此名心疝，心为牡脏，小肠为之使，故少腹当有形也。王注：心为牡脏，其气应阳，今脉反寒，故为疝。则心腹疝气、腹痛，乃阴之遏阳矣。"五加皮因其味辛性温，有温补下元、壮筋除湿之功，可用于阴寒凝滞之疝气腹痛。

3. 五加皮"主疽疮阴蚀"作用的讨论。

《本草思辨录》曰："五加皮辛苦而温，惟善化湿耳。化其阴淫之湿，即驱其阳淫之风。风去则热已，湿去则寒除。即《别录》之疗囊湿、阴痒、小便余沥、腰脚痛痹、风弱、五缓，皆可以是揆之。"《本草崇原》中云："治疽疮者，诸疮痛痒，皆属心火。五加皮助精水上滋，而能济其火也。治阴蚀者，虫乃阴类，阳虚则生，五加皮能益君火，而下济其阴也。夫五加皮、女贞实，咸禀五运之气化，女贞皆言养正，五加皆言治病，须知养正则病自除，治病则正自养。"五加皮可祛风除湿，兼有益气扶正祛邪之功，用治下焦湿邪为患之阴痒、阴肿、湿疹、湿疮等。

蔓 荆 实

【原文】蔓荆实①，味苦，微寒。主筋骨间寒热痹，拘挛，明目坚齿，利九窍，去白虫②。久服轻身耐老，小荆实亦等。生山谷。

【注释】

①蔓荆实：《新修本草》云："苗蔓生，故名蔓荆。"《本草纲目》云："其枝小弱如蔓。"《本草乘雅半偈》云："垂布如蔓，故名蔓；柔枝耐寒，故名荆。"本品与牡荆同属而形似，但细枝柔弱，近似蔓生，故名蔓荆。《本草经解》作"蔓荆子"。《千金要方》作"荆实"。因"蔓"音讹为"万"，"荆"音讹为"青"，故有万荆子、蔓青子等名。

②白虫：《诸病源候论》云："白虫相生，子孙转大，长至四五尺，亦能杀人。"白虫即绦虫，其节片不断生长增多，故云"白虫相生，子孙转大"。

【来源】为马鞭草科植物单叶蔓荆或蔓荆的干燥成熟果实。

【效用】

1. 主明目：治疗目赤多泪，目暗不明。

2. 主坚齿：治疗齿龈肿痛。

3. 主利九窍：治疗风热头痛，头晕目眩。

【集释】

1.《神农本草经疏》："气清味薄，浮而升，阳也。入足太阳、足厥阴，兼入足阳明经。其主筋骨间寒热，湿痹拘挛，风头痛，脑鸣目泪出者，盖以六淫之邪，风则伤筋，寒则伤骨，而为寒热，甚则或成湿痹，或为拘挛，又足太阳之脉，夹脊循项而络于脑，目为厥阴开窍之位，邪伤二经，则头痛脑鸣目泪出，此药味辛气温，入二脏而散风寒湿之邪，则诸证悉除矣。邪去则九窍自通。痹散则光泽脂致。其主坚齿者，齿虽属肾而床属阳明，阳明客风热则上攻牙齿，为动摇肿痛，散阳明之风热，则齿自坚矣。去白虫、长虫者，假其苦辛之味耳。益气轻身耐老，必非风药所能也。"

2.《本草求真》："蔓荆体轻而浮，故既可治筋骨间寒热，而令湿痹拘急斯去，气升而散，复能祛风除寒，而令头面虚风之症悉治。且使九窍皆利，白虫能杀，是亦风寒湿热俱除之一验耳。但气虚血虚等症，用此祸必旋踵，不可不知。"

【阐微】

1. 蔓荆实基原的讨论。

《新修本草》云："蔓荆，苗蔓生，故名蔓荆。生水滨，叶似杏叶而细，茎长丈余，花红白色。"又云："今人误以小荆为蔓荆，遂将蔓荆子为牡荆子也。"又云："其蔓荆子大，故呼牡荆子为小荆；实亦等者，言其功与蔓荆同也。"而《本草图经》云："苗茎高四尺，对节生枝，初春因旧枝而生，叶类小楝……说作蔓生，故名蔓荆，而今所有并非蔓了。"误将牡荆作为蔓荆。《本草衍义》云："诸家所解蔓荆、牡荆，纷乱不一，经既言蔓荆，明知是蔓生，即非高木也。既言牡荆，则自是木上生者。"《本草纲目》纠正，谓："其枝小弱如蔓。"可见，古代牡荆常误作蔓荆。

2. 蔓荆实"久服轻身耐老"作用的讨论。

《本草乘雅半偈》云："耐老轻身者，象形取治法。为剂中之轻剂、通剂也。顾实体轻扬，而炎上作苦，故利九窍，去白虫者，秉风木宣和之用耳。具筋骨关机之象，耐字义深，大有容焉。"《本经逢原》云："然胃虚人不可服，恐肋痰湿为患也。凡头痛目痛不因风邪，而血虚有火者禁用，瞳神散大尤忌。"《本草新编》云："此物散而不补，何能轻身耐老。胃虚固不可用，气血弱衰者，尤不可频用也……其攻而不补也。"可见蔓荆实的"轻身耐老"作用与其散邪作用有关。

3. 蔓荆实"主筋骨间寒热痹，拘挛，去白虫"作用的讨论。

《本经逢原》云："蔓荆子入足太阳，体轻而浮，故治筋骨间寒热湿痹拘急。"《本草经解》云："蔓荆寒可清热，苦可燥湿，湿热攘，则寒热退而拘挛愈矣。""白虫湿热所化，苦寒入膀胱以泻湿热，所以去白虫也。"可见，蔓荆主筋骨间寒热痹、拘挛，去白虫与其清热燥湿散湿之功有关。

辛　夷

【原文】辛夷[1]，味辛，温。主五脏，身体寒，风头脑痛[2]，面皯。久服，下气轻身，明目，增年耐老。一名辛矧，一名侯桃，一名房木。生川谷。

【注释】

①辛夷：《本草纲目》云："夷者荑也。其苞初生如荑而味辛也。"《玉篇》云："荑，始生芽也。"辛夷花蕾初生时，形似初生的叶芽，且味辛香，故名辛夷。《本草纲目》云："扬雄《甘泉赋》云：列辛雉于林薄。《服虔注》云：即辛夷。雉、夷声相近也。藏器曰：辛夷花未发时，苞如小桃子，有毛，故名侯桃。初发如笔头，北人呼为木笔。其花最早，南人呼为迎春。"故又有辛矧、侯桃、房木、辛雉、木笔花等名。

②风头脑痛：《说文解字》云："头，首也。""脑，头髓也。""痛，病也。"即感风邪而致头脑疼痛。

【来源】为木兰科植物望春花、玉兰或武当玉兰的干燥花蕾。

【效用】

1. 主身体寒热，风头脑痛：治疗感受外邪，身体恶寒、发热，头脑疼痛等。

2. 主面皯：治疗黧黑无华等。

【集释】

1.《本草纲目》："鼻气通于天，天者头也、肺也。肺开窍于鼻，而阳明胃脉环鼻而上行，脑为元神之府，而鼻为命门之窍。人之中气不足，清阳不升，则头为之倾，九窍为之不利。辛夷之辛温走气而入肺，其体轻浮，能助胃中清阳上行通于天，所以能温中，治头面目鼻九窍之病。"

2.《神农本草经疏》云："辛夷禀春阳之气以生，故其味辛，气温性无毒。气清而香，味薄而散，浮而升，阳也。入手太阴，足阳明经。其主五脏身体寒热，风头脑痛，面皯，解肌，通鼻塞涕出，面肿引齿痛者，皆二经受风邪所致，足阳明主肌肉，手太阴主皮毛，风邪之中人，必自皮毛肌肉以达于五脏而变为寒热。又鼻为肺之窍，头为诸阳之首，三阳之脉会于头面，风客阳分则为头痛，面皯，鼻塞涕出，面肿引齿痛，辛温能解肌散表，芳香能上窜头目，逐阳分之风邪，则诸证自愈矣。眩冒及身兀兀如在车船之上者，风主摇动之象故也。风邪散，中气温，则九窍通矣。大风之中人则毛发脱落，风湿之浸淫则肠胃生虫，散风行湿则须发生而虫自去矣。"

【阐微】

1. 辛夷"久服，下气轻身，明目，增年耐老"作用的讨论。

《神农本草经疏》云："久服下气，轻身明目，增年耐老，悉非风药所能。"又云："辛香走窜之性，气虚人不宜服。虽偶感风寒，鼻窍不通，亦不得用。头脑痛属血虚火炽者，不宜用。齿痛属胃火者，不宜用。"《本草新编》云："此物通窍，而上走于脑，舍鼻塞、鼻渊之症，无他用，存之以备用可耳。且辛散之物多用，则真气有伤，亦可暂用而不可久服。总之，去病即已，不可因其效甚而纵用之，非独辛夷之为然也。"《神农本草经百种录》云："久服下气，轻身明目，增年耐老。清气上升则浊气下降，而百体清宁，可永年矣。"可见，辛夷久服、下气轻身、明目、增年耐老之功主要是与其祛邪有关，无邪者不可久服。

2. 辛夷"主风头脑痛"作用的讨论。

《本草纲目》云："脑为元神之府，而鼻为命门之窍。人之中气不足，清阳不升，则头为之倾，九窍为之不利。辛夷之辛温走气而入肺，其体轻浮，能助胃中清阳上行通于天。所以能温中，治头面目鼻九窍之病。"《本经疏证》云："无五脏身体寒热，而风头脑痛者，是阳淫极上，不得阴交而化风，非辛夷所可治也。五脏身体寒热而不风头脑痛者，是邪连中外，不随阳气而透达，亦非辛夷所可治也。惟风头脑痛之属五脏身体寒热者，乃可以辛夷治。"《神农本草经百种录》云："又芳香清烈，能驱逐邪风头目之病。"可见，辛夷治疗的风头脑痛属五脏身体寒热者。

3. 辛夷"主面䵟"作用的讨论。

《神农本草经疏》云："三阳之脉会于头面，风客阳分则为头痛，面䵟，鼻塞涕出，面肿引齿痛，辛温能解肌散表，芳香能上窜头目，逐阳分之风邪，则诸证自愈矣。"《本经疏证》云："所谓五脏身体寒热风头脑痛者，必脑本有宿风，营为巢窟，凡表间感寒感热，五内任疢任劳，均不外发不下泄，而独出于上，引动宿风为头脑痛，则取其历久不开，今始开之气，以发越之，而覆其巢，不使易种，于兹即所谓面斑亦于此取义。"《本草求真》云："头痛面䵟，目眩齿痛，九窍不利，皆是风热上攻，是宜用此芳香上窜头目，兼逐阳分风邪，则诸症自愈。"可见，辛夷治疗面䵟与其上窜头目、发散风邪作用有关。

桑 上 寄 生

【原文】桑上寄生①，味苦，平。主腰痛，小儿背强，痈肿，安胎，充肌肤②，坚发齿，长须眉，其实明目，轻身通神。一名寄屑，一名寓木，一名宛童。生川谷。

【注释】

①桑上寄生：即桑寄生。《本草纲目》云："此物寄寓他木而生，如鸟立于上故曰寄生、寓木、茑木。俗呼为寄生草。寄生高者二三尺，其叶圆而微尖，厚而柔，面青而光泽，背淡紫而有茸。人言川蜀桑多，时有生者。"

②充肌肤：充，填满，装满。肌肤，肌肉与皮肤。充肌肤，充实肌肤，使丰满。

【来源】为桑寄生科植物桑寄生的干燥带叶茎枝。

【效用】

1. 主腰痛，小儿背强，痈肿：治疗风湿痹痛，腰膝酸软，筋骨无力。

2. 主安胎：治疗崩漏经多，妊娠漏血，胎动不安。

【集释】

1.《本草崇原》："寄生感桑气而寄生枝节间，生长无时，不假土力，夺天地造化之神功。主治腰痛者，腰乃肾之外候，男子以藏精，女子以系胞。寄生得桑精之气，虚系而生，故治腰痛。小儿肾形未足，似无腰痛之证，应有背强痈肿之疾。寄生治腰痛，则小儿背强痛肿，亦能治之。充肌肤，精气外达也。坚发齿，精气内足也。精气外达而充肌肤，则须眉亦长。精气内足而坚发齿，则胎亦安。盖肌肤者，皮肉之余。齿者，骨之余。发与须眉者，血之余。胎者，身之余。以余气寄生之物，而治余气之病，同类相感如此。"

2.《神农本草经疏》："血盛则胎自安。女子崩中及内伤不足，皆血虚内热之故。产后余疾，皆由血分。乳汁不下，亦由血虚。……此药性能益血，故并主之也。"

【阐微】

1. 桑寄生基原的讨论。

《本草求真》云："第出桑树生者真。和茎叶细锉阴干。忌火。服则其效如神。若杂树所出，性气不同，恐反有害。"《本经逢原》云："惟西蜀、南粤不经饲蚕之地始有，故真者绝少，今世皆榉树枝赝充，慎勿误用，其真者绝不易得。故古方此味之下有云，如无以续断代之，于此可以想象其功用也。"现代有用槲寄生做桑寄生用，《神农本草经》似以续断代之为妥，值得商讨。

2. 桑寄生"充肌肤，坚发齿，长须眉"作用的讨论。

《本草崇原》云："充肌肤，精气外达也。坚发齿，精气内足也。精气外达而充肌肤，则须眉亦长。"《神农本草经读》云："……精气内足而坚发齿，则胎亦安。盖肌肤者，皮肉之余；齿者，骨之余；发与须眉者，血之余；胎者，身之余；以余气寄生之物，而治余气之病，同类相感如此。"前人认为是"同类相感"，实则与其补肝肾相关。

3. 桑寄生果实作用的讨论。

《神农本草经》记载："其实明目，轻身通神。"但后世少用。

杜　仲

【原文】杜仲①，味辛，平。主腰脊痛，补中，益精气，坚筋骨，强志，除阴下痒湿，小便余沥②。久服轻身耐老。一名思仙。生山谷。

【注释】

①杜仲：《本草纲目》云："昔有杜仲服此得道，因以名之。"然《本草崇原》却认为杜仲因产地而得名。其谓："杜字从土，仲者中也。此木始出豫州山谷，得中土之精，《本经》所以名杜仲也。"李时珍曰："昔有杜仲，服此得道，因以名之谬矣。在唐宋本草或有之矣，《神农本经》未必然也。"

②小便余沥：指小便难，点滴而下。《说文解字》云："余，语之舒也。""沥，水下滴沥。"《诸病源候论》云："小便难，有余沥也。"

【来源】为杜仲科植物杜仲的干燥树皮。

【效用】

1. 主腰脊痛：治疗腰脊疼痛。

2. 主补中，益精气：治疗脾胃虚弱，肾精亏虚等病症。

3. 主坚筋骨：即有强壮筋骨作用，治疗筋骨软弱无力。

4. 主强志：肾藏志，指有补肾作用，治疗肾虚证。

5. 除阴下痒湿：治疗外阴潮湿、瘙痒病症。

6. 久服轻身耐老：指长期服用，可以身体轻健，延缓衰老。

【集释】

1.《本草崇原》："腰膝痛者，腰乃肾府，少阴主之。膝乃大筋，阳明主之。杜仲禀少阴、阳明气，故腰膝之痛可治也。补中者，补阳明之中土也。益精气者，益少阴肾精之气也。坚筋骨者，坚阳明所属之筋、少阴所属之骨也。强志者，所以补肾也。阳明燥气下行，故除阴下痒湿，小便余沥。久服则金水相生，精气充足，故轻身耐老。"

2.《本经疏证》："杜仲之治，曰主腰脊痛，别于因风寒湿痹而为腰脊痛也。曰补中、益精气、坚筋骨、强志，以能主腰脊痛而究极言之也。"

3.《本草思辨录》："《本经》杜仲主腰脊痛，脊有误作膝者，注家即以腰膝释之。不知杜仲辛甘色黑，皮内有白丝缠联，为肝肾气药非血药。其温补肝肾之功，实在腰脊。性温化湿而甘能守中，不特腰脊痛可止，即阴下痒湿小便余沥何不可已。"

【阐微】

1. 杜仲"补中"作用的讨论。

中常指中焦脾胃，然杨上善注《太素》"寸口主中"认为："中谓五脏。"《神农本草经疏》谓："其主补中者，肝肾在下，脏中之阴也。阴足则中亦补矣。"《本草约言》云："《本草》主腰脊痛，补中益气，坚筋骨强志，皆益肾之功。"《本经逢原》曰"杜仲，古方但知补肾，而《本经》主腰脊痛，补中益精气等病，是补火以生土也。"可见，杜仲并非有直接的补中作用，而是通过益肾之功，补先天充养后天也。

2. 杜仲"除阴下痒湿，小便余沥"作用的讨论。

《本经疏证》言："阴下痒湿，小便余沥，腰脊以外事，何又能除？夫肾固主收摄一身水气，分布四脏，以为泣为涎为汗为涕为唾，而伸其变化云，为是之谓作强，是之为技巧，假使所居之境，所治之地而渗漏不已，关键无节，又安得筋骨之能坚，志之能强，故惟能除阴下痒湿，小便余沥而后筋骨可坚，志可强，实皆腰脊以内事，不得云在腰脊外也"。《本草经解》云："痒湿者湿也。杜仲辛平润肺，则水道通而湿行也。小便气化乃出，有余沥气不收摄也。杜仲益肺气，气固则能摄精也。"可见，杜仲"除阴下痒湿，小便余沥"的作用可以从两个方面理解：其一，"肾者水脏，主津液"，杜仲补肾而助肾中精气的蒸腾气化，使阴下湿除痒消，小便自利；其二，杜仲入肺经，助肺通调水道而祛湿利小便。

女 贞 实

【原文】女贞实①，味苦，平。主补中，安五脏，养精神，除百疾。久服肥健，轻身不老。生山谷。

【注释】

①女贞实：《本草纲目》云："此木凌冬青翠，有贞守之操，故以贞女状之。"女贞实即为女贞子。

【来源】 为木犀科植物女贞的干燥成熟果实。

【效用】主补中，安五脏，养精神，除百疾：治疗肝肾阴虚，眩晕耳鸣，腰膝酸软，须发早白，目暗不明，精神不振等。

【集释】

1.《神农本草经疏》："女贞实禀天地至阴之气，故其木凌冬不凋。神农：味苦气平。……经曰：精不足者，补之以味。益肾本寒，因虚则热而软，此药气味俱阴，正入肾除热补精之要品，肾得补，则五脏自安，精神自足，百病去而身肥健矣。其主补中者，以其味甘，甘为主化，故能补中也。"

2.《本草崇原》："三阳为男，三阴为女，女贞禀三阴之气，岁寒操守，因以为名。味苦性寒，得少阴肾水之气也。凌冬不凋，得少阴君火之气也。作蜡坚白，得太阴肺金之气也。结实而圆，得太阴脾土之气也。四季常青，得厥阴肝木之气也。女贞属三阴而禀五脏五行之气，故主补中，安五脏也。水之精为精，火之精为神，禀少阴水火之气，故养精神。人身百病，不外五行，女贞备五脏五行之气，故除百病。久服则水火相济，五脏安和，故肥健，轻身不老。"

【阐微】

1. 女贞子"味苦平"药性的讨论。

《神农本草经》载女贞子"味苦平"，《本草经集注》言其"味苦甘平"，后世言女贞子性平的本草文献均是继承《神农本草经》而来。明代张介宾的《本草正》首言"味苦，性凉"，其"能养阴气，平阴火，解烦热骨蒸，止虚汗消渴，及淋浊崩漏，便血尿血，阴疮痔漏疼痛，亦清肝火，可以明目止泪"，此说影响其后诸多本草著作，甚至在《神农本草经疏》提出"性寒"学说，认为女贞子："甘，寒。气薄味厚，阴中之阴，降也。入足少阴肾经。"少有医家认为其性温，《本草纲目》虽言其性温，但其后无证明其温性的功用及附方。《中华本草》载女贞子味甘、苦，性凉。若从历代医家对其功效总结为滋肝肾之阴、明目等，以及对其不良反应的观察，如《本经逢原》谓其"脾胃虚人服之，往往减食作泻"等记载，女贞子之药性当为凉。《中国药典》载女贞子："甘、苦，凉。归肝、肾经。""滋补肝肾，明目乌发。用于肝肾阴虚，眩晕耳鸣，腰膝酸软，须发早白，目暗不明，内热消渴，骨蒸潮热。"

2. 女贞子"久服肥健，轻身不老"作用的讨论。

《本草乘雅半偈》谓："不曰士贞，而曰女贞，谓主居中之藏阴故也。则凡藏室萎顿，以及精神魂魄意志，离败而为百病者，靡不相宜；故久服则散精于肝，而淫气于百骸，肥健轻身不老，其外征也。"《本草经解》谓："人身有形之皮肉筋骨，皆属阴者也；女贞平苦益阴，则肌肉自丰、筋骨自健也。心者生之本，其华在面，肺者气之源，气足则身轻，血华故不老也。"女贞子有补益脏腑作用，五脏强健，则身体健康。

木　兰

【原文】木兰[①]，味苦，寒。主身大热在皮肤中，去面热赤皰[②]，酒皶[③]，恶风癞疾，阴下痒湿，明耳目。一名林兰。生川谷。

【注释】

①木兰:《本草纲目》曰:"其香如兰,其花如莲,故名。"

②面热赤皰:类似颜面生的粉刺。初起皮疹如粟,甚则色赤肿痛,挤破出白粉汁,而后感染成脓疱。

③酒皻:即酒皻鼻。

【来源】 为木兰科植物的干燥树皮,具体品种尚不明确。

【效用】

1. 主身大热在皮肤中,去面热赤皰,酒皻,恶风癫疾,阴下痒湿:治疗各种皮肤病。

2. 明耳目:治疗目赤肿痛,眼目昏花等。

【集释】《本草纲目》:"治酒皶,利小便,疗重舌。"

【阐微】 木兰入药部位及品种的讨论。

《本草经集注》曰:"皮似桂而香。……十二月采皮,阴干。"《新修本草》载:"状如楠树,皮甚薄而味辛香。"《重修政和经史证类备急本草》引《本草图经》云"三月、四月采皮",并载有《外台秘要》"疗面上皶皯方",提及用木兰皮一斤入药,可见《神农本草经》中之木兰应以树皮入药。

关于其品种问题直至现代仍有争议。明代李时珍《本草纲目》中将"木莲"亦作为"木兰"原植物,晚清吴其濬《植物名实图考》称赞其"疏证甚核"。在近现代植物学专著中,虽有木兰科木兰属多种木兰的记载,但对于哪种植物是《神农本草经》记载的木兰,却其说不一。《秦汉上林苑植物图考》考证其为木兰科红花木莲,《中国树木分类学》《全国中草药汇编》《中药大辞典》等,均以"木兰"作木兰科紫玉兰的别名。《中国植物图鉴》《中国高等植物图鉴》等,则将"木兰"作木兰科玉兰的别名。而祁振声、纪惠芳等考证其为木兰科植物武当木兰,廖文芳则考证其为樟科樟属植物阴香。综上可见,其品种问题还有待进一步研究。

蕤 核

【原文】 蕤核①,味甘,温。主心腹邪结气,明目,目赤痛伤泪出。久服轻身益气不饥。生川谷。

【注释】

①蕤核:《说文解字》云:"蕤,草木华垂儿。从草豨声。"现称蕤仁。

【来源】 为蔷薇科植物蕤核或齿叶扁核木的干燥成熟果核。

【效用】 主明目,目赤痛伤泪出:治疗目赤肿痛,睑弦赤烂,目暗羞明。

【集释】

1.《神农本草经疏》:"蕤核得土气以生。……气薄味厚,阳中之阴也。入足厥阴经。厥阴为风木之脏,开窍于木。风热乘肝,则肝血虚而目为之病,或为赤痛肿伤,或为泪出眦烂。此药温能散风,寒能除热,甘能补血,肝气和而目疾悉瘳矣。其主心腹邪结气者,即邪热气也。热则生痰,痰碍中焦气为之痞。甘寒除热,温主通行,热邪去而痰自不生，痰结解而气自通畅矣。"

2.《本草求真》："蕤核，眼科药也。凡眼多因风热乘肝，以致血虚而目不得明，故病必见上下眼胞风肿弦烂，左右眦热障翳……寒能胜热，甘能补血，俾火退泪止，而目疾瘳矣。赤筋在翳膜外者，得此则宜。"

【阐微】

1. 蕤核"主心腹邪结气"作用的讨论。

蕤核明目，治疗目疾应用多。历代医家应用治疗心腹邪热，结气痰痞者少。按蕤核性味甘寒，甘补寒泄，对于邪热扰心，心神不安，蕤核应有清心养心之功。如《医林纂要》云："白蕤仁，功略同酸枣仁，生则咸多，布散神明之用；熟则甘多，安定神明之主。人知其治目疾，而不知其能补心久矣。"蕤核的该方面效用，值得进一步研究探讨。

2. 蕤核"久服轻身益气不饥"作用的讨论。

《本草备要》云："入心、肝、脾三经。消风散热，益水生光。三经皆血脏也。血得其养，则目疾平。凡目病在表，当疏风清热。在里属肾虚、血少、神劳，宜补肾养血安神。"《神农本草经疏》云："非养性益精之药，而云轻身益气不饥者，未必然也。"《神农本草经》认为蕤核"久服轻身益气不饥"基于蕤核味甘，能补养肝肾精血，对肝肾不足之视物昏花等有一定作用。

橘 柚

【原文】橘柚[①]，味辛，温。主胸中瘕热逆气[②]，利水谷。久服，去臭下气通神，一名橘皮。生川谷。

【注释】

①橘柚：《说文解字》云："橘，果。出江南。""柚，条也。似橙而酢。"《本草纲目》云："橘，从矞，谐声也。又云，五色为庆，二色为矞。矞云外赤内黄，非烟非雾，郁郁纷纷之象。橘实外赤内黄，剖之香雾纷郁，有似乎矞云。橘之从矞，又取此意也。""櫾与柚同。柚色油然，其状如卣，故名。壶亦象形。今人呼其黄而小者为蜜筒，正此意也。其大者谓之朱栾，亦取团栾之象。最大者谓之香栾。"李时珍将橘、柚、柑明确分为三药："夫橘、柚、柑三者相类而不同。橘实小，其瓣味微酢，其皮薄而红，味辛而苦。柑大于橘，其瓣味甘，其皮稍厚而黄，味辛而甘。柚大小皆如橙，其瓣味酢，其皮最厚而黄，味甘而不甚辛。如此分之，即不误矣。"《本草衍义》亦云："橘、柚自是两种，本草一名橘皮，后人误加柚字。"

②瘕热逆气：《说文解字》云："瘕，女病也。""热"《千金要方·食治》作"满"。瘕热逆气，古病名，多指肺、胃中痰引起咳逆、呃逆、呕逆。

【来源】为芸香科植物橘及其栽培变种的干燥成熟果皮。

【效用】

1. 主胸中瘕热逆气：治疗胸膈结气、脘腹胀满、呕吐呃逆、咳嗽痰多等。

2. 利水谷：治疗不思饮食、二便不利等。

【集释】

1.《神农本草经疏》："其主胸中瘕热逆气，气冲胸中呕咳者，以肺主气，气常则顺，气变则逆，逆则热聚于胸中而成瘕。瘕者，假也。如痞满郁闷之类也。辛能散，苦能泄，温能通行，则逆气下，呕咳止，胸中瘕热消矣。脾为运动磨物之脏，气滞则不能消化水谷，为吐逆霍乱、泄泻等证。苦温能燥脾家之湿，使滞气运行，诸证自瘳矣。肺为水之上源，源竭则下流不利，热结膀胱。肺得所养而津液贯输，气化运动，故膀胱留热停水，五淋皆通也。去臭及寸白者，辛能散邪，苦能杀虫也。通神轻身长年者，利脾肺之极功也。"

2.《本草经解》："陈皮气温，秉天春升之木气，入足厥阴肝经，味苦辛无毒，得地南西火金之味，入手少阴心经、手太阴肺经。气味升多于降，阳也。胸中者肺之分也。肺主气，气常则顺，气变则滞，滞则一切有形血食痰涎，皆假滞气而成瘕，瘕成则肺气不降而热生焉。陈皮辛能散，苦能泄，可以破瘕清热也。苦辛降气，又主逆气。饮食入胃，散精于肝，温辛疏散，肝能散精，水谷自下也。肺主降，苦辛下泄，则肺金行下降之令，而下焦臭浊之气，无由上升，所以去臭而下气也。心为君主，神明出焉，味苦清心；味辛能通，所以通神也。"

【阐微】

1. 橘皮理气作用的讨论。

《本草纲目》谓："橘皮，苦能泄能燥，辛能散，温能和。其治百病，总是取其理气燥湿之功。同补药则补，同泻药则泻，同升药则升，同降药则降。脾乃元气之母，肺乃摄气之仓，故橘皮为二经气分之药，但随所配而补泻升降也。洁古张氏云：陈皮、枳壳利其气而痰自下，盖此义也。同杏仁治肠大肠气秘，同桃仁治大肠血秘，皆取其通滞也。"《本草汇言》谓："橘皮，理气散寒，宽中行滞，健运肠胃，畅利脏腑，为脾胃之圣药也。顾朽匏曰：此药总属理气之珍，若霍乱呕吐，气之逆也；泄泻下利，气之寒也；关格中满，气之闭也；食积痰涎，气之滞也；风寒暑湿，气之搏也；七情六郁，气之结也。橘皮统能治之。其去白开痰，留白和脾，盖味辛善散，故能开气；味苦善泄，故能行痰。其气温平，善于通达，故能止呕止咳，健胃和脾者也。东垣曰：夫人以脾胃为主，而治病以调气为先。如欲调气健脾者，橘皮之功居其首焉。"可见橘皮功擅疏理气机，调畅中焦而使之升降有序。

2. 橘皮宜放置陈久的讨论。

《本草经集注》谓："凡狼毒、枳实、橘皮、麻黄、吴茱萸，皆欲得陈久者。其余唯须新精。"《雷公炮制药性解》谓："收藏又复陈久，则多历梅夏而烈气全消，温中而无燥热之患，行气而无峻削之虞。"可见，橘皮宜放置陈久，故名陈皮。陈则烈气消，无燥散之患。

3. 橘皮、青皮功效异同的讨论。

《本草求真》云："橘皮专入脾、肺，兼入大肠。……虽有类于青皮，但此气味辛温，则入脾肺而宣壅，不如青皮专入肝疏泄，而无入脾燥湿，入肺理气之故也。"《本草新编》云："橘皮，味辛、苦，气温，沉也，阴中之阳，无毒。陈皮治高，青皮治低，亦以功力大小不同也。入少阳三焦、胆腑，又入厥阴肝脏、太阴脾脏。青皮，消坚辟，消瘟疟滞气，尤胁下郁怒痛甚者须投，却疝疏肝，消食宽胃。橘红名陈皮，气味相同，而功用少缓，和中消痰，宽胁利膈，用之补，则佐补以健脾；用之攻，则尚攻以损肺。宜于补药同行，忌于攻剂共用。倘欲一味出奇，未有不倒戈而自败者也。"可见橘皮性温而不峻，善理脾胃气滞，青皮性较峻烈，善理肝郁气滞。

第四节 虫兽部上品

发 髪

【原文】发髪①，味苦，温。主五癃，关格不通，利小便水道，疗小儿痫，大人痓②，仍自还神化。

【注释】

①发髪：《说文解字》云："髪，鬓也。从髟皮声。"剃刑人或平民的头发。李当之谓剃童男发。后世用人发煅为炭用，称之为血余炭。

②痓：中医病症名："肺移热于肾，传为柔痓。"风病，指筋脉拘挛强直的一类病症。

【来源】为人的头发。

【效用】

1. 主五癃，关格不通，利小便水道：治疗淋证，大小便不通等。

2. 疗小儿痫，大人痓：治疗小儿癫痫、成人筋脉拘急。

【集释】

1.《神农本草经疏》："发者，血之余也。经曰：男子八岁，肾气盛，齿更发长。是发因人之血气以为生长枯荣也。故血盛之人则发润而黑，血枯之人则发燥而黄。《本经》用发髪之意，为是故尔。其味苦气温。《别录》：小寒，无毒。入手足少阴经。大人痓，小儿惊痫，皆心肝二经血虚而有热也。发为血之余，故能入心、入肝益血，微寒而苦又能泄热，所以疗小儿惊痫及大人痓也。心与小肠为表里，肾与膀胱为表里，心肾有热则二腑亦受病。此药能入心除热，入肾益阴，则水道利，五癃关格俱通矣。是以古人治惊，多用茯苓、琥珀、竹叶之类，取其分利心经之热自小肠出也。"

2.《本草求真》："发者血之余，血者水之类也。今方家叫发为血余，盖本此也。叶世杰草木子云，精之荣以须，气之荣以眉，血之荣以发。类苑云，发属心，禀火气而上生，须属肾，禀水气而下生。眉属肝，禀木气而侧生。故男子肾气外行而有须。女子宦人则无须，而眉发不异也。又载功能疗惊痫，理咳嗽，固崩带，止血晕血痢血淋，舌血鼻血。"

【阐微】

1. 发髪"主五癃，关格不通，通利小便"作用的讨论。

《本草崇原》云："肾之合骨也，其荣发也。是发乃少阴心肾之所主，故气味苦温，苦者火之味，温者火之气也，水火相济，则阴阳和合，故主治五癃，及关格不通。又曰：利小便水道者，言禀肾气而益膀胱，则利小便。禀心气而益三焦，则利水道也。"《神农本草经读》云："发亦毛类，属手太阴肺。肺为水源，小肠为心府。故主五癃，关格不通，通利小便等证。"按《神农本草经》原文，人发并未煅为炭，至《金匮要略》开始将之烧炭为用，《金匮要略》治小便不利方"滑石白鱼散方"，"滑石二分，乱发二分（烧），白鱼二分，上三味，杵为散，饮服方寸匕，日三服"。自此以降，人发皆煅存性应用。煅为炭用的原因，《医学衷中参西录》云："血余者，发也，不煅则其质不化，故必煅为炭然后入药。"《中国药典》载血余炭性味苦平，可收敛止血、化瘀、利尿、可用于治疗血淋、尿血、便血、崩漏、小便不利等。

2. 发髲"疗小儿痫，大人痓"作用的讨论。

《本草崇原》云："心虚则惊，肾虚则痓。发乃少阴心肾之所主，故疗小儿惊，大人痓。小儿天癸未至，故病惊。大人天癸已至，故病痓也。"《本草思辨录》云："《别录》合鸡子黄煎之消为水，疗小儿惊热百病，鸡子甘温育阴，本治小儿虚热之妙品，血余得之，则变峻逐为宣壅，而阴分积热以解，痰逆以平，以此法涂热疮，小儿及产妇亦俱宜。"心肝血虚，心神失其所养则惊痫；肝肾不足，精血亏虚，筋脉失养，则筋脉拘急。血余炭经配伍能养阴分之血，故治小儿惊痫、筋脉拘急，现代临床应用较少，可进一步研究探讨。

龙　骨

【原文】龙骨[①]，味甘，平。主心腹，鬼疰，精物老魅，咳逆，泄利，脓血，女子漏下，癥瘕坚结，小儿热气惊痫[②]。齿，主小儿大人惊痫瘨疾狂走，心下结气，不能喘息，诸痓[③]，杀精物。久服，轻身通神明，延年。生山谷。

【注释】

①龙骨：《说文解字》云："龙，鳞虫之长。能幽能明，能细能巨，能短能长。"龙是古代传说中被神化的一种巨型动物。古人把远古时代多种巨型哺乳动物骨骼化石，看作是龙的遗骨，故名。

②小儿热气惊痫：《说文解字》云："热，温也。""气，云气也。""惊，马骇也。""痫，病也。"即小孩子发热出现惊风。其症小儿身热，目上视，身强，手足拳，发搐者为惊痫。

③诸痓：《说文解字》云："痓，彊急也。"病名。以项背强急、口噤、四肢抽搐、角弓反张为主症。

【来源】为古代哺乳动物如三趾马、犀类、鹿类、牛类、象类等的骨骼化石或象门齿的化石。

【效用】

1. 主心腹，鬼疰，精物老魅，杀精物：治疗心悸怔忡，失眠健忘等。

2. 主泄利：治疗泄泻、痢疾等。

3. 主脓血：治疗溃疡久不收口及湿疮等。

4. 主女子漏下：治疗妇女崩漏、带下。

5. 主小儿热气惊痫：治疗小儿热极生风、惊痫等。

6. 主小儿大人惊痫瘛疾狂走，心下结气，不能喘息，诸痉：治疗惊痫、癫狂、胃脘痞满、气短，以及项背强急、口噤、四肢抽搐、角弓反张等。

【集释】

1.《神农本草经疏》："神也者，两精相合，阴阳不测之谓也。神则灵，灵则能辟邪恶、蛊毒、魔魅之气，及心腹鬼疰、精物老魅，遇之则散也。咳逆者，阳虚而气不归元也。气得敛摄而归元，则咳逆自止。其性涩以止脱，故能止泄痢脓血，因于大肠虚而久不得止，及女子漏下也。小儿心肝二脏虚则发热，热则发惊痫，惊气入腹则心腹烦满，敛摄二经之神气而平之，以清其热则热气散，而惊痫及心腹烦满皆自除也。"

2.《本草汇言》："禀阳气以生，为神灵之物也。其骨虽系脱化之余，其体坚重，其质黏着，其性收涩，故本草主精物鬼魅为患，小儿惊痫，大人癫狂，神志浮越不宁之证，以此神以宁之，坚重以镇之，所以能安心神、定魂魄，而惊痫狂乱之证，宜其专用之也。如日华方言，能敛虚汗、止泄泻、渗水气者，总因收摄敛涩，涩以固脱之义。"

【阐微】

1. 龙骨"主咳逆"作用的讨论。

《本经逢原》云："其治咳逆，泄痢脓血，女子漏下，取涩以固上下气血也。"《本草经解》云："咳逆者，肝火炎上而乘肺……龙骨，味甘可以缓肝火，气温可以达清气。"《神农本草经百种录》云："咳逆，敛气涤饮。"《神农本草经读》云："痰，水也，随火而升。龙属阳而潜于海，能引逆上之火与泛滥之水而归其宅。若与牡蛎同用，为治痰之神品。今人只知其性涩以止脱，何其浅也？"《医学衷中参西录》云："龙骨，其性又善利痰，治肺中痰饮咳嗽，咳逆上气。"可见，龙骨治疗咳逆的作用主要是取其敛气作用，是否有祛痰饮作用，有待进一步深入研究。

2. 龙骨"主癥瘕坚结"作用的讨论。

《本经逢原》云："其性虽涩而能入肝破结，癥瘕坚结皆肝经之血积也。"《本草经解》云："脾统血，癥瘕坚结，脾血不运而凝结也；气温能行，可以散结也。"可见，龙骨破癥瘕坚结的作用说法不一，有待进一步深入研究。

3. 龙骨、龙齿功效特点的讨论。

《神农本草经疏》云："龙骨入心、肾、肠、胃。龙齿单入肝、心。故骨兼有止泻涩精之用，齿惟镇惊安魂魄而已。"《本经逢原》云："龙者，东方之神，故骨与齿皆主肝病。许叔微云：肝藏魂，能变化，故游魂不定者，治之以龙齿，古方有远志丸、龙齿清魂散、平补镇心丸，皆取收摄肝气之剂也。又龙骨以白者为上，取固上气以摄下脱。齿以苍者为优，生则微黑，煅之翡翠可爱，较白者功用更捷。"《医学衷中参西录》云："龙齿与龙骨性相近，而（龙齿）又饶镇降之力，故《本经》谓主小儿、大人惊痫癫疾狂走，心下结气，不能喘息也。"可见，龙齿的镇降之力优于龙骨。

麝　香

【原文】麝香①，味辛，温。主辟恶气，杀鬼精物，温疟，蛊毒，痫痓，去三虫。久服除邪，不梦寤②厌寐③。生川谷。

【注释】

①麝香：《尔雅》作"麝父"。《本草纲目》云："麝之香气远射，故谓之麝。或云麝父之香来射，故名，亦通。其形似獐，故俗呼香獐。"

②梦寤：半睡半醒，似梦非梦，恍惚如有见。

③厌寐：睡中做恶梦惊呼。

【来源】为鹿科动物林麝、马麝或原麝成熟雄体香囊中的干燥分泌物。

【效用】

1. 主辟恶气：治疗各种原因所致的神昏闭证、难产、死胎、胎衣不下、血瘀经闭、癥瘕、心腹暴痛、胀满等。

2. 杀鬼精物，温疟，蛊毒，痫痓：治疗疮疡肿毒、恶疮、虫兽咬伤、咽喉肿痛、瘰疬痰核、疟疾（温疟）、传染病、惊痫、小儿惊风等。

3. 去三虫：驱虫，治疗肠道寄生虫证（长虫、赤虫、蛲虫）。

4. 久服除邪，不梦寤厌寐：长期服用，可祛除病邪，治疗神志失常、心神不安、睡眠障碍等病证。

【集释】

1.《神农本草经疏》："辛香走窜，自内达外，则毫毛骨节俱开，邪从此而出，故主辟恶气，杀鬼精物凶邪，蛊毒，温疟，中恶心腹暴痛，胀急痞满，风毒诸证。"

2.《本草秘录》："催经坠胎，通关利窍，除恍惚惊痫，镇心安神，疗痈疽疮疡，蚀脓逐血。吐风痰，启寝魇，点目去膜。"

【阐微】麝香证治用法的讨论。

《本草求真》言："麝香辛温芳烈，开关利窍，无处不到。如邪气着人淹闭不起，则关窍闭塞。登时眼翻手握，僵仆昏地，故必用此辛香自内达外。则毫毛骨节俱开，而邪始从外出。是以邪鬼精魅，三虫诸毒，皆能治也。诸风诸气闭之关窍，而不用此驱除，则病安祛。"且言："但不可过为用耳。"说明麝香有透达、开窍、醒脑回苏的作用，治疗邪气闭窍所致神昏闭证，应为实证。但由于其辛散之烈性，易耗伤正气，故应中病即止，不可过用。《本草求真》又言："鼻塞不闻香臭，服此即开。目疾内翳，点此即除。痔漏恶疮，面黑斑疹，暨鼠咬虫伤成疮，用麝封固即愈。痘疮闻之则靥，服之则发。"可见，麝香的具体用法是要因证治不同而异，包括内服、外用。并且，内服与外用的功用不同。比如前人认为：对于痘疮，外用麝香可以使之枯萎消散，但内服麝香可使痘疮诱发。《三元参赞延寿书》言："麝香不可近鼻，有白虫入脑，患癞。久带其香透关，令人成异疾。"《药性论》言其："苦、辛。忌大蒜。"《本草求真》亦言："凡使麝香，用当门子尤妙。忌蒜，不可近鼻。防虫入脑。"《神农本草经疏》言："凡似中风，小儿慢脾风，与夫阴阳虚竭，发热，吐血，盗汗，自汗，气虚眩晕，气虚痰热，血虚痿弱，血虚目翳，心虚惊悸，肝虚痫痓，产后血晕，胎前气厥，诸证之属于虚者，法当补益，概勿施用。即如不得已欲借其开通关窍于一时，亦宜少少用之，勿令过剂。苏省开通后，不可复用矣。孕妇不宜佩带。劳怯人亦忌之。"从以上经典文献的记载中可知：麝香使用也有一定的禁忌和不良反应。虽然麝香是醒脑回苏的常用之品，但使用时，首先要审证论治，尤其是对于虚证的晕厥、孕妇、体虚者均忌用。同时还强调了"忌蒜"，"不可近鼻，防虫入脑"，这是在当今的《中药学》教材中没有提到的。

牛　黄

【原文】牛黄①，味苦，平。主惊痫，寒热热盛狂痓②，除邪逐鬼。生平泽。

【注释】

①牛黄：《本草纲目》云："普曰：牛死则黄入胆中，如鸡子黄也。"又曰："牛之黄，牛之病也……其病在心及肝胆之间，凝结成黄。"其来源于牛且色黄，故名。

②狂痓：《说文解字》云："狂，狾犬也。"引申指人的精神失常。痓，痉挛。《康熙字典》云："《正字通》：痓证有五，秦越人《难经》，督脉为病，脊强而厥。"

【来源】为牛科动物牛的干燥胆结石。

【效用】

1. 主惊痫：治疗惊风、癫痫、惊痫、惊厥抽搐等。

2. 除邪逐鬼：治外邪所致病证等。

【集释】

1.《神农本草经疏》："入足厥阴、少阳，手少阴经。其主小儿惊痫寒热，热盛口不能开，及大人癫狂痫痓者，皆肝、心二经邪热胶痰为病，心热则火自生焰，肝热则木自生风，风火相搏，故发如上等证，此药味苦气凉，入二经而能除热消痰，则风火息，神魂清，诸证自瘳矣。"

2.《本草求真》："牛黄在于心肝胆之间，凝结成黄，故还以治心肝胆之病，取其长于清心化热，故尔用此以除惊痰之根耳。至于中风不语，必其邪已入脏，九窍多滞，唇缓便闭，舌短耳聋，鼻塞目瞀，方可投服。若使中腑而见四肢不着，中经而见口眼㖞斜，不为开痰顺气，养血活血，便用此药投治，引邪深入，如油入面，莫之能出。"

【阐微】

1. 牛黄"主寒热，热盛狂痓"作用的讨论。

《本草崇原》云："主治惊痫寒热者，得日月之精而通心主之神也。治热盛狂痓者，禀中精之汁而清三阳之热也。"小儿惊痫多由热邪所致，牛黄可清热解毒，又可息风止痓，故可用于热盛动风。不独小儿，成人中风痰厥、痉挛抽搐之证亦可应用，其所治中风为痰热所致之真中风，而非虚证。如《本草新编》云："真中风之病，其人元气不虚，从无痰病，平素必身健，且系少年，一时中风，乃猝然之症，非气血之虚，风入而生痰也。其症必眼红口渴，吐痰如块或如败絮，其色必黄，必非清水，口欲吐而吐不出，手必捻拳不放，躁动不安者，乃真正中风也。世间真正中风者绝少，此病万人中生一二也，可用牛黄治之。其余俱作虚治，切戒妄用牛黄。"

2. 牛黄"除邪逐鬼"作用的讨论。

《神农本草经疏》云："鬼邪侵着，因心虚所致。小儿百病多属胎热。入心养神除热，解毒，故悉主之也。"《本草崇原》曰："除邪者，除热邪，受月之华，月以应水也。逐鬼者，逐阴邪，受日之精，日以应火也。"《神农本草经百种录》谓："味苦，平。主惊痫，通心化痰。寒热，热盛狂痉，清心家之热痰，除邪逐鬼。心气旺，则邪气自不能容也。"牛黄主入心、肝二经，性寒凉而气香，清热解毒，化痰定惊。除邪逐鬼实为牛黄清心开窍之功，用于神昏窍闭之证。

白 胶

【原文】白胶①，味甘，平。主伤中劳绝②，腰痛，羸瘦，补中益气，妇人血闭无子，止痛，安胎。久服轻身延年。一名鹿角胶。

【注释】

①白胶：即鹿角胶。《礼记》云："鹿胶青白，马胶赤白，牛胶火赤，鼠胶黑，鱼胶饵，犀胶黄。"此"鹿胶"即本条白胶。

②劳绝：古病名，属劳伤致严重虚损的疾病。

【来源】为鹿角经水煮、浓缩制成的固体胶。

【效用】

1. 补中益气：治疗五脏气虚诸证。

2. 安胎：治疗胎动不安。

【集释】

1.《神农本草经疏》："凡作劳之人，中气伤绝，四肢作痛多汗，或吐血下血，皆肝心受病。此药味甘气温，入二经而能补益中气，则绝伤和，四肢利，血自止，汗自敛也。折跌伤损则血瘀而成病，甘温入血通行又兼补益，故折跌伤损自愈。妇人血闭无子及崩中淋露，胎动不安，腰痛羸瘦者，皆血虚肝肾不足之候。温肝补肾益血，则诸证自退而胎自得所养也。"

2.《得配本草》："（鹿角胶）补阴中之阳道，通督脉之血舍，壮筋骨，疗崩带，妇人虚冷，胎寒腹痛，此为要药。"

3.《本草求原》："（鹿角胶）坚强之阴液，得火炼成胶，是阴化于阳中。甘、咸，微平。能填补冲任督脉之精血，兼通达阴气以活血。强肾。主伤中，劳绝、腰痛、羸瘦，补中益气，妇人血闭无子、吐血、下血、崩血、尿血，盗汗、遗精、尿数或不禁，带漏、肢痛、安胎、去冷止痛，皆补精化气之效。"

【阐微】白胶功用认识的演变。

白胶，《神农本草经》云："主伤中劳绝，腰痛，羸瘦，补中益气，妇人血闭无子，止痛，安胎。"可见彼时认为白胶"补中益气"功能，可治疗伤中"劳绝，腰痛，羸瘦"，"妇人血闭无子"。至唐代《药性论》有"主男子肾脏气，气衰虚劳损，妇人服之令有子，能安胎去冷，治漏下赤白"之认识。虽然仍治虚劳，但功效认识已经从"补中益气"向补"男子肾脏气"转变。《本草纲目》云："炙捣酒服，补虚劳，长肌益髓。又治劳嗽，尿精尿血，疮疡肿毒。"表明对白胶的功效认识从补肾脏气，又增加补阴"益髓"方面的认识。其后《医灯续焰》有"治阳衰，少气困乏，力减神疲，或精冷无子，及一切虚寒阳不足之证"之论，说明白胶不仅补肾阴，还能温肾阳。至清代，《药性纂要》明确提出："益肾补虚，暖精活血，壮筋骨，强腰膝。"《玉楸药解》云："温肝补肾，滋益精血"。从而完成白胶从《神农本草经》"补中益气"，到"温补肝肾、益精养血"的完全转变。

阿　胶

【原文】阿胶①，味甘，平。主心腹，内崩②，劳极，洒洒如疟状③，腰腹痛，四肢酸疼，女子下血④安胎，久服轻身益气。一名傅致胶。

【注释】

①阿胶：《本草经集注》曰："出东阿，故名阿胶。"阿胶是驴皮加水熬成的胶，原产山东省东阿县，以阿井水煎黑驴皮制成。

②心腹，内崩："崩"字义为败坏。《尔雅》云："崩，死也。"《广雅》云："崩，坏也。"《素问·阴阳别论》云："阴虚阳搏谓之崩。"王冰注："阴脉不足，阳盛搏则内崩，而血流下。"《黄帝内经太素》卷三阴阳杂说："崩，下血也。"所谓"心腹内崩"，应与《黄帝内经》中的"心下崩"病候相类。

③劳极，洒洒如疟状：劳极，古病名，为虚劳重症。《说文解字》云："洒，涤也。""洒洒"二字用在古医书中均为形容人体恶寒战栗之状。《素问·诊要经终论》云："令人洒洒时寒。"王冰注："洒洒，寒貌。"

④女子下血：女子不在月经期，阴道出血为下血。大量出血为崩中，持续淋沥不断出血为漏下。下血是崩中漏下的统称。

【来源】为马科动物驴的干燥皮或鲜皮经煎煮、浓缩制成的固体胶。

【效用】

1. 主心腹，内崩，劳极：治疗血虚萎黄、眩晕心悸、心烦不眠、肺燥咳嗽、劳嗽咯血等。

2. 主腰腹痛，四肢酸疼：治疗肌痿无力、尿血、便血等。

3. 主女子下血安胎：治疗崩漏、妊娠胎漏等。

【集释】

1.《本草备要》："治虚劳咳嗽，肺痿吐脓，吐血衄血，血淋血痔，肠风下痢，伤暑伏热成痢者，必用之。妊娠宜痢尤宜。腰酸骨痛，血痛血枯，经水不调，崩带胎动。或妊娠下血，酒煎服。痈疽肿毒及一切风病泻者忌用。"

2.《神农本草经读》："阿胶以阿井之水，入黑驴皮煎炼成胶也。《内经》云：手少阴外合于济水，内合于心，故能入心。又云：皮毛者，肺之合也，以皮煎胶，故能入肺；味甘无毒，得地中正之土气，故能入脾。凡心包之血不能散行经脉，下入于腹，则为崩堕，阿胶入心补血，故能治之。劳极气虚，皮毛洒洒如疟状之先寒，阿胶入肺补气，故能治之。且血得脾以统，所以有治女子下血之效；胎以血为养，所以有安胎之效。血足气亦充，有轻身益气之效也。"

【阐微】

1. 阿胶"主腰腹痛，四肢酸疼"作用的讨论。

《本经疏证》云："痰与饮皆为水属，血亦水属，水非热不浊，非扰亦不浊，水浊于中则滓停于四畔，及窪坎不流之处，所谓腰腹痛，四肢酸疼者，则仗其取气熏津灌之皮，假水火烹炼成胶，胶成之后，随亦水消火熄，恰有合于澄水，使清各归其所。俾外廓之气，悉会于中，中宫之津得行四末，流澈则源自清，外安则内自定也。"可见，阿胶可调畅内外、分辨清浊，并使之各行其道，故而脉道通而止疼痛。

2. 阿胶原材料选用的讨论。

《名医别录》谓："阿胶出东平郡，煮牛皮作之。"《本草经集注》曰："今东都下亦能作之，用皮有老少，胶则有清浊。凡三种：清薄者画用；厚而清者名为盆覆胶，作药用之，皆火炙，丸散须极燥，入汤微炙尔；浊黑者可胶物尔，不入药用，用一片鹿角即成胶，不尔不成也。"《图经本草》曰："造之，用阿井水煎乌驴皮。如常煎胶法；其井官禁，真胶极难得，都下货者甚多，恐非真。寻方书所说：所以胜诸胶者，大抵以驴皮得阿井水乃佳耳。""又今时方家用黄明胶，多是牛皮，《本经》阿胶，亦用牛皮，是二皮亦通用。然今牛皮胶制作不甚精，但以胶物者，不堪药用之。"《本草备要》云："黄明胶即牛皮胶，甘平。功与阿胶相近，亦可代用。"但从临床和文献上认为，上品阿胶应为驴皮熬制，黄明胶虽与阿胶功用相近，但尚不如阿胶。

丹 雄 鸡

【原文】丹雄鸡[①]，味甘，微温。主女人崩中漏下，赤白沃，补虚，温中，止血，通神，杀毒辟不祥。头：主杀鬼，东门上者尤良。肪：主耳聋。肠：主遗溺。肶胵[②]裹黄皮：主泄利。屎白：主消渴伤寒寒热。翮羽[③]：主下血闭。鸡子：主除热火疮，痫痉，可作虎魄神物[④]。鸡白蠹[⑤]肥脂[⑥]：生平泽。

【注释】

①丹雄鸡：《说文解字》云："丹，巴越之赤石也。雄，鸟父也。从隹厷声。"《本草纲目》谓："鸡者稽也，能稽时也。"

②肶胵：即鸡的沙囊内壁，中药名鸡内金。

③翮羽："翮"，即翎管，《说文解字》云："翮，羽茎也。""翮羽"，即鸡翅膀。

④虎魄神物：《博物志》云："《神农本草经》：鸡卵可作琥珀。……佳者乃乱真矣。……"古人认为琥珀是由老虎死后的精魂入地化成。

⑤鸡白蠹：《神农本草经集注》云："白蠹不知是何物，别恐一种尔。"

⑥肥脂：疑似雌鸡的肥脂，有待进一步考证。

【来源】为雉科动物家鸡的肉。

【效用】

1. 主女人崩中漏下，赤白沃，补虚，温中，止血：治疗崩漏，赤白带下，遗精，虚劳羸瘦，病后体虚，胃肠寒证，出血等。

2. 主杀鬼：治疗小儿痘浆不起，时疹疮毒，蛊毒。

3. 主耳聋：治疗耳聋。

4. 主遗溺：治疗遗尿、小便频数、失禁、遗精、白浊等。

5. 主泄利：治疗消化不良、泄泻下痢等。

6. 主消渴伤寒寒热：治疗消渴、伤寒寒热。

7. 主下血闭：治疗下血、闭经。

8. 主除热火疮，痫痉：治疗热毒疮疡，惊痫抽搐。

【集释】

1.《神农本草经疏》："按鸡为阳禽，属木而外应乎风，故在卦为巽。其色虽有丹、白、黄、乌，某种复有乌骨之异，总之性热，补阳起阴，兼有风火之义。惟乌骨者，别是一种。独得水木之精，故主阴虚发热，蓐劳，崩中等证也。"

2.《神农本草经百种录》："凡血肉之物，鲜属金者，惟鸡于十二支属酉，而身轻能飞，其声嘹亮，于五音属商，乃得金气之清虚者也。五脏之气，木能疏土，金能疏木，鸡属金，故能疏达肝气。本血肉之物，故又能不克伐而调养肝血也。"

【阐微】

1. 丹雄鸡"杀毒辟不祥，头主杀鬼"作用的讨论。

《本草乘雅半偈》云："东方肝木，其音角也，其窍目也，其主筋也，其卦巽也，其畜鸡也。故鸡鸣日出于寅，鸡伏日入于酉，通昼夜之阖辟，木秉金为用也。盖营行脉中，卫行脉外，经经纬络，阳出阴入而昼夜分，故主卫失两陆之尝，惺反寂而寂反惺，寤反寐而寐反寤者，或营失经纬之守，崩反瘀而瘀反崩，积反漏而漏反积者，功力捷如影响。头为阳首，大明东生，鬼魅不祥，莫之敢撄矣。"

2. 鸡子"主除热火疮，痫痉"作用的讨论。

《本草蒙筌》云："鸡卵煮啖，镇心止惊。益气渐开喉音，去风尤安胎孕。"《本草求真》云："惟鸡子性禀生化最初之气，兼清浊而为体，味甘气寒，性专除热疗火，为风热痫痉及伤寒少阴咽痛必用之药。"

3. 鸡屎白"主消渴、伤寒寒热"作用的讨论。

鸡屎白古代即入药，如《素问·腹中论》云："有病心腹满，旦食则不能暮食，名为鼓胀。治之以鸡矢醴，一剂知，二剂已。"《金匮要略》云："治转筋之为病，其人臂脚直，脉上下行，微弦，转筋入腹者。鸡屎白，为散，取方寸匕，以水六合，和温服。"鸡屎白，性微寒，入足太阳膀胱经，具有利水渗湿作用，达木而舒筋。筋司于肝，水寒土湿，肝木不舒，筋脉挛缩，则病转筋。鸡屎白利水道而泻湿寒，则木达而筋舒也。但尚未见鸡屎白治疗消渴、伤寒寒热的其他记载，有待临床验证。

石　蜜

【原文】石蜜①，味甘，平。主心腹邪气，诸惊痫痉②，安五脏，诸不足，益气补中，止痛解毒，除众病，和百药。久服，强志轻身，不饥不老。一名石饴。生山谷。

【注释】

①石蜜：《论衡》云："蜜为蜂液，食蜜少多，则令人毒。"《本草纲目》云："蜜以密成，故谓之蜜。"石蜜，此指生于岩崖、山林之中岩蜂（即野蜜蜂）所产之蜜。现代多用家养蜜蜂之蜜，故以蜂蜜为通用名。

②诸惊痫痉：惊痫，常因受惊而发作。《医宗金鉴》云："惊痫，触异惊神气，吐舌急叫面白红，发作如人将捕状。"痉，一名痓，以项背强急、口噤、四肢抽搐、角弓反张为主症。

【来源】 为蜜蜂科昆虫中华蜜蜂或意大利蜂所酿的蜜。

【效用】

1. 安五脏，诸不足，益气补中，止痛：治疗诸虚不足、脘腹虚痛等。

2. 解毒：解乌头类药毒。

【集释】

1.《本草纲目》："其入药之功有五：清热也，补中也，解毒也，润燥也，止痛也。生则性凉，故能清热；熟则性温，故能补中。甘而和平，故能解毒；柔而濡泽，故能润燥；缓可以去急，故能止心腹、肌肉、疮疡之痛；和可以致中，故能调和百药，而与甘草同功。"

2.《本经逢原》："蜂采无毒之花酝酿而成。生则性凉清热，故能治心腹之邪气。熟则性温，补中安五脏诸不足，甘而和平，故能解毒。柔而润泽，故能润燥。缓以去急，故能主心腹肌肉疮疡之痛。"

【阐微】

1. 蜂蜜"主心腹邪气，诸惊痫痉"作用讨论。

《神农本草经疏》云："心经有热，则为诸惊痫痉。得甘缓之气则心火降，烦热除，诸惊痫痉平矣。"《本草崇原》谓："主治心腹邪气者，甘味属土，滋养阳明中土，则上下心腹之正气自和，而邪气可治也。诸惊痫痉，乃心主神气内虚，蜂蜜花心酿成，能和心主之神，而诸惊痫痉可治也。"《本草经解》曰："诸惊痫痉，肝热而气逆也，惊者平之，痫痉者缓之。"蜂蜜主心腹邪气者，实为其能益气补中，扶助正气以达邪之意。诸惊痫痉因心气不足、心肝有热，蜂蜜甘而缓急，补而能润，故可平之。

2. 蜂蜜"除众病，和百药"作用的讨论。

《本草纲目》云："蜂蜜生凉熟温，不冷不燥，得中和之气，故十二脏腑之病，罔不宜之。"《神农本草经疏》谓："甘主解毒，故能和百药。"《神农本草经读》曰："诸花之精华，采取不遗，所以能除众病；诸花之气味，酝酿合一，所以能和百药也。"蜂蜜味甘，除众病、和百药之功均因其具有滋养和缓和药性作用，丸剂、膏剂中常以此赋形，许多中药在炮制时采用蜜炙。故《本草崇原》中载："除众病，和百药者，言百药用蜂蜜和丸，以蜂蜜能除众病也。"

蜂　子

【原文】蜂子①，味甘，平。主风头②，除蛊毒，补虚羸伤中。久服，令人光泽，好颜色，不老。大黄蜂子，主心腹，胀满痛，轻身益气。土蜂子，主痈肿。一名蜚零。生山谷。

【注释】

①蜂子：即现之蜜蜂子和土蜂子。《本草经集注》曰："前直云蜂子，即应是蜜蜂子也。"《本草纲目》谓："蜂子，即蜜蜂子未成时白蛹也。"

②风头：亦作"头风"，即感受风邪引起的头痛。

【来源】为蜜蜂科昆虫中华蜜蜂、土蜂科昆虫赤纹土蜂和胡蜂科昆虫环黄胡蜂的未成熟幼虫。

【效用】

1. 主风头：治疗头痛，麻风，风疹等。

2. 主心腹，胀满痛：治疗虫积腹痛，小儿疳积等。

3. 主痈肿：治疗咽喉肿痛，痈肿疮毒，丹毒等。

4. 补虚羸伤中：治疗虚劳羸瘦、五脏及膈损伤。

【集释】《本草纲目》："蜂子，气味甘、平微寒，无毒。主治风头，除蛊毒，补虚羸伤中。久服令人光泽，好颜色，不老。轻身益气，治心腹痛，面目黄，大人小儿腹中五虫从口吐出者。主丹毒风疹，腹内留热，利大小便涩，去浮血，下乳汁，妇人带下病。大风病疾。蜂子古人以充馔品，故《本经》《别录》著其功治大风疾，兼用诸蜂子，盖亦足阳明、太阴之药也。"

【阐微】大黄蜂子和土蜂子的讨论。

《神农本草经》中蜂子项下分大黄蜂子和土蜂子。《重修政和经史证类备急本草》引《图经本草》记载："大黄蜂子，即人家屋上作房及大木间蜂子也。岭南人亦作馔食之。蜂并黄色，比蜜蜂更大。土蜂子，即穴土居者，其蜂最大，螫人或至死。"又注木蜂云："似土蜂而小，在木上作房，江东人亦呼木蜂，人食其子。然则二蜂子皆可食久矣。"其后《本草纲目》亦有类似记述，都认为"大抵蜂类皆同科，其性效不相远矣"。现《中国药典》中未收入蜂子。《中华本草》中则分列蜜蜂子和土蜂子两项，前者为蜜蜂科昆虫中华蜜蜂等的未成熟幼虫，后者为土蜂科昆虫赤纹土蜂和胡蜂科昆虫环黄胡蜂的未成熟幼虫，功效亦差别不大。

蜜　蜡

【原文】蜜蜡①，味甘，微温。主下利脓血，补中续绝伤金疮，益气不饥耐老。生山谷。

【注释】

①蜜蜡：即现之蜂蜡。《本草经集注》曰："生于蜜中，故谓蜜蜡。蜂皆先以此为

蜜跖，煎蜜亦得之。"《本草纲目》谓："蜡，犹鬣也。蜂造蜜蜡而皆成鬣也。"

【来源】为蜜蜂科昆虫中华蜜蜂或意大利蜂分泌的蜡。

【效用】

1. 主下利脓血：治疗脓血痢等。

2. 补中：治疗脏腑亏虚病症。

3. 续绝伤金疮：治疗跌打损伤，疮疡不敛，水火烫伤等。

【集释】

1. 《本草纲目》："蜜成于蜡，而万物之至味，莫甘于蜜，莫淡于蜡，得非厚于此必薄于彼耶？蜜之气味俱厚，属乎阴也，故养脾；蜡之气味俱薄，属乎阳也，故养胃。厚者味甘，而性缓质柔，故润脏腑；薄者味淡，而性涩质坚，故止泄痢。"

2. 《神农本草经疏》："蜡，石蜜之凝结于底者也。蜜性缓，质柔，故主润脏腑经络；蜡性涩，质坚，故能疗久痢，泄澼后重，下脓血也。甘能益血补中，温能通行经脉，故主续绝伤及金疮也。中得补则气自益，故久服能不饥轻身耐老也。"

【阐微】蜜蜡和虫白蜡的讨论。

明以前文献中多将蜜蜡与白蜡分列两项，《重修政和经史证类备急本草》中记载："既有黄白二色，今止言白蜡，是取蜡之精英者，在黄蜡直置而不言。黄则蜡陈，白则蜡新，亦是。蜜取陈，蜡取新也。"两者并无本质区别。至《本草纲目》指出了蜜蜡、白蜡和虫白蜡之别，谓："蜡乃蜜脾底也。取蜜后炼过，滤入水中，候凝取之，色黄者俗名黄蜡，煎炼极净色白者为白蜡，非新则白而久则黄也。与今时所用虫造白蜡不同。"虫白蜡另列一项，曰："虫白蜡与蜜蜡之白者不同，乃小虫所作也。……唐宋以前，浇烛、入药所用白蜡，皆蜜蜡也。此虫白蜡，则自元以来，人始知之，今则为日用物矣。"现《中国药典》虫白蜡为介壳虫科昆虫白蜡虫的雄虫群栖于木犀科植物白蜡树、女贞或女贞属他种植物枝干上分泌的蜡。

《本草求真》则明确解释了两药之不同："蜜蜡味淡性平，其蜡本由蜜成，蜜本润物，则蜡亦润，故能主润脏腑经络，而有续绝补伤生肌之妙。蜡止存蜜粗粕，其性最涩，故又能止泻绝痢。……虫蜡……甘益血补中，温能通经活络，故书载能止痛生肌，补虚续绝，与桑螵蛸同有补虚之意，可为外科圣药。是以郑赞寰云，汪御章尿血，用白蜡加于凉血滋肾药中遂愈……则知虫蜡亦皆生肌活血之味。但蜜蜡味甘淡涩微温，虫蜡则味甘不淡而温也。蜜蜡因有涩性，可以止渴、治痢；虫蜡涩性差减，而痢则鲜用也。"由此可知，传统上虫白蜡和蜜蜡的应用有相似之处，但现代虫白蜡于《中国药典》记述中仅仅作为赋形剂及制丸、片的润滑剂使用，似可进一步研究。

牡　蛎

【原文】牡蛎①，味咸，平。主伤寒寒热，温疟，洒洒，惊恚怒气，除拘缓②，鼠瘘，女子带下赤白。久服，强骨节，杀邪气，延年。一名蛎蛤，生池泽。

【注释】

①牡蛎：亦写作"牡蠣"。《说文解字》云："牡，畜父也。从牛，土声。""蠣，蚌属。似蟆，微大，出海中，今民食之。从虫万声。"《本草纲目》曰："蛤蚌之属，皆有胎生、卵生，独此化生，纯雄无雌，故得牡名，曰蛎曰蠔，言其粗大也。"因古人对其生物学特性的朴素认识而得名。

②拘缓：指肌肉拘挛和弛缓的两种症状。

【来源】为牡蛎科动物长牡蛎或近江牡蛎的贝壳。

【效用】

1. 主惊恚怒气：治疗心悸、怔忡、失眠、惊风、癫痫、癫狂等心神不宁、情志不畅的病症。

2. 主鼠瘘：治疗瘰疬、瘿瘤、痰核等。

3. 主女子带下赤白：治疗崩漏、带下等正虚滑脱之证。

【集释】

1.《神农本草经疏》："牡蛎得海气结成，故其味咸平，气微寒无毒。气薄味厚，阴也，降也。入足少阴、厥阴、少阳经。其主伤寒寒热，温疟洒洒，惊恚怒气，留热在关节，去来不定，烦满气结心痛，心胁下痞热等证，皆肝胆二经为病。二经冬受寒邪，则为伤寒寒热。夏伤于暑，则为温疟洒洒。邪伏不出，则热在关节，去来不定。二经邪郁不散，则心胁下痞热。邪热甚，则惊恚怒气，烦满气结心痛。此药味咸气寒，入二经而除寒热邪气，则荣卫通，拘缓和，而诸证无不廖矣。少阴有热，则女子带下赤白，男子为泄精，解少阴之热而能敛涩精气，故主之也。咸属水，属阴而润下，善除一切火热为病，故又能止汗止渴及鼠瘘、喉痹、咳嗽也。老血者，宿血也，咸走血而软坚，所以主之，其性收敛，故能涩大小肠，止大小便利也。肾主骨，入肾益精，则骨节自强。邪本因虚而入，肝肾足则鬼邪自去。人以肾为根本，根本固，则年自延矣。更能止心脾气痛，消疝瘕积块，瘿瘤结核，胁下坚满等证，皆寒能除热，咸能软坚之功也。"

2.《本草备要》："咸以软坚化痰，消瘰疬结核，老血瘕疝；涩以收脱，治遗精崩带，止嗽敛汗，或同麻黄根、糯米为粉扑身，或加入煎剂固大小肠。微寒以清热补水，治虚劳烦热，温疟赤痢，利湿止渴，为肝肾血分之药。"

【阐微】

1. 牡蛎"主伤寒寒热，温疟，洒洒"作用的讨论。

《本经逢原》云："《本经》治伤寒寒热，温疟洒洒，是指伤寒发汗后，寒热不止而言，非正发汗药也。仲景少阳病犯本，有柴胡龙骨牡蛎汤；《金匮》百合病变渴，有瓜蒌牡蛎散。"《本草崇原》："牡蛎假海水之沫，凝结而成形，禀寒水之精，具坚刚之质。太阳之气，生于水中，出于肤表，故主治伤寒寒热，先热后寒，谓之温疟。皮毛微寒，谓之洒洒。太阳之气，行于肌表，则温疟洒洒可治也。"《神农本草经读》云："此物得金水之性，凡病起于太阳，皆名曰伤寒，传入少阳之经，则为寒热往来，其主之者，藉得秋金之气，以平木火之游行也。温疟者，但热不寒之疟疾。为阳明经之热病洒洒者，即阳明白虎证中背微寒、恶寒之义，火欲发而不能径达也。主以牡蛎者，取其得金之气，以解炎暑之苛，白虎汤命名，亦同此意也。"《医学衷中参西录》云："《神农本草经》谓其主温疟者，因温疟但在足少阳，故不与太阳相并为寒，但与阳明相关为热。牡蛎能入其经而祛其外来之邪。"牡蛎"主伤寒寒热，温疟，洒洒"，传统认为其能散寒除热，和解少阳，调节营卫功能而使寒热自除。

2. 牡蛎"除拘缓"作用的讨论。

《本草崇原》曰："牡蛎南生东向，得水中之生阳，达春生之木气，则惊恚怒气可治矣。生阳之气，行于四肢，则四肢拘缓自除。"《神农本草经读》云："拘者筋急，缓者筋缓，为肝之病；鼠瘘者，即瘰疬之别名，为三焦胆经火郁之病，牡蛎之平以制风，寒以胜火，咸以软坚，所以咸主之。"《医学衷中参西录》云："至于筋原属肝，肝不病而筋之或拘或缓者自愈，故《神农本草经》又谓其除拘缓也。"可见，牡蛎除拘缓的作用多以入肝清热、平肝潜阳解之。

3. 牡蛎"强骨节"作用的讨论。

《神农本草经疏》曰："肾主骨，入肾益精，则骨节自强。邪本因虚而入，肝肾足则鬼邪自去。人以肾为根本，根本固，则年自延矣。"《本草崇原》称其："具坚刚之质，故久服强骨节。"《本草经解》曰："久服强骨节者，咸平益肺肾之功也。"可见，历代对其强骨节作用是肯定的，认为其有补肾益精作用。《中国药典》虽未收入相关应用，但现代研究已发现牡蛎壳中钙含量高，多用作医用生物钙的原料，开发了较多具有补钙功能的保健品。

龟 甲

【原文】龟甲①，味咸，平。主漏下赤白，破癥瘕，痎疟，五痔，阴蚀，湿痹，四肢重弱，小儿囟不合。久服，轻身不饥。一名神屋。生池泽。

【注释】

①龟甲：《本草纲目》云："按《说文解字》：'龟头与蛇头同。'故字上从它，它即古蛇字也。其下象甲，足、尾之形。"药用乌龟的背甲与腹甲，故名。

【来源】为龟科动物乌龟的背甲及腹甲。

【效用】

1. 主漏下赤白：治疗妇女漏证与带下赤白。

2. 破癥瘕：治疗体内结块。

3. 主痎疟：治疗二日一发的疟疾。

4. 主五痔：治疗牝痔、牡痔、脉痔、血痔、肠痔。

5. 主阴蚀：治疗女子外阴溃疡、脓水淋沥作痒，或肿胀坠痛等。

6. 主湿痹：治疗湿邪偏盛的痹证。

7. 主四肢重弱：治疗四肢沉重软弱无力。

8. 主小儿囟不合：治疗小儿囟门闭合迟缓、闭合不全或囟门不闭合。

【集释】

1.《本草经解》："脾统血，脾血不统，则漏下赤白，其主之者，味甘益脾也。疟而至于有癥瘕，湿热之邪，已痼结阴分矣。龟甲阴寒，可以清热；气平，可以利湿，所以主之也。火结大肠，则生五痔；湿浊下注，则患阴蚀，肺合大肠，肾主阴户，性寒可去热，气平可消湿，所以主之也。脾主四肢，湿盛则重弱，龟甲味甘益脾，性平去湿，湿行，四肢健也。肾主骨，小儿肾虚，则囟骨不合，其主之者，补肾阴也。"

2.《神农本草经读》："龟甲，诸家俱说大补真水，为湿阴第一神品。而自余视之，亦不尽然，大抵介虫属阴，皆能除热；生于水中，皆能利湿；其甲属金，能攻坚，此外亦无他长。"

【阐微】

1. 龟甲药用部位的讨论。

龟甲的药用部位历代认识不统一。从汉至唐代，本品以全甲入药，称之为龟甲、龟壳。宋代有用全甲者，亦有只用龟下甲者。元代朱丹溪推崇龟甲补阴之功，强调以龟下甲入药为好，而摒弃龟上甲。此后，皆以龟下甲为用，一度被称为龟板。《本草备要》谓："大者良，上下甲皆可用。"现代研究发现，龟之上甲与下甲成分、药理作用无明显差异，故现代规定龟之上下甲皆入药用。

2. 龟甲药名的讨论。

本品最早见于《神农本草经》，名为龟甲、龟壳，以龟之上、下甲入药。宋代以后，多使用龟下甲（腹甲）入药，其形状如板，故多称本品为龟甲或龟板。近代中药学书籍，如《中药大辞典》以"龟甲"为正名，而《中药学》五版教材以龟板为正名，较为混杂。现代临床将龟之上、下甲均作龟甲入药，故《中国药典》1990 年版至 2010年版均载其正名为"龟甲"，此名与药材实际相符，更为妥当。

桑 螵 蛸

【原文】桑螵蛸①，味咸，平。主伤中，疝瘕，阴痿，益精生子，女子血闭，腰痛，通五淋，利小便水道。一名蚀肬。生桑枝上，采，蒸之。

【注释】

①桑螵蛸：《尔雅》称"蜱蛸"。《名医别录》云"螳螂子也"。《本草纲目》载："（螳螂）深秋乳子作房，黏着枝上，即螵蛸也。房长寸许，大如拇指，其内重重有隔房。"仅据历代文献记载，桑螵蛸为何种螳螂所产之卵鞘，则难以确定。古时称螳螂卵为螵蛸，产于桑树上者则称为桑螵蛸。现代临床应用的桑螵蛸并非完全采于桑树之上，其原动物也并非一种。

【来源】为螳螂科昆虫大刀螂、小刀螂或巨斧螳螂的干燥卵鞘。

【效用】主阴痿，益精生子：治疗肾虚阳痿，遗精滑精，遗尿尿频，小便白浊等。

【集释】

1.《药性论》："主男子肾衰，漏精，精自出。患虚冷者能止之，止小便利。火炮令热，空心食之。虚而小便利，加而用之。"

2.《本经逢原》：“桑螵蛸，肝肾命门药也，功专收涩。故男子虚损，肾衰阳痿，梦中失精，遗溺白浊方多用之。”

3.《本草求真》：“入足少阴肾、足太阳膀胱。盖人以肾为根本，男子肾经虚损，则五脏气微，或阴痿梦寐失精遗溺。螵蛸咸味属水，内舍于肾，肾得之而阴气生长，故能愈诸疾及益精生子。肾与膀胱为表里，肾得所养则膀胱自固，气化则能出，故利水道通淋也。”

【阐微】

1. 桑螵蛸“主女子血闭”作用的讨论。

《神农本草经》言桑螵蛸“主女子血闭”，《本草崇原》言桑螵蛸主治“女子肝肾两虚，而血闭腰痛”。血闭，即闭经。桑螵蛸所主血闭，乃先天禀赋不足，或多产房劳，或久病及肾，致肝肾不足，冲任不充，无以化生经血而致闭经。桑螵蛸能补肝肾，使血海充盈，则经自行矣。

2. 桑螵蛸“主疝瘕，通五淋，利小便水道”作用的讨论。

《神农本草经疏》云：“桑螵蛸，桑树上螳螂子也。禀秋金之阴气，兼得桑木津液，《本经》味咸气平。《别录》甘无毒。气薄味厚，阴也。入足少阴、太阳经。人以肾为根本，男子肾经虚损，则五脏气微，或阴痿，梦寐失精遗溺。咸味属水，内合于肾，肾得之而阴气生长，故能愈诸疾及益精生子也。肾与膀胱为表里，肾得所养则膀胱自固，气化则能出，故利水道通五淋也。女子属阴，肝肾用事，疝瘕、血闭、腰痛，皆二经为病。咸能益阴入血软坚，是以主之。”《本草备要》云：“通五淋，缩小便，能通故能缩。肾与膀胱相表里，肾得所养，气化则能缩，故能通；肾气既固，则水道安常，故又能止也。”《本经逢原》云：“桑螵蛸，肝、肾、命门药也。……《本经》又言通五淋，利小便水道，盖取以泄下焦虚滞也。”可见，桑螵蛸以其咸能入血软坚而治疝瘕，以其益肾而助膀胱气化达“通五淋，利小便水道”之目的。

海　蛤

【原文】海蛤[①]，味苦，平。主咳逆上气，喘息烦满，胸痛，寒热。一名魁蛤。

【注释】

①海蛤：《本草纲目》云：“海蛤者，海中诸蛤烂壳之总称，不专指一蛤也。”指多种蛤类的贝壳。

【来源】为帘蛤科动物青蛤的贝壳。

【效用】主咳逆上气，喘息烦满，胸痛，寒热：治疗咳嗽，气逆而喘，胸胁疼痛，寒热病证等。

【集释】

1.《本草汇言》：“其体坚洁，日随湍水奔荡不已，故《本草》专主积痰留饮，停滞经络、脏腑、胸臆之间，遏逆气道不行，而为肿、为喘、为胀满、为大小不通。假此坚洁润下、汩荡通流之物，而治闭逆不通之证，则热可清，痰可化，湿可利矣。病因热邪痰结气闭者宜之，若气虚有寒、中阳不运而为此证者，切勿轻授。"

2.《本草便读》："蛤壳性味咸寒，入肾经血分。软坚痰，消宿血，清热利水，皆取咸寒润下之意。至于养金开胃之功，亦以热清痰降，肺胃受益耳。大抵与瓦楞子同功。煅粉用，又能燥湿，与煅牡蛎之用亦相似。"

【阐微】

1. 海蛤基原的讨论。

《神农本草经》列海蛤、文蛤两条。《日华子本草》云："有文彩为文蛤，无文彩为海蛤。"《梦溪笔谈》曰："按'文蛤'即吴人所食'花蛤'也。……海蛤，今不识其生时，但海岸泥沙中得之，大者如棋子，细者如油麻粒，黄白或赤相杂，盖非一类，乃诸蛤之房，为海水砻砺光莹，都非旧质。蛤之属，其类至多，房之坚久莹洁者皆可用，不适指一物，故通谓之'海蛤'耳。"《本草纲目》云："海蛤者，海中诸蛤烂壳之总称，不专指一蛤也。"又云："但海中蛤蚌名色虽殊，性味相类，功用亦同，无甚分别也。"可见后世本草所称蛤壳为包括了文蛤在内的多种海蛤的贝壳，其功效也无甚差别。《中国药典》载蛤壳，其原动物为文蛤和青蛤的贝壳，与古本草记载基本一致。

2. 海蛤功效沿革的讨论。

《神农本草经》将海蛤列为上品，其中"主咳逆上气，喘息烦满，胸痛，寒热"等记载描述了本品的主治病证。《名医别录》又有"疗阴萎"之说。这些都为后人研究其主治提供了依据。及至《药性论》云海蛤："治水气浮肿，下小便，治嗽逆上气，主治项下瘤瘿。"《新修本草》曰："主十二水满急痛，利膀胱，大小肠。"指出海蛤利水消肿及软坚散结之功。《本草纲目》云："清热利湿，化痰饮，消积聚，除血痢，妇人血结胸，伤寒反汗搐搦，中风瘫痪。"至此，对海蛤的功效认识基本完善。海蛤为咸寒之品，功能清肺化痰、软坚散结，煅用还可敛疮、收湿。

文　蛤

【原文】文蛤[1]，主恶疮[2]，蚀[3]，五痔[4]。

【注释】

①文蛤：又名花蛤。《本草纲目》曰："皆以形名也。"

②恶疮：《诸病源候论》曰："诸疮生身体，皆是体虚受风热，风热与血气相搏，故发疮。若风热挟湿毒之气者，则疮痒痛焮肿，而疮多汁，身体壮热，谓之恶疮也。"《本经疏证》曰："疖、疽、癣、疥，皆恶疮也。"

③蚀：《说文解字》说："蚀，败疮也。"此处为软坚消瘰治疗疮疡的意思。

④五痔：《诸病源候论》说："诸痔者，谓牡痔、牝痔、脉痔、肠痔、血痔。"

【来源】为帘蛤科动物文蛤或青蛤的贝壳。

【效用】主恶疮：治疗瘰疬瘿瘤，外治湿疹、烫伤等。

【集释】

1.《本经逢原》："文蛤咸寒，走足少阴经，为润下之味，故能止渴，利小便。《别录》治咳逆胸痹，腰痛胁急，鼠瘘崩中，即《本经》主恶疮蚀五痔之义，取咸能软坚入血分也。仲景伤寒太阳病用水却益烦，意欲饮水反不渴者及《金匮》渴欲饮水不止，并用文蛤散，其治反胃吐后渴欲饮水而贪饮者，则有文蛤汤，总取咸寒涤饮之义。"

2.《长沙药解》："味咸，微寒，入手太阴肺、足太阳膀胱经。清金除烦，利水泻湿。《伤寒》文蛤散，文蛤为散，沸汤和服方寸匕。治太阳中风，应以汗解，反以冷水噀灌，经热被却而不得去，弥更益烦，肉上起粟，意欲饮水，反不渴者。表病不以汗解，反以冷水闭其皮毛，经热莫泻，烦躁弥增。卫郁欲发，升于汗孔，冲突皮肤，凝起如粟。烦热郁隆，意欲饮水，而热在经络，非在脏腑，则反不觉渴，湿气己土必当湿旺，若使非湿，表郁燥动，未有不渴者。文蛤除烦而泻湿也。《金匮》治渴欲饮水不止者，以湿土堙郁，乙木不得升泄，则膀胱热壅，辛金不得降敛，则胸膈烦渴，文蛤清金而泻水也。文蛤汤，文蛤五两，石膏五两，生姜三两，杏仁五十枚，麻黄三两，甘草三两，大枣十二枚。温服一升，汗出即愈。治吐后，渴欲得水，而贪饮者。以水饮即吐，胃气上逆。肺金格，刑于相火，是以渴而贪饮。甘草、大枣，补土而益精。石膏、文蛤，清金而泻湿，杏、姜，破壅而降逆，麻黄发表而达郁也。文蛤咸寒，清金利水，解渴除烦，化痰止嗽，软坚消痞，是其所长。兼医痔疮鼠瘘，胸痹腰疼，鼻口疳蚀，便溺血脱之证。"

【阐微】文蛤"主恶疮，五痔"作用的讨论。

《本草崇原》注："蛤乃水中介虫，禀寒水之精，故主治恶疮。蛤感燥金之气，主资阳明大肠，故治五痔。"可见，咸寒之文蛤是治疗恶疮五痔的良药。

第五节 果菜部上品

藕 实 茎

【原文】藕实茎①，味甘，平。主补中养神，益气力，除百疾。久服，轻身耐老，不饥延年。一名水芝丹。生池泽。

【注释】

①藕实茎：藕，古同"藕"。《说文解字》云："藕，夫渠根；莲，夫渠实。"《千金要方》等作"藕实"，《本草纲目》作"莲藕"，《药性论》等作"藕"。陶弘景谓："藕实即莲子。"藕实茎，即莲子。《本草纲目》云："莲者连也，花实相连而出也。"故名。

【来源】为睡莲科植物莲的干燥成熟种子。

【效用】

1. 主补中养神：即补五脏安心神。

2. 益气力，除百疾：指补气治疗多种疾病。

3. 轻身耐老，不饥延年：即延年益寿。

【集释】

1.《本草纲目》："莲产于淤泥而不为泥染，居于水中而不为水没。其味甘气温而性涩，禀清芳之气，得稼穑之味，乃脾之果也。脾者，黄宫，所以交媾水、火，会合木、金者也。土为元气之母，母气既和，津液相成，神乃自生，久视耐老，此其权舆也。昔人治心肾不交，劳伤白浊，有清心莲子饮；补心肾，益精血，有瑞莲丸，皆得其理。""交心肾，厚肠胃，固精气，强筋骨，补虚损，利耳目，除寒湿，止脾泄久痢，赤白浊，女人带下崩中诸血病。""得茯苓、山药、白术、枸杞良。"

2.《本草崇原》："莲生水中，茎直色青，具有木之象，花红，须黄，房白，子黑，得五运相生之气化，气味甘平。主补中，得中土之精气也。养神，得水火之精气也。益气力，得金木之精气也。百疾之生，不离五运，莲禀五运之气化，故除百疾。"

【阐微】莲子交通心肾作用的讨论。

心肾不交为肾水不足，不能上滋于心而导致心阳独亢的一种病理表现，以心悸、怔忡、心烦、失眠为主要证候。莲子甘平而涩，滋养补虚，中能补脾气，下能益肾气，上能补心气，宁心安神，涩精止遗，以收交通心肾的作用。故《本草纲目》谓莲子能"交心肾，厚肠胃，固精气，强筋骨，补虚损"。陈嘉谟亦谓本品能"安靖上下君相火邪。"寇宗奭认为"用莲蓬中干石莲子于砂盆中擦去赤皮，留心，同为末，入龙脑点汤服之"，发挥清心安神作用。《本草新编》谓："莲子、花、藕，俱能益人，而莲子之功尤胜。世人谓莲子不宜食心，恐成卒暴霍乱。不知莲子去心用之，全无功效，其妙全在于心，不特止产后消渴也。莲子之心，清心火，又清肾火。二火炎，则心肾不交；二火清，则心肾自合。去莲心，而止用莲肉，徒能养脾胃，而不益心肾矣。莲子心单用入之于参、苓、芪、术之中，治梦遗尤神，取其能交心肾也。故用莲子断不可去心，一去心，则神不能养，而志不能定，精泄不能止，而腰痛不能除矣。"《重庆堂随笔》亦谓："莲子，交心肾，不可去心。"《温病条辨》又曰："莲心，由心走肾，能使心火下通于肾，又回环上升，能使肾水上潮于心。"

故莲子交通心肾的作用，实际上是莲子及莲子心的综合作用，或以莲心为主，临床上用治本证时，莲子不宜去心。

大　枣

【原文】大枣[①]，味甘，平。主心腹邪气，安中养脾助十二经，平胃气，通九窍，补少气少津液，身中不足，大惊，四肢重，和百药[②]。久服轻身长年，叶覆麻黄，能令出汗。生平泽。

【注释】

①大枣：《本草纲目》曰："按陆佃《埤雅》云：大曰枣，小曰棘。棘，酸枣也。枣性高，故重束；棘性低，故并束。"

②和百药：《本草崇原》曰："大枣味甘多脂，调和百药。"《本经疏证》曰："入散剂，以安中养脾平胃；入补剂，以助经气际邪气，则谓之和百药也，实与甘草之解百药毒殊，又与石蜜之和百药异矣。"

【来源】为鼠李科植物枣的干燥成熟果实。

【效用】

1. 安中养脾助十二经，平胃气：治疗脾虚食少，乏力便溏等。

2. 补少气少津液，身中不足：治疗气津不足等虚证。

3. 主大惊：治疗心神不宁等。

【集释】

1.《本草纲目》："《素问》言枣为脾之果，脾病宜食之。谓治病和药，枣为脾经血分药也。若无故频食，则生虫损齿，贻害多矣。按王好古云：中满者勿食甘，甘令人满。故张仲景建中汤心下痞者，减饧、枣，与甘草同例，此得用枣之方矣。"

2.《本草备要》："大枣甘温。脾经血分药。补中益气，滋脾土，润心肺，调营卫，缓阴血，生津液，悦颜色，通九窍，助十二经，和百药。伤寒及补剂加用之，以发脾胃升腾之气。多食损齿，齿属肾，土克水。中满症忌之。甘令人满。……杀乌附毒。忌葱鱼同食。"

3.《本经逢原》："枣属土而有火，为脾经血分药。甘先入脾，故用姜、枣之辛甘，以和营卫也。……古方中用大枣，皆是红枣，取生能散表也。入补脾药，宜用南枣，取甘能益津也。其黑枣助湿中火，损齿生虫，入药非宜。生枣多食令人热渴气胀，瘦人多火者弥不可食。"

【阐微】

1. 大枣"通九窍"作用的讨论。

《本草崇原》注："养脾气，平胃气，通九窍，助十二经者，谓大枣养脾则胃气自平，从脾胃而行于上下，则通九窍。"《本经疏证》注："盖枣本联木火之德，成合火土之用者也。夫以味甘性缓臭香之物，苟无火气运用其间，则能滞物而不能动物，惟有火气运用，则以补中，遂能托心腹之邪；以安中，遂能行十二经之气；以平胃，遂能通九窍之出纳矣。"可见，大枣以其调和脾胃之功畅通经脉，使人体上下气血行、经气和，九窍自然通。

2. 大枣"主大惊"作用的讨论。

《本经逢原》曰："枣属土而有火，为脾经血分药。甘先入脾，故用姜、枣之辛甘，以和营卫也。……用此补益脾津而神气自宁，肢体自捷矣。"《神农本草经疏》云："经曰：里不足者，以甘补之。又曰：形不足者，温之以气。甘能补中，温能益气，甘温能补脾胃而生津液，则十二经脉自通，九窍利，四肢和也。正气足则神自安，故主心腹邪气及大惊。中得缓则烦闷除，故疗心下悬急及少气。"大惊即心神不宁之证，以大枣益脾而养血、生津而安神之功宁心安神，故主大惊。

蒲　萄

【原文】蒲萄①，味甘，平。主筋骨湿痹，益气，倍力，强志，令人肥健，耐饥忍风寒。久食轻身，不老延年，可作酒。生山谷。

【注释】

①蒲萄：亦作"蒲陶""蒲桃"。果实也叫"葡萄"，品种甚多。《本草纲目》云：

"西边有琐琐葡萄，大如五味子而无核。"《本经逢原》《本草求真》载"琐琐葡萄"。

【来源】 为葡萄科植物葡萄的果实。

【效用】

1. 主筋骨湿痹：治疗风湿痹痛等。

2. 益气，倍力：治疗气血虚弱等。

【集释】

1.《新修本草》："状如五味子而甘美，可作酒，云用其藤汁殊美好。北国人多肥健耐寒，盖食斯乎？"

2.《本经逢原》："琐琐葡萄，甘微咸温，无毒。能摄精气归宿肾脏，与五味子功用不甚相远。"

3.《本草求真》："葡萄，专入肾。……此物向供食品，不入汤药，故本草不载。近时北人以之强肾，南人以之稀痘。"

蓬蘽

【原文】 蓬蘽①，味酸，平。主安五脏，益精气，长阴令坚②，强志，倍力有子。久服轻身不老。一名覆盆。生平泽。

【注释】

①蓬蘽："蘽"亦作"蘽""虆"。《名医别录》载："其一名覆盆，以其形圆而扁，如釜如盆，就蒂结实，倒垂向下，一如盆之下覆也。气味酸平，藤蔓繁衍，具春生夏长之气，覆下如盆。得秋时之金气，冬叶不凋。得冬令之水精，结实形圆。"《本草纲目》云："蓬蘽与覆盆同类，功用大抵相近，虽是二物其实一类而二种也。一早熟，一晚熟。"

②长阴令坚："阴"即阴器，此处指阴茎。指使阴器长硬。

【来源】 为蔷薇科植物华东覆盆子的干燥果实。

【效用】

1. 安五脏，益精气：治疗肾精气亏虚、肝阴不足之证。

2. 长阴令坚，强志，倍力有子：治疗阳痿、遗精早泄、肾虚不孕不育、肾虚遗尿、尿频等。

【集释】

1.《新修本草》："又疗暴中风，身热大惊。"

2.《本草崇原》："具中央之土气，体备四时，质合五行，故主安五脏。肾受五脏之精而藏之，故益精气而长阴。肾气充足，则令人坚，强志倍力，有子。是覆盆虽安五脏，补肾居多，所以然者，水天上下之气，交相轮应也。天气下覆，水气上升，故久服轻身不老。"

3.《本经疏证》："金降火归，水温木茂，上下之转旋顺常，根柢之精神牢固，不可不曰安五脏、益精气矣。五脏安，精气益，自然火凝于水而志强，水资于火而力倍，长阴有子特余事耳。"

【阐微】蓬藟"益精气，长阴令坚，强志"作用的讨论。

《本草汇言》云："此药易生而多变，全得气化荣华之表。虽养五脏，充足在肝。肝主发生，故主阴器，可长可坚，神志可强，气力可倍，颜色可益，须发可长，为少阳甲木之用药也。"《神农本草经疏》载："苏恭：立补虚续绝，强阴健阳，悦泽肌肤，安和脏腑。甄权：主男子肾精虚极，阴痿。女子食之有子。《大明》：主安五脏，益颜色，养精神，长发，强志。皆取其益肾添精，甘酸收敛之义耳。"可见此处所言的蓬藟"益精气"，主要是指其功效在于补益肝肾，益肾精养肝阴。蓬藟有较明显的增强人体生殖机能的作用，如五子衍宗丸、全鹿丸等治疗不孕不育症的名方均有蓬藟。故当今临床上，也常用之治疗阳痿、不孕不育症。

鸡 头 实

【原文】鸡头实①，味甘，平。主湿痹，腰脊膝痛，补中除暴疾，益精气，强志令耳目聪明。久服，轻身不饥，耐老，神仙。一名雁喙实。生池泽。

【注释】

①鸡头实：即芡实，又名雁头。《新修本草》曰："其苞形类鸡、雁头，故有诸名。"《本草纲目》云："芡可济俭歉，故谓之芡。"

【来源】为睡莲科植物芡的干燥成熟种仁。

【效用】

1. 主湿痹，腰脊膝痛：治疗湿痹，腰脊、下肢关节疼痛等。

2. 补中除暴疾：治疗脏腑虚损，以及脾肾不足，固摄无力之泻利滑脱等。

3. 益精气：治疗肾精亏虚等。

【集释】

1.《本草纲目》："案孙升《谈圃》云：芡本不益人，而俗谓之水流黄何也？盖人之食芡，必咀嚼之，终日嗫嗫。而芡味甘平，腴而不腻。食之者能使华液流通，转相灌溉，其功胜于乳石也。《淮南子》云：狸头愈瘭，鸡头已瘘。注者云，即芡实也。"

2.《本草备要》："甘涩。固肾益精，补脾去湿。治泄泻带浊，小便不禁，梦遗滑精，同金樱膏为丸，名水陆二仙丹。腰膝痹痛。吴子野曰：人之食芡，必枚啮细嚼之，使津液流通，转相灌溉，其功胜于乳石也。《经验后方》煮熟研膏，合粳米煮粥食，益精气。蒸熟捣粉用，涩精药或连壳用。李惟熙云：菱寒而芡暖，菱花背日，芡花向日。"

【阐微】

1. 鸡头实"主湿痹"作用的讨论。

《本草崇原》云："芡实气味甘平，子黄仁白，生于水中，花开向日，乃阳引而上，阴引而下，故字从欠，得阳明少阴之精气。主治湿痹者，阳明之上，燥气治之也。治腰脊膝痛者，少阴主骨，外合腰膝也。"《神农本草经疏》云："鸡头实禀水土之气以生，故味甘，气平，无毒。入足太阴、少阴。补脾胃，固精气之药也。脾主四肢，足居于下，多为湿所侵，以致腰脊膝痛而成痹。脾气得补，则湿自不容留，前证皆除矣。脾主中州，益脾故能补中。"可见鸡头实乃通过补肾健脾、祛湿健骨，用于治疗腰脊膝痛。

2. 鸡头实"补中除暴疾"作用的讨论。

《本草崇原》云："芡实气味甘平，子黄仁白，生于水中，花开向日，乃阳引而上，阴引而下，故字从欠，得阳明少阴之精气。……补中者，阳明居中土也。除暴疾者，精气神三虚相搏，则为暴疾。芡实生于水而向日，得水之精，火之神。茎刺肉白，又禀秋金收敛之气，故治三虚之暴疾。益精气强志，令耳目聪明者，言精气充益，则肾志强。肾志强则耳目聪明。盖心肾开窍于耳，精神共注于目也。久服则积精全神，故轻身不饥，耐老神仙。"可见，鸡头实以其甘平之性补中而疗虚之暴疾。

冬 葵 子

【原文】冬葵子①，味甘，寒。主五脏六腑，寒热羸瘦，五癃②，利小便。久服坚骨长肌肉，轻身延年。

【注释】

①冬葵子：《说文解字》云："葵，菜也。"《本草经集注》云："以秋种葵，覆养经冬，至春作子者，谓之冬葵。"

②五癃：癃、淋古医药书互用。《武威汉代医简》载："治诸癃，石癃出石，血癃出血，膏癃出膏，泔癃出泔，此五癃皆同药治之……病即愈，石即出。"其内容虽只有四癃之病名，但"五癃"之病名始于该书。《黄帝内经》有《灵枢·五癃津液别》篇名。《诸病源候论》记有石淋、劳淋、血淋、气淋、膏淋、寒淋、热淋。《外台秘要》引《集验》记有石淋、劳淋、气淋、膏淋、寒淋、热淋。

【来源】为锦葵科植物冬葵的干燥成熟果实。

【效用】主五癃，利小便：治疗小便不利、淋沥涩痛等。

【集释】

1.《本草备要》："甘寒淡滑。润燥利窍，通营卫，滋气脉，行津液，利二便，消水肿，通关格，下乳滑胎。"

2.《本草便读》："冬葵子甘寒滑利之品，入胃与大肠，故消乳痈，润大便，滑胎利窍，是其所长。至通淋渗湿等治，不过旁及小肠膀胱之地耳。凡乳痈初起，用冬葵子二两，酒水各半煎饮，即消。此物止可用于气血燥涩之人，而不可施于虚羸中寒之体，以其甘寒滑利也，中虚气陷者，尤宜禁之。"

【阐微】

1. 冬葵子"主五脏六腑，寒热羸瘦"作用的讨论。

《本经逢原》谓："性滑利窍，能治脏腑寒热，羸瘦。"《本草崇原》谓："葵花开五色，四季长生，得生长化收藏之五气，故治五脏六腑之寒热羸瘦。"冬葵子甘寒清热利尿，使热邪下泻，故"主五脏六腑寒热，寒热羸瘦"。

2. 冬葵子"久服坚骨长肌肉，轻身延年"作用的讨论。

《本草乘雅半偈》谓："葵性滑养窍，能使藏者通，返顾卫根，能使通者藏。盖滑为水骨，故可坚骨；骨坚则肌肉长，形全则轻身延年矣。"《本草崇原》谓："久服坚骨，得少阴之气也。长肌肉，得太阴之气也。坚骨长肌，故轻身延年。"冬葵子属甘寒滑利之品，易伤阴耗液，故不宜多服久服。

苋　实

【原文】苋实[①]，味甘，寒。主青盲，明目除邪，利大小便，去寒热。久服，益气力，不饥，轻身。一名马苋。

【注释】

①苋实：《说文解字》云："苋，苋菜也。"苋在古代就是一种可食用的蔬菜，苋实即指苋菜的种子。《本草经考注》云："苋即见字加'艹'冠者，此物专有名目之效，故名见实。"

【来源】为苋科植物苋的种子。

【效用】

1. 主青盲，明目除邪：治疗肝火上攻、目赤肿痛、翳膜遮睛等。

2. 利大小便，去寒热：治疗热结便秘、热淋、小便不利等。

【集释】

1.《本草备要》："苋菜子，治青盲白翳，名目除邪，利大小便，利九窍。治赤白痢，去寒热，杀蛔虫。久服益气力，轻身不饿。"

2.《本经逢原》："时珍曰：苋子去青盲白翳，与青葙同类异种，故其治目之功仿佛。《圣惠》以苋子治大小便不利，无外乎《本经》主治也。"

3.《本草从新》："子，明目。祛肝风客热，明目，治青盲及眼见黑花。"

【阐微】苋实"久服益气力、不饥、轻身"作用的讨论。

现代研究表明，苋菜的种子含有13%的蛋白质（其中，赖氨酸占全部蛋白质的6%左右）和62%的淀粉，可为人体提供丰富的营养物质，有利于强身健体，提高机体的免疫力。苋菜籽儿童食品具有较好的生物学价值，是幼年动物生长发育阶段的良好营养食物。可见，苋实可以给人体提供丰富的营养，久服确实可以益气力。

瓜　蒂

【原文】瓜蒂[①]，味苦，寒。主大水[②]，身面四肢浮肿，下水，杀蛊毒，咳逆上气，及食诸果，病在胸腹中，皆吐下之。生平泽。

【注释】

①瓜蒂：《说文解字》云："蒂，瓜当也。"即花或瓜果跟枝茎相连的部分。

②大水：水，病症名，即水肿。《灵枢·水胀》云："水始起也，目窠上微肿，如新卧起之状，其颈脉动，时咳，阴股间寒，足胫肿，腹乃大，其水已成矣。"大水，即症状严重的水肿。

【来源】为葫芦科植物甜瓜的果柄。

【效用】

1. 主下水：治疗身面四肢浮肿等。

2. 食诸果，病在胸腹中：治疗宿食积滞胃脘而致胀满疼痛、恶心欲吐诸症。

【集释】《神农本草经疏》："瓜蒂感时令之火热，禀地中之伏阴，故其味苦，气寒有小毒。气薄味厚，浮而升，阴多于阳，酸苦涌泄为阴故也。入手太阴，足阳明，足太阴经。其主大水，身面四肢浮肿，黄疸者，皆脾胃虚，水气湿热乘虚而客之也。苦以涌泄，使水湿之气外散，故能主之。经曰：在高者，因而越之。病在胸中，则气不归元而为咳逆上气。吐出胸中之邪，则气自顺，咳逆止矣。杀蛊毒者，亦取吐出之义。"

【阐微】

1. 瓜蒂"主杀蛊毒，咳逆上气"作用的讨论。

《神农本草经疏》言："杀蛊毒者，亦取吐出之义。"《本经逢原》云："瓜蒂乃阳明经除湿热之药，能引去胸膈痰涎。故能治面目浮肿，咳逆上气……"可见涌吐痰涎是瓜蒂的主要功效之一，通过涌吐以达到"主杀蛊毒，咳逆上气"的目的。

2. 瓜蒂"其升则吐""其降则泻"的讨论。

李时珍《本草纲目》谓："瓜蒂乃阳明经除湿热之药，故能引去胸脘痰涎，头目湿气，皮肤水气，黄疸湿热诸症。"张景岳《本草正》谓："阴中有阳，能升能降。其升则吐，善涌湿热、顽痰、积饮，去风热头痛，癫痫喉痹，头目眩晕，胸膈胀满，并诸恶毒在上焦者，皆可除之。其降则泻，善逐水湿痰饮，消浮肿水膨，杀蛊毒、虫毒，凡积聚在下焦者，皆能下之。盖其性峻而急，不从上出，即从下出也。"瓜蒂味苦有毒，对邪实之证，则涌之，下则泄之。然瓜蒂当以升散涌吐为主，其治浮肿、鼓胀、水饮等，多采用鼻腔吸入之法，取吹鼻使黄水流出以去水湿之邪，不似甘遂、大戟之类的内服峻泻逐水。

瓜　子

【原文】瓜子[①]，味甘，平。主令人悦泽，好颜色，益气不饥。久服轻身耐老。一名水芝。生平泽。

【注释】

①瓜子：《本草经集注》云："白瓜子，生嵩高平泽。冬瓜仁也，八月采之。"《本草纲目》将其并在冬瓜条，列白瓜子为子目。

【来源】为葫芦科植物冬瓜的种子。

【效用】主令人悦泽，好颜色，益气不饥：治疗皮肤干燥、面色晦暗、精气不足等。

【集释】

1.《本草经集注》："主除烦满不乐，久服寒中。可做面脂，令悦泽。"

2.《本草备要》："子，补肝明目。"

3.《本经逢原》："冬瓜利大小肠，压丹石毒。其子治肠痈，去面皯黑，润肌肤。及作面脂，即《本经》悦泽好颜色之用也。"

【阐微】白瓜子功效应用的讨论。

《神农本草经》谓："味甘平。主令人悦泽，好颜色，益气不饥。"《名医别录》云："主除烦满不乐。"《食疗本草》云："除心胸气满，消痰止烦。"《神农本草经疏》云："开胃醒脾，治热痢后重。"《长沙药解》云："清肺润肠，排脓决瘀。"可见，白瓜子功效应用从《神农本草经》补益之功，发展到后世以开脾醒胃、清肺化痰、消痈排脓为主。

第六节 米谷部上品

胡 麻

【原文】胡麻[①]，味甘，平。主伤中虚羸，补五内[②]，益气力，长肌肉，填髓脑。久服，轻身不老。一名巨胜。叶名青蘘。生川泽。

【注释】

①胡麻：即现之黑芝麻。《本草经集注》曰："淳黑者名巨胜。巨者，大也，是为大胜。本生大宛，故名胡麻。又，茎方名巨胜，茎圆名胡麻。"《本草衍义》云："胡麻，诸家之说参差不一，止是今脂麻，更无他义。盖其种出于大宛，故言胡麻。今胡地所出者皆肥大，其纹鹊，其色紫黑，故如此区别。取油亦多。"《本草纲目》云："胡麻即脂麻也。"

②补五内：即补五脏之意。

【来源】为脂麻科植物脂麻的干燥成熟种子。

【效用】主伤中虚羸，补五内，益气力，长肌肉，填髓脑：治疗虚劳羸瘦，五脏及膈损伤，气虚倦怠乏力，髓海不足等。

【集释】

1.《神农本草经疏》："胡麻禀天地之冲气，得稼穑之甘味，故味甘气平无毒。入足太阴，兼入足厥阴、少阴。气味和平，不寒不热，益脾胃，补肝肾之佳谷也。弘景云：八谷之中，惟此为良。仙家作饭饵之，断谷长生，故主伤中虚羸，补五内，益气力，长肌肉，坚筋骨，填髓脑，及伤寒，温疟大吐后，虚热羸困。久服明耳目，耐饥渴，轻身不老延年也。"

2.《本草求真》："胡麻，本属润品，故书载能填精补髓。又属味甘，故书载能补血，暖脾，耐饥。"

【阐微】胡麻品种的讨论。

"胡麻"名称的使用一直较为混乱，《本草衍义》云："胡麻，诸家之说参差不一。"《中药志》（1960）也记载"今市售胡麻子为植物亚麻的种子"，《陕西中药志》（1961）强调"本省以亚麻作胡麻用，为时已久"。现胡麻混用一般涉及脂麻科脂麻和亚麻科亚麻的种子，当代分别以黑芝麻和亚麻子为正名。《本草纲目》载："按沈存中《笔谈》云：胡麻即今油麻，更无他说。古者中国止有大麻，其实为蕡。汉使张骞始自大宛得油麻种来，故名胡麻，以别中国大麻也。寇宗奭《衍义》，亦据此释胡麻，故今并入油麻焉。巨胜即胡麻之角巨如方胜者,非二物也。方茎以茎名,狗虱以形名,油麻、脂麻谓其多脂油也。"可见历代均较为肯定胡麻为脂麻科植物脂麻的干燥成熟种子。从现代用法而言,两药在养血润燥通便方面的应用相似,黑芝麻补肝肾、益精血作用更强,而亚麻子则强调有祛风之功。

麻　蕡

【原文】麻蕡[①],味辛,平。主五劳七伤,利五脏,下血,寒气,多食,令见鬼狂走[②]。久服,通神明,轻身。一名麻勃。

【注释】

①麻蕡:蕡,又作"䕡,莀"。《经典释文》云:"蕡字又作䕡。大麻子。"麻蕡、麻子即为一物。《说文解字》云:"麻字名莀,因之麻亦名莀。"《本草纲目》云:"此当是麻子连壳者,故《周礼》朝事之笾供蕡。《月令》实麻,与大麻可食,蕡可供稍有分别,壳有毒而仁无毒也。"陶弘景曰:"麻蕡即牡麻,牡麻则无实。今人作布及履用之。"《药物图考》曰:"麻蕡,即雌麻之花也,由蕡结实,即为麻子,古人不曰麻花而曰麻蕡者,盖因其形态不类花状,且恐与雄花相混,故以麻蕡别之也。"

②见鬼狂走:本品过量服用会中毒,出现神经系统的症状,使人像看见鬼一样而发狂奔跑。

【来源】为桑科植物大麻的雌花序及幼嫩果序。

【效用】

1. 主五劳七伤,利五脏:治疗脏腑气血亏虚所导致的虚劳病,并能调节五脏功能。

2. 主下血,寒气:治疗血寒有瘀之证。

【集释】

1.《名医别录》:"麻蕡,有毒。破积,止痹,散脓。"

2.《新修本草》:"疗中风汗出,逐水,利小便,破积血,复血脉,乳妇产后余疾,长发,可为沐药。久服神仙。"

3.《神农本草经疏》:"麻子,即大麻仁,禀土气以生。《本经》:味甘平无毒。然其性最滑利,甘能补中,中得补则气自益。甘能益血,血脉复则积血破,乳妇产后余疾皆除矣。……经曰:阴弱者,汗自出。麻仁益血补阴,使荣卫调和,风邪去而汗自止也。逐水利小便者,滑利下行,引水气从小便而出也。"

4.《本经逢原》:"治身中伏风,同优钵罗花为麻药,砭痈肿不知痛。"

【阐微】麻蕡"多食,令见鬼狂走"作用的讨论。

《食疗本草》言:"要见鬼者,取生麻子、菖蒲、鬼臼等分,杵丸弹子大。每朝向日服一丸。满百日即见鬼也。"据《中药志》记载:"大麻雌株及未成熟果穗含大麻树脂10%～15%,具有麻醉作用,吸食后产生精神欣快,引起幻觉及运动神经失调。"这与《神农本草经》所言的"多食,令见鬼狂走"相符。说明麻蕡服用过量具有神经毒性作用。

麻 子

【原文】麻子①，味甘，平，主补中益气，肥健不老神仙。生川谷。

【注释】

①麻子：《说文解字》云："麻，与林同。人所治，在屋下。从广从林。"为会意字。《吴普本草》作"麻子中人"，《本草纲目》作"麻仁"。因其种子较大，又称大麻子、大麻仁。因种子外包有黄褐色苞片，亦称黄麻仁。

【来源】为桑科植物大麻的干燥成熟种子。

【效用】主补中益气：治疗五脏气虚病证。

【集释】

1.《本经逢原》："麻仁入手阳明、足太阴，其性滋润。初服能令作泻，若久服之能令肥健，有补中益气之功。脏腑结燥者宜之。仲景治阳明病汗多胃热便难，脾约丸用之，取润脾土枯燥也。《日华》止消渴，通乳汁，主催生难产，及老人血虚，产后便秘宜之。"

2.《本草求真》："火麻仁专入脾胃大肠。即今作布火麻之麻所产之子也。与胡麻之麻绝不相似。味甘性平，按书皆载缓脾利肠润燥，如伤寒阳明胃热，汗多便闭，治多用此，盖以胃府燥结，非此不解。汪昂曰：胃热、汗多、便难，三者皆燥也。汗出愈多、则津枯而大便愈燥，仲景治脾约有麻仁。成无己曰：脾欲缓，急食甘以缓之。麻仁之甘以缓脾润燥。张子和曰：诸燥皆三阳病。更能止渴通乳。及妇人难产，老人血虚，产后便秘最宜。弘景曰，麻子中仁合丸药，并酿酒大善，但性滑利。许学士云：产后汗多则大便秘，难于用药，惟麻子粥最稳，不惟产后可服，凡老人诸虚风秘，皆得力也。至云初服作泻，其说固是，久服能令肥健，有补中益气之功，亦是燥除血补而气自益之意。若云竟能益气，则又滋人歧惑矣。但性生走熟守，生用破血利小便，捣汁治产难胞衣不下，熟用治崩中不止。"

【阐微】

1. 火麻仁功效应用的讨论。

《神农本草经疏》谓："麻子，即大麻仁，禀土气以生。《本经》：味甘平无毒。然其性最滑利，甘能补中，中得补则气自益。甘能益血，血脉复则积血破，乳妇产后余疾皆除矣。风并于卫，则卫实而荣虚，荣者，血也，阴也。经曰：阴弱者，汗自出。麻仁益血补阴，使荣卫调和，风邪去而汗自止也。逐水利小便者，滑利下行，引水气从小便而出也。"可见，火麻仁既有润肠通便又有滋养补虚的作用特点。

2. 火麻仁润燥通肠作用的讨论。

《本草思辨录》云："仲圣麻仁丸证，是脾受胃强之累而约而不舒，于是脾不散精于肺，肺之降令亦失，肺与脾胃俱困而便何能下？麻仁甘平滑利，柔中有刚，能入脾滋其阴津，化其燥气。但脾至于约，其中之坚结可知，麻仁能扩之不能破之，芍药乃脾家破血中之气药，合施之而脾其庶几不约矣乎。夫脾约由于胃强，治脾焉得不兼治胃，胃不独降，有资于肺，肺亦焉得罔顾，故又佐以大黄枳朴攻胃，杏仁抑肺。病由胃生而以脾约标名者，以此为太阳阳明非正阳阳明也。兼太阳故小便数，小便数故大便难。治法以起脾阴化燥气为主，燥气除而太阳不治自愈，故麻仁为要药。"《本草备要》云："甘平滑利，脾、胃、大肠之药。缓脾润燥，治阳明病、胃热汗多而便难。三者皆燥也，汗出愈多，则津枯而大便愈燥。张仲景治脾约有麻仁丸。成无己曰：脾欲缓，急食甘以缓之。麻仁之甘，以缓脾润燥。"可见，火麻仁为润燥通肠之佳品。

参 考 药

云母，味甘，平。主身皮死肌，中风寒热，如在车船上，除邪气，安五脏，益子精，明目，久服轻身延年。一名云珠，一名云华，一名云英，一名云液，一名云沙，一名磷石，生山谷。

玉泉，味甘，平。主五脏百病，柔筋强骨，安魂魄，长肌肉，益气，久服耐寒暑，不饥渴，不老神仙。人临死服五斤，死三年色不变。一名玉札。

空青，味甘，寒。主青盲，耳聋。明目，利九窍，通血脉，养精神。久服，轻身延年不老。能化铜铁铅锡作金。生山谷。

曾青，味酸，小寒。主目痛止泪，出风痹，利关节，通九窍，破癥坚积聚。久服轻身不老。能化金铜，生山谷。

白青，味甘，平。主明目，利九窍，耳聋，心下邪气，令人吐，杀诸毒，三虫。久服通神明，轻身，延年不老。生山谷。

扁青，味甘，平。主目痛，明目，折跌，痈肿，金疮不瘳，破积聚，解毒气，利精神。久服，轻身不老。生山谷。

防葵，味辛，寒。主疝瘕，肠泄，膀胱热结，溺不下，咳逆，温疟，癫痫，惊邪，狂走。久服，坚骨髓，益气轻身。一名梨盖。生川谷。

析蓂子，味辛，微温。主明目，目痛泪出，除痹，补五脏，益精光。久服，轻易不老。一名蔑析，一名大蕺，一名马辛。生川泽及道旁。

蓍实，味苦，平。主益气，充肌肤，明目，聪慧先知。久服，不饥不老，轻身。生山谷。

蓝实，味苦，寒。主解诸毒，杀蛊蚑，疰鬼，螫毒。久服，头不白，轻身。生平泽。

蘼芜，味辛，温。主咳逆，定惊气，辟邪恶，除蛊毒鬼疰，去三虫，久服通神。一名薇芜。生川泽。

香蒲，味甘，平。主五脏，心下邪气，口中烂臭，坚齿明目聪耳。久服轻身耐老。一名睢。生池泽。

旋华，味甘，温。主益气，去面皯黑色，媚好，其根，味辛，主腹中寒热邪气，利小便。久服不饥轻身。一名筋根花，一名金沸。生平泽。

杜若，味辛，微温。主胸胁下逆气，温中，风入脑户，头肿痛，多涕泪出。久服，益精，明目轻身。一名杜衡。生川泽。

白兔藿，味苦，平。主蛇虺，蜂虿，猘狗，菜肉，蛊毒，鬼疰。一名白葛。生山谷。

薇衔，味苦，平。主风湿痹，历节痛，惊痫吐舌，悸气，贼风，鼠瘘，痈肿。一名麋衔。生川泽。

青蘘，味甘，寒。主五脏邪气，风寒湿痹，益气，补脑髓，坚筋骨，久服耳目聪明，不饥，不老，增寿，巨胜苗也。生川谷。

姑活，味甘，温。主大风邪气，湿痹寒痛。久服轻身益寿耐老。一名冬葵子。

别羁，味苦，微温。主风寒湿痹，身重，四肢疼酸，寒邪，历节痛。生川谷。

屈草，味苦。主胸胁下痛，邪气，腹间寒热阴痹。久服，轻身益气，耐老。生川泽。

淮木，味苦，平。主久咳上气，伤中虚羸，女子阴蚀，漏下赤白沃。一名百岁城中木。生山谷。

熊脂，味甘，微寒。主风痹不仁，筋急五脏腹中积聚，寒热羸瘦，头疡，白秃，面皯疱。久服，强志，不饥，轻身。生山谷。

雁肪，味甘，平。主风挛，拘急，偏枯，气不通利，久服，益气不饥，轻身耐老。一名鹜肪。生池泽。

蠡鱼，味甘，寒。主湿痹，面目浮肿，下大水。一名鲖鱼。生池泽。

鲤鱼胆，味苦，寒。主目热赤痛，青盲，明目。久服，强悍益志气。生池泽。

苦菜，味苦，寒。主五脏邪气，厌谷，胃痹。久服，安心益气，聪察少卧，轻身耐老。一名荼草，一名选。生川谷。

第五章　《神农本草经》中品药

第一节　石部中品

雄黄　雌黄

【原文】雄黄①，味苦，平，寒。主寒热，鼠瘘②恶疮，疽痔死肌③，杀精物，恶鬼，邪气，百虫毒，胜五兵④。炼食之，轻食神仙。一名黄食石。生山谷。

雌黄⑤，味辛平。主恶疮，头秃，痂疥⑥，杀毒虫虱，身痒，邪气诸毒。炼之，久服，轻身增年不老。生山谷。

【注释】

①雄黄：《吴普本草》云："山阴有丹，雄黄生山之阳，故曰雄，是丹之雄，所以名雄黄也。"鸡冠石以色命名。

②鼠瘘：病名。瘘，《说文解字》云："瘘，颈肿也。"《集韵》云："瘘，一曰久疮。"凡疮口不合，常流脓水者，皆谓之瘘。鼠，《类经》云："因其形如鼠穴，塞其一，复穿其一，故又名为鼠瘘。"鼠瘘即"颈腋之瘰疬，溃破流脓血而久不差者，乃颈部淋巴腺结核也"。

③死肌：多指疮疡溃后的腐肉。或痹证肌肉顽痹不仁、不知痛痒、形如坏死之状。

④胜五兵：此句承上文，言雄黄药力胜过五种兵器，五兵，各书所记不一。高诱注《淮南子》五兵为刀、剑、矛、戟、矢。郑玄注《周礼》为戈、殳、戟、酋矛、弓矢。

⑤雌黄：雌黄矿的形成条件与雄黄基本相同，并与雄黄紧密而生。《名医别录》云："出武都山谷，与雄黄同山，生其阴。其色黄。"《本草纲目》曰："生山之阴，故曰雌黄。"

⑥痂疥：痂，《说文解字》云："痂，疥也。"痂疥即疥疮。疥疮是一种传染性瘙痒性皮肤病，由疥虫寄生而引起的。《诸病源候论》卷十五："疥疮多生于手足指间，染渐生至于身体，痒有脓汁……其疮生有细虫，甚难见。"

【来源】雄黄为硫化物类矿物雄黄族雄黄，主含二硫化二砷。雌黄为硫化物类矿物雌黄族雌黄的矿石，主含三硫化二砷。二者均为硫化物类矿物，其成分皆为硫化砷。

【效用】

1. 解毒杀虫：雄黄与雌黄外用，均可用于外科之疮疡（疽、痔、瘘、痈）、湿疹疥癣、蛇虫咬伤、虫积腹痛等。如雄黄所谓主寒热，鼠瘘恶疮，疽痔死肌；雌黄所谓主恶疮头秃痂疥，杀毒虫虱，身痒。

2. 内服杀虫治百毒：雄黄"杀精物，恶鬼，邪气，百虫毒"，雌黄"杀毒、虫、虱，身痒，邪气诸毒"。一切疑顽怪证，古人未能微观得见，乃统以"邪气""百毒"等谓之。

汉代方士用雄黄、雌黄炼制丹药以求长生不老，受到方士的影响，故言"炼食之，轻食神仙（雄黄）"；"炼之，久服，轻身增年不老（雌黄）"。

【集释】

1.《神农本草经疏》："其主杀精物恶鬼邪气，及中恶腹痛鬼疰者，盖以阳明虚则邪恶易侵，阴气胜则精鬼易凭，得阳气之正者，能破幽暗，所以杀一切鬼邪，胜五兵也。寒热鼠瘘恶疮，疽痔死肌，疥虫蟹疮诸证，皆湿热留滞肌肉所致，久则浸淫而生虫，此药苦辛，能燥湿杀虫，故为疮家要药。"

2.《本草崇原》："雄黄色黄质坚，形如丹砂，光明烨烨，乃禀土金之气化，而散阴解毒之药也。水毒上行，则身寒热，而颈鼠瘘。雄黄禀土气而胜水毒，故能治之。肝血壅滞，则生恶疮而为疽痔，雄黄禀金气而平肝，故能治之。死肌乃肌肤不仁，精物恶鬼乃阴类之邪，雄黄禀火气而光明，故治死肌，杀精物恶鬼。邪气百虫之毒，逢土则解，雄黄色黄，故杀百虫毒。胜五兵者，一如硫黄能化金银铜铁锡也。五兵，五金也。胜五兵，火气盛也。炼而食之，则转刚为柔，金光内藏，故轻身神仙。"

3.《本经逢原》："雌黄出山之阴，故单治疮杀虫，而不能治惊痫痰疾。……其杀毒虫虱身痒，较雄黄之杀精物恶鬼邪气，解毒辟恶之性则一，而功用悬殊。治狂痫胜金丹用之，不过借为搜阴邪之向导耳。"

【阐微】雄黄与雌黄异同的讨论。

雄黄与雌黄都是硫化物类矿物，两者经常共生，产于低温热液矿床中，是中医临床上常用的毒性较低、疗效高的砷化合物。其在性质、形态上相似，且效用亦相近。李时珍在《本草纲目》称："雌黄、雄黄同产，但以山阳、山阴受气不同分别。故服食家重雄黄，取其得纯阳之精也，雌黄则兼有阴气故尔。若夫治病，则二黄之功亦仿佛，大要皆取其温中、搜肝杀虫、解毒祛邪焉尔。"

雄黄与雌黄虽然在成分上都是硫化砷，但化学结构不同，雄黄为 As_2S_2，而雌黄则为 As_2S_3；在形态上，雄黄赤如鸡冠，明彻不息，抱朴子云："雄黄，当得武都山中出者，纯而无杂，其赤如鸡冠，光明晔晔者，乃可用。"雌黄色黄赤，软如烂金；在功用上，李时珍曰："生于山之阳者名雄黄，生于山之阴者为雌黄。""但以山阳山阴受气不同名别。故服食家重雄黄，取其得纯阳之精也；雌黄则兼有阴气故尔。"故习惯上有雄黄疗阳毒，雌黄疗阴毒；雄黄外治阳分，雌黄内治阴分，亦有偏阴偏阳之病不能独治，而必待于阴阳二黄之共用。另外在药理实验方面，在散剂酸溶条件下，雌黄溶解度比雄黄低，雌黄在结构上相对稳定，含可溶性砷较低，在不经水飞或酸浸取等炮制生用时，为减少可溶性砷盐的毒副作用，以用雌黄为宜。

故二药性能相似，功效相近，然其中又有异。在应用时宜慎，不可混淆之。

石 流 黄

【原文】石流黄①，味酸，温。主妇人阴蚀，疽痔恶血②，坚筋骨，除头秃③，能化金银铜铁奇物。生山谷。

【注释】

①石流黄：亦写作"石硫黄"。《说文解字》云："石，山石也。凡石之属皆从石。""黄，地之色也。凡黄之属皆从黄。""流"为假借字，以其属石类，改作"硫黄"，同音假借作"留黄"。《本草纲目》云："硫黄，秉纯阳火石之精气而结成，性质通流，色赋中黄，故名硫黄。含其猛毒，为七十二石之将，故药品中号为将军。"

②恶血：体内出血，未能及时排出，使人致病者，称为恶血。亦有认为此处"恶血"指恶疮。

③头秃：指头癣脱发。《诸病源候论》云："头生疮有虫，白痂甚痒，其上发并秃落不生，故谓之白秃疮。"

【来源】为自然元素类矿物硫族自然硫，或用含硫矿物经加工制得。

【效用】

1. 主妇人阴蚀，疽痔恶血：治疗妇女阴蚀疮，湿疹，疥癣，阴疽恶疮等。

2. 坚筋骨：治疗寒湿痿痹等。

3. 除头秃：治疗白秃疮。

【集释】

1.《名医别录》："主治心腹积聚，邪气冷癖在胁，咳逆上气，脚冷疼弱无力，及鼻衄，恶疮，下部蟨疮，止血，杀疥虫。"

2.《本草衍义》："今人用治下元虚冷，元气将绝，久患寒泄，脾胃虚弱，垂命欲尽。"

3.《神农本草经百种录》："味酸，温。主妇人阴蚀，阴湿所主之疾，惟阳燥之物能已之。疽痔恶血，亦下焦阴分之湿所生病也。坚筋骨，壮筋骨之阳气。除头秃，杀发根湿气所生之虫。能化金银铜铁奇物，火克金也。"

【阐微】

1. 硫黄治疗久寒痼冷顽疾作用的讨论。

硫黄素有"火中精"之称，为纯阳之品，性大热入肾经，能大补命门真火，治疗沉寒痼冷。《本草纲目》谓："凡产石硫黄之处，必有温泉，作硫黄气……主虚寒久痢滑泄，霍乱，补命门不足，阳气暴绝，阴毒伤寒，小儿慢惊……硫黄秉纯阳之精，赋大热之性，能补命门真火不足，且其性虽热而疏利大肠，又与燥涩者不同，盖亦救危妙药也。"《神农本草经疏》谓："石硫黄禀火气以生，气味俱厚，纯阳之物也，入手厥阴经。经曰：寒淫于内，治以温热。冷癖，咳逆上气，寒邪在中也，非温剂无以除之。又曰：硬则气坚，咸以软之。心腹积聚邪气，坚积在中也，非咸剂无以软之。命门火衰，则为脚冷疼弱无力，下焦湿甚，则为阴蚀，疽痔，蜃疮，酸温能补命门不足，大热能除下焦湿气，故主之也。"《本草备要》曰："味酸有毒，大热纯阳，硫黄阳精极热，与大黄极寒，并号将军。补命门真火不足。性虽热而疏利大肠，与燥涩者不同。热药多秘，惟硫黄暖而能通；寒药多泄，惟黄连肥肠而止泻。若阳气暴绝，阴毒伤寒，久患寒泻，脾胃虚寒，命欲垂尽者用之，亦救危妙药也。"《本草求真》云："命门火衰，服附、桂不能补者，须服硫黄补之。按硫黄纯阳，与大黄一寒一热，并号将军，凡阳气暴绝，阴毒伤寒，久患寒泻，脾胃虚寒，命欲垂尽者，须用此主之。又治老人一切风秘、冷秘、气秘。热药多秘，惟硫黄暖而能通；寒药多泄，惟黄连肥肠而止泻。为补虚助阳圣药。"硫黄性热，甘酸质重，药力缓和持久，其温阳和祛寒作用非一般补阳药和温里药所能及，故对久寒痼冷一类顽疾，疗效尤为显著。虚寒证若使用补肾壮阳药不效时，加服硫黄可增效，这是对硫黄临床应用的发展。

2. 硫黄配伍宜忌的讨论。

硫黄有毒，内服宜炮制后入丸散剂服用。其配伍应用也有宜忌。外用宜配伍枯矾同用，枯矾酸涩，收湿止痒；硫黄有毒，解毒杀虫，二药相伍外用，能杀虫止痒，解毒收湿，善治皮肤湿疹疮肿，疥癣瘙痒，为皮肤科常用药对。内服多配伍半夏同用，半夏燥湿化痰，消痞散结，硫黄补火助阳，利肠通便，二药配伍内服，相辅相成，共奏壮阳通便、燥湿利肠之功，如《太平惠民和剂局方》半硫丸，专治虚冷便秘。

对硫黄的配伍禁忌古有论述，如《徐之才药对》云："畏细辛、飞廉、朴消、铁、醋。"《本经逢原》云："久服伤阴，大肠受伤，多致便血；湿热痿痹，良非所宜。""热邪亢盛者禁用。"《本草衍义》云："中病当便已，不可尽剂。"《得配本草》云："忌禽兽血。""阴虚者禁用。"《本草用法研究》云："阴虚有火者勿用。""外疮红肿者、有内热便闭者禁。"现《中国药典》规定不宜与芒硝、玄明粉同用；孕妇慎用。

石　膏

【原文】石膏①，味辛，微寒。主中风寒热②，心下逆气③，惊喘④，口干，舌焦，不能息⑤，腹中坚痛，除邪鬼，产乳⑥，金疮。生山谷。

【注释】

①石膏：《说文解字》云："石，山石也。在厂之下，口，象形。凡石之属皆从石。""膏，肥也。从肉，高声。"《本草衍义补遗》谓："石膏火煅、研细、醋调封丹炉，其固密甚于石脂，苟非有膏，焉能为用？此兼质兼能而得名，正与石脂同意。"

②中风寒热：指外感风邪，恶寒发热。

③心下逆气：心下即胃脘，指胃气上逆，恶心欲呕。

④惊喘：指高热时出现的惊厥、呼吸喘促。

⑤不能息：即不能安宁休息。

⑥产乳：含义有二：其一，指产后乳汁不下；其二，泛指妇女临产及产后。古有产

乳专书。宋·郭稽中补订《产育保庆集》，其下卷为《产乳备要》，记述妇产科杂病证治。此处指产后乳汁不下。

【来源】 为硫酸盐类矿物硬石膏族石膏，主含含水硫酸钙。

【效用】

1. 主中风寒热：治疗风邪外袭，恶寒发热等症。

2. 主心下逆气：治疗胃气上逆诸症。

3. 主惊喘，口干，舌焦，不能息：治疗惊厥、气喘、口舌干燥、烦躁不安等。

4. 主腹中坚痛：治疗腹中痞硬疼痛。

5. 除邪鬼：《本草经解》指出："阳明邪实，则妄言妄见，如有神灵，若邪鬼附之。石膏辛寒清胃，胃火退而邪妄除，故云除邪鬼也。"此处指治疗热病神昏，如同看见邪鬼。

6. 主金疮：治疗金属利器所致的外伤。

【集释】

1.《神农本草经疏》："辛能解肌，甘能缓热，大寒而兼辛甘则能除大热，故《本经》主中风寒热，热则生风故也。邪火上冲，则心下有逆气及惊喘。阳明之邪热甚，则口干舌焦不能息。邪热结于腹中，则腹中坚痛。邪热不散，则神昏谵语，同乎邪鬼。肌解热散汗出，则诸证自退矣。惟产乳金疮，非其用也。"

2.《本草崇原》："禀阳明金土之精，而为阳明胃腑之凉剂，宣剂也。中风寒热者，风乃阳邪，感阳邪而为寒为热也。金能制风，故主治中风之寒热。心下逆气惊喘者，阳明胃络上通于心，逆则不能上通，致有惊喘之象矣。口干舌焦，不能息，腹中坚痛者，阳明之上，燥气治之，口干舌焦，燥之极也。不能息，燥极而阳明之气不和于上也。腹中坚痛，燥极而阳明之气不和于下也。石膏质重性寒，清肃阳明之热气，故皆治之。禀金气则有肃杀之能，故除邪鬼。生产乳汁，乃阳明胃腑所生。刀伤金疮，乃阳明肌肉所主。石膏清阳明而和中胃，故皆治之。"

【阐微】 石膏"主产乳、金疮"作用的讨论。

《神农本草经疏》谓石膏："惟产乳金疮，非其用也。"而《本经逢原》却言："即产乳金疮，亦是郁热蕴毒，赤肿神昏，故可用辛凉以解泄之，非产乳金疮可泛用也。"《本草经解》云："产乳者，产后乳不通也。阳明之脉，从缺盆下乳，辛寒能润，阳明润则乳通也。金疮热则皮腐，石膏气寒，故外糁合金疮也。"而《长沙药解》言石膏："通乳汁，平乳痈，解火灼，疗金疮。"可见，对于《神农本草经》载石膏治"产乳、金疮"的作用，前贤有否定与肯定两种完全不同的认识。认为可治者，其观点有二：其一，清泻热毒而通乳、疗疮；其二，润胃燥而通乳，解热毒而治疮。

另外，张锡纯《医学衷中参西录》认为：石膏性非大寒乃微寒，"产乳"之"乳"字作"生"字解，指可用于产后外感发热。可供参考。同时张氏指出："《神农本草经》谓石膏治金疮，是外用以止其血也。愚尝用煅石膏细末，敷金疮出血者甚效。"现代认为：石膏煅后性收涩，外用有收湿敛疮生肌之功，可用于疮疡溃后不敛等。与张氏所见略同。

慈 石

【原文】慈石①，味辛，寒。主周痹②，风湿，肢节中痛不可持物，洗洗酸消③，除大热烦满及耳聋。一名元石。生山谷。

【注释】

①慈石：陈藏器曰："慈石取铁，如慈母之招子，故名。"本名慈石，后从"石"做"磁"，因吸铁之性而名。

②周痹：《说文解字》云："周，密也。""痹，湿病也。"《素问·痹论》云："风寒湿三气杂至合而为痹也。"《灵枢·周痹》云："周痹者，在于血脉之中，随脉以上，随脉以下，不能左右，各当其所。""此内不在脏，而外未发于皮，独居分肉之间，真气不能周，故命曰周痹。"《医学正传》云："因气虚而风寒湿三气乘之，故周身掣痛麻木并作者，古方谓之周痹。"因此，周痹，是痹症的一种，为风寒湿邪乘虚侵入血脉、肌肉所致，症见周身疼痛，上下游行，或沉重麻木，项背拘急等。

③洗洗酸消："洗洗"，指恶寒貌。"酸消"，指因疲劳或疾病引起的酸楚样疼痛而肌肉软弱无力的感觉。

【来源】为氧化物类矿物尖晶石族磁铁矿，主含四氧化三铁。

【效用】

1. 主周痹，风湿，肢节中痛不可持物，洗洗酸消：治疗周身疼痛、麻木、酸软无力及项背强急等。

2. 除大热烦满及耳聋：治疗心烦满闷、惊悸、失眠、耳鸣耳聋等。

【集释】

1.《神农本草经疏》："磁石生于有铁处，得金水之气以生。《本经》：味辛，气寒，无毒。《别录》、甄权：咸，有小毒。《大明》：甘、涩、平。藏器：咸，温。今详其用，应是辛咸微温之药，而甘寒非也。气味俱厚，沉而降，阳中阴也。入足少阴，兼入足厥阴经。其主周痹风湿，肢节中痛，不可持物，洗洗酸者，皆风寒湿三气所致，而风气尤胜也。风淫末疾，发于四肢，故肢节痛不能持物。风湿相搏，久则从火化，而骨节皮肤中洗洗酸也。辛能散风寒，温能通关节，故主之也。咸为水化，能润下软坚，辛能散毒，微温能通行除热，故主大热烦满，及消痈肿，鼠瘘颈核。喉痛者，足少阳、少阴虚火上攻所致，咸以入肾，其性镇坠而下吸，则火归元而痛自止也。夫肾为水脏，磁石色黑而法水，故能入肾养肾脏。肾主骨，故能强骨。肾藏精，故能益精。肾开窍于耳，故能疗耳聋。肾主施泄，久秘固而精气盈溢，故能令人有子。小儿惊痫，心气怯，痰热盛也，咸能润下，重可去怯，是以主之。"

2.《本草经解》："磁石气寒，秉天冬寒之水气，入足少阴肾经，味辛无毒，得地西方之金味，入手太阴肺经。气味降多于升，阴也。其主周痹风湿肢节中痛不可持物洗洗酸者，盖湿流关节，痛不可持物，湿胜筋软也。湿而兼风，风属木，木曰曲直，曲直作酸，洗洗酸痛，所以为风湿周痹也。磁石味辛入肺，金能平木，可以治风。肺司水道，可以行湿也。肾水脏也，水不制火，浊气上逆，则大热烦满，慈石入肾，气寒壮水，质量降浊，所以主之。肾开窍于耳，肾火上升则聋，磁石气寒可以镇火，所以主耳聋也。"

【阐微】

1. 磁石明目作用的讨论。

《本草纲目》谓："慈石法水，色黑而入肾，故治肾家诸病而通耳明目。一士子频病目，渐觉昏暗生翳。时珍用东垣羌活胜风汤加减法与服，而以慈朱丸佐之，两月遂如故。盖慈石入肾，镇养真精，使神水不外移；朱砂入心，镇养心血，使邪火不上侵；而佐以神曲，消化滞气，生熟并用，温养脾胃发生之气，乃道家黄婆媒合婴姹之理，制方者宜窥造化之奥乎？方见孙真人《千金方》神曲丸，但云明目，百岁可读细书，而未发出药微义也。"可见磁石明目之功，与入肾，镇养真精，入心，镇养心血有密切关系。

2. 磁石补肾作用的讨论。

《本草汇言》云："肾为水藏，慈石色黑而法水，故能养肾而强骨益髓。镇重以象金，故能平肝而主风湿痹痛，善通肢节者也。故古方之治耳聋，明目昏，安惊痫，消鼠瘘痈肿，亦莫非肝肾虚火之为眚耳。此药色黑味咸，体重而降，有润下以制阳光之意。"《本经逢原》云："磁石为铁之母，肾与命门药也。惟其磁，故能引铁。《千金》磁朱丸，治阴虚龙火上炎，耳鸣嘈嘈，肾虚瞳神散大。盖磁石入肾，镇养真精，使神水不外移。朱砂入心，镇养心血，使邪火不上侵耳目，皆受荫矣。《本经》主周痹风湿，肢节中痛，洗洗酸消，取辛以通痹而祛散之，重以去怯而镇固之，则阴邪退听，而肢节安和，耳目精明，大热烦满自除矣。《济生方》治肾虚耳聋，以磁石豆大一块，同煅穿山甲末，绵裹塞耳中，口含生铁一块，觉耳中如风雨声即通。"可见磁石质重沉降，有固护真阴，聪耳明目之功，但其治痹作用在后世逐渐消失，应在今后的研究中进一步深入探讨。

凝 水 石

【原文】凝水石①，味辛，寒。主身热，腹中积聚邪气，皮中如火烧，烦满，水饮之。久服不饥。一名白水石。生山谷。

【注释】

①凝水石：又名"寒水石"。《本草纲目》曰："拆片投水中，与水同色，其水凝动；又可夏月研末，煮汤入瓶，倒悬井底，即成凌冰，故有凝水、白水、寒水、凌水诸名。"

【来源】为硫酸盐类石膏族矿物石膏或为碳酸盐类方解石族矿物方解石。

【效用】主身热，腹中积聚邪气，皮中如火烧，烦满，水饮之：治疗时行热病，壮热烦渴，水肿，尿闭，咽喉肿痛，口舌生疮，痈疽，丹毒，烫伤等。

【集释】

1.《神农本草经疏》："大寒微咸之性，故主身热邪气。皮中如火烧，烦满，及时气热盛，五脏伏热，胃中热也。易饥作渴，亦胃中伏火也。甘寒除阳明之邪热，故能止渴。不饥水肿者，湿热也。小便多不利，以致水气上溢于腹，而成腹痹。辛咸走散之性，故能除热利窍消肿也。疗腹中积聚者，亦取其辛散咸软之功耳。"

2.《本草新编》:"寒水石,味辛、甘,气寒,无毒。入胃经。却胃中大热,五脏伏热亦可祛解,并解巴豆、丹石诸毒。兼治伤寒劳复,散积聚邪热,止烦闷喉痹。消渴可除,水肿可去。此物存之以解热毒,亦药笼中不可少之味也。"

【阐微】凝水石品种的讨论。

据《中华本草》考证,寒水石之名首见于《吴普本草》,即《神农本草经》凝水石。《本草经集注》记载:"此处地皆咸卤,故云盐精,而碎之亦似朴消也。此石末置水中,夏月能为冰者佳。"《重修政和经史证类备急本草》引《图经本草》曰:"凝水石,即寒水石也。……此有两种,有纵理者,有横理者,色清明如云母可析,投置水中,与水同色,其水凝动者为佳。或曰纵理者为寒水石,横理者为凝水石。"《本草纲目》曰:"寒水石有二:一是软石膏,一是凝水石。惟陶弘景所注,是凝水之寒水石,与本文相合。苏恭、苏颂、寇宗奭、阎孝忠四家所说,皆是软石膏之寒水石。王隐君所说,则是方解石。诸家不详本文盐精之说,不得其说,遂以石膏、方解石指为寒水石。唐宋以来相承其误,通以二石为用,而盐精之寒水,绝不知用,此千载之误也。石膏之误近千载,朱震亨氏始明;凝水之误,非时珍深察,恐终于绝响矣。"《神农本草经疏》在简误中亦称:"凝水石,按本文云,盐之精,则与石膏、方解石,大相悬绝矣。因石膏有寒水石之名,而王隐君复云:寒水石又名方解石。以致混淆难辨。其功能各不相同,用者自宜分别。生卤地,味辛咸,碎之如朴硝者,是凝水石。"由此可见,历代关于凝水石品种的认识较为纷乱,涉及三个不同品种,直至现代仍存在一物三源情况,《中华本草》中硫酸盐类矿物石膏及碳酸盐类矿物方解石均作此药使用,而《中药学》教材则定为硫酸盐类矿物芒硝。故此药品种问题还有待进一步辨析。

阳 起 石

【原文】阳起石[①],味咸,微温。主崩中漏下,破子脏中血[②],癥瘕结气,寒热腹痛,无子,阴痿不起,补不足。一名白石。生山谷。

【注释】

①阳起石:《本草纲目》曰:"以能命名。"本品多用于治疗男子下元虚冷之阳痿不起。"羊"与"阳"同音通假,亦名"羊起石"。因其白色,又称"白石"。

②破子脏中血:此处指子宫。除去子宫中的瘀血。

【来源】为硅酸盐类角闪石族矿物透闪石及其异种透闪石的石棉。

【效用】

1. 主崩中漏下,破子脏中血,癥瘕结气,寒热腹痛:治疗瘀血阻滞所致之崩漏,癥瘕,腹痛。

2. 主无子,阴痿不起,补不足:治疗男子阳痿,女子宫冷不孕。

【集释】

1.《神农本草经疏》:"味咸而气温,入右肾命门,补助阳气,并除积寒宿血留滞下焦之圣药,故能主崩中漏下,及破子脏中血,癥瘕结气,寒热腹痛,及男子茎头寒,阴痿不起，阴下湿冷，令人有子也。真阳足则五脏之气充溢，邪湿之气外散，故久服不饥，并去臭汗也。《别录》又主消水肿者，盖指真火归元，则能暖下焦，熏蒸糟粕化精微，助脾土以制水也。"

2.《本草崇原》："阳起石者，此山之石，乃阳气之所起也，故大雪遍境，而山无积白。有形之石，阳气所钟，故置之雪中，倏然没迹，扬之日下，自能飞举。主治崩中漏下者，崩漏为阴，今随阳气而上升也。破子脏中血，及癥瘕结气者，阳长阴消，阳气透发，则癥结破散矣。妇人月事不以时下，则寒热腹痛而无子。阳起石贞下启元，阴中有阳，阴阳和而寒热除，月事调而生息繁矣。男子精虚，则阴痿不起。阳起石助阴中之阳，故治阴痿不起，而补肾精之不足。"

3.《本草求真》："功虽类于硫黄，但硫黄太热，号为火精。此则其力稍逊，而于阳之不起者克起，阳起之号，于是而名。"

【阐微】

1. 阳起石与阴起石混用的讨论。

阴起石为一种短纤维的石棉类矿石——滑石片岩，常与阳起石相伴而生，故某些地区则与阳起石混用。阴起石与阳起石类似，传统亦认为具有起痿之效，而治阳痿。但现代对阴起石研究较少。故两者是否可以替代应用，则需进行对比研究。

2. 阳起石是否可以应用的讨论。

阳起石为石棉类矿石，而"石棉是致癌活性最强的物质之一"，故有学者认为阳起石不宜入药。然而，从《神农本草经》载本品治"阴痿不起"起，到目前为止，临床仍作为壮阳起痿之品而被习用。现代药理研究认为，本品具有兴奋性机能的作用，表明该品治阳痿的效用较为成熟。至于前载该品为石棉类矿物，有致癌的可能性，则亦应引起广大医生的重视，不宜久用。

孔 公 孽

【原文】孔公孽[①]，味辛，温。主伤食不化，邪结气，恶疮，疽[②]瘘痔，利九窍，下乳汁。生山谷。

【注释】

①孔公孽：《本草纲目》曰："孔窍空通，附垂于石，如木之芽蘖，故曰孔公蘖。"蘖，蘖义通，《群经正字》云："蘖，今经典作孽。"

②疽：指深部脓疡。《诸病源候论》云："疽肿深厚，血肉腐坏，化而为脓，乃至伤骨烂筋。"

【来源】为碳酸盐类方解石族矿物方解石的钟乳状集合体，中间稍细部分或有中空者。

【效用】

1. 主伤食不化，邪结气：治疗食积不消，气郁，气结等。

2. 主恶疮、疽瘘痔：治疗恶疮、疽、瘘及痔疮。

3. 下乳汁：治疗乳汁不通。

【集释】

1.《药性论》："温。主腰冷，膝痹，毒风。能使喉声圆亮。"

2.《本经疏证》："治常欲睡眠。"

【阐微】殷孽、孔公孽与钟乳药物来源鉴别。

三者均为碳酸盐类方解石族矿物方解石的钟乳状集合体，其区别正如《本草纲目》所言："以姜石、通石二石推之，则似附石生而粗者，为殷孽；接殷孽而生，以渐空通者，为孔公孽；接孔公孽而生者，为钟乳。当从苏恭之说为优。盖殷孽如人之乳根，孔公孽如乳房，钟乳如乳头也。"

第二节　草部中品

干　姜

【原文】干姜[①]，味辛，温。主胸满咳逆上气，温中止血，出汗，逐风湿痹，肠澼，下痢[②]。生者尤良，久服去臭气，通神明。生川谷。

【注释】

①干姜：《本草纲目》云："按许慎《说文》，姜作薑，云御湿之菜也，王安石字说云，姜能疆御百邪，故谓之姜。"又云："干姜以母姜造之。"《医学衷中参西录》云："将鲜姜种于地中，秋后剖出去皮晒干为干姜；将姜上所生之芽种于地中，秋后剖出其当年所生之姜为生姜。是以干姜以母姜，生姜为子姜，干姜老而生姜嫩也。"即干姜为晒干的母姜。

②下痢：《说文解字》云："下，底也。"痢，痢症或痢疾。下痢专指痢疾。

【来源】为姜科植物姜的干燥根茎。

【效用】

1. 主胸满咳逆上气：治疗寒饮喘咳。

2. 主温中：治疗脘腹冷痛，呕吐泄泻，亡阳厥逆，肢冷脉微等里寒证。

3. 主逐风湿痹：治疗寒湿痹痛。

【集释】

1.《神农本草经疏》："干姜禀天地之阳气，故味辛而气温，虽热而无毒。辛可散邪理气，温可除寒通气，故主胸满咳逆上气，温中出汗，逐风湿痹，下痢因于寒冷，止腹痛。其言止血者，盖血虚则发热，热则血妄行矣……治肠澼亦其义也。生姜能通神明，辟恶气，故主中恶霍乱胀满，风邪诸毒，皮肤间结气。"

2.《长沙药解》："味辛，性温。入足阳明胃、足太阴脾、足厥阴肝、手太阴肺经。燥湿温中，行郁降浊，补益火土，消纳饮食，暖脾胃而温手足，调阴阳而定呕吐，下冲逆而平咳嗽，提脱陷而止滑泄。"

【阐微】

1. 干姜"止血"作用的讨论。

《神农本草经疏》云:"其言止血者,盖血虚则发热,热则血妄行,干姜炒黑能引诸补血药入阴分,血得补则阴生而热退,血不妄行矣。"《本草崇原》云:"其能温中也。脾络虚寒,则血外溢。干姜性温,故止血也。"《本草经解》云:"血随气行,气逆火动,则血上溢;炮姜入肾,肾温则浮逆之火气皆下,火平气降,其血自止矣。"可见,干姜的止血是指炒黑后适用于血虚发热出血、脾脏虚寒出血或肾阳不足之气逆火动的出血,主要取其温中和引药入阴分的特点,实为炮姜的功效。

2. 干姜生者尤良的讨论。

《本草崇原》云:"生者尤良,谓生姜能宣达胃气,用之尤良。"《本经疏证》云:"'生者尤良'句缀于主治之末,其意甚混,岂以凡治胸满咳逆上气等病,均生者优于干者耶!"又云:"抑以生者不便致远久藏,姜非随地皆产,故概之曰干姜,可为不产姜处法耶?""玩生者尤良句,以见无生姜处,出汗亦可任干姜,即干姜亦可出汗,意其于通行经络中,寓走中有守,守中有走之义。"可见生者尤良中的生者,是指现应用的生姜,而非干姜。

3. 干姜"久服去臭气,通神明"作用的讨论。

《神农本草经疏》云:"生姜能通神明,辟恶气,故主中恶霍乱胀满,风邪诸毒,皮肤间结气。"《本草求真》云:"早能含姜,不犯雾露之气,姜能除湿,及山岚不正之邪,皆能以正神明而辟秽恶,真药中之神圣也。但积热患目,及因热成痔者切忌。"《神农本草经百种录》云:"辛甚气烈,故能辟秽通阳。"《神农本草经辑注》云:"去胸膈上臭气。"可见,去臭气、通神明之功非干姜之功,是生姜除湿散邪的作用,且不适用于热证。

枲 耳 实

【原文】枲耳实[1],味甘,温。主风头,寒痛,风湿周痹[2],四肢拘挛痛,恶肉死肌。久服益气,耳目聪明,强志轻身。一名胡枲,一名地葵。生川谷。

【注释】

①枲耳实:即苍耳子。《本草图经》云:"诗人谓之卷耳,《尔雅》谓之苍耳,《广雅》谓之枲耳,皆以实得名也。"《本草纲目》云:"其叶形如枲麻,又如茄,故有枲耳及野茄诸名。其味滑如葵,故名地葵,与地肤同名。诗人思夫赋卷耳之章,故名常思菜。"

②风湿周痹:痹证的一种。指由风湿所致的周身疼痛、麻木、重着等症。《灵枢·周痹》云:"周痹之在身,上下移徙,随脉其上下,左右相应,间不容空。"

【来源】为菊科植物苍耳干燥成熟带总苞的果实。

【效用】

1. 主风头,寒痛:治疗感受风寒所致头痛。

2. 主风湿、周痹、四肢拘挛痛：治疗风湿痹证之周身关节、肌肉、筋骨疼痛、重着、麻木、曲伸不利等。

3. 主恶肉死肌：治疗疮疡腐肉不去。

【集释】

1.《本草崇原》："苍耳《本经》名枲耳，该茎叶而言也。今时用实，名苍耳子，子内仁肉，气味甘温，外多毛刺，故有小毒，花白实黄，禀阳明燥金之气。金能制风，故主治风头寒痛，谓头受风邪，为寒为痛也。燥能胜湿，故主治风湿周痹，四肢拘挛痛，谓风湿之邪，伤周身血脉而为痹，淫于四肢而为拘挛疼痛也。夫周痹，则周身血脉不和，周痹可治，则恶肉死肌，亦可治也。四肢拘挛痛可治，则膝痛亦可治也。久服则风湿外散，经脉流通，故益气。"

2.《本草备要》："甘苦性温。善发汗，散风湿，上通脑顶，下行足膝，外达皮肤。治头痛目暗，齿痛鼻渊，肢挛痹痛，瘰疬疮疥。"

【阐微】

1. 苍耳子治疗风寒表证作用的讨论。

《神农本草经》谓其"主风头，寒痛……"风头，即以头面症状为主的风症。历代文献中的"首风""头面风""头风"属风头之症。《本草纲目》将其列于"百病主治药"之"头痛"项下。《本经逢原》云："此味善通顶门连脑，能走督脉也。"《本草汇言》曰："枲耳实，通巅顶。"可见苍耳子能上达巅顶而疏脑户之风寒，为治头风头痛之要药。《本草备要》称其"善发汗"，但据临床应用可知，其发汗解表力量不强，很难与麻黄、桂枝、羌活等辛温解表之品相提并论，一般风寒感冒少用。因其善于通鼻窍，治疗鼻塞、喷嚏、流涕，故当感冒恶寒、发热、身痛等症状不重，而鼻塞与流涕症状明显时，本品甚是合拍。

2. 苍耳子治疗风湿痹证作用的讨论。

苍耳子治疗风湿痹证，备受历代本草学家重视，记载亦较多。《神农本草经》谓其"主风头，寒痛，风湿，周痹，四肢拘挛痛"；《本草汇言》称其"上中下一身风湿众病不可缺也"；《本草求真》云其"苦能燥湿，温能通活，为祛风疗湿之圣药"。其祛风湿之效理当予以肯定，但观当今临床，本品在风湿痹证中并不常用，或许是力量不强，亦或是其他原因，值得进一步讨论。

3. 苍耳子毒性与炮制目的的讨论。

《神农本草经》提出本品无毒。《本草纲目》谓其"有小毒"。《本草崇原》谓："《本经》名苍耳为枲耳，该茎叶而言也。今时用实，名苍耳子，子内仁肉，气味甘温，外多毛刺，故有小毒。"《中国药典》与多版《中药学》教材记为有毒。据《南方主要有毒植物》介绍，苍耳子全株皆有毒，以果实毒性最强。苍耳子的毒性成分主要为苍耳苷、生物碱和毒蛋白。中毒后可致肝、肾、心等内脏细胞损害，以肝脏坏死为重。

苍耳子生用毒性较大，炒熟后次之。将苍耳子加热处理，其毒性大减，因其毒蛋白受热后变性，使之凝固在细胞中不易溶出，而毒性降低，故炒后入药，可降低毒性。此外，苍耳子的总苞十分坚韧，煎煮时总苞内果实中所含有效成分难以溶出，炒后总苞发生破裂，坚韧性减弱，容易打破，利于有效成分溶出，故炒后入药，还可增强疗效。最后，炒制后，易于去刺，方便调配，也是目的之一。所以苍耳子炒制后入药目的有三，减毒、增效与方便使用。

葛　根

【原文】葛根①，味甘，平。主消渴，身大热，呕吐，诸痹②，起阴气③，解诸毒。葛谷④，主下利，十岁已上。一名鸡齐根。生川谷。

【注释】

①葛根：《说文解字》云："葛，絺绤艸也。从艸曷声。"

②诸痹：《说文解字》云："痹，湿病也。"《素问·痹论》云："风、寒、湿三气杂至，合而为痹也。其风气胜者，为行痹；其寒气胜者，为痛痹；其湿气胜者，为着痹。""诸痹"指风寒湿各种邪气侵犯经络、关节、肌肉，导致气血经络不通，引起的关节、肌肉麻木疼痛，或屈伸不利、肿胀重着等各种痹证。

③起阴气：病机有向上、向下趋势。向上为阳，如肝阳上亢等；向下为阴，如中气下陷之脱肛、子宫下垂等。葛根能改变病机向下趋势，使其向上，能升发脾胃清阳之气，而有升阳举陷之功能，故称之为起阴气。

④葛谷：《新修本草》云："葛谷，即是实尔。"葛谷为葛的种子。

【来源】为豆科植物野葛或甘葛藤的干燥根。葛的种子为葛谷。

【效用】

1. 主消渴，身大热，呕吐：治疗阳明经热邪消渴，发热，呕吐。

2. 主诸痹：治疗太阳风寒头项强痛，肢体痹痛等。

3. 起阴气：治疗脱肛、子宫下垂、胃下垂等。

4. 解诸毒：治疗热毒、酒毒及食物、药物中毒。

5. 主下利：治疗泄泻、痢疾。

【集释】

1.《神农本草经疏》："葛根禀天地清阳发生之气……解散阳明温病热邪之要药也。故主消渴，身大热，热壅胸膈作呕吐。发散而升，风药之性也，故主诸痹。生气升腾，故起阴气。甘者，土之冲气，春令少阳，应兼微寒，故解诸毒。……甘能和血而除热，故又主疗金疮止痛，及胁风痛也。"

2.《本草汇言》："故《神农经》谓起阴气，除消渴，身太热，明属三阳表热无寒之邪，能散之、清之之意也如伤风伤寒，温病热病，寒邪已去，标阳已炽，邪热伏于肌腠之间，非表非里，又非半表里，口燥烦渴，仍头痛发热者，必用葛根之甘寒，清肌退热可也。否则舍葛根而用辛温，如麻、桂、苏、防之类。不惟疏表过甚而元气虚，必致多汗亡阳矣。然而葛根之性专在解肌，解肌而热自退，解肌而渴自止，解肌而汗自收。而《本草》诸书又言能发汗者，非发三阳寒邪在表之汗也，又非发风湿、湿温在经之汗也，实乃发三阳寒郁不解，郁极成热之汗也。又如太阳汗出不彻、阳气怫郁，其人面色缘缘正赤，躁烦不知痛之所在，短气，更发汗以愈，宜葛根汤治之，郁解热除，汗出而邪自退。此所以《本草》诸书言发汗者，此也。"

【阐微】

1. 葛根"主诸痹"作用的讨论。

《本草经解》谓："诸痹皆起于气血不流通；葛根辛甘和散，气血活，诸痹自愈也。"《本草崇原》谓："治诸痹者，和太阳之经脉也。"葛根具有祛邪、升阳解肌、生津、润泽经脉功效，故能治太阳风寒头项强痛、肢体痹痛。

2. 葛根"解诸毒"作用的讨论。

葛根"解诸毒"，说明葛根的解毒作用，应较为广泛，而后世为何多用于解酒毒？这个问题值得探讨。《说文解字》云："毒，厚也。害人之草。"诸毒，泛指各种有毒的草木虫石。

《本草经集注》更明确提出本品能"杀野葛、巴豆、百药毒"。《千金要方》首以本品"治酒醉不醒，葛根汁一斗二升，饮之，取醒，止"。《药性论》《本草拾遗》等，都谓葛根能"解酒毒"。《补缺肘后方》以之"治食诸菜中毒，发狂烦闷，吐下欲死，煮葛根饮汁"。《本草汇言》谓："水煮饮，专解酒毒酒积，并肠风下血。"醉酒的症状常有口渴、呕吐，葛根用于解酒毒，与其"主消渴""主呕吐"的功效有关，对于醉酒，葛根可谓起到"对症下药"的效果。从葛根的性能和古代的记载来看，葛根应该有清解热毒，解食物、药物毒之功，葛根为药食两用之品，来源广泛，葛根的其他解毒作用，值得进一步研究与开发，使之在临床上发挥更大的作用。

3. 葛根"主身大热"作用的讨论。

《本草崇原》谓："主治消渴身大热者，从胃府而宣达水谷之津，则消渴自止，从经脉而调和肌表之气，则大热自除。"《本草正》谓："用此者，用其凉散，虽善达诸阳经，而阳明为最。以其气轻，故善解表发汗。凡解散之药多辛热，此独凉而甘，故解温热时行疫疾，凡热而兼渴者，此为最良。"《药品化义》谓："能理肌内之邪，开发腠理而出汗，属足阳明胃经药，治伤寒发热，鼻干口燥，目痛不眠，疟疾热重，盖麻黄、紫苏专能攻表，而葛根独能解肌耳。"葛根辛行，散解肌腠之热邪，甘凉清热生津，又主升阳布散津液，故善治疗消渴、身大热。

4. 葛根"主呕吐"作用的讨论。

《本草经解》谓："葛根辛甘，升发胃阳，胃阳鼓动，则湿热下行而呕吐止矣。……阴者从阳者也，人生阴气，脾为之原，脾与胃合，辛甘入胃，鼓动胃阳，阳健则脾阴亦起也。"《药品化义》谓："其性味甘凉，能鼓舞胃气，若少用五六分，治胃虚热渴，酒毒呕吐，胃中郁火，牙疼口臭。或佐健脾药，有醒脾之力。"阳明胃热，消灼胃津，致胃气上逆呕吐，或酒毒伤胃呕吐，葛根甘凉清解胃热，善解酒毒，故葛根能止呕。然并非直接降胃气止呕，葛根性主升，需配伍降逆止呕药物。

栝　楼　根

【原文】栝楼根①，味苦，寒。主消渴，身热，烦满，大热，补虚安中，续绝伤。一名地楼。生川谷及山阴。

【注释】

①栝楼根：现称"天花粉"。《尔雅》云："果蠃之实，栝楼。"《说文解字》云："栝，炊灶木，从木舌声。""楼，重屋也，从木娄声。"《本草纲目》认为："栝楼即果蠃二字音转也，亦作栝蒌，后人又转为瓜蒌，愈转愈失其真矣。古者瓜姑同音，故有泽姑之名。今齐人呼为天瓜，象形也。"又曰："其根作粉，洁白如雪，故谓之天花粉。"

【来源】为葫芦科植物栝楼或双边栝楼的干燥根。

【效用】主消渴，身热，烦满，大热：治疗热病烦渴、内热消渴等。

【集释】

1.《神农本草经疏》："栝蒌根禀天地清寒之气，故味苦气寒而无毒。能止渴清身热，烦满大热。热散则气复，故又主补虚安中。凉血则血和，故主续绝伤，并除肠胃中痼热。苦寒能除热，故主八疸身面黄，唇干口燥，短气。血凉则不瘀，故通月水。膀胱热解则小便不频，故能止小便利。"

2.《神农本草经读》："栝蒌根气寒，秉天冬寒之水气而入肾与膀胱；味苦无毒，得地南方之火味而入心。火盛烁液则消渴；火浮于表则身热；火盛于里则烦满大热；火盛则阴虚，阴虚则中失守而不安，栝蒌根之苦寒清火，可以统主之。其主续绝伤者，以其蔓延能通阴络而续其绝也。"

【阐微】

1. 栝楼根"补虚安中"作用的讨论。

《本草乘雅半偈》曰："安中者，热却则中安，亦即所以补液之虚耳。"《本经逢原》曰："《本经》有补虚安中续绝伤之称，以其有清胃祛热之功，火去则中气安，津液复则血气和，而绝伤续矣。"《本草经解》云："火盛则阴虚，补虚者，清润能补阴虚也。阴者中之守，安中者，苦寒益阴，阴充中有守也。"从文献行文的前后顺序和逻辑上看，"补虚安中"之效，实源于其清热之功，古代医家均强调其清热而养阴生津的作用，当代中药学亦将其归于清热药之列，是符合临床实际的。

2. 栝楼根"续绝伤"作用的讨论。

《神农本草经》载栝楼根能"续绝伤"，其后《名医别录》谓其"通月水"，《汤液本草》载其能"通月水，消肿毒瘀血"。由此推断，栝楼根似乎有活血化瘀之功，但本草著作对此未予充分重视。《本草经解》云："其主续绝伤者，血为阴，阴虚则伤，阴枯则绝，花粉清润，则虚者滋，枯者润也。"《本草求真》亦称："至经有言，安中绝续，似非正说，不过云其热除自安之意。"均将栝楼根之续绝伤归入清热养阴生津之中，现今《中国药典》及《中药学》教材也未曾收其"续绝伤"的相关应用。但传统治疗跌打损伤瘀血留于胁下、痛不可忍的名方复元活血汤中即选用此药，现代也多有相关验案报道，并有此药用于治疗跌打损伤的专利申报。可见，关于其《神农本草经》"续绝伤"作用尚有待进一步研究。

3. 栝楼根古今正名的讨论。

栝楼根之名始载于《神农本草经》，此后至隋唐时期的本草著作皆以此作为正名。

唐《千金要方》卷二十一出现"栝蒌粉"之名："栝蒌粉，治大渴秘方。深掘大栝蒌根，厚削皮至白处止，以寸切之，水浸一日一夜，易水，经五日取出，烂捣碎，研之，以绢袋滤之，如出粉法，干之。"其后宋《本草图经》以"天花粉"为正名单列一项，而"栝蒌根"则称为"白药"归入"栝蒌"项下。《重修政和经史证类备急本草》沿袭了《本草图经》记载。《本草纲目》栝楼的"校正"项下载："并入《图经》天花粉"。并曰："其根作粉，洁白如雪，故谓之天花粉。""苏颂《图经》重出天花粉，谬矣。今削之。"可见唐代由于炮制方法的变化而逐渐导致了天花粉名称的出现及混淆，《本草纲目》以后已廓清认识，其后本草多二名并用。《中国药典》1990 年版收载后即以"天花粉"为正名而沿用至今，但药材加工一直采用切片方法，已与"天花粉"之名的本意不符。故药界有学者提议改以"栝蒌根"为正名，更贴合当前用药实际，但"栝蒌"二字较为生僻，不如直呼其为"瓜蒌根"更为清晰，也可与瓜蒌壳、瓜蒌仁呼应，一家之言供参考。

苦 参

【原文】苦参①，味苦，寒。主心腹结气，癥瘕积聚，黄疸，溺有余沥，逐水，除痈肿，补中，明目，止泪②。一名水槐，一名苦识。生山谷及田野。

【注释】

①苦参：《说文解字》云："苦，大苦苓也，从艸，古声。""薓，人薓，药艸，出上党。从艸，浸声。"浸者浸渐之意，形容人参生长较慢。薓、蓡、参同义。《本草纲目》云："苦以味名，参以功名，槐以叶形名也。"《本草乘雅半偈》云："苦者，言其味；参者，言其功力相上下外也。炎上作苦，故一名陵节。苦性走下，故一名地槐。苦能入骨，故一名苦骨，复名水槐，禀水曰润下之寒化尔。"

②止泪：目为肝之窍，湿热内蕴，肝胆被遏，肝之窍为之不利而致目赤肿痛、目生翳膜、多泪羞明等，苦参入肝经而清热燥湿，可达明目止泪之功。

【来源】为豆科植物苦参的干燥根。

【效用】

1. 主黄疸：治疗湿热黄疸等。

2. 逐水：治疗小便不利，溺有余沥，水湿内停等。

3. 除痈肿：治疗湿热疮肿，皮肤瘙痒，阴肿阴痒等。

4. 明目止泪：治疗目赤肿痛，羞明多泪等。

【集释】

1.《名医别录》："养肝胆气，安五脏，定志，益精，利九窍，除伏热，肠澼，止渴，醒酒，小便黄赤，治恶疮，下部蛋，平胃气，令人嗜食、轻身。"

2.《神农本草经疏》："苦参禀天地阴寒之气而生，其味正苦，其气寒而沉，纯阴无毒。足少阴肾经君药也。苦以燥脾胃之湿，兼泄气分之热，寒以除血分之热。热则生风，风湿合则生虫，故主心腹结气，癥瘕积聚，黄疸，溺有余沥，逐水，除痈肿，明目止泪，利九窍，除伏热，肠澼，止渴醒酒，小便黄赤，疗恶疮，下部蛋疮。胃家湿热盛则口淡不思食，食亦不生肌肉。湿热散则胃气平和，而令人嗜食矣。其曰补中养肝胆气，安五脏，定志，益精，轻身者，通指热散湿除，则脏腑气血安和而致然也。"

3.《本草崇原》："禀寒水之精，得中土之化，水精上与君火相参，故主治心腹结气，参伍于中土之中，故治癥瘕积聚而清黄疸。禀水精，则能资肾，故治溺有余沥。苦主下泄，故逐水。苦能清热，故除痈肿。得中土之化，故补中。水之精上通于火之神，故明目止泪。"

【阐微】

1. 苦参"主心腹结气"作用的讨论。

《神农本草经》最早提出苦参"主心腹结气，癥瘕积聚"，《药性论》提出苦参不仅能"治热毒风，皮肌烦燥生疮，赤癞眉脱，主除大热嗜睡，治腹中冷痛，中恶腹痛，除体闷"，而且能"治心腹积聚"。《神农本草经百种录》云："主心腹结气，苦入心，以散热结之气。癥瘕积聚，苦极则能泄。黄疸，寒能除郁热。溺有余沥，心通于小肠，心火除则小肠郁塞之气通矣。逐水，水肠通则水去。除痈肿，诸疮皆属心火，心火清则痈肿自去也。"并认为苦参"此以味为治也，苦入心，寒入火，故苦参专治心经之火"。清代以后的本草著作，逐渐淡化了苦参"主心腹结气"的作用，将其功效总结为清热、燥湿、杀虫、利尿等。

湿郁气阻，火热灼血，轻者胸闷憋气，脘中痞塞，重者气滞血凝，发为癥瘕积聚。苦参味苦走血，性降通利，入心经，从其能破"癥瘕积聚"推论，苦参应有活血化瘀、散结之功效。近年来研究发现，苦参所含苦参碱、苦参黄酮等能抗心律失常、扩张血管、抗心肌缺血，治疗多种心律失常、冠心病、心绞痛及病毒性心肌炎等心血管疾病，这与《神农本草经》记载苦参"主心腹结气"相符。

2. 苦参"补中"作用的讨论。

《神农本草经》记载苦参能"补中"。杨上善注《太素·人迎脉口诊》"寸口主中"云："中谓五脏。""补中"即补五脏。关于苦参的补益问题，《神农本草经》倡之于前，《名医别录》和之于后。后世本草有支持也有反对者。一是关于其补肾之功。《名医别录》言其"定志、益精、轻身"，朱丹溪、李时珍也有类似之说，朱丹溪云"苦参能峻补阴气"，李时珍云"苦参、黄柏之苦寒皆能补肾，盖取其苦燥湿、寒除热也"。李时珍又云："惟肾水弱而相火胜者，用之相宜。若火衰精冷，真元不足，及年高之人，不可用也。"寇宗奭则持反对意见。《本草衍义》曰："苦参，有朝士苦腰重，久坐，旅拒十余步，然后能行。有一将佐谓朝士曰：见公日逐以药揩齿，得无用苦参否？曰：始以病齿，用苦参已数年。此病由苦参入齿，其气味伤肾，故使人腰重。后有太常少卿舒昭亮，用苦参揩齿，岁久亦病腰。自后悉不用，腰疾皆愈，此皆方书旧不载者。"《本草求真》亦云："然究止属除湿导热之品"，"或云有益，纵书立有是说，亦不过从湿除热祛之后而言，岂真补阴益肾之谓哉？"盖"肾恶燥"，尤以肾阴虚者为然，今以苦燥寒泄之苦参，用于肾水弱而相火胜者，诚恐相火未平而肾水先枯竭矣。至于通过苦燥湿、寒除热以取得补肾之效，或亦因为肾阴为湿热所困而致，苦参能消除其致病之因而肾自受益，亦非立言法度。朱丹溪言"峻补阴气"恐属失据，古今医家临床实际应用苦参于肾虚者，百不一见，可见，苦参补肾之说缺乏临床基础。二是补脾胃。《神农本草经》言其"补中"，含补脾胃之意。《名医别录》云："平胃气，令人嗜食。"实则与其清热燥湿作用相关。苦参味苦性寒，善清解分利，尤益中焦脾土。《黄帝内经》云："脾苦湿，急食苦以燥之。"湿热困脾，则脾胃不运，苦参味苦，能燥脾胃之湿邪，脾湿得燥，健运有职，脾胃运化复常。三是补养肝胆。《神农本草经》言其"明目止泪"，《名医别录》言其"养肝胆气"，亦是用于湿热上壅，肝胆被遏，肝窍不利而发之目赤肿痛，多眵多泪等，与苦参清热燥湿之功有关。

当 归

【原文】当归①，味甘，温。主咳逆上气，温疟，寒热，洗在皮肤中②，妇人漏下绝子，诸恶疮疡，金疮。煮饮之。一名干归。生川谷。

【注释】

①当归：《尔雅》云："薜，山蕲。"《广雅》云："山蕲，当归。"《说文解字》云："生山中者名薜，一名山蕲。然则当归，芹类也。在平地者名芹，生山中粗大者，名当归也。"《本草纲目》云："当归本非芹类，特以花叶似芹，故得芹名。古人娶妻为嗣续也，当归调血为女人要药，有思夫之意，故有当归之名。"

②洗在皮肤中："洗"，义同"洒"，恶寒貌。洒洒，《素问·诊要经终论》"令人洒洒时寒"。王冰注："洒洒，寒貌。"如疟疾症状时寒时热。

【来源】为伞形科植物当归的干燥根。

【效用】

1. 主咳逆上气：治疗咳嗽气喘。

2. 主妇人漏下绝子：治疗妇女月经淋沥不尽，不孕。

3. 主诸恶疮疡，金疮：治疗疮疡肿毒，刀枪外伤。

【集释】

1.《神农本草经疏》："当归禀土之甘味，天之温气，《别录》兼辛，大温无毒。甘以缓之，辛以散之润之，温以通之畅之。入手少阴，足厥阴，亦入足太阴。活血补血之要药，故主咳逆上气也。温疟寒热洗洗在皮肤中者，邪在厥阴也，行血则厥阴之邪自解，故寒热洗洗随愈也。妇人以血为主，漏下绝子，血枯故也。诸恶疮疡，其已溃者温补内塞，则补血而生肌肉也。金疮以活血补血为要，破伤风亦然。并煮饮之。内虚则中寒，甘温益血，故能温中。血凝则痛，活血故痛自止。血溢出膜外，或在肠胃，曰客血。得温得辛则客血自散也。内塞者，甘温益血之效也。中风痉，痉即角弓反张也。汗不出者，风邪乘虚客血分也。得辛温则血行而和，故痉自柔而汗自出也。痹者，血分为邪所客，故拘挛而痛也。风寒湿三者合而成痹，血行则邪不能客，故痹自除也。中恶者，内虚故猝中于邪也。客气者，外来之寒气也。温中则寒气自散矣。虚冷者内虚血不荣于肉分故冷也。补五脏生肌肉者，脏皆属阴，阴者血也。阴气足则荣血旺而肌肉长也。患人虚冷，加而用之。"

2.《本草正》："其味甘而重，故专能补血，其气轻而辛，故又能行血，补中有动，行中有补，诚血中之气药，亦血中之圣药也。大约佐之以补则补，故能养营养血，补气生精，安五脏，强形体，益神志，凡有形虚损之病，无所不宜。佐之以攻则通，故能祛痛通便，利筋骨，治拘挛瘫痪燥涩等证。"

3.《本草崇原》："当归花红根黑，气味苦温，盖禀少阴水火之气。主治咳逆上气者，心肾之气上下相交，各有所归，则咳逆上气自平矣。治温疟寒热洗洗在皮肤中者，助心主之血液从经脉而外充于皮肤，则温疟之寒热洗洗然，而在皮肤中者，可治也。治妇人漏下绝子者，助肾脏之精气从胞中而上交于心包，则妇人漏下无时，而绝子者，可治也。治诸恶疮疡者，养血解毒也。治金疮者，养血生肌也。"

【阐微】

1. 当归"主咳逆上气"作用的讨论。

《本草经解》谓："血枯则肝木挟心火上刑肺金，而咳逆上气也；当归入肝养血，入心清火，所以主之也。"《本草求真》谓："是以气逆而见咳逆上气者，则当用此以和血，血和而气则降矣。"关于咳喘的病机，《素问·咳论》云："五脏六腑皆令人咳，非独肺也"。综合历代医药对当归"主治咳逆上气"的解析，当归"主咳逆上气"，其理论基础当有如下几点：从当归的性能功用特点考察，当归辛香行散，甘补温通，质地油润；善补血活血，为"血中之气药"，又能润肠通便，肺与大肠相表里。当归补血活血之中，兼辛行利气之功，活血消痰，血盈气行，气畅血和，大肠传导顺畅，肺气宣肃，咳喘自止。其次，盖肺为娇脏，喜润恶燥，肺燥失润，宣肃失常，亦作咳喘。当归之甘滋辛润，又兼行散之性，故无敛邪凝痰之弊。再者，肾主纳气，精血不足，肺肾两虚，气失依附而无所纳；肝主疏泄，肝血滋之养之，肺金制之，肝肾不足，精血空虚，阴虚火灼，木火刑金，均可发咳喘。当归善养血滋肺缓肝，精血互生，故可治肺肾虚喘及肝木侮金之咳嗽。

历代医家应用当归的配方治疗咳喘，如《和剂局方》之苏子降气汤，《景岳全书》之金水六君煎。《医方集解》之百合固金汤用"归芍养血"之例，尤其适用于肺肾阴虚、肝血不足之咳证。当归所主治之咳喘气逆，多属内伤久咳虚喘，以精血不足者最为恰当。若系外感病程中所出现的咳逆，临证须审慎，或配伍宣肺祛邪之品。现代临床亦有例证在治疗咳喘方面应用当归，取得较好的疗效。但是，对当归"主咳逆上气"之作用机理，目前研究尚未深入探讨，也未引起临床中医师的足够关注，值得进一步深入研究，使之更好地发挥作用。

2. 当归"主温疟，寒热，洗洗在皮肤中"作用的讨论。

《本草汇言》谓："诸病夜甚者，血病也，宜用之，诸病虚冷者，阳无所附也，宜用之。……温疟寒热，不在皮肤外、肌肉内，而洗洗在皮肤中。观夫皮肤之中，营气之所会也，温疟延久，营气中虚，寒热交争，汗出洗洗。用血药养营，则营和而与卫调矣，营卫和调，何温疟之不可止乎?"《本草经解》谓："热不寒者为温疟；风火乘肺，肺主皮毛，寒热洗洗在皮毛中，肺受风火之邪，不能固皮毛也。当归入心入肝，肝血足则风定，心血足则火息，而皮毛中寒热自愈也。"《素问·疟论》云："先伤于风，后伤于寒，故先热而后寒也，亦以时作，名曰温疟。"可见寒热是温疟的必具主症。其病之发，风邪与寒邪先后侵客，乃知其正气先虚，营血不和，难以御邪。当归辛香行散，甘补温通，补血和营，助正气而使邪外达，故能治温疟而平寒热。

麻 黄

【原文】麻黄①，味苦，温。主中风伤寒头痛温疟，发表，出汗，去邪热气，止咳逆上气，除寒热，破癥坚积聚。一名龙沙。

【注释】

①麻黄：本药之名，释名多种，意见不一。《本草经考注》云："其色黄，其味麻，故名。"《本草纲目》云："诸名殊不可解。或云其味麻，其色黄，未审然否？"《植物名释札记》则云："'么麼'为细小之义。'麻''麼'一声之字，当亦有细小之义。麻黄之取名，谓其因'花小而黄'之故。"

【来源】为麻黄科植物草麻黄、中麻黄或木贼麻黄的干燥草质茎。

【效用】

1. 主发表，出汗，去邪热气：治疗风寒表证无汗，在表邪热之气等。

2. 止咳逆上气：治疗咳嗽气逆而喘。

【集释】

1.《神农本草经疏》："轻可去实，故疗伤寒，为解肌第一。专主中风伤寒头痛，温疟，发表出汗，去邪热气者，盖以风寒湿之外邪，客于阳分皮毛之间，则腠理闭拒，荣卫气血不能行，故谓之实，此药轻清成象，故能去其壅实，使邪从表散也。"

2.《本草经解》："肺主皮毛，皮毛受寒，则肺伤而咳逆上气之症生矣。麻黄温以散皮毛之寒，则咳逆上气自平。寒邪郁于身表，身表者，太阳经行之地，则太阳亦病而发热恶寒矣。麻黄温以散寒，寒去而寒热除矣。"

3.《本经疏证》："夫与天之寒，声相应气相求者，于地为水，于人身为精血津液，故天寒则地中之水皆凝为冰而不流。人身亦然，精被寒凝，则阳气沸腾，鼓荡于外，为伤寒温疟。邪热在表而无汗，津液被寒，则其质凝聚为水，而其中之气，奔迸上迫，为咳逆上气，血被寒则脉络不通，为癥坚积聚。麻黄气味轻清，能彻上彻下，彻内彻外，故在里则使精血津液流通，在表则使骨节肌肉毛窍不闭，在上则咳逆头痛皆除，在下则癥坚积聚悉破也。"

【阐微】

1. 麻黄"主中风伤寒头痛温疟"作用的讨论。

《本草备要》谓："入足太阳膀胱，兼走手少阴、阳明，心、大肠，而为肺家专药。能发汗解肌，去营中寒邪，卫中风热，调血脉，通九窍，开毛孔。治中风伤寒，中犹伤也。头痛温疟，咳逆上气，风寒郁于肺经。"麻黄散寒解表，使邪从汗泄而外解，则风寒所致头痛诸证自愈。《本草崇原》云："温疟发表出汗，去邪热气者，谓温疟病藏于肾，麻黄能起水气而周遍于皮毛，故主发表出汗，而去温疟邪热之气也。"《本草经解》曰："温疟，但热不寒之疟也，温疟而头痛，则阳邪在上，必发表出汗，乃可去温疟邪热之气，所以亦可主以麻黄也。"温疟为风与寒邪郁遏而发，麻黄轻可去实，发汗解表，则邪气自除。

2. 麻黄"破癥坚积聚"作用的讨论。

《本草经解》云："癥坚积聚者，寒气凝血而成之积也，寒为阴，阴性坚，麻黄苦入心，心主血，温散寒，寒散血活，积聚自破矣。"《神农本草经读》曰："即癥坚积聚为内病，亦系阴寒之气凝结于阴分之中，日积月累而渐成，得麻黄之发汗，从阴出阳，则癥坚积聚自散，凡此皆发汗之功也。"故麻黄之破癥坚积聚者，乃因其味辛性温，温以散寒，辛以散结，散体内阴散之气，鼓舞血行，则癥坚积聚可破。至于阴疽、寒疡等属阴凝之疾，亦可用麻黄温散以治之。

通　草

【原文】通草①，味辛，平。主去恶虫②，除脾胃寒热，通利九窍，血脉关节，令人不忘。一名附支。生山谷。

【注释】

①通草：《本草纲目》谓："有细细孔，两头皆通，故名通草，即今所谓木通也。"此处所言通草，即现今之木通。

②恶虫：《诸病源候论》云："蟊虫上食口齿生疮，下至肛门，伤烂乃死。……食人五脏，多下黑血，数日即死。"恶虫泛指使人致死的虫。

【来源】为木通科植物木通、三叶木通或白木通的干燥藤茎。

【效用】

1. 除脾胃寒热：治疗脾胃寒热相兼的病证。

2. 通利九窍，血脉关节：治疗诸窍不通、血脉与关节不利。

3. 令人不忘：治疗健忘。

【集释】

1.《神农本草经疏》："通草者，即木通也。禀清秋之气，兼得土之甘淡，故其味辛，平，微寒，味甘而淡，气平味薄，降也，阳中阴也。入足少阴、太阳，亦入手少阴、太阳。能助西方秋气下降，故利小便，专泻气滞。肺受热邪，津液气化之源绝，则寒水断流，膀胱受湿热癃闭，则约束小便不通，宜此治之。其证胸中烦热，口燥舌干，咽干大渴引饮，小便淋沥，或闭塞不通，胫酸脚热，并宜此主之。《本经》主除脾胃寒热者，以其通气利湿热也。其曰通利九窍血脉关节，以其味淡渗而气芬芳也。令人不忘者，心主记，心家之热去，则心清而不忘矣。湿热生虫，故又主恶虫。"

2.《本草备要》："古名通脱木。色白气寒，体轻味淡。气寒则降，故入肺经，引热下行而利小便；味淡则升，故入胃经，通气上达而下乳汁。治五淋水肿、目昏耳聋、鼻塞失音，淡通窍，寒降火，利肺气。退热催生。"

3.《本经疏证》："仲景当归四逆汤之用木通也。为利水道设乎？为通血脉设乎？盖古人之用药也，宜于此不宜于彼者勿用，与他物不相和洽者勿用，功不两就者勿用。夫惟手足厥寒，脉细欲绝，岂无阴邪水饮阻隔阳气而然。"

【阐微】

1. 通草古今名称的讨论。

古代本草所讲的通草，实为木通，为木通科植物木通、三叶木通或白木通的干燥藤茎；现今所说的通草，乃为通脱木，为五加科植物通脱木的干燥茎髓。古代本草中的通草，多以通脱木为正名，陈嘉谟《本草蒙筌》谓："白瓤中藏，脱木得之，故名通脱。"因有通利小便，治疗水肿之功用，而有通草之名，正如李杲所谓："阴窍涩而不利，水肿闭而不行，用之立通，因有通草之名。"

2. 木通品种的讨论。

古今作木通使用的品种有木通科的木通、白木通，毛茛科的川木通，马兜铃科的关木通。关木通为我国东北地区所习用，有 100 多年的历史，收载于《中国药典》1963 年版一部，所含的马兜铃酸为有毒成分，用量过大可引起急性肾功能衰竭，甚至死亡，国内外有不少关于关木通引起肾脏损害的不良报道，为保证用药安全，国家已于 2004 年停用关木通。白木通仅在少数地区自产自销。现今较为常用的是川木通与木通，二者功用相似，2010 版《中国药典》已将木通作为正品使用。

芍　药

【原文】芍药①，味苦，平。主邪气腹痛，除血痹，破坚积②寒热，疝瘕，止痛，利小便，益气。生川谷及丘陵。

【注释】

①芍药：《毛诗》云："伊其相谑，赠之以芍药。"《本草纲目》云："芍药，犹婥约也。婥约，美好貌。此草花容婥约，故以为名。"谓花姿婥约。

②坚积：《说文解字》云："坚，刚也。""积，聚也。"坚积指腹内结块明显，痛有定处的病症。《难经》云："其始发有常处，其痛不离其部，上下有所终结，左右有所穷处。"

【来源】赤芍为毛茛科植物芍药或川赤芍的干燥根。白芍为毛茛科植物芍药的干燥根。

【效用】

1. 除血痹：治疗邪入血分而成的痹症，即血痹病。

2. 破坚积寒热，疝瘕：治疗腹内结块明显的病症，寒热邪气，妇人疝瘕病证等。

3. 止痛：治疗胁痛、腹痛、四肢挛急疼痛、头痛等疼痛病证。

4. 益气：治疗血虚萎黄、自汗、盗汗等。

【集释】

1.《本草纲目》："白芍药益脾，能于土中泻木。赤芍药散邪，能行血中之滞。"

2.《本草崇原》："风木之邪，伤其中土，致脾络不能从经脉而外行，则腹痛。芍药疏通经脉，则邪气在腹而痛者，可治也。心主血，肝藏血，芍药禀木气而治肝，禀火气而治心，故除血痹。除血痹，则坚积亦破矣。血痹为病，则身发寒热。坚积为病，则或疝或瘕。芍药能调血中之气，故皆治之。止痛者，止疝瘕之痛也。肝主疏泄，故利小便。益气者，益血中之气也。益气则血亦行矣。"

3.《本草求真》："赤芍与白芍主治略同，但白则有敛阴益营之力，赤则止有散邪行血之意。白则能于土中泻木，赤则能于血中活滞。故凡腹痛坚积，血痕疝痹，经闭目赤，邪聚外肾为疝，腹内为瘕，因于积热而成者，用此则能凉血逐瘀。"

【阐微】

1. 芍药基原的讨论。

赤、白芍在魏晋以前并没有区分，统称芍药。梁代陶弘景始言赤、白两种。《本草经集注》载："芍药，今出白山、蒋山、茅山最好，白而长大。余处亦有而多赤，赤者小利。"《本草图经》对芍药外观描述较为详细，提出白芍、赤芍的用法、加工有所不同，载："芍药二种者，一者金芍药，二者木芍药。救病用金芍药，色白多脂肉；木芍药色紫瘦多脉。"《本草纲目》中亦云："根之赤白，随花之色也。"宋代以前所用芍药多为野生，至宋代已广泛采用栽培芍药入药。《本草纲目》谓："承曰：《本经》芍药生丘陵。今世多用人家种植者，乃欲其花叶肥大，必加粪壤。"故芍药的来源为毛茛科芍药属的多种植物，清代以前多是以根色及花的颜色来区分赤、白芍的，近代又有以野生或栽培、加工方法等区分赤芍与白芍。

2. 赤芍与白芍功效的讨论。

《本草经集注》之后芍药有赤芍、白芍之分，但功效之差异还未明确。宋代以后临床上开始区别运用二者。金元至明清时期，对白芍、赤芍的功效差异有了进一步的了解。《本草纲目》谓："白芍药益脾，能于土中泻木。赤芍药散邪，能行血中之滞。"《本草蒙筌》载："赤芍药色应南方，能泻能散，生用正宜；白芍药色应西方，能补能收，酒炒才妙。若补阴，酒浸日曝，勿见火。赤利小便去热，消痈肿破积坚，主火盛眼疼要药；白和血脉缓中，固腠理止泻痢，为血虚腹痛捷方。"对于赤芍与白芍的功效描述基本与现代相同，即赤芍功偏清热凉血散瘀，白芍功偏补血敛阴缓急。

3. 芍药"利小便"作用的讨论。

芍药利小便作用始见于《神农本草经》，明验于《伤寒杂病论》，仲景治疗水气内停、小便不利创制了桂枝去桂加茯苓白术汤及真武汤。然而，后世对芍药利尿作用却鲜有研究。《本草纲目》云："杲曰：或言古人以酸涩为收，《本经》何以言利小便？曰：芍药能益阴滋湿而停津液，故小便自行，非因通利也。"《神农本草经疏》载："土虚则水泛滥，脾实则水气自去，故去水气。土坚则水清，故利膀胱大小肠。"《本草崇原》亦云："肝主疏泄，故利小便。"《药品化义》言赤芍药："其性禀寒，能解热烦，祛内停之湿，利水通便。"故赤芍利尿，功在破瘀、清热，白芍利尿，源自滋阴、柔肝。

4. 芍药"益气"作用的讨论。

后世多认为赤芍药清热凉血活血，白芍药养血敛阴，对芍药"益气"之功言之甚少。《本草崇原》云："益气者，益血中之气也。益气则血亦行矣。"究其药性，白芍气平而敛阴养血。《本草经解》云："肺主气，壮火食气，芍药气平益肺，肺清，故益气也。"其主入肝、脾二经，可抑木扶土，《神农本草经疏》曰："制肝补脾，陡健脾经，脾主中焦，以其正补脾经，故能缓中。"故其"益气"之功应指白芍，但亦有别于参、芪之补气，而是与其敛阴、和血、柔肝、缓脾之功有关。如用于气虚之证，还需配伍白术、人参等药同用。

蠡　实

【原文】蠡实①，味甘，平。主皮肤寒热，胃中热气，风寒湿痹，坚筋骨，令人嗜食。久服轻身。花叶，去白虫。一名剧草，一名三坚，一名豕首。生川谷。

【注释】

①蠡实：《本草纲目》云："蠡，荔字之讹也。"《礼记月令》云："仲冬荔挺出。"郑玄注云："荔，马蔺也。"《广雅疏证》云："案蠡、蔺、荔一声之转……马荔犹马蔺也。"

【来源】为鸢尾科植物马蔺的种子。

【效用】

1. 主皮肤寒热：治疗疟疾寒热等。

2. 主胃中热气：治疗胃火炽盛等。

3. 坚筋骨：治疗风湿痹痛、筋骨痿软等。

【集释】

1.《本草汇言》："消一切疮疖痈肿。煮汤饮，或炒黄，酒吞一二合，良验。又茎叶捣汁，汩喉，治喉痹肿痛垂死。又治大便不通，及小便砂石淋浊诸证。《外台秘要》往往用之，屡奏奇效。"

2.《本草备要》："甘平。治寒疝喉痹，痈肿疮疖，妇人血气烦闷，血运崩带，利大小肠。久服令人泻。丛生，叶似薤而长厚，结角子如麻大，赤色有棱。炒用，治疝用醋拌，根叶同功。"

【阐微】蠡实药性及功用的讨论。

蠡实，现多用马蔺子之名。《神农本草经》云："味甘，平。"《名医别录》云："温。"《蜀本草》曰："寒。"《本草图经》云："大温。"言其性寒者，因其可治热毒痈肿，湿热淋证。言其性温者，多因其用治寒疝。《本草述钩元》谓："蠡草花实，其功专主于下焦之阴，即花色紫碧，可以揣其所入，有合于阴中之阳也，唯治淋多主于热，而疝证所治有同温，寒热之异用，何遽如是？盖由其味得味之甘，可和于四味，受气之平，可和于四气，而甘中有辛，平中有温，乃为和阴散结之善物。苏颂谓蠡实服之大温，甚有奇效，非合于人身之少火，为阴中之阳者乎？"是蠡实味甘，性平，其性下泄，可降泄结气，疏通经络，故可用于淋证、黄疸、寒疝腹痛等。

瞿　麦

【原文】瞿麦①，味苦，寒。主关格诸癃结②，小便不通，出刺，决痈肿③，明目去翳，破胎堕子，下闭血④。一名巨句麦。生川谷。

【注释】

①瞿麦：药名。《本草经集注》云："子颇似麦，故名瞿麦。"

②关格诸癃结：关格，小便不通为关，食即吐出为格。王冰注《素问·六节藏象论》曰："格拒而食不得入，关闭而溲不得通。"一说：大便不通为内关，小便不通为外格，大小便都不通，名关格。膀胱热解，轻者为癃，癃者，即淋沥点滴而出，一日数十次，或勤出无度，故茎中湿痛也。"诸癃结"，泛指胃肠、大小便不通畅。

③决痈肿：痈肿脓已成尚未溃，用药促使溃破排脓，名决痈肿。

④闭血：即经闭。

【来源】为石竹科植物瞿麦和石竹的干燥地上部分。

【效用】

1. 主关格诸癃结，小便不通：治疗热淋、血淋、石淋，小便不通、淋沥涩痛等。

2. 破胎堕子，下闭血：治疗血瘀之经闭或月经不调等。

【集释】

1.《本草汇言》："瞿麦，味苦，辛，气寒，无毒。沉而下降之药。入手少阴、太阳经。破血下气，通利下窍而行小便之药也。寒能散热，苦能利便，辛能破血，故《本草》主关格诸癃结，小便不通，决痈肿，破胎娠，下闭血，乃急方通剂也。但性味苦辛而寒，气猛利，善下逐，凡肾气虚而小肠无大热者，忌之。胎前产后一切虚人，患小便不利者，法并禁用。"

2.《本草备要》："瞿麦，苦寒。降心火，利小肠，逐膀胱邪热，为治淋要药。……破血利窍，决痈消肿，明目去翳，通经堕胎。性利善下，虚者慎用。"

【阐微】瞿麦"明目去翳"作用的讨论。

《本草崇原》云："瞿麦，明目去翳者，肝通窍于目，肝气和而目明也。"《神农本草经疏》云："瞿麦禀阴寒之气而生，故味苦寒。……除湿热，故明目去翳。"可见，瞿麦可清心肝之火经小便而去，以达明目去翳之效。

元　参

【原文】元参①，味苦，微寒。主腹中寒热积聚，女子产乳余疾，补肾气②，令人目明。一名重台。生川谷。

【注释】

①元参：亦写作"玄参"。后因避清代康熙皇帝玄烨讳，改玄为元。《说文解字》云："玄，黑而有赤色者为玄。"《本草纲目》云："玄，黑色也。弘景曰：其茎微似人参，故得参名。"

②补肾气：《本草纲目》云："肾水受伤，真阴失守，孤阳无根，发为火病，法宜壮水以制火，故玄参与地黄同功。"《本草备要》云："能壮水以制火，散无根浮游之火。"《名医别录》云："强阴，益肾。"

【来源】为玄参科植物玄参的干燥茎。

【效用】

1. 主腹中寒热积聚：治疗腹部寒热癥瘕积聚等。

2. 主女子产乳余疾：治疗妇女产后遗留病证等。

3. 令人目明：治疗目暗不明等。

【集释】

1.《新修本草》："疗暴中风伤寒，身热支满，狂邪忽忽不知人，温疟洒洒，血瘕，下寒血，除胸中气，下水，止烦渴，散颈下核，痈肿，心腹痛，坚症，定五脏。久服补虚，明目，强阴，益精。"

2.《本草备要》："本肾药而治上焦火证，壮水以制火。肾脉贯肝膈，入肺中，循喉咙，系舌本。肾虚则相火上炎，此喉痹咽肿咳嗽吐血之所由来也。潮热骨蒸，亦本于此。"

3.《本经逢原》："黑参入足少阴肾经，主肾水受伤，真阴失守，孤阳无根，亢而僭逆，咽喉肿痛之专药。又治伤寒阳毒，汗下不解，发斑咽痛，心下懊憹，烦不得眠，心神颠倒欲绝者俱用。玄参专清上焦氤氲之气、无根之火。《本经》治腹中寒热积聚，女子产乳余疾，并可清有形热滞，故消瘰疬结核，治目赤痛肿。《本经》又云：补肾气，令人明目，不特治暴赤肿痛，总皆散清火之验也。但其性寒滑，脾虚泄泻者禁用。"

【阐微】

1. 元参"主腹中寒热积聚"作用的讨论。

《本草经解》注："元参气微寒，禀天冬寒水之气，入足少阴肾经，味苦无毒，得地南方之火味，入手少阴心经、手厥阴心包络经。气味俱降，阴也。腹中者心肾相交之区也，心为君火，心不下交于肾，则火积于上，而热聚肾为寒水，肾不上交于心，则水积于下而寒聚矣。元参气寒益肾，味苦清心，心火下而肾水上，升者升而降者降，寒热积聚自散矣。"《神农本草经读》云："玄参所以治腹中诸疾，以其启肾气上交于肺，得水天一气，上下环转之妙用也。"《神农本草经百种录》认为腹中寒热积聚是"皆火气凝结之疾"，可见，元参清热、益阴、润下软坚而治疗"腹中寒热积聚"。

2. 元参"主女子产乳余疾"作用的讨论。

《本草崇原》云："女子产乳余疾者，生产则肾脏内虚，乳子则中焦不足，虽有余疾，必补肾和中。玄参滋肾脏之精，助中焦之汁，故可治也。"《神农本草经百种录》亦云："产后血亏，冲脉之火易动，清血中之火，则诸疾平亦。"可见，元参调理脾肾以补虚生精，使阴血充足以化血而治疗女子产乳余疾。

3. 元参"令人目明"作用的讨论。

《本草经解》云："元参气微寒，禀天冬寒之水气，入足少阴肾经。味苦无毒，得地南方之火味，入手少阴心经、手厥阴心包络经……补肾气者，气寒壮水之功也。令人明目者，益水可以滋肝，清心有以泻火，火平水旺，目自明也。"故而，元参明目之功在于补水以生木，滋肾以养肝，从而"令人目明"。

秦　艽

【原文】秦艽[①]，味苦，平。主寒热邪气，寒湿风痹，肢节痛，下水，利小便。生山谷。

【注释】

①秦艽：《本草纲目》云："秦艽出秦中，以根作罗纹交纠者佳，故名秦艽。"

【来源】为龙胆科植物秦艽、麻花秦艽、粗茎秦艽或小秦艽的干燥根。

【效用】

1. 主寒热邪气，寒湿风痹，肢节痛：治疗风湿痹痛、中风半身不遂、筋脉拘挛、骨节酸痛等。

2. 主下水，利小便：治疗小便不利、湿热黄疸等。

【集释】

1.《神农本草经疏》："秦艽感秋金之气，故味苦平。《别录》：兼辛，微温而无毒。洁古：气微温，味苦辛，亦可云微寒。阴中微阳，可升可降，降多于升。入手足阳明经。苦能泄，辛能散，微温能通利。故主寒热邪气，寒湿风痹肢节痛，下水利小便。性能祛风除湿，故《别录》疗风无问久新，及通身挛急。能燥湿散热结，故《日华子》治骨蒸及疳热。甄权：治酒疸，解酒毒。元素：除阳明风湿，及手足不遂，肠风泻血，养血荣筋。好古：泄热益胆气。咸以其除湿散结，清肠胃之功也。"

2.《本经逢原》："秦艽阴中微阳，可升可降，入手足阳明，以其去湿也。兼入肝胆，以其治风也。故手足不遂，黄疸酒毒及妇人带疾，须之阳明有湿，则身体酸痛，肢节烦疼及挛急不遂，有热则日晡潮热，用以祛风胜湿则愈。凡痛有寒热或浮肿者，多挟客邪，用此以祛风利湿方为合剂，故《本经》治寒热邪气，寒湿风痹，肢节痛等证。若久痛虚羸，血气不能营养肢体而痛，及下体虚寒，痛酸枯瘦等病，而小便清利者，咸非秦艽所宜。今庸师喜用秦艽，且不辨左文、右文。凡遇痛证，动辄用之，失其旨矣。"

【阐微】

1. 秦艽为风药润剂，散药补剂的讨论。

《本草求真》云："秦艽专入肠胃，兼入肝胆。苦多于辛，性平微温。凡人感冒风寒与湿，则身体酸痛，肢节烦疼，拘挛不遂。如风胜则为行痹，寒胜则为痛痹，湿胜则为着痹。痹在于骨则体重；痹在于脉则血涩；痹在于筋则拘挛；痹在于肉则不仁；痹在于皮则肤寒。至于手足酸疼，寒热俱有，则为阳明之湿；潮热骨蒸，则为阳明之热。推而疸黄便涩，肠风泻血，口噤牙痛，亦何莫不由阳明湿热与风所成。用此苦多于辛，以燥阳明湿邪，辛兼以苦，以除肝胆风热，实为祛风除湿之剂。风除则润，故秦艽为风药中润剂。湿去则补，故秦艽为散药中补剂。"《本草备要》云："苦燥湿，辛散风。去肠胃之热，益肝胆之气，养血荣筋。风药中润剂，散药中补剂。"可见，秦艽具有辛散苦泄，质润不燥的药性特点。

2. 秦艽清湿热，退虚热作用的讨论。

《本草纲目》云："秦艽，手足阳明经药也，兼入肝胆，故手足不遂、黄疸烦渴之病须之，取其去阳明湿热也。阳明有湿，则身体酸疼烦热，有热，则日晡潮热骨蒸。所以《太平圣惠方》治急劳烦热，身体酸疼，用秦艽、柴胡一两，甘草五钱，为末，每服三钱，白汤调下。治小儿骨蒸潮热，减食瘦弱，用秦艽、炙甘草各一两，每用一二钱，水煎服之。钱乙加薄荷叶五钱。"可见，秦艽具有清湿热、退虚热的作用特点。

3. 秦艽治疗湿热黄疸机理的讨论。

秦艽治疗湿热黄疸的机理古今有别，《中国药典》记载秦艽味辛、苦，性平，具有"清湿热"，治疗湿热黄疸之功用。其作用机理主要与秦艽味苦降泄，入肝、胆经，能清肝胆湿热而退黄疸有关，与《神农本草经》记载秦艽"主下水，利小便"，治疗小便不利作用机理不同，应在今后的研究中进一步探讨。

百 合

【原文】百合①，味甘，平。主邪气腹胀心痛②，利大小便，补中益气。生川谷。

【注释】

①百合：《本草纲目》云："百合一茎直上，四向生叶，叶似短竹叶，不似柳叶。五六月茎端开大白花……百合结实略似马兜铃，其内子亦似之。""百合之根，以众瓣合成也。或云专治百合病故名。"

②心痛：心脏所在部位感觉疼痛。古之心痛，一为真心痛，二指胃脘痛，此处二者兼有之。

【来源】百合科植物卷丹、百合或细叶百合的干燥肉质鳞叶。

【效用】主邪气腹胀心痛：治疗胸腹胀痛。

【集释】

1.《神农本草经疏》："百合得土金之气，而兼天之清和，故味甘平，亦应微寒无毒。入手太阳、阳明，亦入手少阴，故主邪气腹胀。所谓邪气者，即邪热也，邪热在腹故腹胀，清其邪热则胀消矣。解利心家之邪热，则心痛自瘳。"

2.《本草崇原》："主治邪气腹胀心痛者，邪气下乘于脾，则地气不升而腹胀。邪气上乘于肺，则天气不降而心痛。盖腹者脾之部，肺者心之盖也。利大小便者，脾气上升，肺气下降，则水津四布，糟粕运行矣。补中者，补脾。益气者，益肺也。"

【阐微】

1. 百合"利大小便"作用的讨论。

《本草经解》谓："百合甘平，平则气降，气化及于州都，则小便利。甘则脾润，脾行胃之津液，则大便利也。"《神农本草经疏》云："肾主二便，肾与大肠二经有热邪，则不通利，清二经之邪热，则大小便自利。"《本草崇原》云："利大小便者，脾气上升，肺气下降，则水津四布，糟粕运行矣。"可见，肺为水之上源，与大肠互为表里。肺气清肃，肠道与膀胱之水通行有序，故能二便通畅。

2. 百合"补中益气"作用的讨论。

《本草经解》谓："甘则脾润，脾行胃之津液。脾为中州。补中者味甘益脾也。"《神农本草经疏》云："甘能补中，热清则气生，故补中益气。"可见，百合味甘益脾，入肺复升降，脾气升则健，胃气降则和，脾胃气生，则中气自健。

知　母

【原文】知母①，味苦，寒。主消渴，热中②，除邪气，肢体浮肿，下水，补不足，益气。一名蚔母，一名连母，一名野蓼，一名地参，一名水参，一名水浚，一名货母，一名蝭母。生川谷。

【注释】

①知母：《尔雅》云："莐，茫藩。"《本草纲目》云："宿根之旁，初生子根，状如蚔虻之状，故谓之蚔母，讹为知母、蝭母也。"《本草崇原》云："形似菖蒲而柔润，其根皮黄，肉白，而外毛，以肥大质润者为佳。"

②热中：中医病症名。一是指善饥有食、小便频数的病证。见《灵枢·五邪》。《外台秘要》卷十一，以本病属中消。《证治要诀》列为脾消之一。《素问·腹中论》王冰注："多饮，数溲，谓之热中。"《杂病源流犀烛》谓热中即消瘅。二是指风邪入胃而见目黄的病证。《素问·风论》云："风气与阳明入胃，循脉而上至目内眦，其人肥，则风气不得外泄，则为热中而目黄。"三是指饮食劳倦，损伤脾胃，气虚火旺而致的病症。此处之热中指消瘅。

【来源】为百合科植物知母的干燥根茎。

【效用】

1. 主消渴，热中：治疗外感热病，高热烦渴；阴虚内热，津伤口渴，或消渴引饮。

2. 除邪气，肢体浮肿，下水：治疗肺热、燥热及肺肾阴虚咳嗽、相火妄动、肢体浮肿、小便不利等。

3. 补不足，益气：治疗肺肾阴虚证及阴虚火旺骨蒸潮热。

【集释】

1.《神农本草经疏》："入手太阴、足少阴经。苦寒能除烦热，至阴能入骨，故主消渴热中，除邪气……肺为水之上源，肾属水，清热滋肺金，益水脏，则水自下矣。"

2.《本草崇原》："知母质性滋润，得寒水之精，故气味苦寒，有地参、水参之名。又名连母、蚔母者，皮有毛而肉白色，禀秋金清肃之气，得寒水之精，而禀秋金之气，须知水之有母也。禀寒水之精，故主治消渴热中。皮外有毛，故除皮毛之邪气。肉厚皮黄，兼得土气，故治肢体浮肿，下水。补不足者，补肾水之不足。益气者，益肺气之内虚。夫金生其水，故补肾水之不足。土生其金，故益肺气也。"

3.《本草求真》："在下能利小水，润大肠，去膀胱肝肾湿热，腰脚肿痛。"

【阐微】

1. 知母"除肢体浮肿，下水"作用的讨论。

《神农本草经疏》云："脾肾俱虚则湿热客之，而成肢体浮肿。"而《神农本草经读》言："热胜则浮，火胜则肿，苦能清火，寒能退热，故主肢体浮肿也。肾者水脏，其性恶燥，燥则开合不利而水反蓄矣。知母寒滑，滑利关门而水自下也。"《本草求真》又言："辛苦微滑。能佐黄柏以治膀胱热邪。缘人水肿癃闭，本有属血属气之分。肺伏热邪，不能生水，膀胱绝其化源，便秘而渴，此当清肺以利水者也。热结膀胱，真阴干涸，阳无以化。便秘不渴，此当清膀胱以导湿者也。……知母味辛而苦，沉中有浮，降中有升。既能下佐黄柏以泻肾水，复能上行以润心肺。俾气清肺肃，而湿热得解。"可见，此处所言之肢体浮肿，主要是指机体因肺金火热内蕴，水气受遏不能行，水道不利，湿热交蒸淫于四肢，则肢体浮肿，下注膀胱，气化不行则小便不利。性寒质润的知母，上能清泻肺金的火热，安水之上源，通调水道；下能润燥滋肾水，使气行水降，膀胱气化通利，则浮肿自消，小便通利。然而现在的《临床中药学》教材及《中国药典》已不再提及此功用。

2. 知母"补不足，益气"作用的讨论。

《神农本草经疏》曰："补不足者，清热以滋金水之阴，故补不足。热散阴生，故益气。"同时《神农本草经读》又言："补不足者，苦寒补寒水之不足也。益气者，苦寒益五脏之阴气也。"可见，前人认为知母"补不足，益气"，实质上是指其具有"泻火存阴"之意。故此处的"气"，就是指肺肾的阴气、阴分。由于知母苦寒质润，一方面可直接清泻肺中火邪，另一方面可以润肺燥、滋养肺阴、壮水之上源，从而可以使金水互生，故知母"益气"实质上是指其能滋肺肾之阴，以及泻火存阴，保存肺肾之阴气的作用。

贝　母

【原文】贝母①，味辛，平。主伤寒烦热，淋沥②邪气，疝瘕，喉痹，乳难，金疮，风痉③。一名空草。

【注释】

①贝母：《本草经集注》云："形似聚贝子，故名贝母。"《本草纲目》曰："诗云言采其莔，即此。一作蝱，谓根状如蝱也。"《本草崇原》云："贝母《尔雅》名莔，《国风》名莔。河中、荆襄、江南皆有，唯川蜀出者为佳，其子在根下，内心外瓣，其色黄白，如聚贝子，故名贝母。"

②淋沥：淋，浸渍。沥，泽也。《本草纲目》云："有热在上焦者，不渴，湿在中焦，不能生肺者。前后关格者，下焦气闭也。转胞者，系了戾也。五淋者，热淋、气淋、虚淋、膏淋、沙石淋也。"此处应是指热淋为主。

③风痉：《说文解字》云："痉，彊急也。"《黄帝内经》云："风痉，身反折。"此处为病名。《诸病源候论》云："风痉者，口禁不开，背强而直，如发痫之状。"

【来源】为百合科植物浙贝母、川贝母、暗紫贝母、甘肃贝母、梭砂贝母、太白贝母或瓦布贝母的干燥鳞茎。

【效用】

1. 主伤寒烦热，邪气，淋沥：治疗外感发热，心烦，小便淋沥。

2. 主疝瘕、喉痹：治疗痰火郁结之瘰疬、瘿瘤、声音沙哑、咽喉不利等。

3. 主乳难：治疗难产。

4. 主金疮，风痉：治疗疮疡、破伤风等。

【集释】

1.《日华子本草》："消痰，润心肺。末和沙糖丸含，止嗽。烧灰油调，傅人畜恶疮，敛疮口。"

2.《药性论》："主胸胁逆气，时疾黄疸。研末点目，去肤翳。……与连翘同服，主项下瘿瘤疾。"

3.《神农本草经读》："其主淋沥邪气者，肺之治节行于膀胱，则邪热之气除，而淋沥愈矣。疝瘕为肝木受病，此则金平木也。喉痹为肺窍内闭，此能宣通肺气也。乳少为阳明之汁不通，金疮为阳明之经脉受伤，风痉为阳明之宗筋不利，贝母清润而除热，所以统治之。"

【阐微】

1. 贝母基原的讨论。

据《本草求真》言："大者为土贝母，大苦大寒，如浙江贝母之类。清解之功居多，小者川贝母，味甘微寒，滋润胜于清解，不可不辨。川产开瓣者良，独瓣不堪入药。"《本草汇言》云："李氏曰：贝母生蜀中及晋地。又出润州、荆州、襄州者亦佳。江南诸州及浙江金华、象山亦有，但味苦恶，仅可于破血解毒药中用之。"又言："以上修用，必以川者为妙。若解痈毒，破癥结，消实痰，傅恶疮，又以土者为佳。然川者味淡性优，土者味苦性劣，二者宜分别用。"《本经逢原》中载贝母："川者味甘最佳，西者味薄次之，象山者微苦又次之，一种大而苦者，仅能解毒，并去心用。"可见，贝母由于产地不同，应分为两种，即当今《中药学》教材所分的浙贝母与川贝母。并且这两种贝母的功效与应用也有所不同，在临床上应区分使用。

2. 贝母"主伤寒烦热，淋沥邪气"作用的讨论。

《神农本草经疏》言："其主伤寒烦热者，辛寒兼苦，能解除烦热故也。淋沥者，小肠有热也。心与小肠为表里，清心家之烦热，则小肠之热亦解矣。邪气者，邪热也。辛以散结，苦以泄邪，寒以折热，故主邪气也。"可见贝母以其辛苦、寒的药性，其功用着重在于清解与散结。上能清解上焦肺、心外感或内生的火热，并且能散郁结之热邪，故可以解心火所致之烦热胸闷。而此处的"淋沥"主要是指心火移热于小肠导致的小便淋沥涩痛（热淋）。故当今临床上常常用浙贝母治疗睾丸炎、附睾炎、前列腺炎、泌尿系感染所致的小便不利等症，均能取得良好的疗效。其理论根据和作用机理大概也源于此。

3. 贝母"主疝瘕"作用的讨论。

"疝瘕"的形成，主要与痰、热交结兼与气机郁滞不通有关。而贝母具有清热化痰、解毒散结、消痈之功，故前人认为其具有治疝瘕的作用。正如《本草秘录》所言："味苦，气平，微寒，无毒，入肺胃脾心四经。消热痰最利，止久咳宜用。心中逆气，多愁郁者可解；并治伤寒结胸之疾，疗人面疮有效。……喉痹疝瘕，皆可佐使。"后世对其作用机理，也有详细的阐释，如《本经逢原》所言："疝瘕者，足厥阴之邪于手厥阴也。经曰：诊得心脉搏滑急，为心疝，少腹当有形也。喉母可治乎？浙产者，治疝瘕、喉痹、乳难、金疮、风痉，一切痈疡。……同青黛治人面恶疮，同连翘治项上结核，皆取其开郁散结化痰解毒之功。"可见，贝母治疝瘕，皆因其具有解郁散结、清热化痰解毒之功。现代临床应用，也常用之治疗妇科肿瘤，如子宫肌瘤、卵巢囊肿、乳腺增生以及输卵管阻塞等，均能取得满意疗效。

4. 贝母"主乳难"作用的讨论。

据《脉经》所注释："乳"作产解，则"乳难"当为产难、难产之意。正如《药性论》言："（贝母）以七枚作末酒服，治产难及胞衣不出。"《本草秘录》亦言："难产与胞衣不下，调服于人参汤中最神。"说明前人认为贝母有治疗难产、胎衣不下的作用。但《本草崇原》又言："贝母通肺气于皮毛……喉痹乃肺窍内闭，治喉痹，通肺气也。乳难乃阳明津液不通。金疮风痉，乃阳明经脉受伤。贝母色白味辛，禀阳明秋金之气，内开郁结，外达皮肤故皆治之。"在《本草纲目》中更有具体运用的记载："危氏《得效方》：吹奶作痛，贝母末吹鼻中，大效。仁斋《直指方》：乳痈初肿，贝母末，酒服二钱，仍令人吮之，即通。"可见，此处的贝母"主乳难"最初是指用于治疗难产、胞衣不下。但后世已经很少提及这一方面的效用，却多指用于治疗乳腺疾病。当今临床上，贝母也是用于治疗乳腺增生、乳痈等乳腺疾病的常用药物之一。

白　芷

【原文】白芷①，味辛，温。主女人漏下赤白，血闭，阴肿，寒热，风头②，侵目，泪出，长肌肤，润泽，可作面脂。一名芳香。生川谷。

【注释】

①白芷：《说文解字》云："芷，蕑也。从艸，臣声。"《本草纲目》云："徐锴云，初生之根干为芷，则白芷之意取乎此也。王安石《字说》云：'芷香可以养鼻，又可养体，故芷字从'𤰝'，音怡，养也。'白芷因其根白且芳香而得名。

②风头：亦作"头风"，即感受风邪引起的头痛。

【来源】为伞形科植物白芷或杭白芷的干燥根。

【效用】

1. 主寒热，风头，侵目，泪出：治疗表证及感受风邪所致的头痛、目涩流泪等症。

2. 长肌肤、润泽：濡养肌肤，滋润颜色、色泽，多用于美容养颜等。

【集释】

1.《神农本草经疏》："味辛气温，无毒。其气香烈，亦芳草也。入手足阳明，足太阴。走气分，亦走血分，升多于降，阳也。性善祛风，能蚀脓，故主妇人漏下赤白。辛以散之，温以和之，香气入脾，故主血闭阴肿，寒热，头风侵目泪出。辛香散结而入血止痛，故长肌肤。芬芳而辛，故能润泽。辛香温散，得金气，故疗风邪久泻，风能胜湿也。香入脾，所以止呕吐。疗两胁风痛，头眩目痒，祛风之效也。兼可作膏药，面脂，润颜色，乃祛风散结之余事耳。"

2.《神农本草经百种录》："味辛，温。主女人漏下赤白，血闭阴肿，风在下焦而兼湿热之证。寒热。风在营卫。风头侵目泪出，风在上窍。长肌肤，润泽可作面脂。风气干燥，风去则肌肉生而润泽矣。凡驱风之药，未有不枯耗精液者，白芷极香，能驱风燥湿，其质又极滑润，能和利血脉而不枯耗，用之则有利无害者也。"

【阐微】

1. 白芷"主女人漏下赤白，血闭，阴肿"作用的讨论。

《神农本草经》载白芷"主女人漏下赤白，血闭，阴肿"后，《药性论》谓其"能治心腹血刺痛……主女人血崩"，《日华子本草》则称其"补胎漏滑落，破宿血"，似可解释为白芷有活血、止血之功。然《本草纲目》云："白芷色白味辛，行手阳明庚金；性温气厚，行足阳明戊土；芳香上达，入手太阴肺经。肺者，庚之，戊之子也。故所主病不离三经。如头目眉齿诸病，三经之风热也，辛以散之；如漏带痈疽诸病，三经之湿热也。风热者辛以散之，湿热者温以除之。为阳明主药，故又能治血病，胎病，而排脓生肌止痛。"《本草经解》曰："其主女人漏下赤白者，盖肝主风，脾主湿，风湿下陷，则为赤白带下。白芷入肝散风，芳香燥湿，故主之也。肝藏血，血寒则气闭，温散寒，故治血闭。阴者，男子阴茎，女子阴户也。属厥阴肝，肿而寒热，肝经风湿也。湿胜故肿，白芷入肝，辛可散风，温可行湿，所以主之也。"以辛温散寒，祛风除湿解之也不无道理，现行《中国药典》及《中药学》教材也并未明确其活血、止血功效。但现代药理研究发现本品能扩张血管，加快血液流动。研究也显示，白芷水溶性成分具有收缩外周血管，促凝血等作用。故白芷是否活血、止血，我们不能武断地下定论，可在今后的研究中进一步深入。

2. 白芷"长肌肤、润泽，可作面脂"作用的讨论。

《神农本草经》载白芷"长肌肤、润泽，可作面脂"后，诸家本草相关记述颇多。如《日华子本草》称其"止痛生肌，去面皯疵瘢"。《神农本草经疏》云："辛香散结，入血止痛，故长肌肤。芬芳而辛，故能润泽。"在历代保健美容方中，白芷使用较为普遍，如《肘后备急方》令面白如玉色方、《千金翼方》面膏方、《外台秘要》面膏方等。《圣济总录》"面膏面脂兼疗面病方"一节12首方中，含有白芷的就有11首。《清宫秘方大全》中据称慈禧所常用的玉容散，白芷也作为主要药物使用，并称其"久久敷之，面色温润，容颜光滑，有似美玉"。由此可见，对白芷的美容护肤作用历代均较肯定，当前还可进一步研究。

淫 羊 藿

【原文】淫羊藿[①]，味辛，寒。主阴痿绝伤，茎中痛[②]，利小便，益气力，强志。一名刚前。生山谷。

【注释】

①淫羊藿：《说文解字》云："淫，侵淫随理也。从水声。一曰久雨为淫。"《本草经集注》云："服之使人好为阴阳。西川北部有淫羊，一日百遍合，盖食此藿所致，故名淫羊。"《本草纲目》曰："豆叶曰藿，此叶似之，故亦名藿。仙灵脾、千两金、放杖、刚前，皆言其功力也。"

②茎中痛：指阴茎疼痛。

【来源】为小檗科植物淫羊藿、箭叶淫羊藿、柔毛淫羊藿或朝鲜淫羊藿的干燥叶。

【效用】

1. 主阴痿绝伤：治疗肾阳虚衰，阳痿遗精，虚冷不育。

2. 益气力：治疗腰膝痿软，风湿痹痛，半身不遂，四肢不仁等。

【集释】

1.《神农本草经疏》："入手厥阴，为补命门之要药，亦入足少阴、厥阴。可升可降，阳也。辛以润肾，甘温益阳气，故主阴痿绝阳，益气力，强志。茎中痛者，肝肾虚也，补益二经，痛自止矣。膀胱者，州都之官，津液藏焉，气化则能出矣。辛以润其燥，甘温益阳气以助其化，故利小便也。肝主筋，肾主骨，益肾肝则筋骨自坚矣。"

2.《神农本草经读》："淫羊藿气寒，秉天冬水之气而入肾；味辛无毒，得地之金味而入肺，金水二脏之药，细味经文，俱以补水脏为主。阴者，宗筋也，宗筋属于肝木，木遇烈日而痿，一得气寒之羊藿，即如得甘露而挺矣。绝伤者，脉络绝而不续也。《金匮》云：'脉络者，阴精阳气所往来也。'羊藿气寒味辛，具水天之气环转运行而能续之也。茎，玉茎也，火郁于中则痛。热者清之以寒，郁者散之以辛，所以主茎中痛也。小便主于膀胱，必假三焦气化而出，三焦之火盛，则孤阳不化，而为溺短、溺闭之症，一得羊藿之所寒味辛，金水相涵，阴气濡布，阳得阴而化，则小便利矣。肺主气，肾藏志，孟夫子云'夫志，气之帅也'，润肺之功归于补肾，其益气力强志之训，即可于孟夫子善养刚大之训悟之也，第此理难与时医道耳。"

【阐微】

1. 淫羊藿药性的讨论。

《神农本草经》中淫羊藿药性为寒，其后历代记述颇不一致。《药性论》谓平。《开宝本草》谓寒。《本草纲目》则曰："淫羊藿，性温不寒，能益精气，真阳不足者宜之。"《神农本草经疏》更是明确指出："《本经》言寒者，误也。"而《本经疏证》又反驳道："诸疏《本经》家类视阴痿为阳不充，淫羊藿之性偏寒，则难于置说，以故改寒为温，辛温之物治阴痿固当矣，不知于'阴痿、绝伤、茎中痛、小便不利'亦有当否耶？夫绝之训为过。"强调"本经之所主，皆有理可通"。因后世多肯定其温肾壮阳之效，故本草著作标温性居多，现《中国药典》及《中药学》教材均标温性。

2. 淫羊藿"主绝伤"作用的讨论。

《本草经解》曰："淫羊藿……绝伤者，阴绝而精伤也，气寒益水，味辛能润，润则阴精充也。"《本草正义》谓："淫羊藿……曰绝伤者，即阳事之绝伤也。"由此分析，淫羊藿所主"绝伤"与菟丝子、栝楼根等药中所言之续"绝伤"之义不同，并非指因外伤等因素所致的筋骨折断等，仍是强调其治疗阳痿的作用。

3. 淫羊藿"主茎中痛，利小便"作用的讨论。

《本草经解》曰："淫羊藿气寒，秉天冬令之水气，入足少阴肾经；味辛无毒，得地润泽之金味，入手太阴肺经。……茎，玉茎也；痛者，火郁于中也，热者清之以寒，郁者散之以辛，所以主茎中痛也。小便气化乃出，辛寒之品，清肃肺气，故利小便。"而《本草正义》谓："淫羊藿，禀性辛温，专壮肾阳，故主阴痿。……茎中痛，亦肾脏之虚寒。利小便者，指老人及虚寒人之肾阳不振，小便滴沥者言之，得其补助肾阳而小便自利，非湿热蕴结，水道赤涩者可比。"可见，淫羊藿"主茎中痛，利小便"的作用机理传统有不同解释，但均认为与补肺肾相关。

4. 淫羊藿"强志"作用的讨论。

《本草经解》曰："淫羊藿……所以强志，盖肾藏志也。"《本草正义》谓："淫羊藿禀性辛温，专壮肾阳……强志，坚筋骨，皆元阳振作之功。"可见，《神农本草经》中淫羊藿之强志，后世均联系其补肾之功。而现代药理研究显示，淫羊藿对记忆障碍动物模型有明显改善作用，此作用值得进一步深入研究。

黄 芩

【原文】黄芩①，味苦，平。主诸热黄疸，肠澼，泄利，逐水，下血闭，恶疮，疽蚀，火疡。一名腐肠②。生川谷。

【注释】

①黄芩：《本草纲目》云："芩说文作䒶，谓其色黄也。"黄芩即古人所谓之"芩"，因芩草色泛黄而得名。

②腐肠：《本草经集注》云："圆者名子芩，破者名宿芩，其腹中皆烂，故名腐肠。"

【来源】为唇形科植物黄芩的干燥根。

【效用】

1. 主诸热黄疸：治疗湿热黄疸。

2. 逐水，主肠澼、泄利：治疗水肿、泄泻、痢疾。

3. 主恶疮、疽蚀、火疡：治疗恶毒疮、顽疮、疮肿、蚀疮、汤火灼伤等。

4. 下血闭：治疗月经停闭、经水不来。

【集释】

1.《本草崇原》："黄芩色黄内空，能清肠胃之热，外肌皮而性寒，能清肌表之热，乃手足阳明兼手太阴之药也。主治诸热黄疸，肠澼泄痢者，言诸经之热，归于胃土而为黄疸，归于大肠而为泄痢。黄芩中空，主清肠胃之热，故能治之。肠胃受浊，得肺气通调，则水津四布，血气营运。逐水下血闭者，黄芩外肌皮而清肌表，肌表清，则肺气和，而留水可逐，血闭自下矣。火热之气留于肌肉皮肤，则为恶疮疽蚀。恶疮疽蚀名曰火疡。黄芩治之，清肌表也。"

2.《本经逢原》："黄芩苦燥而坚肠胃，故湿热黄疸，肠澼泻痢，为必用之药。其枯芩性升，入手太阴经，清肌表之热；条芩性降，泻肝、胆、大肠之火，除胃中热。得酒炒上行，主膈上诸热。得芍药、甘草，治下痢脓血，腹痛后重身热。佐黄连治诸疮痛不可忍。同黑参治喉间腥臭。助白术安胎。"

3.《神农本草经读》："黄芩与黄连、黄柏皆气寒味苦而色黄，主治大略相似。大抵气寒能除热，味苦皆能燥湿。色黄者，皆属于土，黄而明亮者则属于金，金借土之色以为色，故五金以黄金为贵也。但黄芩中空似肠胃，肠为手阳明，胃为足阳明，其主诸热者，指肠胃诸热病而言也。黄疸为大肠经中之郁热；肠澼泄痢者，为大肠腑中之郁。热逐水者，逐肠中之水；下血闭者，攻肠中之蓄血；恶疮、疽蚀、火疡者，为肌肉之热毒，阳明主肌肉，泻阳明之火，即所以解毒也。"

【阐微】

1. 黄芩"逐水"作用的讨论。

《名医别录》谓："利小肠。"《药性论》云："治五淋，令人宣畅。"《本草图经》曰："凡四方皆用黄芩，以其主诸热，利小肠故也。"自此以后，论述本品利小便者甚少，《中国药典》与多版《中药学》教材亦无此论述，所以本品无直接的利小便功效。《本草经解》曰："肺司水道，热则肺失清肃之令，而水道不通，水因而蓄焉，黄芩清肺，则化气下及膀胱而水下逐也。"本品所治疗的水肿因肺热所致，发挥清肺热之功，收利水消肿之效。

2. 黄芩"下血闭"作用的讨论。

《本草经解》曰："血闭者，实热在血分而经闭不通也。"月经停闭，经水不来，古称"血闭"。经闭原因较多，热入血室，血热壅盛，致血行不畅甚至瘀血为本病较为常见病因，黄芩能清血分之热，使血不受焚，气血调畅，经水依时而下。

狗　脊

【原文】狗脊[①]，味苦，平。主腰背强，关机缓急[②]，周痹，寒湿，膝痛，颇利老人。一名百枝。生川谷。

【注释】

①狗脊：《新修本草》云："根长多歧，状如狗脊骨，故名狗脊。"《本草纲目》云："强脊、扶筋，以功名也。"

②关机缓急："关机"，《神农本草经疏》等作"机关"，指人体可活动的骨与骨之间的连接处。关机缓急，指关节拘急。

【来源】为蚌壳蕨科植物金毛狗脊的干燥根茎。

【效用】

1. 主腰背强，关机缓急，周痹寒湿膝痛：治疗腰背强痛，周身关节拘急、重着、麻木及膝关节疼痛。

2. 颇利老人：治疗年老肝肾亏虚、筋骨不健、腿弱无力等症。

【集释】

1.《神农本草经疏》："苦能燥湿，甘能益血，温能养气，是补而能走之药也。入足少阴。肾主骨，骨者肾之余地。肾虚则腰背强，机关有缓急之病。滋肾益气血，则腰背不强，机关无缓急之患矣。周痹寒湿膝痛者，肾气不足而为风寒湿之邪所中也。兹得补则邪散痹除而膝亦利矣。老人肾气衰乏，肝血亦虚，则筋骨不健，补肾入骨，故利老人也。"

2.《本草备要》："苦坚肾，甘益血，能强肝，温养气。""除风虚，强机关，利俯仰。滋肾、益肝，则骨健而筋强。有黄毛如狗形，故曰金毛狗脊。"

3.《神农本草经百种录》："老人精血衰，则筋骨空隙中尤不能舒展，故于此药为尤宜也。以此形为治。狗脊遍体生毛而多节，颇似狗之脊。诸兽之中，惟狗狡捷，而此药似之，故能入筋骨机关之际，去其凝滞寒湿之气，而使之强健利捷也。形同而性亦近，物理盖可推矣。"

【阐微】狗脊"疗失溺不节"的讨论。

《名医别录》谓本品："疗失溺不节。"《开宝本草》谓："味苦、甘，平，微温，无毒。疗失溺不节，男子脚弱腰痛。"《本草备要》云："治失溺不节，肾虚，脚弱，腰痛……"现在《中国药典》及《中药学》教材均不提此应用，而《中国医学大辞典》言其"温补固摄作用，治肾虚不固之尿频、遗尿"。失溺不节指小便频数，与遗精滑精多属肾虚不固所致，本品功能补肝肾，故有上述功效应用。

石 龙 芮

【原文】石龙芮①，味苦，平。主风寒湿痹，心腹邪气，利关节，止烦满。久服，轻身明目，不老。一名鲁果能，一名地椹。生川泽石边。

【注释】

①石龙芮：《本草纲目》曰："芮芮，细貌。其椹之子细芮，故名。地椹以下，皆子名也。水堇以下，皆苗名也。苗作蔬食，味辛而滑，故有椒、葵之名。"

【来源】为毛茛科植物石龙芮的全草。

【效用】主风寒湿痹，心腹邪气，利关节，止烦满：治疗风寒湿痹关节屈伸不利，心腹邪气积聚，心烦胸中闷满等。

【集释】

1.《药性论》："能逐诸风，主除心热躁。"

2.《本草蒙筌》："平胃气欠和，胃热作满；补阴气不足，茎冷失精。风寒湿痹齐驱，心腹邪利关节，悦泽皮肤。久服明目轻身，令人结孕育子。"

3.《本草汇言》："石龙芮，补阴精。李时珍：祛风燥之药也。吴养元稿：原生水旁，性寒而润。凡相火炽盛，阴躁精虚者，以此充入诸滋补药，服食甚良。故《本草》主风寒湿热成痹。有润养筋脉之功。主补肾益精，明目，有育嗣延龄之妙。古方多用之。"

【阐微】石龙芮"久服，轻身明目，不老"作用的讨论。

《神农本草经》载石龙芮擅"主风寒湿痹，心腹邪气，利关节，止烦满"，但现代文献《中药大辞典》《中华本草》《全国中草药汇编》却均认为其有毒，治疗痈疖肿毒、毒蛇咬伤、痰核瘰疬、风湿关节肿痛、牙痛、疟疾等病症为主，均未提及其补益作用。究其原因，有学者对石龙芮的基原提出质疑，《中药大辞典》《中华本草》《全国中草药汇编》均将石龙芮基原定为毛茛科植物石龙芮的全草，究其根源，本于《植物名实图考长编》吴其濬的按语"石龙芮盖与毛茛一类二物也"。亦有文献质疑其基原，认为虽无法确认《神农本草经》中石龙芮原植物的科属，但绝非毛茛科植物，由于毛茛科植物多有毒性，与《神农本草经》上品序例不符，故有必要探究石龙芮古今基原，从而正本清源。

茅　根

【原文】茅根①，味甘，寒。主劳伤虚羸，补中益气，除瘀血，血闭寒热，利小便，其苗，主下水。一名兰根，一名茹根。生山谷田野。

【注释】

①茅根：《本草纲目》云："茅叶如矛，故谓之茅。其根牵连，故谓之茹。"

【来源】为禾本科植物白茅的干燥根茎。

【效用】

1. 主除瘀血，血闭寒热：治疗瘀血证及血瘀发热。

2. 主利小便：治疗小便不利，水肿等。

【集释】

1.《本草纲目》："（主治）劳伤虚羸，补中益气，除瘀血血闭寒热，利小便。下五淋，除客热在肠胃，止渴坚筋，妇人崩中。久服利人。主妇人月经不匀，通血脉淋沥。止吐衄诸血，伤寒哕逆，肺热喘急，水肿黄疸，解酒毒。"

2.《神农本草经疏》："劳伤虚羸必内热，甘能补脾，甘则虽寒而不犯胃。甘寒能除内热，故主劳伤虚羸。益脾所以补中，除热所以益气，甘能益血。血热则瘀，瘀则闭，闭则寒热作矣，寒凉血，甘益血，热去则血和，和则瘀消而闭通，通则寒热自止也。小便不利由于内热也，热解则便自利。"

3.《本草正义》："白茅根甘寒，清热凉血。《本经》称其主劳伤虚羸，补中益气，以寒能清热，甘能益阴，邪热不扰，而津液敷布也。除瘀血，血闭寒热者，则血热瘀结而营卫不通。因发寒热，茅根凉血，而能通导下行，斯瘀者行，而寒热止矣。小便不利，亦以热结言之。其苗主下水，亦清热导水之效。"

【阐微】茅根"主劳伤虚羸、补中益气"作用的讨论。

《本经逢原》曰："《本经》主治劳伤虚羸者，以甘寒能滋虚热，而无伤犯胃气之虞也。言补中益气，胃热去而中气复，是指客邪入伤中州，渐成虚羸而言，非劳伤本病所宜。"《本草崇原》谓："主治劳伤虚羸者，烦劳内伤，则津液不荣于外，而身体羸瘦。茅根禀水精而多汁，故治劳伤羸瘦。补中益气者，中上内虚，则气不足。茅根禀土气而味甘，故能补中益气。"《本草求真》云："此药甘不泥膈，寒不伤中，为治虚羸客犯中州之剂。至云能以补中益气，虽出《本经》，然亦不过因其胃热既除而中气自复，岂真补益之谓哉？经解之说，似未可信。"可见，茅根主劳伤虚羸，补中益气，并非其有直接的补虚扶弱之功，而是胃有虚热，伤津灼液，以致劳伤羸瘦。茅根性味甘寒，入胃经，清胃热、护胃阴而治羸瘦。胃热伤阴耗气，而致中气不足，茅根清胃泻热，而起到补中益气作用。

紫　菀

【原文】紫菀①，味苦，温。主咳逆上气②，胸中寒热结气，去蛊毒，痿蹶③，安五脏。生山谷。

【注释】

①紫菀：《本草纲目》曰："其根色紫而柔宛，故名"。许慎《说文解字》作"茈菀"。《玉篇》谓："茈为紫之古字。"

②上气：由于反复咳嗽，引起肺气上逆，出现胸闷喘促，为上气。

③痿蹶：亦作"痿躄"。《素问·痿论》王冰注："痿谓痿弱，无力以运动。"痿躄，指痿病四肢痿弱，足不能行之症。

【来源】 为菊科植物紫菀的干燥根和根茎。

【效用】 主咳逆上气，胸中寒热结气；治疗痰多喘咳，新久咳嗽，劳嗽咳血。

【集释】《神农本草经疏》："辛先入肺，肺主诸气，故主咳逆上气，胸中寒热结气。去蛊毒，亦辛之力也。痿蹶者，阳明之湿热熏蒸于肺，则肺热而津液不能下滴，伤其气化，以困水之上源，故为痿蹶也。肺为五脏之华盖，而主诸气。肺安则能朝百脉，散精布液于各脏，故云安五脏也。"

【阐微】紫菀效用的讨论。

紫菀效用皆与肺相关。《本草汇言》曰："紫菀，顺肺气，散郁结，为止劳嗽之药也。其色紫，其性润，其味苦辛。故《本草》主咳逆上气，胸中寒热结气。咳逆，肺病也。胸中，肺部也。肺中有火，清气为热所结，内郁而为咳喘，痰涩脓血之证，外发而为痿躄、体软、脊强之证，皆属火伤金郁之病也。"

（1）主咳逆上气：紫菀化痰浊而宣通肺气，无论内外邪气之郁遏，皆可启利。《本草正》曰："（紫菀）辛能入肺，苦能降气，故治咳嗽上气、痰喘，惟肺实气壅，或火邪刑金而致咳唾脓血者，乃可用之。"

（2）胸中寒热结气：肺居于胸中，紫菀宣通肺气，使气机得启，气道畅顺，络道通和，必无壅滞之弊，因而可治胸中寒热结气。《本经逢原》谓："取性疏利肺经血气也。"

（3）去蛊毒：蛊毒表现诸多，总因邪气壅阻气机所致。紫菀助肺利气，气行血活，蛊毒则无容身之所而诸证得去。《本经逢原》云："去蛊毒痿躄者，以其辛苦微温，能散结降气，蛊毒自不能留。"

（4）疗痿躄：《素问·痿论》云："五脏因肺热叶焦，发为痿躄。"其病因在于肺气失清，肺叶焦枯，气血津液不能四布所为。紫菀肃肺而利气，助三焦之通达，则骨充、筋濡、肌润而痿躄自蠲。《本经逢原》云："痿躄由肺热叶焦，紫菀专通肺气，使热从溲便去耳。"

（5）安五脏：肺为相辅之官，助心主治节而朝百脉，五脏之气，皆赖肺气之治节出入。紫菀宣肃肺气，气行血行、气行水行、气行津布，所谓"水精四布，五经并行"。《本草经解》谓："紫菀入心，味苦清火……心为君主，十二官之宰，五脏之主也，味苦益心，心安则五脏皆安也。"

紫 草

【原文】 紫草①，味苦，寒。主心腹邪气五疸②，补中益气，利九窍，通水道。一名紫丹，一名紫芙。生山谷。

【注释】

①紫草：《本草纲目》云："此草花紫根紫，可以染紫，故名。"

②五疸：指五种黄疸病。有多种说法，如《金匮要略》指黄疸、谷疸、酒疸、女劳疸、黑疸。《肘后备急方》指黄疸、谷疸、酒疸、女疸、劳疸。《千金要方》指黄汗、黄疸、谷疸、酒疸、女劳疸。

【来源】 为紫草科植物新疆紫草或内蒙紫草的干燥根。

【效用】

1. 主心腹邪气五疸：治疗血热毒盛、斑疹紫黑、斑疹不透、黄疸、痈疽、水火烫伤等。

2. 主利九窍，通水道：治疗腹肿胀满、疮疡、湿疹等。

【集释】

1.《本草崇原》："紫乃苍赤之间色，紫草色紫，得火气也。苗以兰香，得土气也。火土相生，能资中焦之精汁，而调和其上下，故气味苦寒，主治心腹之邪气。疸者，干也，津液干枯也。五疸者，惊疸、食疸、气疸、筋疸、骨疸。紫草禀火土之气，滋益三焦，故治小儿之五疸。补中者，补中土也。益气者，益三焦之气也。九窍为水注之气，补中土而益三焦，则如雾如沤如渎，水气环复，故利九窍。"

2.《本草备要》："甘咸气寒。入厥阴（心包、肝）血分。凉血活血，利九窍，通二便（咸寒性滑）。治心腹邪气（即热也）。水肿五疸，癥瘕恶疮（血热所致）及痘疮血热毒盛、二便闭涩者（血热则毒闭，得紫草凉之，则血行而毒出。大便利者忌之。《活幼心书》云：'紫草性寒，小儿脾实者可用，脾虚者反能作泻。'古方惟用茸，取其初得阳气，以类触类，用发痘疮。今人不达此理，一概用之误矣）。泻者忌用。"

3.《本草求真》："紫草专入心包肝。甘咸气寒，色紫质滑，专入厥阴血分凉血。血凉则九窍通，二便利。故凡血热毒闭，而见心腹急痛，水肿不消，五疸癥瘕恶疮，及痘疮血热毒盛，二便闭涩者，治当用此。俾血得寒而凉，得咸而降，得滑而通，得紫而入，血凉毒消，而二便因以解矣。《活幼书》云：'紫草性寒，小儿脾实者可用，脾虚者反能作泻。'奈世误以为宣发之药，不论毒闭与否辄用，殊失用药意义矣。泻者忌服。"

【阐微】

1. 紫草治疗痘疹宜忌的讨论。

《本草纲目》谓："紫草味甘咸而气寒，入心包络及肝经血分。其功长于凉血活血，利大小肠。故痘疹欲出未出，血热毒盛，大便闭涩者，宜用之。已出而紫黑便闭者，亦可用。若已出而红活，及白陷大便利者，切宜忌之。故杨士瀛《直指方》云：紫草治痘，能导大便，使发出亦轻。得木香、白术佐之，尤为有益。又曾世荣《活幼心书》

云：'紫草性寒，小儿脾气实者犹可用。脾气虚者反能作泻。'古方惟用茸，取其初得阳气，以类触类，所以用发痘疮。今人不达此理，一概用之，非矣。"《本经逢原》云："紫草入心包络及肝经血分，其功专于凉血活血，利大小肠，故痘疹欲出未出，血热毒盛，大便闭涩，色干枯，而毒不得越者宜之。已出而紫黑便闭者亦可用。盖紫草凉血，血凉则毒出。世俗误以为宣发之药，非也。若已出而色红活者不宜，或白陷，及大小便利者忌之。《本经》言治心腹邪气五疸者，乃活血利窍之义，发痘即活血利窍之大端也。言补中益气者，营血和则中气受益矣。"可见，痘疹见脾虚便溏者忌用。

2. 紫草以清利为补作用的讨论。

《神农本草经疏》云："紫草禀天地阴寒清和之气，故味苦气寒而无毒。入足少阴、厥阴。为凉血之圣药，故主心腹邪热之气。五疸者，湿热在脾胃所成，去湿除热利窍，其疸自愈。邪热在内能损中气，邪热散即能补中益气矣。苦寒性滑，故利九窍而通利水道也。腹肿胀满痛者，湿热瘀滞于脾胃，则中焦受邪而为是病。湿热解而从小便出，则前证自除也。"《本草正义》云："紫草，亦苦寒凉血之品，《本经》主治，与紫参大同小异。主五疸者，疸病多由脾胃积热而来，寒以清热也。但亦有清阳不振，脾虚不运而湿阻发黄者，必须分别疗治，不可误与清利之品。补中益气，则言其邪热消而正气自充耳。《别录》疗腹肿胀满痛，亦以湿热之肿胀满痛而言，非通治虚寒之胀满也。"可见，紫草具有清利湿热之功，但脾虚水肿胀满者不宜用。

败　酱

【原文】败酱[1]，味苦，平。主暴热火疮[2]，赤气[3]，疥瘙，疽痔，马鞍热气[4]。一名鹿肠。生川谷。

【注释】

[1]败酱：《说文解字》云："败，毁也。从攴贝。""酱，醢也，从肉酉。从肉者，醢无不用肉也。"《本草经集注》曰："气如败豆酱，故以为名。"《本草纲目》谓："南人采嫩者，曝蒸作菜食，味微苦而有陈酱气。"败酱因其气味而得名。

[2]暴热火疮：暴有急骤、突然之意，暴热指火邪骤烈，但也有指突然发生的高热之说。火疮指火热郁毒所发疮痈，亦有解为烫火灼伤成疮之说。

[3]赤气：即"五运六气"中的火气，火邪之意，为诸般火症感受的病因。

[4]马鞍热气：古病名，指患疮后乘马，马鞍热毒邪气入疮致揪肿，疼痛，烦热等症。

【来源】为败酱科植物黄花败酱和白花败酱的干燥全草。

【效用】主暴热火疮，赤气，疥瘙，疽痔，马鞍热气：治疗各种热毒疮痈、疥癣瘙痒、痢疾、痔疮等。

【集释】

1.《本草蒙筌》："入足少阴肾经，及手厥阴包络。除肿痛排脓散血，破痈结催产落胎。去疽痔疥瘙，却毒风痿痹。鼻洪吐血能止，腹痛凝血可推。"

2.《本经疏证》："酱之为物，以谷蒸庵而成，已与生气绝远。然昼被日迫，夜吸露华，与天地之生气相吐纳，则又别著生趣，迨其陈且败，则虽未至臭秽，特于生意遂无丝发可系矣。是物之根，作陈败酱色，即其气亦复似之，偏生于早春，至深冬始凋，是无论生长收藏，温凉寒热，俱不能阂其欣欣向荣之性，所谓极无生气之中，偏具无限生机者也。人身血液津唾被寒热逼烁，至成一切痈疽疥痔，日渐败坏，此物偏能引致生气俾寓于其中，以渐化死为生，亦可为元之又元矣。《本经》取治火疮、赤气、疥瘙、疽、痔之因暴热而成者，其义正与此合。"

【阐微】 败酱"主暴热火疮，赤气，疥瘙，疽痔，马鞍热气"作用的讨论。

《本经逢原》曰："败酱乃手阳明、厥阴药。善除暴热火疮，皆取苦寒散毒之用。其治疽痔马鞍热气，以其性专下泄也。"《本草崇原》亦谓："败酱味苦性寒，故主治暴热火疮赤气，而疥瘙疽痔、马鞍热气，皆为之热之病。马者，火之畜也。《金匮》方有薏苡附子败酱散，亦主肠痈而消热毒。"可见，历代均肯定败酱的清热解毒功用，认为热毒是败酱所治疗病症的中心，正如《本草正义》所言"惟宜于实热之体"，与其现代应用基本一致。

白　鲜

【原文】 白鲜①，味苦，寒。主头风，黄疸，咳逆，淋沥，女子阴中肿痛，湿痹死肌，不可屈伸，起止行步。生川谷。

【注释】

①白鲜：鲜者，膻也。《本草纲目》云："鲜者，羊之气也。此草根白色，作羊膻气。"

【来源】 为芸香科植物白鲜的干燥根皮。

【效用】

1. 主黄疸，淋沥，女子阴中肿痛：治疗黄疸、淋证、女性外阴肿痛等湿热病证。

2. 主湿痹死肌，不可屈伸，起止行步：治疗湿痹、肌肤麻木不仁、屈伸不利等。

【集释】

1.《本草纲目》："白鲜皮气寒善行，味苦性燥，足太阴、阳明经去湿热药也，兼入手太阴、阳明，为诸黄风痹要药。"

2.《本草求真》："白鲜皮专入脾、胃。盖阳明胃土喜燥恶湿，一有邪入，则阳被郁不伸而热生矣。有热自必有湿，湿淫则热益盛，而风更乘热至，相依为害，以致关节不通，九窍不利，见为风疮疥癣，毛脱疸黄，湿痹便结，溺闭阴肿，咳逆狂叫饮水种种等症。诸症皆就湿热以论。"

【阐微】

1. 白鲜"主咳逆"作用的讨论。

《神农本草经疏》谓："咳逆者，实火上冲也。得寒而散，则咳逆止矣。"《本经疏证》云："病之因内不通而致外结窒者能主之……味之苦者本化燥，气之寒者本已热，既已讬于体质，则可除内郁下蔽之湿热。此其所致虽有两途，然湿热遏甚而拒风，风气阻碍而生湿热，在白鲜功用原可视同一辙。"可见，白鲜所治咳逆应属湿、热之邪所致者。

2. 白鲜根皮采收的讨论。

《名医别录》云："四月、五月采根，阴干。"《新修本草》云："根宜二月采，若四月、五月采，便虚恶也。"《本草乘雅半偈》云："春采者坚白，夏采者虚恶。"《本草思辨录》云："其根于四五月花开之后，即虚恶无用。"《中药大辞典》载："北方于春、秋二季采收，南方于夏季采收……晒干。"《中国药典》载："春、秋二季采挖根部，除去泥沙和粗皮，剥取根皮，干燥。"可见，白鲜根皮适宜的采收时间和干燥方法有待进一步深入研究。

酸　酱

【原文】酸酱①，味酸，平。主热烦满，定志益气，利水道，产难，吞其实立产。一名醋酱。生川泽。

【注释】

①酸酱：即酸浆。《本草纲目》云："酸浆，以子之味名也"。其酸味浓，果中富含汁浆，故而得名。

【来源】为茄科植物酸浆及挂金灯的全草。

【效用】

1. 主热烦满：治疗发热咳嗽。

2. 主定志：治疗心神不宁。

3. 利水道：治疗水肿，小便不利。

4. 主产难：治疗难产。

【集释】

1.《本草纲目》："酸浆，利湿除热，除热则清肺止咳，利湿故能化痰，治疸（疸）。"

2.《本草正义》："《本经》言其味酸辛平，主热烦满，定志益气，利水道，难产吞其实立产，则亦寒凉泄热滑利之功用。"

【阐微】酸浆性能变迁的讨论。

酸浆，《神农本草经》谓其性味"酸平"，但从其主"热烦满"可知，其非平和中正之性。《名医别录》谓其"寒"，自是情理之中。其寒凉之性，由此得以明确，并被后世所继承。《神农本草经》所列"定志益气，利水道，产难"诸症，后世鲜有用者。但其性寒，清热，为后世所宗并逐渐发扬光大。如《嘉祐本草》云："主腹内热结，目黄，不下食，大小便涩，骨热咳嗽。"《本草衍义补遗》云："治热痰咳嗽。"《滇南本草》云："利小便，治五淋、玉茎中痛，攻疮毒，治腹痛，破血，破气。"《本经逢原》云："主咽喉肿痛。"现代认为，本品清热毒，利咽喉，通二便。主治咽喉肿痛，肺热咳嗽，黄疸，痢疾，水肿，小便淋涩，大便不通，黄水疮，湿疹，丹毒。其中尤以治疗咽喉肿痛为擅长。正如清代赵学敏所言："此草主治虽夥，惟咽喉是其专治，用之功最捷。"

藁 本

【原文】 藁本①，味辛，温。主妇人疝瘕，阴中寒肿痛，腹中急，除风头痛，长肌肤，悦颜色。一名鬼卿，一名地新。生山谷。

【注释】

①藁本：《本草崇原》云："藁，高也。"《本草纲目》云："名藁茇，转《本经》名鬼卿、地新，转《别录》名微茎。恭曰：根上苗下似和藁，故名藁本。本，根也。时珍曰：古人香料用之，呼为藁本香。《山海经》名藁茇。"

【来源】 为伞形科植物藁本或辽藁本的干燥根茎及根。

【效用】

1. 主妇人疝瘕，阴中寒肿痛，腹中急：治疗疝气癥瘕、腹痛等。

2. 除风头痛：治疗巅顶疼痛、外感风寒夹湿所致头痛等。

3. 长肌肤，悦颜色：治疗寒湿所致面部褐斑，粉刺，濡养肌肤等。

【集释】

1.《汤液本草》："气温，味大辛。气浓味薄。《象》云：太阳经风药，治寒邪结郁于本经。治头痛、脑痛；大寒犯脑，令人脑痛，齿亦痛。《心》云：专治太阳头痛，其气雄壮。"

2.《本草崇原》："藁本始生崇山，得天地崇高之气，禀太阳标本之精。故下治妇人疝瘕、阴中寒肿痛，中治腹中拘急，上除头风痛。盖太阳之脉本于下，而上额交巅，出入于中上也。太阳阳气有余，则长肌肤，悦颜色。"

3.《本草求真》："藁本气味辛温。性虽上行。而亦下达。非谓用此以治太阳巅顶头齿颊痛。功止上建。而于脊强而厥。竟不循经下行也。且据书言能治胃风泄泻。"

【阐微】

1. 藁本"主妇人疝瘕，阴中寒肿痛，腹中急"作用的讨论。

《神农本草经疏》云："藁本感天之阳气，兼得地之辛味，故味辛气温。《别录》云：兼苦。从火化也。无毒。入足太阳经。温能通，苦能泄，大辛则善散，气厚则上升，阳也。妇人疝瘕，阴中寒肿痛，腹中急，皆太阳经寒湿邪为病也；风头痛者，风中于太阳经也，此药正入本经，故悉主之。"可见，此处的妇人疝瘕、阴肿及腹中挛急疼痛，均由于寒湿阻滞太阳经脉，在下则生阴寒肿痛，在腹腔则致疝瘕，在肠道则生腹中挛急。而藁本功专温散太阳经的寒湿，故能"主妇人疝瘕，阴中寒肿痛，腹中急"。

2. 藁本"长肌肤，悦颜色"作用的讨论。

《神农本草经疏》云："凡痈疮皆血热壅滞，毒气浸淫于肌肉，以致溃烂不收。辛散苦泄则毒散滞消，肌肉自长矣。悦颜色者，即去风作面脂之义也。辟雾露，疗风邪者，辛温芬芳，开发升散之力也。弹曳，金疮，及甄权治一百六十种恶风鬼疰，流入腰痛冷，能化小便，通血，作沐药面脂。《日华子本草》云：去皮肤疵皯，酒皶粉刺。"可见，因藁本具有胜湿祛风，散解皮肤肌肉间的湿毒邪气，故能使肌肤洁净、润泽，肌肉壮实而富于弹性，成为美容上品之一。

石　韦

【原文】石韦[①]，味苦，平。主劳热[②]邪气，五癃闭不通，利小便水道。一名石𩇙。生山谷石上。

【注释】

①石韦：《说文解字》云："石，山石也。"《字林》云："韦，柔皮也。"《本草经集注》云："蔓延石上，叶如皮，故名石韦。"《本草图经》云："叶如柳，背有毛，而斑点如皮。"《本草纲目》云："柔韧如皮，背有黄毛。"可见，石韦因常附生于石上，如皮覆石，故名。

②劳热：《说文解字》云："劳，剧也，从力，用力者劳。""热者，温也。"《神农本草经校注》云："劳热，即虚劳发热，由阴虚生内热，阳盛生外热，故内外皆热。"

【来源】为水龙骨科植物庐山石韦、石韦或有柄石韦的干燥叶。

【效用】

1. 主劳热邪气：治疗虚劳发热。

2. 主五癃闭不通，利小便水道：治疗石淋、劳淋、气淋、膏淋、热淋；以及水肿、小便不利等。

【集释】

1.《本草备要》："甘苦微寒。清肺金以滋化源，凡行水之药，必皆能先清肺火。通膀胱而利水道，益精气，补五劳。利湿清热之功。"

2.《本经疏证》："石韦主治劳热为虚，邪气为实，邪气著于劳热，是虚中有实，癃为虚，闭不通为实，五癃闭不通亦是虚中有实。石韦之为物，惟其禀质柔软，是以能治虚热；惟其发生于刚悍，是以能通闭结；惟其性平，是以能下行，利小便水道之功为尤擅。"

【阐微】

1. 石韦"主劳热邪气"作用的讨论。

《名医别录》谓其："补五脏，益精气，亦止清热利湿之功，非真有补性也。无湿热者勿与。"《本经逢原》云："石韦蔓延石上，生叶如皮，其性寒利，故《本经》治劳热邪气，指劳力伤津，癃闭不通之热邪而言，非虚劳之谓。"《本草求真》云："味苦气寒，苦则气行而金肃，寒则热除而水利，是以劳力和伤津，伏有热邪，而见小便不通及患背发等症，治当用此调治。"可见，石韦治劳热邪气而非仅虚劳。

2. 石韦治疗肺热喘咳与利小便作用之间关系的讨论。

《本草崇原》云："肾上连肺也，主治劳热邪气者，劳热在骨，邪气在皮，肺肾之所主也。五癃者，五液癃闭，小便不利也。石韦助肺肾之精气，上下相交，水津上濡，则上窍外窍皆通。"《本草从新》云："清肺金以滋化源，凡行水之药，必皆能先清肺火，通膀胱而利水道。"可见，石韦是清肺金滋化源以通利小便的。

萆薢

【原文】萆薢①，味苦，平。主腰背痛，强骨节，风寒湿，周痹，恶疮不瘳，热气。生山谷。

【注释】

①萆薢：《本草纲目》曰："名义未详。"《日华本草》言："时人呼为白菝，象形也。"

【来源】为薯蓣科植物绵萆薢或福州薯蓣的干燥根茎。

【效用】主腰背痛，强骨节，风寒湿，周痹：治疗风湿痹痛，关节不利，腰膝疼痛等。

【集释】

1.《本草纲目》："萆薢，足阳明、厥阴经药也。厥阴主筋属风，阳明主肉属湿。萆薢之功，长于去风湿，所以能治缓弱顽痹遗浊恶疮诸病之属风湿者。萆薢、菝葜、土茯苓三物，形虽不同，而主治之功不相远，岂亦一类数种乎？雷敩《炮炙论》序云：囊皱漩多，夜煎竹木。竹木，萆薢也。漩多白浊，皆是湿气下流。萆薢能除阳明之湿而固下焦，故能去浊分清。"

2.《神农本草经疏》："萆薢得火土之气，而兼禀乎天之阳气，故味苦甘平无毒。阳中之阴，降也。入足阳明、少阴、厥阴。为祛风除湿，补益下元之要药，故主腰背痛强，骨节风寒湿周痹。恶疮不瘳，热气伤中，恚怒，阴痿失溺，关节老血，老人五缓，正以苦能燥湿，甘入脾而益血，故悉主之。甄权又主冷风顽痹，腰脚瘫缓不遂，手足惊掣，男子腰痛久冷，肾间有湿，膀胱宿水。《日华子》主头旋痫疾，补水脏，坚筋骨，益精明目，中风失音。海藏主肝虚。李氏治白浊，茎中痛，痔漏坏疮。已上诸证无非阳明湿热流入下焦，客于肝肾所致。此药祛阳明之湿热以固下焦，故能去浊分清，而疗下元虚冷湿邪为病也。"

3.《本经逢原》："萆薢苦平，胃与肝家药也，入肝搜风。《本经》主腰脊痛，强骨节，入肝祛风，入胃祛湿，故《本经》主寒湿周痹、恶疮热气等病。昔人称其摄精之功，或称逐水之效，何两说相悬耶？不知胃气健旺则湿浊去，而肾无邪湿之扰，肾脏自能收摄也。杨氏萆薢分清饮专主浊病，正得此义。又主阴痿失溺，老人五缓者，总取行阳之力，以利关节助健运也。若阴虚精滑及元气下陷不能摄精，小便频数，大便引急者，误用病必转剧，以其温散不利于阴也。菝葜与萆薢相类，《别录》主腰背寒痛风痹，皆取祛湿热利水、坚筋骨之义。"

【阐微】

1. 萆薢"主热气"作用的讨论。

《本草经解》注："萆气平，禀天秋降之金气，入手太阴肺经，味苦无毒，得地南方之火味，入手少阴心经。气味俱降，阴也。……恶疮热气，皆属心火，萆味苦清心，心火退，则疡疮愈而热气解矣。""热气"既是病象，又是病机，无论是痹痛之关节红肿疼痛，还是疮疡红肿焮痛不愈，都是邪热壅滞的表象，故而清心降气之萆薢具有疗热气之功。

2. 粉萆薢与绵萆薢的讨论。

《中国药典》记载粉萆薢为薯蓣科植物粉背薯蓣的干燥根茎，绵萆薢为薯蓣科植物绵萆薢或福州薯蓣的干燥根茎，均秋冬二季采挖。两味药均苦、平而归肾经、胃经，具有利湿去浊、祛风除痹的功用，可治疗膏淋，白浊，白带过多，风湿痹痛，关节不利，腰膝疼痛等。但粉萆薢与绵萆薢在古文献中异名较多，现代研究两者成分有异，有待进一步研究。

白　薇

【原文】白薇①，味苦，平。主暴中风，身热肢满，忽忽不知人②，狂惑③，邪气，寒热酸疼，温疟、洗洗发作有时。生川谷。

【注释】

①白薇：《说文解字》云："薇，菜也。似藿。"《本草纲目》云："薇，细也。其根细而白也。"《本草经考注》云："白薇之急呼为微，微之为言无也。"

②忽忽不知人：忽忽，指迷糊，恍忽。李善注文选《高唐赋》云："忽忽，迷也。"《博物志》云："后其人忽忽如失魂，经日乃差。"《药性论》云："白薇能治忽忽睡不知人。"

③狂惑：《说文解字》云："惑，乱也。"孔颖达注《礼记》："迷于事为惑。"《素问·生气通天论》云："阴不胜其阳，则脉流薄疾，并乃狂。"王冰注："狂，谓走或妄攀登也。"狂惑，指精神错乱。

【来源】为萝摩科植物白薇或蔓生白薇的干燥根和根茎。

【效用】

1. 主暴中风，身热肢满，忽忽不知人，狂惑：治疗卒中，热入营血，高热烦躁，神昏等。

2. 主邪气，寒热酸疼：治疗阴虚发热，骨蒸劳热，产后血虚发热，痈肿疮毒，咽喉肿痛等。

【集释】

1.《神农本草经疏》："暴中风身热支满者，阴虚火旺则内热，热则生风，火气烦灼，故令支满。火旺内热则痰随火涌，故令神昏忽忽不知人也。狂惑邪气，寒热酸疼，皆热邪所致也。"

2.《本草求真》："白薇专入肺。味苦而咸，性寒无毒。凡人阴虚火动，则内热生风，火气焚灼，身体壮热，支满痰涌，忽不知人，与夫汗出血厥，酸痛淋闭。其在妇人，则或廷孔郁结。廷孔，妇人溺孔也。神无所依，而见淋露不净，并血枯热胜，而见虚烦上呕，非不用此苦泄咸降利水，使阴气自上而下，则热何由泄乎。"

【阐微】白薇功效沿革的讨论。

《神农本草经》中主要论述了白薇的清热作用。在此时期，白薇开始用治发热尤其是以虚热为主要表现的疾患，并一直沿用至后世。《名医别录》载："主伤中淋露，下水气，利阴气，益精，久服利人。"记载了本药利水通淋，滋阴益精的功效。《本草纲目》亦云其用于"风温灼热多眠，及热淋遗尿，金疮出血"。《神农本草经疏》云："妇人调经种子方中，往往用之。不孕缘于血少血热，其源必起于真阴不足，真阴不足则阳胜而内热，内热则荣血日枯，是以不孕也。益阴除热则血自生旺，故令有孕也。"记述了白薇可用于治疗月经不调、不孕等各种妇产科病证。《本草新编》中又记述了其杀虫之功："夫白薇功用不止此，而其尤效者，善能杀虫。用之于补阴之中，则能杀痨瘵之虫也；用之健脾开胃之中，则能杀寸白蛔虫也。以火焚之，可以辟蝇而断虱；以末敷之，可以愈疥而敛疮也"。

水　萍

【原文】水萍^①，味辛，寒。主暴热身痒，下水气，胜酒^②，长须发，消渴。久服轻身。一名水花。生池泽。

【注释】

①水萍：《说文解字》云："水，准也。北方之行。象众水并流，中有微阳之气也。凡水之属皆从水。""萍，苹也。水草也。从水、苹。"

②胜酒：即解酒毒，指有醒酒作用。

【来源】为浮萍科植物紫萍或浮萍的全草。

【效用】

1. 主暴热身痒：治疗暴晒后引起的身热、皮肤瘙痒等。

2. 主下水气：治疗水肿、小便不利等。

3. 主长须发：治疗须发早白、脱发等。

4. 主消渴：治疗口干口渴等。

【集释】

1.《本草崇原》："主治暴热身痒者，风热之邪，暴客皮肤，一身苦痒。水萍禀寒水之气，外行肌表，故暴热身痒可治也。下水气者，太阳之气外达皮毛，则膀胱之水气自下也。胜酒者，酒性辛温而慓悍，先行皮肤。水萍辛寒而解热，亦先行皮肤，故能胜酒。长须发者，太阳为诸阳主气，而熏肤泽毛，须发长也。得寒水之精气，故止消渴。久服则阴精盛而阳气允，故轻身。"

2.《神农本草经读》："气味辛、寒。主暴热，得水之气，故能除热。身痒，湿热在皮肤。下水气，萍入水不濡，故能涤水。胜酒，水气胜则酒气散矣。长须发，益皮毛之血气。主消渴。得水气之助。久服轻身。亦入萍之轻也。"

【阐微】水萍"主消渴"作用的讨论。

《神农本草经疏》言："主消渴者，以湿热之邪去，在津液自生而渴自止也。"《本草正义》指出："止消渴者，清热利水而胃火自平矣。"《本经疏证》谓："凡酒后尿多汗多者口必渴，萍则以质为用，热与水去则阴液反裕，并能止消渴。"可见，水萍并无直接的生津止渴之功，而是通过清热利水作用，引热从小便而去，热去津存，而发挥治消渴作用。

王　瓜

【原文】王瓜①，味苦，寒。主消渴，内痹②，瘀血月闭，寒热，酸疼，益气，愈聋。一名土瓜。生平泽。

【注释】

①王瓜：《本草纲目》曰："土瓜，其根作土气，其实似瓜也。或云根味如瓜，故名土瓜。王字不知何义?"《本草汇言》亦言："其实名是土瓜，王，土字之误也。"

②内痹：《素问·痹论》载"痹之客五脏者"，有肺痹、心痹、肝痹、肾痹、脾痹、肠痹、胞痹等。此处指内脏痹症。

【来源】为葫芦科植物王瓜的果实。

【效用】

1. 主消渴：治疗消渴病等。

2. 主瘀血月闭：治疗妇女瘀血内阻所致的闭经。

3. 主寒热：治疗恶寒发热等。

4. 主酸疼：治疗骨节酸痛等。

5. 主愈聋：治疗耳鸣、耳聋等。

【集释】

1.《本草衍义》："王瓜，体如栝楼，其壳径寸，一种长二寸许，上微圆，下尖长，七八月间熟，红赤色。壳中子如螳螂头者，今人又谓之赤雹子，其根即土瓜根也。于细根上又生淡黄根，三五相连，如大指许。根与子两用，红子同白土子，治头风。"

2.《本经逢原》："王瓜产南方者，禀湿热之气最盛，患疮痛肿毒者食之，为患转甚。产北者，得春升之气最先，患消渴内疽者用之，其效颇捷。……其治寒热酸疼，皆祛湿热之验。"

3.《本草正义》："《本经》谓主消渴，是即蒌根治渴之旨。其治内痹瘀血月闭者，则热灼津枯，血燥淤结，痹塞不通耳。盖土瓜根产于北地，以视蒌根，苦寒过之，故能通热结之血瘀。亦与《别录》言蒌根通月水同义，非泛治诸虚不足之痹着瘀血月闭也。寒热酸疼，亦以热胜而血液不足，则为疼酸。"

【阐微】王瓜"益气，愈聋"作用的讨论。

《神农本草经》言王瓜"益气，愈聋"。《本草正义》云："所谓益气者，亦以热能伤气，去热即所以益气，又即《本经》蒌根补虚安中之义。其能愈聋者，聋必耳中隆隆，皆气火上腾为病，苦降清火，斯内无震动而耳自聪矣。"《本草述钩玄》称其"《本经》之益气，乃知此味所益之气，而精专于血分"。王瓜之益气乃清热而治疗热火食气之证；愈聋乃通过清火、活血，使火泄降、络通而闭阻之气机通畅，神气上充于耳之故。

地　榆

【原文】地榆①，味苦，微寒。主妇人乳痓痛②，七伤带下病，止痛。除恶肉，止汗，疗金疮。生山谷。

【注释】

①地榆：《本草经集注》云："叶似榆而长，初生布地，故名。"其花子紫黑色如豉，故名玉豉；其臭兼酸，其色则赭，故《名医别录》又名酸赭。

②乳痓痛：《博雅》云："痓，恶也。"《集韵》云："一曰风病。"《说文解字》云："人及鸟生子曰乳。"乳痓，同子痫，指妇女妊娠或生产时风痓，症见突然扑倒，昏不识人，四肢抽搐，少时自醒，醒后复发。或痰涎壅盛，喉中痰鸣，目吊口噤。乳痓痛，指患有乳痓且疼痛。

【来源】为蔷薇科植物地榆或长叶地榆的干燥根。

【效用】

1. 主妇人乳痓痛：治疗妇女妊娠或生产时风痓。

2. 主七伤：治疗食伤、忧伤、饮伤、房室伤、饥伤、劳伤及经络荣卫气伤七种劳伤症。

3. 除恶肉：指除赘疣、瘢痕、疙瘩。

4. 疗金疮：治疗刀斧及金属器械所致的创伤。

【集释】

1.《本草崇原》："地榆，一名玉豉，其臭兼酸，其色则赭，故《别录》又名酸赭，盖禀厥阴木火之气，能资肝脏之血也。主治妇人产乳痓病者，谓产后乳子，血虚中风而病痓。地榆益肝藏之血，故可治也。七伤者，食伤，忧伤，饮伤，房室伤，饥伤，劳伤，经络荣卫气伤，内有干血，身皮甲错，两目黯黑也。地榆得先春之气，故能养五脏而治七伤。带下五漏者，带漏五色，或如青泥，或如红津，或如白涕，或如黄瓜，或如黑衃血也。止痛者，止妇人九痛，一阴中痛，二阴中淋痛，三小便痛，四寒冷痛，五月经来时腹痛，六气满来时足痛，七汗出阴中如虫啮痛，八胁下皮肤痛，九腰痛。地榆得木火之气，能散带漏下之瘀，而解阴凝之痛也。止汗者，止产后血虚汗出也。除恶肉，疗金疮者，生阳气盛，则恶肉自除，血气调和，则金疮可疗。"

2.《本草新编》："地榆，味苦、酸，气微寒，阴中阳也，无毒。止妇人赤带、崩下及月经不断，却小儿疳热，止热痢，下瘀血，治肠风下血，愈金疮。"

【阐微】

1. 地榆治"乳痓痛""七伤"及"止汗"作用的讨论。

地榆治乳痓痛、七伤及止汗之功出自《神农本草经》，产后痓指产后抽搐发痓，属于破伤风。邹澍在《本经疏证》中曰："产后痓，不必尽可以地榆治，惟痓而且痛，乃地榆所专主也。以是推之，七伤、带下病，亦非风不痛，则地榆者不治别因之带下，并不治七伤、带下病之不痛者，惟能为七伤、带下病止痛，又可见矣。"邹氏所言产后痓及七伤中痛者可用地榆，而非一般痓病与七伤可用本品。纵观历代方药书地榆之治，无一方治疗产后破伤风发痓，也无治疗汗出过多者，本品实无祛风止痓与敛汗之功。因此，地榆治乳痓痛、七伤及止汗之功也被后世淘汰。

2. 地榆凉血清降与收敛功用的讨论。

《本草求真》云:"地榆,苦酸微寒,性沉而涩。入于下焦血分除热,俾热悉从下解。又言性沉而涩,凡人症患吐衄崩中,肠风血痢等症。若肛门射血如线,或点滴不已者,乃五痔之血耳。得此则能涩血不解。按此不无两歧,讵知其热不除,则血不止,其热既清,则血自安。其性主收敛,既能清降,又能收涩,则清不虑其过泄,涩亦不虑其或滞,实为解热止血药也。但血热者当用,虚寒者不宜用。"此论甚为精当。《医学入门》谓:"热痢初起亦不可用,恐涩早也。"地榆虽有收涩之性,亦具有清热凉血解毒之功,清解不虑过泄,收涩不虑其滞,实不必视为禁忌。

海 藻

【原文】海藻①,味苦,寒。主瘿瘤气,颈下核,破散结气,痈肿癥瘕坚气②,腹中上下鸣,下十二水肿。一名落首。生池泽。

【注释】

①海藻:《说文解字》云:"海,天池也,以纳百川者。""藻,水草也。"《本草经集注》云:"生海岛上,黑色如乱发而大少许,叶大都似藻叶。"《本草纲目》云:"近海诸地采取,亦作海菜"。因生于水中如澡洗,海中所生,故谓海藻。

②坚气:《说文解字》曰其"坚,刚也"。能促使结块变坚者为坚气。

【来源】为马尾藻科植物海蒿子或羊栖菜的干燥藻体。

【效用】

1. 主瘿瘤气,颈下核,破散结气,痈肿癥瘕坚气:治瘿瘤,瘰疬。

2. 主腹中上下鸣,下十二水肿:治痰饮水肿。

【集释】

1.《神农本草经疏》:"海藻全禀海中阴气以生,故味苦咸寒而无毒。气味俱厚,纯阴,沉也。苦能泄结,寒能除血热,咸能软坚润下,故《本经》主瘿瘤气,颈下核,破散结气痈肿,癥瘕坚气,及腹中上下鸣,下十二水肿,疗皮间积聚,暴溃,瘤气结热,利小便……反甘草。"

2.《本草备要》:"咸润下而软坚,寒行水以泄热。故消瘿瘤、结核、阴溃之坚聚,腹痛曰疝,丸痛曰溃,阴颓。痰饮脚气水肿之湿热,消宿食,治五膈……反甘草。"

【阐微】

1. 海藻与甘草配伍的讨论。

《本草纲目》云:"按东恒李氏治瘰疬马刀,散肿溃坚汤,海藻、甘草两用之。盖以坚积之病,非平和之药所能取捷,必令反夺以成其功也。"《本草备要》云:"海藻、甘草并用,盖激之以溃坚也。"《本草新编》云:"余用海藻五钱、茯苓五钱、半夏一钱、白术五钱、甘草一钱、陈皮五分、白芥子一钱、桔梗一钱,水煎服,四剂而瘿减半,再服四剂,而瘿尽消。"可见,取海藻攻坚作用治瘿瘤、瘰疬等病证时可与甘草配伍应用。

2. 海藻基原的讨论。

《本草拾遗》云:"此有二种,马尾藻生浅水中,如短马尾细,黑色……大叶藻生深海中及新罗,叶如水藻而大。"《本草图经》云:"海藻者乃海中所生,根着水底石油,黑色,如乱发而粗大少许,叶类水藻而大,谓之大叶藻……又有一种马尾藻,生浅水中,状如短马尾,细,黑色。"《本草备要》云:"出东海有大叶、马尾二种。"可见,古代使用的海藻有大叶藻和马尾藻两种。

泽 兰

【原文】泽兰①,味苦,微温。主乳妇内衄②,中风余疾,大腹水肿,身面四肢浮肿,骨节中水③,金疮痈肿疮脓。一名虎兰,一名龙枣。生大泽傍。

【注释】

①泽兰:《说文解字》云:"泽,水积聚的地方。"《本草崇原》云:"泽兰始出汝南诸大泽旁,今处处有之,多生水泽下湿地,叶似兰草,故名泽兰。"

②内衄:"衄"同"衄"。指非外伤性出血。《灵枢·百病始生》云:"阳络伤则血外溢,血外溢则衄血。"如鼻衄、齿衄、舌衄、肌衄、耳衄、眼衄等,都属于衄血。

③骨节中水:病证。《本草汇言》曰:"指水留骨节而痿痹不通。"

【来源】为唇形科植物毛叶儿地瓜苗的干燥地上部分。

【效用】

1. 主乳妇内衄:治疗产后恶露不尽等。

2. 主大腹水肿,身面四肢浮肿,骨节中水:治疗水肿、腹水等。

3. 主金疮痈肿疮脓:治疗跌打损伤,瘀血肿痛,疮疡肿痛等。

【集释】

1.《本草纲目》:"泽兰走血分,故能治水肿,涂痈毒,破瘀血,消癥瘕,而为妇人要药。"

2.《本草汇言》:"泽兰,活血气,通关节,消水肿之药也。治产后宿血积血而癥瘕积聚,或产后血阻而内衄上攻,或大腹水气而面目虚肿,或水留骨节而痿痹不通,或肝郁成劳而羸瘦虚怯,或脾滞面黄而举动艰难。凡血气留滞等证,用泽兰推陈致新,不伤元气,为妇人方中要药。"

3.《本经逢原》:"泽兰,苦甘微温,无毒。泽兰入足太阴、厥阴血分,专治产后血败流于腰股,拘挛疼痛,破宿血,消癥瘕,除水肿,身面四肢浮肿。"

【阐微】

1. 泽兰"主中风余疾"作用的讨论。

泽兰所主"中风余疾",系指中风后遗留的疾病,如口眼㖞斜,言语不利,半身不遂等症。《神农本草经百种录》云:"泽兰,主中风余疾,气温体轻,故能散余风。"《神农本草经疏》曰:"泽兰,苦能泄热,甘能和血,酸能入肝,温通荣血,故又主痈肿疮脓,及妇人吹乳,乳结,止衄血并中风余疾。"泽兰味苦性微温,具有泻降温通之功,质备清香而气厚味薄,乃为阳中之阴药,是以对气滞血瘀、经络闭阻之中风后遗余疾，有通利血脉而和气血之效，可用于中风后遗症。

2. 泽兰"主金疮痈肿疮脓"作用的讨论。

《本经逢原》云："泽兰入足太阴、厥阴血分，专治产后血败，流于腰股，拘挛疼痛，破宿血，消癥瘕，除水肿，身面四肢浮肿。《本经》主金疮痈肿疮脓，皆取散血之功，为产科之要药。更以芎、归、童便佐之，功效胜于益母。"《本草正义》谓："其治金疮痈肿疮脓者，专入血分而行瘀排脓消肿也。"《本草纲目》记载：治疮肿初起，损伤瘀肿，小儿蓐疮等，均可以泽兰心捣封之，有消肿、散瘀、排脓之效；又载治"产后阴翻：产后阴户燥热，遂成翻花。用泽兰四两，煎汤熏洗二三次，再入枯矾煎洗之，即安。"《岭南采药录》谓本品"治蛇伤，散毒疮"。故其所治金疮、痈肿及化脓性疾病，皆取其散血通利、消肿排脓之功。

防　己

【原文】防己①，味辛，平。主风寒温疟，热气诸痫，除邪，利大小便。一名解离。生川谷。

【注释】

①防己：又名解离，以根入药，具有内黑如车辐解的特征，即根的断面呈放射状纹理，产于汉中。《神农本草经读》谓："防己生于汉中者，破之纹如车辐，茎藤空通，主通气行水，以防己土之制，故有防己之名。"

【来源】为马兜铃科植物异叶马兜铃的干燥根。

【效用】

1. 主风寒温疟：治疗风湿痹痛，肢体酸重，关节肿痛，或关节红肿热疼，脚气足胫肿痛等。

2. 利大小便：治疗水肿、小便不利、大便不通等。

【集释】

1.《本草汇言》："防己，祛风利湿，分决十二经水气之药也。故时方疗水肿，除脚气，推为首剂。如前人之治温疟寒热，肺闭喘嗽，肢节痛风，膀胱水蓄，二便不通及疥疥虫癣等疾。凡属风湿水湿，湿热湿痰，为病在下者，靡不奏效。"

2.《本草求真》："防己专入膀胱。辛苦大寒，性险而健，善走下行，长于除湿通窍利道，能泻下焦血分湿热及疗风水要药。"

【阐微】

1. 防己品种的讨论。

防己的品种来源基本上分为三大类：马兜铃科植物汉中防己、马兜铃科植物广防己（木防己）和防己科植物石蟾蜍（粉防己）。《神农本草经》中的防己，即汉防己，仅系指马兜铃科植物异叶马兜铃的的根，然而现在已无商品药材。广防己由于含有马兜铃酸，具有肾毒性，2004 年国家取消了广防己药用标准。《中国药典》注明防己品种为防己科植物粉防己的干燥根。

2. 防己"主热气诸痫"作用的讨论。

痫，是一种发作性神志异常的病证，发作时突然昏倒，口吐涎沫，两目上视，牙关紧闭，四肢抽搐，或口中发出类似猪、羊的叫声，醒后一如常人。《本草崇原》言"诸痫除邪者，心包受邪，发为牛马猪羊鸡诸痫之证。防己中空藤蔓，能通在内之经脉，而外达于络脉，故治诸痫除邪也。"《神农本草经读》云："防己气平，禀金之气；味辛无毒，得金之味，入手太阴肺经。风寒温疟者，感风寒而患但热不寒之疟也。热气诸痫者，心有热而患牛、马、猪、羊、鸡诸痫也。温热皆为阳邪，痫疟皆属风木，防己辛平可以统治之。"防己可泄热、通络、利窍而治疗"热气诸痫"，但现代中药学不再提及此功用，应进一步深入研究。

3. 防己"利大小便"作用的讨论。

《本草备要》谓防风："水肿风肿，痈肿恶疮。或湿热流入十二经，致二阴不通者，非此不可。"《神农本草经读》云："防己气平，秉金之气；味辛无毒，得金之味，入手太阴肺经。……肺为水之上源，又与大肠为表里，防己之辛平调肺气，则二便利矣。"《本草经解》云："小便出于膀胱，膀胱津液，肺气化乃出，防己气平，可以化气，故利小便；大便出于大肠，肺与大肠为表里，味辛可以润肠，故利大便也。"可见，防风以其能除热结、清湿热、利水湿，故可通利二便。通过通利大小便，排除体内水湿之邪，用于消除水肿鼓胀等。《本经逢原》言："大抵上焦湿热，皆不可用，即下焦湿热，又当审其二便不通利者，方可用之。"然现代中药仅重视其利小便之功，忽视其通大便之效。

款　冬　花

【原文】款冬花[①]，味辛，温。主咳逆上气，善喘[②]，喉痹，诸惊痫，寒热邪气。一名橐吾，一名颗涷，一名虎须，一名兔奚。生山谷。

【注释】

①款冬花：《本草纲目》云："款冬生于草冰之中，则颗冻之，名以此而得。""款者，至也，至冬而花也。"

②善喘：《名医别录》云："喘息呼吸。"

【来源】为菊科植物款冬的干燥花蕾。

【效用】

1. 主咳逆上气，善喘：治疗新久咳嗽，喘咳痰多等。

2. 主喉痹：治疗咽喉肿痛。

【集释】

1.《神农本草经疏》："款冬花得天地阴寒之气，而兼禀乎金水之性，故凌冰雪而独秀。其味辛甘，温而无毒，阴中含阳，降也。辛能散而能润，甘能缓而能和，温则通行不滞，善能降下。咳逆上气，善喘，喉痹，诸惊痫寒热邪气，消渴，喘息呼吸，一皆气升火炎之病也。气降则火自降，气降则阳交于阴，水火既济，既济则火不上炎，气不逆升，肺不受邪，得清肃之常道，而诸证自退矣。"

2.《本经逢原》："款冬味辛入气分，色紫归血分，虽其性温，却不燥血，故能轻扬上达。观《本经》主治，一皆气升火炎之病。古方用为温肺，治咳嗽之要药。润肺消痰，止嗽定喘，喉痹喉喑，肺痿肺痈，咸宜用之。有人病咳多日，或令燃款冬花三两放无风处，以管吸其烟咽之，数日果愈。嫠寡失合，阴虚劳嗽禁用，以其性温也。"

3.《本草经解》："款冬气温，禀天春和之木气，入足厥阴肝经；味辛无毒，得地西方润泽之金味，入手太阴肺经。气味俱升，阳也。肺金主气，气逆则火乘金，而咳逆上气气喘矣；其主之者，味辛润肺，气温宣通，则肺金下降之令行而诸症平也。喉痹者，火结于喉而闭塞也，喉亦属肺；款冬辛温通肺，故并主喉痹也。"

【阐微】款冬花"主诸惊痫，寒热邪气"作用的讨论。

《本草求真》谓："因其气味上达，入阳而不入阴，且经霜雪而秀，故谓其气纯阳；所谓能治咳逆者，因其咳因寒入，得此温暖以为疏滞，则寒自顺而下矣；所谓能除热痰而嗽者，亦是热因寒入，痰因热成，除寒而热可清，除热而寒自解。"《本经疏证》谓："惊痫者，阳不依阴也。寒热邪气者，阴阳不和而相争也。治诸惊痫、寒热邪气，言凡阴阳不和，阳不依阴、阴不附阳之证，得此在阳吸阴、从阴生阳之物，则阴阳自相依附而和也。"《本草经解》谓："诸惊痫寒热邪气者，惊有虚实之别，痫有五脏之分，其类不一，所以邪气亦有寒热之殊也，其主之者，以其邪虽有寒热之殊，然皆厥阴肝木气逆火炎之证；款冬辛温，温能达肝，辛能降气，气降火平，邪气退矣。"款冬花润肺下气，能平气火上逆。惊痫泛指惊风和痫证。此惊痫、寒热当属外邪侵袭，肺热肝火，引动肝风所致，需配伍清肝热平肝风之品。

牡　丹

【原文】牡丹[①]，味辛，寒。主寒热，中风，瘛疭[②]，痉，惊痫，邪气，除癥坚，瘀血留舍肠胃，安五脏，疗痈疮。一名鹿韭，一名鼠姑。生山谷。

【注释】

①牡丹：《本草崇原》云："入药唯取野生红白单叶者之根皮用之。"《本草汇言》云："此花虽结子，而苗仍附根而生，故曰牡；其花色赤，故曰丹。"即牡丹皮。

②瘛疭：病名。又称抽搐、搐搦、抽风等。指手足伸缩交替，抽动不已的病证。《灵枢·热病》云："热病数惊，瘛疭而狂。"《伤寒明理论》云："瘛者筋脉急也，疭者筋脉缓也。急者则引而缩，缓者则纵而伸。或缩或伸，动而不止者，名曰瘛疭。"

【来源】为毛茛科植物牡丹的干燥根皮。

【效用】

1. 主寒热：治疗热入营血，温毒发斑，温邪伤阴，阴虚发热等。

2. 除癥坚，瘀血留舍肠胃：治疗血滞经闭痛经，癥瘕积聚等。

3. 疗痈疮：治疗痈肿疮毒等。

【集释】

1.《神农本草经疏》："牡丹皮，辛以散结聚，苦寒除血热，入血分凉血热之要药也。……甄权又主经脉不通，血沥腰痛，此皆血因热而枯之候也。血中伏火非此不除，故治骨蒸无汗，及小儿天行痘疮血热。"

2.《本草汇言》："牡丹皮，清心，养肾，和肝，利包络，并治四经血分伏火，血中气药也。善治女人经脉不通，及产后恶血不止。又治衄血吐血，崩漏淋血，跌扑瘀血。凡一切血气为病，统能治之。"

【阐微】

1. 牡丹"安五脏"作用的讨论。

《本草崇原》曰："牡丹，花开五色，故安五脏。"《神农本草经疏》云："脏属阴而藏精，喜清而恶热，热除则五脏自安矣。"《本草经解》谓："牡丹皮气寒，秉天冬寒之水气，入手太阳寒水小肠经；味辛无毒，行地西方之金味，入手太阴肺经。气味降多于升，阴也。……五脏，藏阴者也，辛寒清血，血清阴足而脏安也。"《神农本草经读》云："丹皮气寒，秉水气而入肾；味辛无毒，得金味而入肺。……邪气者，风火之邪也，邪气动血，留舍肠胃，瘀积瘕坚，丹皮之寒能清热，辛能散结，可以除之。肺为五脏之长，肺安而五脏俱安。"《神农本草经百种录》云："味辛，寒。……除瘕坚，瘀血留舍肠胃，色赤走血，气香能消散也。安五脏，五脏皆血气所留止，血气和则无不利矣。"可见，牡丹皮可通过清脏腑之热、调和气血而达到安五脏之功。

2. 牡丹"主中风，瘈疭，痉，惊痫，邪气"作用的讨论。

《神农本草经疏》云："中风，瘈疭，痉，惊痫，皆因阴虚内热，荣血不足之故。热去则血凉，凉则新血生阴气复，阴气复则火不炎，而无热生风之证矣，故悉主之。"《本草汇言》谓："寒热中风，此指伤寒热入血室之中风，非指老人气虚痰厥之中风也。"《本经逢原》云："牡丹皮入手、足少阴厥阴，治血中伏火，故相火胜肾，无汗骨蒸为专药。《本经》主寒热中风，瘈疭惊痫等证，以其味辛气窜，能开发陷伏之邪外散。"《本草经解》云："肝者，风木之脏也，肺金不能制肝，肝风挟浊火而上逆，中风瘈疭惊痫之症生焉，丹皮辛寒益肺平肝，肝不升而肺气降，诸症平矣。"《神农本草经读》云："丹皮气寒，秉水气而入肾；味辛无毒，得金味而入肺。……肝为风脏，中风而害其筋则为瘈疭；中风而乱其魂则为惊痫，丹皮得金味以平肝，所以主之。"故，牡丹皮可通过清热凉血，使无风动之源，从而平息筋急挛缩，筋缓纵伸；并通过清心、肝之血热，使火不扰心，从而消除惊痫等症。

积 雪 草

【原文】积雪草①，味苦，寒。主大热，恶疮痈疽，浸淫，赤㿗②，皮肤赤，身热。生川谷。

【注释】

①积雪草：此草四季长青，虽经冬而不死，故名积雪草。

②赤㿗：㿗，飞迸的火焰。此处指㿗疮，初起如钉盖，一二日面及胸背皆生疮。现指皮肤红肿的急性炎症。《肘后备急方》引姚方："㿗疽，肉中生一点如豆粟，或赤或黑，其厌有核，核有深根，痛痒应心，四面悉肿，疮黯默紫，能烂坏筋骨，毒入脏腑杀人。"

【来源】为伞形科植物积雪草的干燥全草。

【效用】

1. 主大热，恶疮痈疽，赤煸，皮肤赤，身热：治疗痈肿疮毒，跌扑损伤。

2. 主浸淫：治疗湿热黄疸，中暑腹泻，石淋血淋。

【集释】

1.《新修本草》："捣敷热肿丹毒，不入药用。"

2.《证类本草》："积雪草，主暴热，小儿丹毒，寒热，腹内热结，捣绞汁服之。"

3.《本草纲目》："研汁点暴赤眼，良。"

【阐微】积雪草品种的讨论。

积雪草在《神农本草经》中无形态描述，陶弘景不识，仅说"方药亦不用，想此草当寒冷尔"。迨至唐·苏敬撰《新修本草》，首次描述植物形态，根据"叶圆如钱"而命名为"地钱草"，且"如钱连串"而又命名为"连钱草"。宋代《图经本草》及《证类本草》中所绘药图极为粗糙，不能作为考证的依据。寇宗奭《本草衍义》载："积雪草，形如水荇而小……今人谓之连钱草，叶叶各生。"将积雪草与连钱草视为一物，应为伞形科天胡荽类植物。清·吴其浚《植物名实图考》完全将积雪草定为伞形科积雪草属植物，心脏形叶；并明确指出"破铜钱"不可服，为锯齿的圆形叶片，只是积雪草的混淆品。又据现代植物分类学鉴定：积雪草为伞形科植物积雪草；地钱草为伞形科植物天胡荽或破铜钱；连钱草为唇形科植物活血丹。

女 菀

【原文】女菀①，味辛，温。主风寒洗洗，霍乱②，泄利，肠鸣上下无常处，惊痫，寒热百疾。生川谷，或山阳。

【注释】

①女菀：《广雅》名女肠，"肠"隐宛曲之义。《本草纲目》云："其根似女体柔婉，故名。"

②霍乱：以起病突然、大吐大泻、烦闷不舒为特征。以其"挥霍之间，便致缭乱"，故名。因饮食生冷不洁或感受寒邪、暑湿、疫疠之气所致。

【来源】为菊科植物女菀的根或全草。

【效用】

1. 主风寒洗洗：治疗恶寒发热。

2. 主霍乱，泄利，肠鸣上下无常处：治疗呕吐，肠鸣泄泻，痢疾等。

3. 主惊痫，寒热百疾：治疗因惊怖大啼哭而发为惊痫，寒热。

【集释】

1.《本草求真》："女菀，入气分，大泄肺气。"

2.《药性考》："泻肺疗嗽，令人面白，润肺利肠。"

【阐微】女菀与紫菀作用的讨论。

《新修本草》云："白菀即女菀也，疗体与紫菀同，无紫菀时亦用之，功效相似也。"张山雷云："白菀，古人皆谓即紫菀之白者，《本经》谓之女菀，其叶辛温，主风寒洗洗，霍乱泄痢，肠鸣上下无定处，惊痫，寒热；《别录》疗肺伤咳逆，支满。考其功力，亦宣泄疏达之品，与紫菀似无甚区别。"

爵 床

【原文】爵床[①]，味咸，寒。主腰脊痛，不得着床，俯仰艰难，除热，可作浴汤。生川谷及田野。

【注释】

①爵床：《本草纲目》云："爵床不可解。按《吴氏本草》作爵麻，甚通。"

【来源】为爵床科植物爵床的干燥全草。

【效用】

1. 主腰脊痛，不得着床，俯仰艰难：治疗腰脊疼痛，不能卧床，屈身后仰困难等。

2. 主除热：即有清热功效，治疗热证。

【集释】

1.《新修本草》："甚疗血胀，下气。又主杖疮，汁涂立瘥。"

2.《本经逢原》："爵床善通血脉。苏恭言：疗血胀下气。杖疮，捣汁涂之立瘥。观《本经》诸品，不出活血舒筋之用也。"

假 苏

【原文】假苏[①]，味辛，温。主寒热，鼠瘘，瘰疬[②]，生疮，破结聚气，下瘀血，除湿痹，一名鼠蓂，生川泽。

【注释】

①假苏：即荆芥。《吴普本草》云："假苏一名荆芥。"《新修本草》云："假苏，即菜中荆芥，先居草部中，今人食之，录在菜部也。"《图经本草》云："荆芥，以香气似苏，古名假苏。"现代本草及药学著作均以荆芥为药材正名。

②瘰疬：病名。即淋巴腺结核。俗称疬子、颈"老鼠疮"。多发生在颈部，有时也发生在腋窝部。《灵枢·寒热病》云："黄帝问于岐伯曰：'寒热瘰疬在于颈腋者，皆何气使生？'岐伯曰：'此皆鼠瘘寒热之毒气也，留于脉而不去者也。'"《医宗金鉴》云："小者为瘰，大者为疬……若连绵如贯珠者，即为瘰疬。"本病特点初起如豆，不觉疼痛，逐渐增多，累累如串珠状，成脓时皮色转为暗红，溃后脓水清稀，往往此愈彼破，形成瘘道，状如老鼠洞。

【来源】为唇形科植物荆芥的干燥地上部分。

【效用】

1. 主寒热：治疗外感恶寒发热，头痛等。

2. 主生疮：治疮疡初起等。

【集释】

1.《神农本草经疏》："假苏，能入血分之风药也，故能发汗。其主寒热者，寒热必由邪盛而作，散邪解肌出汗，则寒热自愈。鼠瘘由热结于足少阳、阳明二经，火热郁结而成。瘰疬为病亦属二经故也。生疮者，血热有湿也，凉血燥湿，疮自脱矣。破结聚气者，辛温解散之力也。下瘀血，入血分，辛以散之，温以行之之功用也。痹者，风寒湿三邪之所致也，祛风燥湿散寒，则湿痹除矣。"

2. 《本草汇言》："荆芥，轻扬之剂，散风清血之药也。……凡一切风毒之证，已出未出，欲散不散之际，以荆芥之生用，可以清之。……凡一切失血之证，已止未止，欲行不行之势，以荆芥之炒黑，可以止之。大抵辛香可以散风，苦温可以清血，为血中风药也。"

【阐微】

1. 假苏"主鼠瘘，瘰疬"作用的讨论。

《神农本草经疏》云："荆芥，得春气，善走散，故其气温，其味辛，其性无毒，升也，阳也。春气升，风性亦升，故能上行头目，肝主风木，故能通肝气，行血分。能入血分之风药也，故能发汗。其主寒热者，寒热必由邪盛而作，散邪解肌出汗，则寒热自愈。鼠瘘由热结于足少阳、阳明二经，火热郁结而成。瘰疬为病，亦属二经故也。"《本草崇原》曰："荆芥味辛，性温臭香，禀阳明金土之气，而肃清经脉之药也。寒热鼠瘘，乃水脏之毒，上出于脉，为寒为热也。本于水脏，故曰鼠，经脉空虚，故曰瘘，此内因之瘘也。瘰疬生疮，乃寒邪客于脉中，血气留滞，结核生疮，无有寒热，此外因之瘘也。荆芥味辛性温，肃清经脉，故内因之寒热鼠瘘，外因之瘰疬生疮，皆可治也。"《神农本草经读》云："荆芥气温，秉木气而入肝胆；味辛无毒，得金味而入肺，气胜于味，以气为主，故所主皆少阳相火、厥阴风木之症。寒热往来，鼠瘘瘰疬生疮等症，乃少阳之为病也，荆芥辛温，以发相火之郁，则病愈矣。"由此可见，鼠瘘、瘰疬皆因郁火所致，假苏散风热之邪、发火郁之气，故可使结聚之疮毒得以解散。

2. 假苏"破结聚气"作用的讨论。

《神农本草经读》谓："饮食入胃，散精于肝，肝不散精，则气滞而为积聚；肝藏主血，血随气而运行；肝气一滞，则血亦滞而为瘀，乃厥阴之为病也。荆芥辛温以达肝木之气，则病愈矣。"可见，荆芥以其辛温润通之能，复加"疏肝理气"之效，自能破其结聚之气，然此功用失传已久，且历代以之为用者亦少。

3. 假苏"下瘀血"作用的讨论。

《神农本草经疏》云："下瘀血入血分，辛以散之，温以行之之功用也。"假苏"破结聚气"，则瘀血自除。假苏下瘀血主要用于妇科血崩、血晕等，通过其引瘀血出于血管外，导新血入于脉管之内，来达到止血的目的，即行血止血，因此可用于血瘀或血少而致的虚和实两类血证，均取其疏肝、行气、理血之意，同时假苏炭还能引血归经，故常用之。

4. 假苏"除湿痹"作用的讨论。

《神农本草经读》云："其除湿痹者，以痹成于湿，荆芥温而兼辛，辛入肺而调水道，水道通则湿痹除矣。"《神农本草经疏》云："痹者，风寒湿三邪之所致也，祛风燥湿散寒,则湿痹除矣。"著名中医教授赵绍琴先生云:"荆芥本为疏风圣品,此人皆知之,而又专能胜湿,则为人所鲜知矣。古云:风以胜退,询为至理。凡风邪阻于脉络,湿邪困阻气机,症见周身痛楚,项背强直,四肢关节疼痛,肌肤麻木不仁等,用此有一举二得之妙。至于某些风湿性关节炎,关节红肿疼痛,已成热痹者,则当于凉血活瘀配入本品,庶免其寒凉凝涩之弊,又无温散助热之虞。决不可为了消炎而纯用苦寒之药。"

翘　根

【原文】翘根[1],味甘,寒,平。主下热气,益阴精,令人面悦好,明目。久服轻身耐老。生平泽。

【注释】

①翘根:《说文解字》云:"翘,尾长毛也。从羽尧声。""根,木株也。从木艮声。"《汤液本草》曰:"此即连翘根也。"因药用其根,故名翘根。

【来源】为木犀科植物连翘的根。

【效用】

1. 主下热气:治疗热毒疮疡等。

2. 益阴精,令人面悦好:治疗肝肾亏虚,面色晦暗。

3. 明目:治疗目赤肿痛,眼目昏花等。

【集释】

1.《本草纲目》:"治伤寒瘀热欲发黄。"

2.《本经逢原》:"寒降,专下热气,治湿热发黄,湿热去而面悦好,眼目明矣。仲景治瘀热在里发黄,麻黄连轺赤小豆汤主之。奈何世鲜知此。如无根,以实代之。"

【阐微】翘根主治病证的讨论。

自《神农本草经》后,医家对翘根的临床应用并不多,如《本草经集注》云:"方药不复用,世无识者也。"表明了这一状况。《伤寒论》麻黄连轺赤小豆汤治疗瘀热在里身黄,首次用连轺治病,并在复方中明确指出连轺乃连翘根。《本经逢原》谓连翘根"寒降,专下热气,治湿热发黄"。此后,对《神农本草经》"益阴精,令人面悦好,明目,久服轻身耐老"的功效逐渐失传。《医学衷中参西录》谓翘根"其性与连翘相近,其发表之力不及连翘,而其利水之力则胜于连翘,故仲景麻黄连轺赤小豆汤用之,以治瘀热在里,身将发黄,取其能导引湿热下行也"。认为翘根偏于利湿,主治湿热之证。但从《神农本草经》所载二者的主治病证来看,连翘"主寒热鼠瘘瘰疬,痈肿恶疮,瘿瘤结热,蛊毒";翘根"主下热气,益阴精,令人面悦好,明目,久服轻身耐老"。可见连翘重在清热解毒,无补益之性。而翘根偏于养阴清热,既能清热,又能补益,且令人面悦好。此外,从《神农本草经》分类而言,连翘列为下品,属治病以"应地"的一类药;翘根列为中品,属养性以"应人"的一类药。由此可见,二者性能确有差异。

第三节　木部中品

桑根白皮

【原文】桑根白皮①，味甘，寒。主伤中，五劳六极②，羸瘦，崩中，脉绝，补虚益气。叶：主除寒热，出汗；桑耳：黑者，主女子漏下赤白汁，血病癥瘕，积聚，阴痛，阴阳寒热，无子。五木耳：名檽，益气，不饥，轻身，强志。生山谷。

【注释】

①桑根白皮：即桑白皮。《说文解字》云："桑，蚕所食叶木。从叒木。"《本草纲目》曰："徐锴《说文解字》云：叒，音若，东方自然神木之名，其字象形。桑乃蚕所食，异于东方自然之神木，故加木丁下而别之。"以桑树根刮去黄色栓皮的白皮部分入药，故名。

②五劳六极：五劳，有指脾、肺、心、肝、肾五脏的虚劳病证者，也有指志劳、思劳、烦劳、忧劳、恚劳者，尚有指久视、久卧、久坐、久立及久行五种过劳致病因素之说。六极多用于指六种极度虚损的病症，如气极、血极、筋极、骨极、肌极、精极。

【来源】为桑科植物桑的干燥根皮。

【效用】主伤中，五劳六极，羸瘦，崩中，脉绝，补虚益气：治疗各种虚劳羸瘦、极度虚损病症，以及崩漏、血脉枯涩败绝疾患等。

【集释】

1.《神农本草经疏》："桑根白皮得土金之气，故味甘气寒而无毒。东垣、海藏俱云：兼辛。然甘厚辛薄，降多升少，阳中阴也。入手太阴经。甘以固元气而补不足，辛以泻肺邪之有余，故能止嗽也。凡肺中有水气及肺火有余者宜之。伤中者，中气伤也。五劳者，五脏劳伤也。六极者，六腑之中气极也。羸瘦者，肌肉脱也。崩者中，血脱也。脉绝者，气血两虚之至，故脉不来也。之数者，皆由阴不足则阳有余，阳有余则火盛而内热，火与元气不两立，火能消物，造化自然也。惟甘也可以补元气，惟寒也可以除内热，热除矣，元气生矣，则上来诸证自瘳。故《本经》终之以补虚益气焉。"

2.《本草崇原》："桑名白桑，落叶后望之，枝干皆白，根皮作纸，洁白而绵，蚕食桑精，吐丝如银，盖得阳明金精之气。阳明属金而兼土，故吐甘。阳明主燥而金气微寒，故气寒，主治伤中，续经脉也。五劳，志劳、思劳、烦劳、忧劳、恚劳也。六极，气极、血极、筋极、骨极、肌极、精极也。羸瘦者，肌肉消减。崩中者，血液下注。脉绝者，脉络不通。桑皮禀阳明土金之气，刈而复茂，生长之气最盛，故补续之功如此。"

【阐微】桑根白皮"主伤中，五劳六极，羸瘦，崩中，脉绝，补虚益气"作用的讨论。

桑根白皮自《神农本草经》起，历代均有其"补虚益气"之功的记述，如《珍珠囊补遗药性赋》谓："桑白皮……其用有二：益元气不足而补虚劳，泻肺气有余而止咳嗽。"《本草蒙筌》曰："甘助元气，补劳怯虚羸。"《本草经解》云："桑皮甘以固脾气而补不足；寒以清内热而退火邪。邪气退而脾阴充，脾主肌肉，自然肌肉丰而劳极愈矣。崩中者血脱也，脉者血之腑，血脱故脉绝不来也，脾统血而为阴气之原，甘能益脾，所以主崩中脉绝也。火与元气，势不两立，气寒清火，味甘益气，气充火退，虚得补而气受益矣。"《千金要方》《三因极一病证方论》等方书中虽有桑白皮组方治疗肺虚喘咳的补肺汤，但后世仍主要将此药作为清肺热平喘利水之品使用，其补虚功效在《中国药典》及《中药学》教材中均未收载。《神农本草经读》有所批驳："今人以补养之药，误认为清肺利水之品，故用多不效。且谓生用大泻肺气，宜涂蜜炙之，然此药忌火，不可不知。"现代药理研究显示，桑白皮有一定的增强免疫、抗氧化的药理活性。可见，桑白皮之"补虚"效用，当进一步研究发掘。

竹 叶

【原文】竹叶[①]，味苦，平。主咳逆上气溢筋急[②]，恶疡，杀小虫。根，作汤，益气止渴，补虚下气。汁，主风痓[③]。实，通神明，轻身益气。

【注释】

①竹叶：竹的叶。《说文解字》云："竹，冬生草也，象形。下垂者，箁箬也。凡竹之属皆从竹。"

②溢筋急：溢：《小尔雅广沽》云："溢，没也。"溢筋急，犹消失筋急。《本草纲目》云："竹叶煎汤，熨霍乱转筋。"

③风痓：痓即痉，《说文解字》云："痉，强急也。"风痓是风邪所致之以项背强急、口噤、四肢抽搐、角弓反张为主症的疾病。

【来源】为禾本科植物淡竹等的叶。

【效用】

1. 主恶疡：治疗疮疡肿毒。

2. 杀小虫：治疗蛲虫。

3. 益气止渴，补虚下气：根，治疗口干、气虚气逆。

4. 主风痓：竹叶汁，治疗项背拘急等筋脉拘急病症。

【集释】

1.《神农本草经疏》："竹叶禀阴气以生。《本经》：味辛平，气大寒无毒。甄权言：甘寒。气薄味厚，阴中微阳，降也。入足阳明，手少阴经。阳明客热则胸中生痰，痰热壅滞则咳逆上气。辛寒能解阳明之热结，则痰自消，气自下，而咳逆止矣。"

2.《本草经解》："其支者注胸，少阴肾，主五液，水泛成痰，痰滞胸中则热。其主之者，寒可清也。阳明胃气本下行，气逆而上，则熏肺而咳，竹叶寒可清胃，甘平可以下气也。"

【阐微】

1. 竹叶"主咳逆上气溢筋急"作用的讨论。

《本草求真》云："竹叶据书皆载凉心缓脾，清痰止渴，为治上焦风邪烦热，咳逆喘促，呕哕吐血，一切中风惊痫等症，无非因其轻能解上，辛能散郁，甘能缓脾，凉能入心，寒能疗热故耳。"《本草崇原》云："四季常青者，禀厥阴风木之气也，木主春生，上行外达，故主治咳逆上气。溢筋急者，肝主筋，竹叶禀风木之精，能滋肝脏之虚急也。""溢筋急"当做何解？杨道海等认为当为"血溢筋急"。《素问·六元正纪大论》云："初之气，地气迁，寒乃去。春气正，风乃来。生布万物以荣，民气条舒。风湿相薄，雨乃后，民病血溢，筋络拘强，关节不利，身重筋痿。"热邪灼伤津液，筋脉失养，可致筋脉拘急。竹叶甘寒，有清热泻火、生津止渴作用，故可用于血热迫血妄行之出血和筋脉拘急。

2. 竹叶"主恶疡，杀小虫"作用的讨论。

《本草崇原》云："消恶疡者，恶疡主热，竹叶禀水寒之气，能清心脏之火热也。虫为阴类，竹叶得太阳之标阳，而小虫自杀矣。"《本经逢原》云："疗筋急恶疡者，以其能化身中之气也。气化则百骸条畅，何有小虫之患乎。"竹叶甘寒，善清心火。《素问·至真要大论》云："诸痛痒疮，皆属于心。"故竹叶可治疗疮疡肿毒。但竹叶是否具有杀蛲虫的作用有待进一步研究。

吴茱萸

【原文】吴茱萸①，味辛，温。主温中，下气②，止痛，咳逆，寒热，除湿血痹，逐风邪，开腠理③，根杀三虫。一名藙。生山谷。

【注释】

①吴茱萸：吴，中国周代诸侯国名，后泛指中国江苏省南部和浙江省北部一带。《本草拾遗》云："茱萸南北总有，入药以吴地者为好，所以有吴之名也。"《中华本草》云："茱萸为叠韵连绵词，在虫有蠋蝑，言其辛辣也；在形为侏儒，言其不高也。本品较其相近种类的花椒树功、味相似而植株矮小，故谓茱萸。"

②下气：《尔雅》云："下，落也。"下气，即降气，下降胃气及肺气之义。

③开腠理：《说文解字》曰："开，张也。"腠理，皮下肌肉之间的空隙和皮肤、肌肉的纹理，包括汗孔，为渗泄及气血流通灌注之处。《韩非子》云："君有疾在腠理，不治将恐深。"

【来源】为芸香科植物吴茱萸、石虎或疏毛吴茱萸的干燥近成熟果实。

【效用】

1. 主温中：治疗中焦虚寒证，如寒疝腹痛、五更泄泻等。

2. 主下气：治疗呕吐吞酸、呃逆等。

3. 止痛：治疗厥阴头痛、痛经、胁痛、脚气肿痛等。

【集释】

1.《本草纲目》："茱萸辛热，能散能温；苦热，能燥能坚。故其所治之症，皆取其散寒温中、燥湿解郁之功而已。"

2.《本经逢原》："吴茱萸，气味俱厚，阳中之阴，其性好上者以其辛也。又善降逆气者以味厚也。辛散燥热，而燥入肝行脾。《本经》主温中下气止痛，咳逆寒热，专取辛温散邪之力。又言除湿血痹，逐风邪，开腠理者，以风寒湿痹，靡不由脾胃而入，辛温开发，表里宣通，而无拒闭之患矣。"

【阐微】

1. 吴茱萸"除湿血痹，逐风邪，开腠理"作用的讨论。

《神农本草经疏》云："其主除湿血痹，逐风邪者，盖以风寒湿之邪多从脾胃而入，脾胃主肌肉，为邪所侵则腠理闭密而寒热诸痹所从来矣。辛温走散开发，故能使风寒湿之邪从腠理而出，中恶腹痛，亦邪恶之气干犯脾胃所致，入脾散则腹痛自止矣。"《本草崇原》载："湿血痹者，湿伤肌腠，致充肤热肉之血凝结为痹。少阳炎热之气，行于肌腠，肝主冲任之血，淡渗皮肤，则湿血痹可除矣。又曰：逐风邪者，言湿痹可除，而风邪亦可逐也。气味辛温，故开腠理。腠理开，则肺病之咳逆，皮肤之寒热皆治矣。"吴茱萸辛散温燥，散寒除湿，温运血脉，去除体内寒湿之气，治疗寒湿所致体内外各种痛证。

2. 吴茱萸"主咳逆"作用的讨论。

吴茱萸治咳逆之功后世较少用之。《本草经解》谓："形寒饮冷则伤肺，肺伤则气不下降，而火反上逆，咳逆寒热之症生焉，吴茱萸辛温暖肺，肺气下降，而寒热咳逆之症自平也。"《神农本草经读》载："风邪伤人，则腠理闭而为寒热、咳逆诸症，茱萸大辛大温，开而逐之，则咳逆、寒热诸症俱平矣。"吴茱萸辛温散寒燥湿下气，可用于治疗肺寒痰饮之咳逆上气，其他咳逆则不宜。故《神农本草经疏》中明确指出："咳逆上气，非风寒外邪及冷痰宿水所致，不宜用。"

卮　子

【原文】卮子[①]，味苦，寒。主五内邪气，胃中热气面赤，酒皶皷鼻[②]，白癞，赤癞[③]，疮疡。一名木丹。生川谷。

【注释】

①卮子：《说文解字》云："栀，木实可染。"《本草纲目》曰："卮，酒器也。卮子象之，故名。俗作栀。"

②酒皶皷鼻：即酒皶鼻。《说文解字》云："皶，面生气也。"指皮肤上长的小疙瘩。皷同"齄"，鼻子上的小红疱。指鼻准发红，久则呈紫黑色，甚者可延及鼻翼，皮肤变厚，鼻头增大，表面隆起，高低不平，状如赘疣的疾病。《诸病源候论》云："此由饮酒，热势冲面，而遇风冷气相搏所生，故令鼻面生皶，赤皷币币然也。"

③白癞，赤癞：病名。即疠风。亦称大风恶疾，为今之麻风病，癣疥等皮肤病。《诸病源候论》云："手足隐疹起，往往正白在肉里，鼻有息肉，目生白珠，当瞳子，视物无所见。此名白癞。"《神农本草经读》云："白癞为湿，赤癞为热。"

【来源】为茜草科植物栀子的干燥成熟果实。

【效用】

1. 主五内邪气：治疗五脏热病、烦闷等。

2. 主酒皶皷鼻，白癞，赤癞，疮疡：治疗目赤热痛、火毒疮疡、酒糟鼻、麻风病、癣疥等。

【集释】

1.《本草纲目》："治吐血衄血，血痢下血血淋，损伤瘀血，及伤寒劳复，热厥头痛，疝气，汤火伤。"

2.《神农本草经疏》："栀子，清少阴之热，则五内邪气自去，胃中热气易除。面赤酒疱皶鼻者，肺热之候也。肺主清肃，酒热客之，即见是证，于开窍之所延及于面也。肺得苦寒之气则酒热自除，而面鼻赤色皆退矣。其主赤白癞疮疡者，即诸痛痒疮疡，皆属心火之谓。疗目赤热痛，及胸心大小肠大热，心中烦闷者，总除心肺二经之火热也。此药味苦气寒，泻一切有余之火，故能主如上诸证。"

3.《神农本草经读》："栀子气寒，禀水气而入肾；味苦，得火味而入心。五内邪气，五脏受热邪之气也。胃中热气，胃经热烦，懊恼不眠也。心之华在面，赤则心火盛也。鼻属肺，酒疱皶鼻，金受火克而色赤也。白癞为湿，赤癞为热，疮疡为心火。栀子下禀寒水之精，上结君火之实，能起水阴之气上滋，复导火热之气下行，故统主之。"

【阐微】栀子治疗"酒疱皶鼻，白癞，赤癞"作用的讨论。

《本草经解》言："鼻属肺，肺为金，金色白，心火乘肺，火色赤，故鼻红，成酒鼻。其主之者，入心清火也。癞者麻皮风也。膀胱主表，心火郁于膀胱寒水经，则湿热成癞也。白者湿也，赤者火也。山栀入心与膀胱，苦寒可以燥湿热，所以主之也。"可见，由于栀子善于清泻三焦五脏火热之邪，尤其是心肺之火，故可以治鼻部的疮疡、酒糟鼻。而栀子尚能清利膀胱湿热，故亦可以治疗湿热所致的皮肤湿疹、疮疡等皮肤病。

芜荑

【原文】芜荑①，味辛。主五内邪气，散皮肤骨节中，淫淫温行毒②，去三虫，化食。一名无姑，一名蔽蒩。生川谷。

【注释】

①芜荑：《尔雅》名其莁荑，并曰："因此物为莁树之荑，故名也。"莁字通芜，故名芜荑。

②淫淫温行毒：淫，即浸淫，指水流滋蔓渗透之状，强调流溢之貌，指机体中有状如虫行之感。淫淫温行毒，即指皮肤骨节中风窜如虫行的毒害。

【来源】为榆科植物大果榆果实的加工品。

【效用】

1. 主五内邪气：治疗五脏邪气致病。

2. 散皮肤骨节中淫淫温行毒：指散去皮肤骨节中风窜如虫行的毒害。

3. 去三虫：即驱杀蛔虫、赤虫、蛲虫三种虫。

4. 化食：治疗食积。

【集释】

1.《神农本草经疏》："其功用应是苦辛温平之药，非辛温则不能散五脏皮肤骨节中邪毒气，非苦平则不能去三虫，化食，逐寸白，疗肠中嗢嗢喘息。然察其所主，虽能除风淫邪气之为害，而其功则长于走肠胃，杀诸虫，消食积也，故小儿疳泻冷痢为必资之药。"

2.《本经逢原》:"芜荑辛散,能祛五内、皮肤、骨节湿热之病。"

【阐微】芜荑临床主要功效与应用的讨论。

《中华本草》谓芜荑:"味苦辛,性温。功效杀虫消积,除湿止痢。"《中华临床中药学》言:"辛、苦,温,杀虫消积。"可见,本品以"杀虫消积"为主要功效,为治虫积腹痛之要药,正如徐大椿《药性切要》所言:"芜荑入肠胃而杀虫化积,为腹中虫痛专药。"多版教材亦将本品收入"驱虫药"章节内,但临床应用较少。

枳 实

【原文】枳实①,味苦,寒。主大风在皮肤中,如麻豆苦痒②,除寒热结,止利,长肌肉,利五脏,益气轻身。生川泽。

【注释】

①枳实:《说文解字》云:"枳,木似橘。从木,只声。"《本草纲目》云:"枳乃木名,从只,谐声也,实乃其子,故曰枳实。"

②如麻豆苦痒:形容肌肤瘙痒程度剧烈之状。麻豆,植物种子。如麻豆,比喻皮肤点状突起。苦痒,为痒所苦,形容瘙痒使人难以耐受。

【来源】为芸香科植物酸橙及其栽培变种或甜橙的干燥幼果。

【效用】

1. 除寒热结:治积滞内停,痞满胀痛不论寒热均宜。

2. 止利:治泻痢后重。

【集释】

1.《本草崇原》:"枳实气味苦寒,冬不落叶,禀少阴标本之气化,臭香形圆,花白多刺,穰肉黄白。又得阳明金土气化,主治大风在皮中。如麻豆苦痒者,得阳明金气而制风,禀少阴水气而清热也。除寒热结者,禀少阴本热之气而除寒,标阴之气而除热也。止痢,长肌肉者,得阳明中土之气也。五脏发原于先天之少阴,生长于后天之阳明,故主利五脏。"

2.《本经逢原》:"枳壳主高,枳实主下,高者主气,下者主血,故壳主胸膈皮毛之病。《本经》所治大风在皮肤中如麻豆苦痒,除寒热结,是指表病而言。实主脾胃心腹之病。《本经》所谓止痢长肌肉,利五脏,益气轻身,是指里病而言。凡人脏腑清利则气自益,身自轻矣。详枳壳、枳实皆能利气,气下则痰喘止,气行则痞胀消,气通则刺痛已,气利则后重除也。仲景治胸胁痞满,以枳实为要药。诸方治下血痔痢,大肠秘塞,里急后重,又以枳壳为通利。则枳实不独治下,枳壳不独治高也。然枳实性沉兼能入肝脾血分,而消食积痰气瘀血,有冲墙倒壁之喻。枳壳性浮兼通肺、胃气分,而治喘咳,霍乱水肿,有乘风破浪之势,与桔梗同为舟楫之剂,故柴胡、枳壳,除寒热痞满之专药。"

【阐微】枳实"主大风在皮肤中,如麻豆苦痒"作用的讨论。

"大风"病名,源自《内经》。《素问·刺节真邪论》云:"骨节重,须眉堕,名曰大风。"后世以其具有烈性传染而名"疠风",以其恶疮损害皮肉而称之为"癞",近现代则多呼为"麻风"。与西医麻风颇相近。《神农本草经》载枳实"主大风在皮肤中,如麻豆苦痒",表明在那时就已经认识到枳实对风邪所致重症皮肤病的治疗作用。后世确有用枳实治风邪所致疾病。如《延年方》单用枳实外敷治风疹;《太平圣惠方》用枳实配伍石膏、羌活等治头风旋、起倒无定;《圣济总录》枳实汤,用枳实配伍车前子、黄连等治目风肿赤胀痛,大毒热泪出;《经验方》以之配伍黄芪治肠风下血。由此观之,枳实不但治疗大风,也治疗风邪皮肤瘙痒以及风邪所致多种病证。现代研究表明,枳实水煎液以及所含黄酮类成分对Ⅰ型被动皮肤过敏反应有明显抑制作用。可见《神农本草经》所言非虚。然而,枳实祛风功用已为当今临床所忽略。

关于枳实"主大风",历史上也有不同的观点。如《证类本草》引《药性论》云:"枳壳,使,味苦、辛。治遍身风疹,肌中如麻豆恶痒,主肠风痔疾,心腹结气,两胁胀虚,关膈壅塞。"《证类本草》引《开宝本草》云:"枳壳,味苦、酸,微寒,无毒。主风痒麻痹,通利关节,劳气咳嗽,背膊闷倦,散留结胸膈痰滞,逐水,消胀满大肠风,安胃,止风痛。"《神农本草经疏》云:"枳壳形大,其气散,其性缓,故其行稍迟,是以能入胸膈肺胃之分,及入大肠也。其主风痒麻痹,通利关节,止风痛者,盖肺主皮毛,胃主肌肉,风寒湿入于二经,则皮肤瘙痒,或作痛,或麻木。此药有苦泄辛散之功,兼能引诸风药入于二脏,故为治风所需,风邪既散,则关节自然通利矣。"《本草思辨录》云:"枳壳乃枳实之老而壳薄者,既名枳壳,须去瓤核用之。壳实古原不分,性用亦无所异。若治胸膈痞塞,枳壳较枳实少胜。然何如以枳实协辛温轻扬之橘皮桂枝,为奏功尤大乎?惟《本经》主大风在皮肤中如麻豆苦痒、除寒热结,则惟去瓤核之枳壳为宜。盖痒为风,寒热结为痹。于皮肤中除风除痹,用枳实则易走里,难与枳壳争能。此《证类本草》枳壳所以主风痒痹也。"可见,相当一部分医家认为"主大风"的应是枳壳而不是枳实。古代医书也有相关记载:如《经验后方》单用枳壳治风疹瘙痒不止;《证治准绳》枳壳散以之配伍白蒺藜、蔓荆子、苦参治痂疥瘙痒麻痹;《普济方》荣顺散,以之与荆芥穗等配伍,治肠风下血。惜今日枳壳"主大风"亦不为所用。

综述所述,枳实、枳壳"主大风"均有文献和应用依据,应当在临床中发掘应用。

厚　朴

【原文】厚朴①,味苦,温。主中风,伤寒,头痛,寒热,惊悸气,血痹,死肌,去三虫。

【注释】

①厚朴:《说文解字》云:"朴,木皮。""重,厚也。"《本草纲目》云:"其木质朴而皮厚,味辛烈而色紫赤,故有厚朴、烈、赤诸名。"

【来源】为木兰科植物厚朴或凹叶厚朴的干燥干皮、根皮及枝皮。

【效用】主中风,伤寒,头痛,寒热:治疗外感中风恶寒发热、头痛等。

【集释】

1.《本草汇言》:"厚朴气味辛温,性复大燥,其功长于泄结散满,去湿逐饮,温暖脾胃。凡一切饮食停积,气壅暴胀,与夫冷气逆气,肠鸣虚吼,痰饮吐沫,胃冷呕逆,腹痛泄泻,及元气壮实之人,偶感风寒,寒热饱胀;气实之人误服参、芪,致成喘满,以上诸症,诚为要药。"

2.《神农本草经读》:"中风有便溺阻隔证,伤寒有下之微喘证、有发汗后腹胀满证、大便硬证,头痛有浊气上冲证,俱宜主以厚朴也。至于温能散寒,苦能泄热,能散能泄,则可以解气逆之惊悸。能散则气行,能泄则血行,故可以治气血痹及死肌也。三虫本湿气所化,厚朴能散而泄之,则三虫可去也"

【阐微】

1. 厚朴"主惊悸气"作用的讨论。

《神农本草经疏》云:"《本经》又主惊悸,皆非其所宜。惊悸属心虚,于脾胃绝无相干。"《本草崇原》云:"助木火之精气,故能定肝心之惊悸也。"《本草经解》云:"寒热惊悸者,病寒热而惊悸也,心虚则悸,肝虚则惊;厚朴气温可以达肝,味苦可以清心也。"可见,厚朴是否可治疗心悸气,其作用机理如何,有待进一步深入研究。

2. 厚朴"主血痹,死肌"作用的讨论。

《神农本草经疏》云:"风寒湿入腠理,则气血凝涩而成痹,甚则肌肉不仁。此药辛能散结,苦能燥湿,温热能祛风寒,故悉主之也。"《本草崇原》云:"气血痹者,津液随三焦出气以温肌肉,肝主冲任之血,充肤热肉,痹则气血不和于肌腠。厚朴气温色紫,能解气血之痹而活死肌也。"《本草经解》云:"肝藏血,心主血,血凝泣则成痹;苦可以泄,温可以行,故主血痹。死肌者,亦血泣而皮毛不仁麻木也;苦泄温行,故亦主之。"可见,厚朴治疗血痹、死肌主要是其味辛、苦,性温作用的结果,但后来少有提及,应在今后的研究中进一步深入。

3. 厚朴"去三虫"作用的讨论。

《神农本草经疏》云:"三虫亦肠胃湿热所生,苦能燥湿杀虫,故亦主之也。"《本草崇原》云:"去三虫者,三焦火气内虚,则生虫。厚朴得少阳之火化,而三虫自去矣。"《本草经解》云:"三虫湿所化也,味苦燥湿,可以杀虫,所以去虫也。"可见,厚朴去三虫主要是取其燥湿作用,但在后世逐渐消失,应在今后的研究中进一步深入。

4. 厚朴"主中风,伤寒,头痛,寒热"作用的讨论。

《神农本草经疏》云:"主中风伤寒,头痛寒热,气血痹,死肌者,盖以风寒外邪伤于阳分,则为寒热头痛。风寒湿入腠理,则气血凝涩而成痹,甚则肌肉不仁。此药辛能散结,苦能燥湿,温热能祛风寒。故悉主之也。"《本经疏证》云:"中风、伤寒、头痛、寒热,正三阳表证也。厚朴非表药何以独推为首功耶?夫厚朴固非表药,惊悸、气血痹、死肌又岂尽表证也,《本经》之旨,盖谓厚朴主伤寒、中风、头痛、寒热之或惊悸,或气血痹,且有死肌者耳。"又说:"夫伤寒、中风变幻虽多,大旨不越乎伤阴伤阳二者，伤阴为燥化则惊悸，伤阳为湿化则气血痹，惊悸实包谵妄、烦懊等候，气血痹实包胀满、呕泄等候，两候者皆与表邪连横，表以里为根柢……厚朴不必治伤寒、中风，而伤寒、中风内外牵连者，必不可无厚朴，此所以推为首功欤!"可见，厚朴用治中风、伤寒、头痛、寒热应以惊悸、气血痹麻木且兼伤寒中风之内外牵连者为宜。

秦　皮

【原文】秦皮[①]，味苦，微寒。主风寒湿痹，洗洗寒气[②]，除热，目中青翳白膜[③]。久服，头不白，轻身。生川谷。

【注释】

①秦皮：《说文解字》云："梣，青木皮。"《淮南子》作"梣木"，《吴普本草》作"岑皮"。《本草纲目》云："秦皮，本作梣皮。其木小而岑高，故以为名。人讹为柿木，又讹为秦。或云本出秦地，故得秦名也。"孙星衍认为，本条作秦皮者，是后人以俗称改之，当以岑皮才是。

②洗洗寒气："洗洗"，形容恶寒貌。指因感受寒邪而致的恶寒症状。

③青翳白膜：或称青盲翳。《诸病源候论》云："白黑二睛，无有损伤，瞳子分明，名为青盲，更加以风热乘之，气不外泄，蕴积于睛间而生翳，似蝇翅者覆瞳子上，故谓青盲翳也。"白膜，指目翳白膜。

【来源】为木犀科植物苦枥白蜡树、白蜡树、尖叶白蜡树或宿柱白蜡树的干燥枝皮或干皮。

【效用】

1. 主风寒湿痹，洗洗寒气：治疗风寒湿痹等。

2. 主目中青翳白膜：治疗目赤肿痛、目生翳膜等。

【集释】

1.《本草崇原》："秦木生于水旁，其皮气味苦寒，其色青碧，受水泽之精，具青碧之色，乃禀水木相生之气化。禀木气而春生，则风寒湿邪之痹证，及肤皮洗洗然之寒气，皆可治也。禀水气而清热，故主除热。目者肝之窍，木气盛，则肝气益，故治目中青翳白膜。发者，血之余，水精足，则血亦充，故久服头不白而轻身。"

2.《本草备要》："秦皮，苦寒，色青，性涩。补肝胆而益肾。以能平木，能除肝热。故治目疾，洗目赤，退翳膜。惊痫。以其收涩而寒，故治崩带下痢。仲景白头翁汤用之。以其涩而补下焦，故能益精有子。"

3.《本经逢原》："秦皮浸水色青，气寒，性涩，肝胆药也。《本经》治风寒湿痹，取其苦燥也；又主青白翳障，取其苦降也。小儿惊痫，取其平木也。崩中带下，热痢下重，取其涩收也。老子云：天道贵啬。此服食之品，故《本经》有久服头不白、轻身之说，而仲景白头翁汤，治热痢下重，以黄柏、黄连、秦皮同用，皆苦以坚之也。秦皮、黄连等分，治赤眼肿痛，又一味煎汤洗赤目甚效。其味最苦，胃虚少食者禁用。"

【阐微】秦皮清热、收涩、补益作用的讨论。

《本草纲目》谓:"梣皮,色青气寒,味苦性涩,乃厥阴肝,少阳胆药也。故治目病,惊痫,取其平木也。治下痢,崩带,取其收涩也。又能治男子少精,益精有子,取其涩所补也。故《老子》云:天道贵涩。此药乃服食惊痫崩痢所宜,而人止知治目一节,几于废弃,良为可惋。"《本草求真》云:"秦皮专入肝胆肾。味苦气寒,色青性涩。功专入肝以除热,入肾以涩气,是以因风而见湿痹、惊痫、目障之症者,则当用此苦燥苦降之味以除。因脱而见崩带肠澼下痢症者,则当用此收涩寒气以固。如仲景白头翁汤之用秦皮苦涩之类。白头翁、黄柏、黄连、秦皮等分。老子云天道贵涩,惟涩故补,服此不惟泄热止脱,而且益肾有子矣。至治赤眼肿痛,则合黄连等分频点,并秦皮一味,煎汤以洗甚效。或加滑石、黄连等分,出《外台秘要》。但此气寒伤胃,总不宜于胃虚少食之人耳。"可见,秦皮性苦寒而收涩,既能清热,又具收涩、补益之功。

秦 茮

【原文】秦茮①,味辛,温。主风邪气,温中除寒痹,坚齿发,明目。久服,轻身,好颜色,耐老增年,通神。生川谷。

【注释】

①秦茮:茮,古同"椒"。寇宗奭曰:"此秦地所产者,故言秦椒。"《本草纲目》云:"秦椒,花椒也。始产于秦,今处处可种,最易蕃衍。"《本草经集注》云:"今从西来。形似椒而大,色黄黑,味亦颇有椒气。"可见,花椒有秦椒和蜀椒两种,产地不同。

【来源】为芸香科植物青椒或花椒的干燥成熟果皮。

【效用】

1. 温中:治疗脘腹冷痛,呕吐泄泻。

2. 主风邪气,除寒痹:治疗寒湿痹症,关节疼痛等。

【集释】

1.《本草备要》:"秦产名秦椒,俗名花椒,实稍大;蜀产肉厚皮皱为川椒。"

2.《本经逢原》:"秦椒味辛气烈过于蜀椒,其温中去痹除风邪气,治吐逆疝瘕,下肿湿气,皆取辛烈,以散郁热,乃从治之法也,不宜多服。令须发易白,以其气辛非蜀椒之比。臭毒疮毒腹痛,冷水下一握效,其能通三焦引正气,下恶气可知也。"

3.《本草求真》:"秦产名秦椒,味辛过烈,闭口者有毒杀人。微炒去汗,捣去里面黄壳,取红用,得盐良。"

【阐微】秦椒与蜀椒的区别。

《本草乘雅半偈》云:"椒分秦、蜀者,不惟方域异。大小牝牡有别也。秦地者,开花结实,实大子牡;蜀地者,无花作实,实小于牝,其色馨气味,精胜实肤,与温中通痹,主司形气则一也。但无花者,性深邃,力从内骨。横遍肤表,主益气而归肺。有花者,性舒徐,力从中藏,横遍皮毛,明目窍,坚骨余,主通神而归心为别异耳。"

山茱萸

【原文】山茱萸①，味酸，平。主心下邪气②，寒热，温中，逐寒湿痹，去三虫。久服轻身。一名蜀枣。生山谷。

【注释】

①山茱萸：一名"蜀枣"。以"枣"称之者，因其核果熟时形色均如小枣。药用主要取其果肉，故处方时亦写作山萸肉、萸肉等。

②心下邪气："心下"，指膈下胃脘部位。"邪气"，泛指六淫、七情等各种致病因素及其病理损害。此处指导致膈下胃脘部位某些致病的因素。

【来源】为山茱萸科植物山茱萸的干燥成熟果肉。

【效用】

1. 主心下邪气，寒热：治疗肠胃风邪、寒温外感诸症等。

2. 逐寒湿痹，去三虫：治疗风寒湿痹，以及蛔虫、蛲虫、姜片虫等肠道寄生虫。

【集释】

1.《本草崇原》："山茱萸色紫赤而味酸平，禀厥阴少阳木火气化。手厥阴属心包，故主治心下之邪气寒热。心下乃厥阴心包之部也。手少阳属三焦，故温中。中，中焦也。中焦取汁，奉心化赤而为血，血生于心，藏于肝。足厥阴肝主之血，充肤热肉，故逐周身之寒湿痹。木火气盛，则三焦通畅，故去三虫，血充肌腠，故久服轻身。"

2.《本经逢原》："滑则气脱，涩以收之，山茱萸止小便利，秘精气，取其酸涩以收滑也。甄权治脑骨痛，疗耳鸣，补肾气，兴阳道，坚阴茎，添精髓，止老人尿不节，治面上疮，能发汗，止月水不定。详能发汗，当是能敛汗之误，以其酸收无发越之理。仲景八味丸用之，盖肾气受益，则封藏有度，肝阴得养，则疏泄无虞，乙癸同源也。命门火旺，赤浊淋痛，及小便不利者禁用。"

【阐微】

1. 山茱萸主治病证的讨论。

《神农本草经疏》谓："山茱萸治心下邪气寒热，肠胃风邪寒热，头风风气去来，鼻塞，面疱者，皆肝肾二经所主，二经虚热，故见前证。肝为风木之位，经曰：诸风掉眩，属肝木。此药温能通行，辛能走散，酸能入肝而敛虚热，风邪消散则心下肠胃寒热自除，头目亦清利，而鼻塞、面疱悉愈也。逐寒湿痹者，经曰：邪之所凑，其气必虚。总借其辛温散结，行而能补也。至于三虫，亦肠胃湿热所生，湿去则虫自除。能温中则气自下，汗自出矣。凡四时之令，春气暖而生，秋气凉而杀，万物之性，喜温而恶寒，人身精气亦赖阳气温暖而后充足，况肝肾在下，居至阴之位，非得温暖之气则孤阴无以生。此药正入二经，气温而主补，味酸而主敛，故精气益而阴强也。精益则五脏自安，九窍自利。又肾与膀胱为表里，膀胱虚寒则小便不禁；耳为肾之外窍，肾虚则耳聋。肝开窍于目，肝虚则邪热客之而目黄。二经受寒邪则为疝瘕，二脏得补则诸证无不瘳矣。"山茱萸逐寒湿痹、去三虫作用始于《神农本草经》，但在后世逐渐消失。应在今后的研究中进一步深入。

2. 山茱萸酸收作用的讨论。

《本草求真》云:"山茱萸专入肝肾,味酸性温而涩,何书载缩小便,秘精气?以其味酸,酸主收。性涩,涩固脱。得此则精与气不滑。又云,能暖腰膝及风寒湿痹,肝虚则风入,肝寒则寒与湿易犯。鼻塞目黄,肝虚邪客则目黄。以其气温克补,得此能入肝肾二经气分者故耳。冯兆张曰:温暖之剂,方有益于元阳,故四时之令,春生而秋杀也。万物之性,喜暖而恶寒,肝肾居至阴之地,非阳和之气,则阴何以生乎。山茱正入二经,气温而主补,味酸而主敛,故精气益而腰膝强也。且涩本属收闭,何书载使九窍皆通,耳鸣耳聋皆治,亦是因其精气充足,则九窍自利,又曷为涩而不通乎?好古曰:滑则气脱,涩剂所以收之,仲景八味丸用之为君,其性可知矣。绣按《别录》、甄权皆云服能发汗,多是服此精气足而汗自发之意,亦非误文,但令后人费解耳。"可见,山茱萸于补益之中寓封藏之性的作用。

紫 葳

【原文】紫葳[1],味酸,微寒。主妇人产乳余疾[2],崩中,癥瘕,血闭,寒热,羸瘦,养胎。生川谷。

【注释】

①紫葳:又名凌霄。凌,攀登;霄,天空;凌霄,言攀高也。《本草图经》云:"凌霄,初作蔓生,依大木,久延至巅。"《本草纲目》云:"附木而上,高数丈,故曰凌霄。""俗谓赤艳曰紫葳葳,此花赤艳,故名。"

②产乳余疾:余,剩,多出来;另一解释:余,盈也,盈余则郁积,引申为瘀积。疾,痛、瘀。产乳余疾即妇女产后瘀血疼痛。

【来源】为紫葳科植物凌霄或美洲凌霄的干燥花。

【效用】主妇人产乳余疾,崩中,癥瘕,血闭,寒热,羸瘦:治疗妇女产后瘀血疼痛,崩漏,癥瘕积聚,经闭,寒热,虚羸消瘦等。

【集释】

1.《本草衍义补遗》:"治血中痛之要药也,且补阴捷甚。盖有守而独行,妇人方中多用,何哉?云紫薇即凌霄花也,善治酒齄热毒,甚良。"

2.《本经逢原》:"癥瘕血闭,血气刺痛,疠风恶疮多用之,皆取其散恶血之功也。若无瘀血而胎息不安者,禁用。"

3.《本草正义》:"《本草经》专主妇人产乳余疾,正以初产乳子之时,阴血已虚,孤阳偏旺,最宜此酸咸微寒,直入血分,藉以固护既耗之元阴,而收摄浮游之阳焰。可见古人之治产后,皆以助阴抑阳为主,正与晚近庸俗之见,产后妄用温补,耗烁阴液者,两得其反。又主崩中,则专以亢阳妄行,不能自摄之崩中而言,非谓可以统治血虚不守之崩陷。癥瘕血闭,盖亦为血热太甚,灼烁成淤者言之,亦非阴寒凝结之癥瘕闭塞可知。"

【阐微】紫葳"养胎"作用的讨论。

《神农本草经》载紫葳主"养胎"。对此,后世多有异议。如《本草崇原》云:

"近时用此,为通经下胎之药。仲景鳖甲煎丸,亦用紫葳以消癥瘕,必非安胎之品。《本经》养胎二字,当是堕胎之讹耳。"《神农本草经疏》也认为紫葳:"入肝行血之峻药,故主妇人产乳余疾,及崩中,癥瘕,血闭寒热羸瘦诸证。至于养胎,决非其性之所宜,用者慎之!"另有认为"瘀去"则"胎安",如《本草求真》云:"妊娠用此克安者,以其内有瘀积,瘀去而胎即安之意也。所云孕妇忌服者,恐其瘀血既无,妄用恐生他故也。此为女科血热必用之药,但当相症施治耳。"认为虽怀胎孕,但兼有瘀阻胞宫之证,如不速去其瘀,则胎元难于养育;癥瘕不除,则"胎动"与"胎漏"不止,胎儿有脱堕危险。故唯有祛其宿瘀,新血方能聚以养胎。紫葳为妇科要药,功能凉血活血,行散瘀滞,现临床主要用于治疗妇女血热血瘀之证。

猪　苓

【原文】猪苓①,味甘,平。主痎疟②,解毒蛊疰,不祥,利水道。久服轻身耐老。一名猳猪尿。生山谷。

【注释】

①猪苓:《本草经集注》云:"其皮至黑,作块似猪屎。"《本草纲目》云:"马屎曰通,猪屎曰零,其块零落而下故也。"因其色黑而形似猪屎而名。

②痎疟:《说文解字》云:"疟,热寒休作。""痎,二日一发疟也。"《素问·疟论》云:"夫痎疟皆生于风。"

【来源】为多孔菌科真菌猪苓的干燥菌核。

【效用】利水道:治疗水肿、小便不利、淋证等。

【集释】

1.《本草蒙筌》:"通淋消肿满,除湿利小便。盖苦泄滞,甘助阳,淡利窍故尔。《衍义》又云:行水之功居多,大能燥亡津液。倘无湿证,勿轻用之。若久煎尝,损肾昏目。"

2.《神农本草经疏》:"其主痎疟者,疟必由暑,暑必兼湿,淡以利窍,引暑湿之气从小便出,所以分消之也。淡涌之性,故利水道。湿胜则身重,湿去则身轻。"

【阐微】

1. 猪苓"主痎疟"作用的讨论。

痎疟之病因多与暑、湿有关。《素问》曰:"夏伤于暑,秋为痎疟。"《本草求真》中云:"治疟止痢等药,审属暑邪湿热内闭,无不藉此以为宣导之需。疟多由暑,暑必成疟。古人已云清利小便,无若此快。"《本草经解》谓:"其主痎疟者,盖主太阴呕吐之湿疟也。猪苓入脾肺以化气,则湿行而疟止也。"故猪苓治疗痎疟主要在于其清利膀胱,利水祛湿的作用。

2. 猪苓"解毒蛊疰,不祥"作用的讨论。

蛊指毒虫为患,现代认为是古代对传染性疾病或寄生虫类疾病的认识。疰多指具有传染性和病程长的慢性病。蛊疰具体指何种疾病并不清楚,后世对此也颇有争议。《神农本草经疏》则直言:"解蛊毒疰不详,义将安出?亦未可尽信也。"但察"蛊"或

"痓"多发于温暖潮湿的环境中，或与湿浊有关。地处湿地日久，湿热内蕴，湿毒内生，而发生吐泻、身热，甚则神昏，故古人谓之"不祥"。《本草崇原》云："苓禀枫树之精华，结于中土，得土气则解毒，禀精华则解蛊痓不祥也。"《本草经解》曰："蛊痓不祥，皆湿热之毒。甘平渗利，所以主之。"因此猪苓"解毒蛊痓，不祥"的效用仍似与其利湿之功有关。如湿浊为患，则可应用猪苓治疗。

3. 猪苓"久服轻身耐老"作用的讨论。

《神农本草经疏》云："湿胜则身重，湿去则身轻。"但同时指出："利窍之药，必能走泄精气，其久服耐老必无是理矣。""有湿尚宜暂用，久服断乎不可。"《本经逢原》谓："猪苓专司引水之功，久服必损肾气，昏人目。利小便之剂，无如此快，故不入补剂，非泽泻之比也。而《本经》又云，久服轻身耐老，是指素多湿热者而言，不可一律而推。"猪苓之轻身缘于其可利水，而因其利水之力较强，故无湿者不宜久服。

白　棘

【原文】白棘[①]，味辛，寒。主心腹痛，痈肿溃脓，止痛。一名棘针。生川谷。

【注释】

①白棘：《说文解字》云："棘，小枣丛生。"现名棘针。

【来源】为鼠李科植物酸枣的棘刺。

【效用】

1. 止痛：治疗心腹痛、腰痛等痛证。

2. 主痈肿溃脓：治疗痈肿疮疡、脓成不溃。

【集释】

1.《名医别录》："主决刺结，治丈夫虚损，阴痿，精自出。补肾气，益精髓。"

2.《本草述》："《准绳》治溲血有鹿茸丸，用棘刺逐队于诸补剂中，且有桂、附，是则《别录》所云疗丈夫虚损云云非无据也。第如《本经》之治，似以溃脓止痛决刺结为先者，得非此味补益，乃有为之前导而致其功乎？是则行而补者，在诸药味中或未有如斯之兼善也。"

【阐微】白棘补益功效的讨论。

白棘的补益之功始于《名医别录》，其云："治丈夫虚损，阴痿，精自出。补肾气，益精髓。"《新修本草》云："然刺有两种，有钩者，有直者，补益宜用直者，疗肿宜用钩者。"《本草述》认为白棘："似以溃脓止痛决刺结为先者，得非此味补益，乃有为之前导而致其功乎？是则行而补者，在诸药味中或未有如斯之兼善也。"因此，其补益之功有待研究。

龙　眼

【原文】龙眼[①]，味甘，平。主五脏邪气，安志厌食。久服，强魂聪明，轻身，不老，通神明。一名益智。生山谷。

【注释】

①龙眼：《本草纲目》曰："龙眼，龙目，象形也。"

【来源】为无患子科植物龙眼的假种皮。

【效用】

1. 主五脏邪气：治疗病邪侵犯心、肝、脾、肺、肾五脏所引起的疾病。

2. 主安志厌食：治疗心神不安，不思饮食之病证。

【集释】

1.《神农本草经疏》："龙眼禀稼穑之化，故其味甘，气平，无毒。入足太阴、手少阴经。少阴为君主之官，藏神而主血。甘能益血补心，则君主强，神明通，五脏邪气俱除矣。甘味补脾，脾得补则食自寡而饫，心得补则火下降而坎离交，故能安志。肝藏魄，主纳血，心家血满，则肝有所受而魂强。甘能解毒，故主去毒。久服聪明耳目，轻身不老，总之补益心脾之验也。"

2.《本草新编》："龙眼肉，味甘，气平，无毒。入脾、心二经。解毒去虫，安志定神，养肌肉，美颜色，除健忘，却怔忡。多服强魂聪明，久服轻身不老。此物果中之尤益人者。入药，不过脾、心二脏。"

3.《本经逢原》："龙眼补血益肝，同枸杞熬膏专补心脾之血。归脾汤用之治思虑伤心脾，皆取甘味归脾，能益人智之义。然中满家、呕家勿食，为其气壅也。师尼寡妇勿用，以其能助心包之火，与三焦之火相煽也。"

【阐微】

1. 龙眼"主五脏邪气"作用的讨论。

《神农本草经疏》谓："少阴为君主之官，藏神而主血，甘能益血补心，则君主强，神明通，五脏邪气俱除矣。"《本草经解》言："邪之所凑，其气必虚。圆肉味甘益脾，脾健运则五脏皆充，而邪气不能荣矣。"《本经疏证》曰："如龙眼者，由脾而血脉，由血脉而心，上不能关键于肺，下不能帖著于肾肝，又何以云不使五脏得受邪气耶？不知五谷为养，五果为助，五畜为益，五菜为充，原非治病之物，曰厌食，则明明取为食之助以奉生，非可恃以攻坚补缺者也，奈之何欲与药石并列而言哉！但凡居处之致慎，饮食之合节，能补偏救弊于日用寻常之间，俾有所生而无所损，则所谓主五脏邪气者在此。古人重治未病，周官所以列食医于疾医疡医前也。"可见，龙眼是从补心、补脾、调饮食等方面起到"主五脏邪气"的作用。

2. 龙眼"通神明"作用的讨论。

《本草汇言》云："补血气、壮精神之药也。……心为君主之官，藏神而主血，此药甘温而润，能补血气。补血气则君主强而精神壮，精神壮则神明可通。故前古有久服养魂魄，聪明智慧之说。"《本草经解》曰："心滋血润，血色华面，所以不老；心灵通达，所以神明也。"可见，从龙眼补心血的作用论述其"通神明"的作用机理。

松　罗

【原文】松罗①，味苦，平。主瞋怒②邪气，止虚汗③头风，女子阴寒肿病。一名女萝。生山谷。

【注释】

①松罗：即松萝。萝者罗也。言植物细长蔓延，若罗网之缠缀。生于松上者佳，故名松萝。

②瞋怒：《说文解字》云："瞋，张目也。"瞋怒，即怒目而视。

③虚汗：即体虚汗出。

【来源】为松萝科植物长松萝、环列松萝的地衣体。

【效用】

1. 主瞋怒邪气：治疗急躁易怒。

2. 主止虚汗：治疗虚汗。

3. 主头风：治疗头痛。

4. 女子阴寒肿病：治疗白带。

【集释】

1.《本草纲目》："松萝能平肝邪，去寒热。"

2.《本草求原》："能平肝怒，治癫，去寒热邪气，止虚汗，头风，痰热湿疟。"

【阐微】松萝治痰的讨论。

《神农本草经》中没有关于松萝治痰作用的论述，《名医别录》中首次提出"疗痰热，温疟，可为吐汤，利水道"。而后，《药性论》提出："能吐胸中客痰涎。"又如《肘后备急方》中"同瓜蒂、杜衡酒浸再宿，量饮一合，取吐胸中痰热"。《千金要方》中"同瓜蒂、恒山、甘草、水酒和煎，取吐胸膈痰瘀，以其清轻上涌，故吐药用之"。而李时珍《本草纲目》载："松萝，同瓜蒂诸药则能吐痰，非松萝能吐人也。"松萝是否具有治痰的作用，有待进一步研究。

卫 矛

【原文】卫矛①，味苦，寒。主女子崩中下血，腹满汗出，除邪，杀鬼毒②虫疰③。一名鬼箭。生山谷。

【注释】

①卫矛：即鬼箭羽。鬼者，言其怪异也。本品枝条上生栓翅如箭羽，故名鬼箭羽、鬼箭。古人称箭羽为卫。《释名·释兵》云："（矢）其旁曰羽，如鸟羽也……齐人曰卫。"本品枝呈四棱似矛，而栓翅较宽如羽，故名卫矛。

②鬼毒：即鬼疰，病名。突发心腹刺痛，甚或闷绝倒地，并能传染他人的病证。

③虫疰：痨瘵的别称。是由于痨虫侵袭肺叶而引起的一种具有传染性的慢性虚弱疾患。

【来源】为卫矛科植物卫矛的具翅状物枝条或翅状附属物。

【效用】

1. 主女子崩中下血：治疗女性崩漏、下血。

2. 除邪，杀鬼毒虫疰：治疗疮肿，虫积腹痛，毒蛇咬伤，猝暴心痛，神昏谵妄，瘰瘵等。

【集释】

1.《本草述》:"鬼箭羽,如《本经》所治似专功于女子之血分矣。义如苏颂所述古方,更似专功于恶疮及中恶气之毒以病于血者也。……大抵其功精专于血分,如女子固以血为主,较取效于男子者更为切中耳。苏颂谓疗妇人血气大效,非无据也。"

2.《本经逢原》:"鬼箭,专散恶血,故《本经》有崩中下血之治。《别录》治中恶腹痛,去白虫,消皮肤风毒肿,即腹满汗出,除邪杀鬼毒蛊疰之治。今人治贼风历节诸痹,妇人产后血晕,血结聚于胸中,或偏于胁肋少腹者,四物倍归,加鬼箭羽、红花、玄胡索煎服,以其性专破血,力能堕胎。"

合　欢

【原文】合欢①,味甘,平。主安五脏,利心志②,令人欢乐无忧。久服轻身明目得所欲。生山谷。

【注释】

①合欢:《新修本草》云:"崔豹《古今注》云:'欲蠲人之忿,则赠以青裳。青裳,合欢也。植之庭除,使人不忿。'"故嵇康《养生论》云:"合欢蠲忿,萱草忘忧。"《本草拾遗》曰:"其叶至暮即合,故云合昏。"

②利心志:利即使顺利、得到好处;心志即意志。宋·苏辙谓:"忧患以来,笔砚都废,今虽勉强,心志已衰。"此处指心主精神意识思维活动的功能,利心志即有益于心之此功能。

【来源】为豆科植物合欢的干燥树皮。

【效用】主安五脏,利心志,令人欢乐无忧:治疗心神不安,忧郁失眠。

【集释】

1.《神农本草经疏》:"合欢禀土气以生,故味甘气平无毒。入手少阴、足太阴经。土为万物之母。主养五脏,心为君主之官,本自调和。脾虚则五脏不安,心气躁急则遇事拂郁多忧。甘主益脾,脾实则五脏自安。甘可以缓,心气舒缓则神明自畅而欢乐无忧,神明畅达则觉照圆通,所欲咸遂矣。"

2.《本草求真》:"合欢专入脾,兼入心。因何命名,谓其服之脏腑安养,令人欢欣怡悦,故以欢名。""入心缓气,而令五脏安和,神气自畅,神明畅达则觉照圆通,所欲咸遂矣。"

【阐微】

1. 合欢"久服轻身明目得所欲"作用的讨论。

《本草乘雅半偈》云:"惟藏安心和,故欢乐无忧。惟欢乐无忧,久之自身轻目明,而欲得矣。盖气郁闷则重滞,乐则飞扬而轻也。肝屈抑则目昏,乐则开爽而明也。心愁虑,则不能如意,乐则从心所欲,无弗得也。"《神农本草经疏》云:"甘可以缓,心气舒缓则神明自畅而欢乐无忧,神明畅达则觉照圆通,所欲咸遂矣。"故其"久服轻身明目得所欲"实则是"入心缓气,而令五脏安和,神气自畅"的结果,合欢是一味悦心安神之品。

2. 合欢活血消痈，治疗肺痈疮肿、跌扑伤痛作用的讨论。

《神农本草经》原文未提及合欢活血消痈之功效，自唐代始，古人又总结了合欢皮活血消肿的功效，用于治疗痈肿、伤筋骨折肿痛等疾患。如《日华子本草》云："杀虫，煎膏消痈肿，并续筋骨。"《神农本草经疏》云："主消痈疽，缓筋骨者，皆取其能补心脾，生血脉之功耳。"《本经逢原》云："单用煎汤，治肺痈唾浊。合阿胶煎膏，治肺痿吐血皆验。与白蜡同熬膏，为长肌肉、续筋骨之要药，而外科家未尝录用，何也？按：合欢所主诸病，不过长肌肉，续筋骨，故用以填补肺之溃缺。"可见，从补心脾、长肌肉来论述其活血消痈功效。

3. 合欢药用部位的讨论。

古医家多以树皮为药用，古代医药文献多称其为合欢皮，今人也以合欢皮为正名。自宋代始，渐将树皮和花分别入药，分别称为合欢皮与合欢花。《中国药典》也分别收载了合欢皮与合欢花。临床实践证明，合欢皮活血化瘀之力稍强，合欢花养心安神功效为优。合欢皮与合欢花，对多种抑郁症，疗效卓然。

第四节　虫兽部中品

鹿　茸

【原文】鹿茸[①]，味甘，温。主漏下恶血，寒热，惊痫，益气强志，生齿不老。角，主恶疮痈肿，逐邪恶气，留血在阴中[②]。

【注释】

①鹿茸：《说文解字》曰："鹿，兽也。象头角四足之形。""茸，草茸茸儿。"

②留血在阴中：下为阴，上为阳。指瘀血留滞于下焦，多指血滞冲任、胞宫。

【来源】为鹿科动物梅花鹿或马鹿雄鹿未骨化密生茸毛的幼角。

【效用】

1. 主漏下恶血：治疗妇女崩中漏下，产后恶露不行等。

2. 益气强志，生齿不老：治疗肾阳虚衰、精血不足诸证，以及肾虚骨弱、牙松齿摇等，并能延缓衰老。

3. 主恶疮痈肿：治疗疮痈肿毒等。

【集释】

1.《本草纲目》："生精补髓，养血益阳，强健筋骨。治一切虚损，耳聋目暗，眩晕，虚痢。"

2.《神农本草经疏》："妇人冲任脉虚则为漏下恶血，或瘀血在腹，或为石淋；男子肝肾不足则为寒热惊痫，或虚劳洒洒如疟，或羸瘦，四肢酸疼，腰脊痛，或小便数利，泄精溺血。此药走命门、心包络，及肾肝之阴分，补下元真阳，故能主如上诸证，及益气、强志、生齿、不老也。"其谓鹿角："味咸，气温，惟散热、行血、消肿、避恶气而已。咸能入血软坚，温能通行散邪，故主恶疮痈肿，逐邪恶气，及留血在阴中，少腹血急痛，折伤恶血等证也。"

3.《本经逢原》："鹿茸功用专主伤中劳绝腰痛，羸瘦，取其补火助阳，生精益髓，强筋健骨，固精摄便。下元虚人头旋眼黑，皆宜用之。《本经》治漏下恶血，是阳虚不能统阴，即寒热惊痫，皆肝肾精血不足所致也。角乃督脉所发，督为肾脏外垣，外垣既固肾气，内充命门相火，不致妄动，气血精津得以凝聚，扶阳固阴，非他草本可比。"

【阐微】鹿茸"主寒热，惊痫"作用的讨论。

《本草经解》曰："寒热惊痫者，惊痫而发寒热也。盖肝为将军之官，肝血虚，则肝气亢，挟浊火上逆或惊或痫矣。鹿茸，味甘可以养血，气温可以导火，所以止惊痫寒热也。"《神农本草经读》谓："然角中皆血所贯，冲为血海，其大补冲脉可知也。凡惊痫之病，皆挟冲脉而作，阴气虚不能宁谧于内，则附阳而升，故上热而下寒；阳气虚不能周卫于身，则随阴而下陷，故下热而上寒，鹿茸入冲脉而大补其血，所以能治寒热惊痫也。"肾精不足，肝血失濡，筋脉不荣，以致筋急而劲强，发为痉挛抽搐之惊厥风痫。可见，鹿茸所主寒热，是因惊痫而生；所主惊痫，是因肝血亏虚，肾精不足，经脉失养，肝火上扰所致。鹿茸有益肾精、补肝血作用，故可主寒热，惊痫。

羖 羊 角

【原文】羖羊角①，味咸温。主青盲明目，杀疥虫②，止寒泄③，辟恶鬼虎狼，止惊悸。久服，安心益气，轻身。生川谷。

【注释】

①羖羊角：《说文解字》云："羖，夏羊，牝曰羖。"《康熙字典》云："黑羊牝者曰羖。"羖羊，指黑色的公羊。

②疥虫：《说文解字》云："疥，搔也。"《诸病源候论》云："疥者，有数种。有大疥，有马疥，有水疥，有湿疥。多生手足，乃至遍体。……并皆有虫。"疥虫为引起疥疮的病原体。

③寒泄：指因寒邪客肠胃所致，症见肠鸣腹痛，便泻稀水等。《灵枢·邪气脏腑病形》云："冬日重感于寒即泄。"《素问病机气宜保命集》云："又有寒泄者，大腹满而泄；又有鹜溏者，是寒泄也。"

【来源】为牛科动物雄性山羊或绵羊的角。

【效用】

1. 明目：治疗青盲，目赤肿痛等。

2. 杀疥虫：治疗疥癣，皮肤瘙痒等。

3. 止惊悸：治疗惊悸，怔忡，惊风，癫痫等。

【集释】《本草蒙筌》："止血调荣，安神益卫。却惊悸解蛊毒，禁冷泻杀疥虫。小儿发热痫邪，疗妇人产后余痛。取百节中结气，逐两眼内青盲。山瘴溪毒并祛，虎狼蛇虺齐辟。肉甘大热，专补形骸。主劳伤脏气虚寒，理风疟肌肉黄瘦。开胃且止吐食，益肾不致痿阳。"

【阐微】

1. 羖羊角药性与功用的讨论。

《神农本草经》云羖羊角性温，故可"止寒泄"。但《名医别录》称其性微寒，《药性论》则认为其性大寒。羖羊角的功效多与其清热、息风有关，因此后世多认为其性寒凉。如《神农本草经疏》云："察其功用，应是苦寒居多。非苦寒则不能主青盲，惊悸，杀疥虫，及风头痛，蛊毒吐血也。盖青盲，肝热也；惊悸，心热也；疥虫，湿热也；风头痛，火热上升也；蛊毒吐血，热毒伤血也。苦寒总除诸热，故能疗如上等证也。……其主百节中结气，与妇人产后余痛，亦指血热气壅者而言。"以上论述也表明羖羊角为心、肝经用药，清肝明目，息风止痉是其主要功效。

2. 羖羊角"安心益气，轻身"作用的讨论。

羖羊角的功效与羚羊角类似，可清热凉肝，除心中之火，故可"安心"，用于高热惊风，热扰心神等证。察本品并无明显补益作用，故其益气并非指补气，而应是指其清热除邪，则正气安，气自益。《神农本草经疏》云："惊悸平则心自安。热伤气，热除则气自益。"具有"轻身"作用的药物多可通过补益或祛邪，激发身体和精神的活力，调节体内外环境的平衡，使人感到轻健有力。羖羊角令人"轻身"亦为其除热定惊的结果。

羚 羊 角

【原文】羚羊角①，味咸，寒。主明目，益气起阴②，去恶血注下③，辟蛊毒恶鬼不祥，安心气，常不厌寐。生川谷。

【注释】

①羚羊角：哺乳动物，形状和山羊相似，四肢细长，蹄小而尖，有角，尾长短不一。多生活在草原或沙漠地区。角可入药。角：牛、羊、鹿等头上长出的坚硬的东西。

②益气起阴：益气，中医采用的一种补益气虚的治病方法。适用于内伤劳倦或病久虚羸、气短懒言、面色苍白、神疲无力、肌肉消瘦等症。起，由下向上，由小往大涨。阴，指阴精，在此指生殖之精。起阴即使阴精增长、补益阴精之意。此处指兴起男子之阴。

③注下：即下注，向下流泻。晋·潘尼《苦雨赋》云："雨纷射而下注兮，潦波涌而横流。"《南史·夷貊传上·中天竺国》云："所都城郭，水泉分流，绕于渠堑，下注大江。"此处指血痢或妇女赤带注下。

【来源】为牛科动物赛加羚羊的角。

【效用】

1. 主明目：治疗头晕目眩，目赤翳障。

2. 主辟蛊毒恶鬼不祥，安心气，常不厌寐：治疗肝风内动，惊痫抽搐，妊娠子痫，高热痉厥，癫痫发狂。

【集释】

1.《本草崇原》："羚羊角气味咸寒，禀水气也。角心木胎，禀木气也。禀水气而资养肝木，故主明目。先天之气，发原于水中，从阴出阳。羚羊角禀水精之气，故能益肾气而起阴。肝气不能上升，则恶血下注。羚羊角禀木气而助肝，故去恶血注下。羚羊乃神灵解结之兽，角有二十四节，以应天之二十四气，故辟蛊毒恶鬼不祥而常不魇寐也。"

2.《本草备要》："目为肝窍，此能清肝，故明目去障。肝主风，其合在筋，此能祛风舒筋，故治惊痫抽搐，骨痛筋挛；肝藏魂，心主神明，此能泻心、肝邪热，故治狂越僻谬，梦魇惊骇；肝主血，此能散血，故治瘀滞恶血，血痢肿毒；相火寄于肝胆，在志为怒，此能下气降火，故治伤寒伏热，烦懑气逆，食噎不通；羚之性灵，而精在角，故又辟邪而解诸毒。"

【阐微】

1. 羚羊角"主益气起阴"作用的讨论。

《神农本草经读》云："起阴者，阴器为宗筋而属肝，肝为木，木得烈日而萎，得雨露而挺也。"《神农本草经疏》云："经曰：壮火食气。又曰：热则骨消筋缓。火热太甚，则阴反不能起，而筋骨软。咸寒入下焦，除邪热则阴自起，气自益，筋骨强，身自轻也。"羚羊角清热解毒力强，热清则壮火平息，少火自能生气。邪热得去，真阴得保，阴精可健。可见羚羊角益气起阴实则是清热保阴。

2. 羚羊角治痘作用的讨论。

《本草备要》谓："昂按：痘科多用以清肝火，而《本草》不言治痘。"《本经逢原》谓："痘疮之血热毒盛者，为之必需；若痘疮之毒并在气分，而正面稠密不能起发者，又须羚羊角以分解其势，使恶血流于他处。"

犀　角

【原文】犀角，味苦，寒。主百毒，虫疰[1]邪鬼，障气[2]，杀钩吻鸩羽[3]蛇毒，除不迷惑厌寐。久服轻身。生山谷。

【注释】

[1]虫疰：是古代蛊毒与疰病两类病的合称。蛊毒，指古代畜养毒虫、毒蛇制成毒物；疰，主要指劳瘵。

[2]障气：指岭南闽广山区中山岚雾露烟瘴之气。通常多指恶性疟疾。

[3]鸩羽：传说中毒鸟，其羽剧毒，浸酒饮之立死。

【来源】为犀科动物印度犀、爪哇犀、苏门犀等的角。

【效用】

1. 主百毒：治疗一切毒邪，诸如蛊疰，山岚瘴气之毒，钩吻，鸩鸟羽毛之毒及蛇虫之毒等。

2. 除不迷惑厌寐：治疗邪热所致之神思迷惘，心神混乱，疑惑不定，恍惚惊悸，眠不安稳，梦寐多魇等。

【集释】

1.《神农本草经疏》："入足阳明，兼入手少阴经。阳明为水谷之海，无物不受；又口鼻为上下阳明之窍，邪气多从口鼻而入。凡蛊毒鬼瘴，与夫风火邪热气之侵人也，必先入于是经。犀角为阳明经正药，其性神灵而寒，故能除邪鬼，省魇寐。其味苦寒能散邪热，解诸毒，故主百毒鬼疰，瘴气，杀钩吻、鸩羽、蛇毒，及伤寒瘟疫头痛寒热等证也。邪热去则心经清明，人自不迷惑，胃亦遂安，而五脏皆得所养，故能令人骏健，及久服轻身也。"

2.《本经逢原》："犀之精灵皆聚于角，足阳明胃为水谷之海，饮食药物必先受之，故犀角能凉血散血，及蓄血惊狂斑痘之证，皆取以通利阳明血结耳。"

3.《本草求真》："用此苦寒之性，使之专入阳明，以清诸热百毒也。热邪既去，心经自明，所以狂言妄语，热毒痈肿，惊烦目赤，吐血衄血蓄血，时疫斑黄，痘疮黑陷等症，无不由于入胃入心，散邪清热，凉血解毒之功也。"

【阐微】犀角用药的讨论。

《药性赋》"犀角解乎心热"，深刻揭示出其功效之长。明、清之前，将其作为清热凉血、息风定惊、清热解毒之要药。所谓温病凉开之"三宝"安宫牛黄丸、紫雪丹、至宝丹，均有本品配入，主要用于急性热病热入血分所致之惊狂、谵妄、发斑、急黄、吐衄出血、热毒神昏等证。然现已禁用，故今人多以水牛角代之。

天　鼠　屎

【原文】天鼠屎[①]，味辛，寒。主面痈肿，皮肤洗洗，时痛，肠中血气，破寒热积聚，除惊悸。一名鼠法，一名石肝。生山谷。

【注释】

①天鼠屎：天鼠又名蝙蝠、仙鼠、飞鼠、夜燕。《本草纲目》云："即伏翼屎也。天鼠，《方言》一名仙鼠。"鼠法、石肝为其别称。今称"夜明砂"。

【来源】为蝙蝠科动物蝙蝠、大管鼻蝠、普通伏翼、大耳蝠、华南大棕蝠、蹄蝠科动物大马蹄蝠及菊头蝠科动物马铁菊头蝠等的粪便。

【效用】

1. 主面痈肿，皮肤洗洗，时痛：治疗面部疮疡肿毒，时寒时热如疟疾症状，时时作痛。

2. 主腹中血气，破寒热积聚：治疗腹部瘀血阻滞，癥瘕积聚，恶寒发热等。

3. 除惊悸：治疗惊悸不安。

【集释】

1.《神农本草经疏》："夜明砂，今人主明目，治目盲障翳，取其气类相从也。其味辛寒，乃入足厥阴经药，《本经》所主诸证，总属是经所发，取其辛能散内外结滞，寒能除血热气壅故也。然主疗虽多，性有专属，明目之外，余皆可略。"

2.《本草乘雅半偈》："玄晖不夜，因名夜明；以蚊蚋为食，蚊蚋伏翼；夏出冬蛰，顺时序为浮沉；夜翼昼伏，互昼夜为吸呼；伏则倒悬，具阴阳颠倒之象耳。食石钟乳者，朱冠雪体，即肉芝类，故功用与钟乳六芝等。芝以夏现，乳以夏溢，化相感，性相近也。"

【阐微】天鼠屎"主面痈肿，皮肤洗洗"作用的讨论。

《本草汇言》云："此物坚寒明肃，能活瘀消积，故所治积聚癥瘕，惊痫盲障等疾，皆足厥阴血分病也，今方用甚鲜，因淘取不多得也。"《本草崇原》云："主治面痈肿者，面属阳明也。皮肤洗洗时痛者，皮肤属太阳也。痈肿则血气不和，阳明行身之前，而治面之痈肿，则腹中血气之病，亦可治也。皮肤洗洗，则身发寒热。皮肤时痛，则寒热积聚，太阳主通体之皮肤，而治皮肤洗洗之时痛，则自发寒热而邪积凝聚者，亦可破也。"夜明砂辛散寒泄，善清热散瘀，故治疗邪热结聚之疮疡肿毒。而古今临床更多应用于治疗目盲障翳、目赤肿痛，盖亦取其清肝热、散瘀毒之效。

猬　皮

【原文】猬皮[①]，味苦，平。主五痔阴蚀下血，赤白五色，血汁不止，阴肿痛引腰背[②]，酒煮杀之。生川谷。

【注释】

①猬皮：猬同猬，即刺猬，因药用动物刺猬之外皮，故名。段玉裁《说文解字注》云："猬，或从虫作。""皮，剥取兽革者谓之皮。凡皮之属皆从皮。"《本草纲目》云："彙古猬字。俗作猬。""按《说文》'彙'字篆文象形，头足似鼠，故有鼠名。""猬皮治胃逆，开胃气有功。其字从虫从胃，深有理焉。"

②阴肿痛引腰背：外阴部肿胀疼痛，疼痛牵引到腰背部。

【来源】为刺猬科动物刺猬或短刺猬的皮。

【效用】

1. 主五痔阴蚀下血，赤白五色，血汁不止：治疗阴部蚀疮，崩漏带下，肠风便血，痔疮出血等。

2. 主阴肿痛引腰背：治疗外阴肿痛，痛连腰背等。

【集释】

1.《神农本草经疏》："猬，鼠类，属水，其皮毛戟刺如针，属金，故味苦平，平即兼辛。大肠属金，以类相从，故能治大肠湿热、血热为病，及五痔，阴蚀，下血赤白五色，血汁不止也。阴肿痛引腰痛，腹痛疝积，皆下焦湿热邪气留结所致，辛以散之，苦以泄之，故主之也。"

2.《本草新编》："猬皮，味苦，气平，无毒。主五痔血流大肠，理诸疝痛引小腹，治胃逆，塞鼻衄，开胃气，消痔，腹胀痛可止，阴肿痛能祛，亦备用之物也。"

3.《本经逢原》："其皮除目中翳障。《本经》主五痔阴蚀，取其锐利破血也。酒煮，治阴肿痛引腰背，取筋脉能收纵也。"

【阐微】猬皮止血作用的讨论。

《神农本草经》载猬皮："主五痔阴蚀下血，赤白五色，血汁不止。"明确刺猬皮有止血之功效。《药性论》云："主肠风泻血，痔病有头，多年不差者。"《本草蒙筌》云：

"主五痔血流大肠，理诸疝痛引小腹。治胃逆开胃气殊功，塞鼻衄消鼻痔立效。"《本草崇原》云："治下血赤白五色，血汁不止。"《杨氏家藏方》之猬皮散以刺猬皮与槐花等量研末服用，主治湿热下注的痔漏下血。《简要济众方》以猬皮烧末，生油调敷痔疮局部，具有收敛生肌作用。可见，刺猬皮善入血分，能收敛止血，以治便血、痔血等下焦出血证为主。既可内服止血，又能局部外敷，收敛创面，止血生肌。此外，刺猬皮烧灰研末，可治鼻衄，如《得配本草》："止鼻衄，以末吹鼻。"

露 蜂 房

【原文】露蜂房①，味苦，平。主惊痫瘛疭，寒热邪气，癫疾，鬼精，蛊毒，肠痔。火熬之，良。一名蜂肠。生山谷。

【注释】

①露蜂房：蜂居之室曰蜂房。《新修本草》云："此蜂房，用树上悬得风露者。"故名露蜂房。

【来源】为胡蜂科昆虫马蜂、日本长脚蜂或异腹胡蜂的巢。

【效用】

1. 主惊痫瘛疭：治疗惊风、痫症、抽搐等。

2. 主肠痔：治疗肛边肿核痛，发寒热而血出者。

【集释】

1.《神农本草经疏》："蜂房主惊痫瘛疭，及诸痫疽恶毒，正取其攻散邪恶，以毒攻毒之意。若病属气血虚，无外邪者，与夫痫疽溃后元气乏竭者，皆不宜服。"

2.《本经逢原》："露蜂房，阳明药也。《本经》治惊痫癫疾，寒热邪气，蛊毒肠痔，以其能祛涤痰垢也。疮疡齿痛及他病用之者，皆取其以毒攻毒杀虫之功耳。"

【阐微】露蜂房治风功用的讨论。

露蜂房，《神农本草经》谓"主惊痫瘛疭""癫疾"。惊痫瘛疭，指惊风、痫证所致抽搐之症；癫疾，乃精神错乱失常的表现。多属动风之类疾病。《本草崇原》曰："蜂房水土结成，又得雾露清凉之气，故主祛风解毒，镇惊清热。"然后世多用露蜂房止痒。如《姚僧坦集验方》治风邪皮肤瘙痒，用本品与蝉蜕调服。《梅师集验方》治风瘾疹，以之与芒硝外敷。《疡医大全》治癣，以之配枯矾调涂。说明后世已经从《神农本草经》祛风止痉、镇惊逐渐转变为祛外风以止痒。露蜂房攻毒杀虫为世所公认，故其止痒应与祛风、杀虫有关，也应在治疗皮肤瘙痒方面加以重视。

鳖 甲

【原文】鳖甲①，味咸，平。主心腹癥瘕坚积，寒热，去痞，息肉②，阴蚀，痔，恶肉③。生池泽。

【注释】

①鳖甲：《说文解字》云："鳖，甲虫也。""甲，东方之孟，阳气萌动，从木戴孚

甲之象。一曰人头宜为甲，甲象人头。凡甲之属皆从甲。"《本草纲目》云："鳖行蹩躠，故谓之鳖。"是一种水生动物的骨甲。

②息肉：息，多出、盈余之意。《说文解字》云："息者，身外生之也。"《圣济总录》云："附着鼻间，生若赘疣，有害于息，故名息肉。"人体黏膜面长出的、多余的、像肉质的突起部分统称为息肉，上至鼻腔、声带，下到直肠、宫颈，均可出现，属良性肿瘤的一种。

③恶肉：病名。《肘后备急方》云："恶肉病者，身中忽有肉，如赤小豆粒突出，便长如牛马乳，亦如鸡冠状。"包括现在临床疣赘及疤痕疙瘩等。另指腐肉，即疮疡周围异常增生的肉芽组织。《外科理例》云："恶肉者，腐肉也。痈疽溃后，腐肉凝滞，必须去之，推陈致新之意。"

【来源】为鳖科动物鳖的背甲。

【效用】

1. 主心腹癥瘕坚积，去痞：治疗癥瘕积聚，久疟疟母，瘀血经闭等。

2. 主寒热：治疗阴虚发热，骨蒸劳热等。

3. 主息肉，阴蚀，痔，恶肉：治疗息肉，阴蚀疮，痔疮，疣赘腐肉等。

【集释】

1.《神农本草经疏》："甲主消散者，以其味兼乎平，平亦辛也。咸能软坚，辛能走散，故《本经》主癥瘕坚积寒热，去痞疾、息肉、阴蚀、痔核、恶肉。《别录》疗温疟者，以疟必暑邪为病。类多阴虚水衰之人，乃为暑所深中。邪入阴分，故出并于阳而热甚，入并于阴而寒甚。元气虚羸则邪陷而中焦不治，甚则结为疟母。甲能益阴除热而消散，故为治疟之要药，亦是退劳热在骨，及阴虚往来寒热之上品。血瘕腰痛，小儿胁下坚，皆阴分血病，宜其悉主之矣。劳复、女劳复为必须之药。劳瘦骨蒸，非此不除。产后阴脱，资之尤急。"

2.《本草备要》："咸平属阴，色青入肝，治劳瘦骨蒸，往来寒热，温疟疟母，疟必暑邪，类多阴虚之人，疟久不愈，元气虚羸，邪陷中焦，则结为疟母。鳖甲能益阴除热而散结，故为治疟要药。腰痛胁坚，血瘕痔核，咸能软坚。经阻产难，肠痈疮肿，惊痫斑痘，厥阴血分之病。时珍曰：介虫阴类，故皆补阴，或曰：本物属金与土，故入脾肺而治诸证。"

3.《本草经解》："鳖甲气平，秉天秋收之金气，入手太阴肺经；味咸无毒，得地北方之水味，入足少阴肾经。气味俱降，阴也。心腹者，厥阴肝经经行之地，积而有形可征谓之癥，假物而成者谓之瘕，坚硬之积，致发寒热，厥阴肝气凝聚，十分亢矣，鳖甲气平入肺，肺平可以制肝，味咸可以软坚，所以主之也。痞者肝气滞也，咸平能制肝而软坚，故亦主之。息肉、阴蚀、痔、恶肉，一生于鼻，鼻者肺之窍也；一生于二便，二便肾之窍也，入肺肾而软坚，所以消一切恶肉也。"

【阐微】

1. 鳖甲"主癥瘕坚积"作用的讨论。

《神农本草经》载："鳖甲，味咸平。主心腹癥瘕坚积。"后世对此多有发挥。《名医别录》言鳖甲主治"血瘕，腰痛，小儿胁下坚"。《药性论》也认为其"主宿食、癥块、痃癖气、冷瘕"。《本草衍义补遗》谓其"治心腹癥瘕、坚积，尤效"。《本草汇言》进一步论述到："厥阴血闭，邪结渐至寒热，为癥瘕、为痞胀、为疟疾、为淋沥、为骨蒸者，咸得主之。"《本草崇原》云："主治心腹癥瘕，坚积寒热者，言心腹之内，血气不和，则为癥为瘕，内坚结而身寒热。鳖禀水阴之气，上通君火之神，神气内藏，故治在内之癥瘕坚积。又曰去痞疾者，言癥瘕坚积，身发寒热。若痞疾，则身无热寒，而鳖甲亦能去也。夫心腹痞积，病藏于内。若息肉，阴蚀，痔核，恶肉，则病见于外。鳖甲属金，金方攻利，故以外之恶肉阴痔，亦能去也。"《神农本草经读》云："心腹者，合心下、大腹、小腹以及胁肋而言也，癥瘕坚硬之积，致发寒热，为厥阴之肝气凝聚，鳖甲气平可以制肝，味咸可以软坚，所以主之也。痞者，肝气滞也，咸平能制肝而软坚，故亦主之。蚀肉、阴蚀、痔核、恶肉。"鳖甲味咸软坚消癥，性平滋阴扶正，亦消亦补，祛邪扶正，目前在肿瘤治疗中发挥着重要作用。

2. 鳖甲临床应用禁忌症的讨论。

《日华子本草》谓鳖甲能"堕胎"；《本草纲目》云鳖甲"主妇人经脉不通，难产"；《神农本草经疏》谓鳖甲"妊娠禁用"，故妊娠期间忌用鳖甲。《医学衷中参西录》谓鳖甲"不可用于虚弱之症"，《中药大辞典》载"孕妇慎服"，《中华本草》载"孕妇禁服"，然《中国药典》未提及妊娠禁忌。鳖甲乃阴寒之物，胃肠功能较弱者易产生过敏反应而出现泄泻、皮肤瘙痒、起风疹团等，故脾胃虚寒，食少便溏者不宜服用。

柞　蝉

【原文】柞蝉[①]，味咸，寒。主小儿惊痫，夜啼，癫病，寒热，生杨柳上。

【注释】

①柞蝉：柞即蚱。《周礼·考工记》云："柞为咋咋声。"《玉篇》云："蚱，蝉声也。"《说文解字》云："蝉，以旁鸣者，从虫单声。""单，大也。"《本草纲目》云："夏月始鸣，大而色黑者，蚱蝉也。"《本草衍义》云："夏月身与声皆大者是。"以其鸣声相似为名。

【来源】为蝉科动物黑蚱的干燥全体。

【效用】

1. 主小儿惊痫，夜啼，癫病：治疗小儿惊风抽搐，夜啼。

2. 主癫病：治疗癫痫。

3. 主寒热：治疗外感寒热等。

【集释】

1.《本草蒙筌》："味咸、甘，气寒。无毒。夏秋林内，处处有鸣。收取蒸干，勿令蠹蚀。治产妇胎衣不下，通乳堕胎；主小儿惊痫夜啼，驱邪逐热。"

2.《本草乘雅半偈》："主小儿不能从蒸及变，内逆而为惊痫癫疾寒热，与不鸣于昼，反啼于夜者，皆厥藏番阴之证也。亦有转丸背拆，化为玄蝉，运转任督，以及蒸变，义更明显。蜕主生子不下，亦取解甲变化之易耳。"

【阐微】

1. 蚱蝉生杨柳上的讨论。

《本草图经》谓："蚱蝉，《本经》不载所出州土，但云生杨柳上，今在处有之。陶隐居以为哑蝉，苏恭以为鸣蝉。二说不同。按字书解蚱字云，蝉声也，苏说得之矣。蝉类虽众，而为时用者，独此一种耳。"《本草衍义》云："夏月身与声皆大者是，始终一般声，仍乘昏夜方出土中，升高处，背壳坼蝉出。所以皆夜出者，一以畏人，二畏日炙，干其壳而不能蜕也。"可见，蚱蝉生杨柳上并非出生在杨柳上，哑蝉、鸣蝉药效的区别，有待进一步深入研究。

2. 蚱蝉药性的讨论。

蚱蝉，味咸，寒。《药性论》云："味酸。"《本草纲目》云："咸，甘，寒，无毒。"《本草崇原》云："气味咸甘寒，无毒。"《本经疏证》云："味咸、甘、寒，无毒。"《本经逢原》云："咸甘寒，无毒。"《神农本草经百种录》云："味咸，寒。"《神农本草经读》云："气味寒咸。"《中华本草》云："味咸、甘，性寒。"可见，蚱蝉的甘、酸味不是《神农本草经》最早所载药性，甘、酸是其真实滋味还是所示效用，有待进一步研究。

乌贼鱼骨

【原文】乌贼鱼骨[①]，味咸，微温。主女子漏下，赤白经汁，血闭，阴蚀，肿痛，寒热，癥瘕，无子。生池泽。

【注释】

①乌贼鱼骨：《图经本草》云："腹中有墨可用，故名乌鲗。能吸波噀墨，令水溷黑，自卫以防人害。又《南越志》云：其性嗜乌，每自浮水上，飞乌见之，以为死而啄之，乃卷取入水而食之，因名乌贼，言为乌之贼害也。"《本草纲目》云："骨名海螵蛸，象形也。"以质松易折断、体轻如飘绡为其性状特征，故以为名。现通用名海螵蛸。

【来源】为乌贼科动物无针乌贼或金乌贼的干燥内壳。

【效用】

1. 主女子漏下，赤白经汁：治疗崩漏、赤白带下等。

2. 主阴蚀，肿痛：治疗女子外阴溃疡黄水淋沥，或痛或痒，肿胀坠痛，或形成溃疡如虫蚀者，多伴有赤白带下等。

【集释】

1.《本草纲目》："乌贼骨，厥阴血分药也，其味咸而走血也。故血枯血瘕，经闭崩带，下痢疳疾，厥阴本病也；寒热疟疾，聋，瘿，少腹痛，阴痛，厥阴经病也；目翳流泪，厥阴窍病也。厥阴属肝，肝主血，故诸血病皆治之。"

2.《本草求真》："凡诸血病因于寒湿，而见阴户肿痛，丈夫阴肿，下痢疳疾，暨血瘕血崩血闭，腹痛环脐，目翳泪出，聤耳出脓等症。服此咸能走血，温能除寒逐湿，则血脉通达，而无诸血障害之弊矣。"

【阐微】

1. 乌贼鱼骨治疗"血闭""癥瘕"作用的讨论。

《本草求真》载："经闭有有余、不足二病，有余者血滞，不足者肝伤。乌鲗所主者，肝伤血闭不足之病，正与《素问》相合。"《本草经解》谓："肝藏血，血枯则血闭，其主之者，味咸以通之。……寒热癥瘕者，癥瘕而发寒热也，乌贼骨咸软坚，温可散寒热也。"乌贼鱼骨味咸，入肝经而走血脉，用于肝虚血枯血滞之经闭、癥瘕。

2. 乌贼鱼骨"主无子"作用的讨论。

《神农本草经疏》云："男子肾虚则精竭无子，女子肝伤则血枯无孕。咸温入肝肾，通血脉而祛寒湿，则诸证除，精血足，令人有子也。"乌贼鱼骨通血脉而通血益精，故可用于肝肾不足，精血枯涸，枯血阻滞之不孕不育。但其无明显补虚之力，故用此补益肝肾则力显不足。故《本草新编》谓："男子肾虚则精涸，女子肝伤则血枯，皆非有子之兆。乌贼鱼骨虽入肝肾，不能大补其精血，徒藉此物，即终年饱食，又何能生子哉。"

白 僵 蚕

【原文】白僵蚕[1]，味咸。主小儿惊痫夜蹄，去三虫，灭黑皯，令人面色好，男子阴疡病[2]。生平泽。

【注释】

①白僵蚕：《本草纲目》云："蚕病风死，其色自白，故曰白僵。"

②阴疡病：疡，《说文解字》云"脉疡也。"《广韵》云："病相染也。"段玉裁《说文解字注》云："脉疡者，善惊之病也。"阴疡病即阴易病。《诸病源候论》云："其男子病新瘥未平复，而妇人与之交接得病者，名曰阳易。其妇人得病新瘥未平复，而男子与之交接得病者，名曰阴易。"即阴部溃疡病。

【来源】为蚕蛾科昆虫家蚕4～5龄幼虫感染白僵菌而致死的干燥体。

【效用】主小儿惊痫夜蹄：治疗肝风夹痰，惊痫抽搐，小儿惊风，破伤风等。

【集释】

1.《本草崇原》："僵蚕色白体坚，气味咸辛，禀金水之精也。东方肝木，其病发惊骇，金能平木，故主治小儿惊痫。金属乾而主天，天运环转，则昼开夜合，故止小儿夜啼。金主肃杀，故去三虫。水气上滋，则面色润泽，故主灭黑皯而令人面色好。金能制风，咸能杀痒，故治男子阴痒之病。"

2.《本草备要》："僵而不腐，得清化之气，故能治风化痰，散结行经。蚕病风则僵，故因以治风，能散相火逆结之痰。其气味俱薄，轻浮而升，入肺肝胃三经。治中风失音，头风齿痛，喉痹咽肿，炒为末，姜汤调下一钱，当吐出顽痰。丹毒瘙痒，皆风热为病。瘰疬结核，痰疟血病，崩中带下，风热乘肝。小儿惊疳，肤如鳞甲，由气血不足，亦名胎垢，煎汤浴之。……若诸证由于血虚而无风寒客邪者勿用。"

3.《神农本草经百种录》："僵蚕因风以僵，而反能治风者，何也？盖邪之中人也，有气而无形，穿经透络，愈久愈深，以气类相反之药投之，则拒而不入，必得与之同类者，和入诸药，使为乡道，则药力至于病所，而邪与药相从，药性渐发，邪或从毛空出，或从二便出，不能复留矣，此即从治之法也。风寒暑湿，莫不皆然，此神而明之之道，不专恃正治奏功也。"

【阐微】白僵蚕"灭黑䵟，令人面色好"作用的讨论。

《神农本草经》言其"灭黑䵟，令人面色好"，后世多有实践并广为发扬。《名医别录》载："灭诸疮瘢痕。"《药性论》云："与衣中白鱼、鹰屎白等分，治疮灭瘢。"《神农本草经疏》云其："入足厥阴，手太阴、少阳经。""辛能祛散风寒，温能通行血脉，故主如上诸证也。肺主皮毛，而风邪客之，则面色不光润，辛温入肺，去皮肤诸风，故能灭面黑䵟，及诸疮瘢痕，令人面色好也。"盖白僵蚕有祛风热，通经络，使气血直达肌腠，从而发挥美容之功。

樗　鸡

【原文】樗鸡①，味苦，平。主心腹邪气，阴痿，益精，强志，生子好色，补中轻身。生川谷。

【注释】

①樗鸡：《说文解字》云："樗，即臭椿。"该虫多居樗树（臭椿）上。《本草纲目》曰："其鸣以时，故得鸡名。其羽文彩，故俗呼红娘子、灰花蛾。"

【来源】为蜡蝉科动物樗鸡的成虫。

【效用】

1. 主心腹邪气：治疗瘀血经闭。

2. 主阴痿，益精，强志，生子好色：治疗阳痿，不孕等。

【集释】

1.《新修本草》："樗鸡，味苦，平，有小毒。主心腹邪气阴痿，益精强志，生子好色，补中轻身。又疗腰痛，下气，强阴多精，不可近目。"

2.《本草汇言》："红娘子，通血闭，行瘀血，破胎孕之药也。陶隐居曰：此药性味猛厉，为虫类之最酷者。"

3.《本草崇原》："樗鸡生于木上，味苦色赤，禀木火之气化。主治心腹邪气者，禀火气以治心，禀木气以治腹也。治阴痿者，火气盛也。益精强志者，水火相济也。生子好色者，木生火也。补中轻身者，火生土也。"

【阐微】樗鸡"补中轻身"作用的讨论。

樗鸡实为有毒之品，药性猛烈，活血散结，何以能益精强志，生子补中？《本草汇言》云："与芫青、斑蝥同用，亦是活血散结之义也。何前人集《神农本经》谓为益精强志、生子补中之说，欺世害民，莫此为甚，岂仁人济世之书哉？"樗鸡以活血化瘀、散结解毒为其所长。然而近代医家畏其有毒，因为此虫能分泌毒液，刺激人皮肤而发泡，故很少用，现代被列入医疗用毒性药品管理品种目录。古代医家以之"以毒攻毒"，祛邪治病，似应发掘。

蜚虻

【原文】 蜚虻[1]，味苦，微寒。主逐瘀血，破下血积坚痞[2]，癥瘕，寒热，通利血脉及九窍。生川谷。

【注释】

①蜚虻：蜚虻一名虻虫，大如蜜蜂，腹凹褊，微黄绿色，牲啖牛马血。虻乃吮血之虫，性又飞动，故主逐瘀血积血，通利血脉，九窍。

②坚痞：痞，痛也，指腹内结滞而痛。坚痞是指胸腹间气机阻塞不舒的一种自觉症状，常会有胀满的感觉。

【来源】 虻科虻属动物华虻及其同属多种昆虫和华虻属双斑黄虻的雌性全虫。

【效用】

1. 主逐瘀血，破下血积坚痞，癥瘕，寒热：治疗血瘀经闭、产后恶露不尽、蓄血发狂、癥瘕积块等。

2. 通利血脉及九窍：治疗跌打损伤、血瘀肿痛、喉痹等。

【集释】

1.《本草纲目》："成无己云，苦走血。血结不行者，以苦攻之。故治蓄血用虻虫，乃肝经血分药也。古方多用，今人稀使。"

2.《神农本草经疏》："蜚虻，其用大略与䗪虫相似，而此则苦胜，苦能泄结；性善啮牛马诸畜血，味应有咸，咸能走血。故主积聚癥瘕，一切血结为病，如经所言也。苦寒又能泄三焦火邪，迫血上壅，闭塞咽喉，故主喉痹结塞也。今人以其有毒，多不用，然仲景抵当汤、丸，大黄䗪虫丸中咸入之，以其散脏腑宿血结积有神效也。"

3.《本草求真》："微苦微咸，气寒有毒。善啖牛马猪血，因其性以为用，故以之治一切血结诸病。故凡病血蓄而见身黄脉结，腹痛如狂，小便利，并坚瘕积块疟母，九窍闭塞者服之自克有效。以苦泄结，咸走血故也。且色青入肝，服之宜入肝脏血分而散之矣。"

【阐微】 蜚虻"通利血脉及九窍"作用的讨论。

《本草崇原》曰："虻乃吮血之虫，性又飞动，故主逐瘀血积血，通利血脉、九窍。"《本经逢原》亦言："虻食血而治血，因其性而为用，肝经血分药也。……苦走血，血结不行者，以苦攻之，其性虽缓，亦能堕胎。"可见，蜚虻通利血脉之功，主要是基于其苦泄通利，又主飞动之天性，同时又能入血分，故能通利血脉、驱逐瘀血。《神农本草经疏》又言："苦寒又能泄三焦火邪，迫血上壅，闭塞咽喉，故主喉痹结塞也。"又由于其性苦中兼寒，故又能清泄火热，通利因火邪升腾致血热上逆所致的清窍闭塞。

䗪 虫

【原文】 䗪虫[1]，味咸，寒。主心腹寒热，洗洗，血积癥瘕，破坚，下血闭，生子大，良。一名地鳖。生川泽。

【注释】

①䗪虫：《神农本草经疏》云："䗪虫生于下湿土壤之中，故其味咸，气寒。得幽暗之气，故其性有小毒。以刀断之，中有白汁如浆，凑接即连，复能行走，故今人以之治跌扑损伤，续筋骨有奇效。"《本草崇原》云："陆农师云：䗪逢申日则过街，故又名过街，生人家屋下土中湿处及鼠壤中，略似鼠妇而圆，大寸余，无甲有鳞。"

【来源】为鳖蠊科昆虫地鳖或冀地鳖的雌虫干燥体。

【效用】

1. 主心腹寒热，洗洗，血积癥瘕：治疗胸腹部寒热错杂，寒战，血液淤积成癥瘕积聚等。

2. 破坚，下血闭，生子大，良：治疗干血成劳，血瘀经闭，产后瘀滞腹痛等。

【集释】

1.《本草纲目》："行产后血积，折伤瘀血，治重舌木舌口疮，小儿腹痛夜啼。"

2.《神农本草经疏》："咸寒能入血软坚，故主心腹血积，癥瘕血闭诸证，血和而荣卫通畅，寒热自除，经脉调匀，月事时至，而令妇人生子也。又治疟母为必用之药。"

【阐微】䗪虫"主心腹寒热，洗洗，血积癥瘕"作用的讨论。

《神农本草经疏》言："夫血者，身中之真阴也。灌溉百骸，周流经络者也。血若凝滞，则经络不通，阴阳之用互乖，而寒热洗洗生焉。"并且《本草求真》亦言："人阴血贯于周身，虽赖阳和，亦忌燥烈。若热气内郁，则阴阳阻隔而经络不通，因而寒热顿生。得此咸寒入血软坚，则凡血聚积块癥瘕，靡不因是而除。"可见此处的"心腹寒热，洗洗"是由于因邪热入血，煎熬血分，血液凝滞，瘀热互结，致腹部经脉瘀阻，则腹部气血不运，失去了气血的正常温煦，导致腹部如凉水布散，故寒冷洗洗。若瘀血阻滞日久，则成癥瘕积聚。故当今常用䗪虫治疗腹腔肿瘤，尤其是妇科肿瘤。

第五节　果菜部中品

梅　实

【原文】梅实①，味酸，平。主下气，除热，烦满，安心，肢体痛，偏枯②不仁，死肌，去青黑志③，恶疾④。生川谷。

【注释】

①梅实：即乌梅。"梅"，古字作"楳"。《集韵》载："梅，或作楳。"《本草纲目》载："梅古文作呆，象子在木上之形。梅乃杏类，故反杏为呆。书家讹为甘木。后作梅，从每，谐声也。"

②偏枯：即半身不遂。症见一侧肢体偏废不用，或兼疼痛，久则患肢肌肉枯瘦，神志无异常变化。

③青黑志：为皮肤上色素沉着而形成的青色或黑色色斑。志，通"痣"。

④恶疾：即大风恶疾，或称厉风、麻风。

【来源】为蔷薇科植物乌梅干燥近成熟的果实。

【效用】下气：肺气上逆，久咳不止；胃气上逆，恶心呕吐。

【集释】

1.《本草乘雅半偈》："梅……先春而华，汲冰雪以自濡。色青味酸，入厥阴肝，肝色青，肝味酸故也。故主吮泄肾液，以润筋膜。经云：味过于酸，肝气已津，谭说酢梅，口中津出吮泄之力可征矣。是以对待水液焦涸，致热烦满闷，及上气令心不安，与偏枯不仁，致肢体痛，及死肌恶肉，青黑痣者，咸可濡以润之，藉子母更相生耳。"

2.《本草崇原》："梅花放于冬，而实熟于夏，独得先春之气，故其味酸，其气温平而涩，涩附于酸也。主下气者，得春生肝木之味，生气上升，则逆气自下矣。除热烦满者，禀冬令水阴之精，水精上滋，则烦热除而胸膈不满矣。安心者，谓烦热除而胸膈不满，则心气亦安。肢体痛，偏枯不仁，死肌，皆阳气虚微，不能熏肤充身泽毛，若雾露之溉。梅实结于春而熟于夏，主敷布阳气于肌腠，故止肢体痛，及偏枯不仁之死肌。阳气充达，则其颜光，其色鲜，故去面上之青黑痣，及身体虫蚀之恶肉。"

【阐微】乌梅功用古今差异的讨论。

乌梅，古今功用差异颇大。《神农本草经》列为中品，谓："主下气，除热烦满，安心，肢体痛，偏枯不仁，死肌，去青黑痣，恶肉。"所列功用，现代几乎成为历史。此后《名医别录》增入"止下痢，好唾，口干"，"利筋脉，去痹"。孟诜《食疗本草》谓治"大便不通，气奔欲死"，"霍乱心腹不安，及痢赤、治疟方多用之"。《本草拾遗》补充了"止渴调中，除冷热痢，止吐逆"。《日华子本草》还谓其："除劳，治骨蒸，去烦闷，涩肠止痢，消酒毒，治偏枯皮肤麻痹，去黑点，令人得睡。又入建茶、干姜为丸，止休息痢。"可见，在两晋至唐朝的这一历史时期，关于乌梅的认识一是宗经，即对《神农本草经》所列功用的具体化，如从《神农本草经》主"肢体痛"，到《名医别录》的"利筋脉，去痹"。从《神农本草经》和《本草纲目》"除热烦满，安心"，到《日华子本草》"除劳，治骨蒸，去烦闷"可证。其二是发展，如《名医别录》"止下痢，好唾，口干"，《食疗本草》"痢赤"，《本草拾遗》"止渴调中，除冷热痢，止吐逆"，《日华子本草》"涩肠止痢……又入建茶、干姜为丸，止休息痢"等，逐渐摆脱《神农本草经》的约束，而赋予了乌梅新的功用。李时珍《本草纲目》比较全面地记载了乌梅的主要功用，曰能"敛肺涩肠，治久咳，泻痢，反胃噎膈，蛔厥吐利，消肿，涌痰，杀虫，解鱼毒，马汗毒，硫黄毒"。其后《本草求原》又增加了"治溲血、下血、诸血证、口燥咽干"。从而使乌梅完全走出了《神农本草经》的认识，形成了现代乌梅敛肺、涩肠、生津、止血、安蛔的观点。

《神农本草经》所列功用并非全无用处。如去"死肌"，"青黑痣"，在古今均有应用。《名医别录》乌梅点痣方，去黑痣、蚀恶肉，用乌梅肉烧灰存性，加轻粉少许，香油调，点痣或涂恶肉，用于青黑痣、恶肉者。《刘涓子鬼遗方》治一切疮肉出，乌梅烧为灰，杵末敷上，恶肉立尽。《本草纲目》治诸疮胬肉：乌梅肉一个，用盐水研烂，合腊茶，入醋服之，或用乌梅、黄连、灶心土为末，茶调服，又有用乌梅肉烧存性，研末，敷恶肉上。现代有用乌梅酊（乌梅100克入70%乙醇1000毫升中浸泡10天，过滤后外搽患处）治白癜风、各种疣、痣等，说明具穿皮透肌之性。乌梅具解毒功效，又有腐蚀之力，故可去青黑痣、蚀恶肉、平胬肉。

综上所述，我们应正确对待乌梅功用从《神农本草经》到现代的发展变化，取其精华，去其糟粕。

蔄 实

【原文】蔄实①，味辛，温。主明目，温中，耐风寒，下水气，面目浮肿，痈疡。马蔄，去肠中蛭虫②，轻身。生川泽。

【注释】

①蔄实：《说文解字》云："蔄为辛菜。"《本草·释名》云："蔄类性皆飞扬。蔄之果实，又名蔄子、水蔄子。"

②蛭虫：有水蛭、山蛭、石蛭。《诸病源候论》云："石蛭著人，则穿啮肌皮，行人肉中，浸淫生疮。"

【来源】为蔄科植物水蔄的果实。

【效用】

1. 下水气，面目浮肿：治疗吐泻腹痛，水肿，小便不利等。

2. 主痈疡：治疗痈肿疮疡，瘰疬等。

【集释】

1.《本草汇言》："蔄实，散郁火，除目障，下水气。"

2.《本经逢原》："蔄实治消渴去热，及瘰疬癖痞腹胀，皆取其散热消积之功，及《本经》下水气，面浮肿，痈疡之用。"

【阐微】

1. 蔄实基原的讨论。

《本草图经》云："蔄类甚多，有紫蔄、赤蔄、青蔄、香蔄、马蔄、水蔄、木蔄等，凡七种。紫、赤二种，叶俱小狭而厚；青、香二种，叶亦相似而俱薄；马、水二种，叶俱阔大，上有黑点。"本条蔄实，不知何种蔄之果实。《本草衍义》云："蔄实，即《神农本草经》第十一卷中水蔄之子也。彼言蔄，则用茎。此言实，即用子。"故现今皆以水蔄之果实为正品。

2. 蔄实功效的讨论。

《中华本草》载蔄实："化湿利水，破瘀散结，解毒。主治吐泻腹痛，水肿，小便不利，癥积痞胀，痈肿疮疡，瘰疬。"而《神农本草经》中所载"温中，耐风寒"及"马蔄，去肠中蛭虫"在历代本草中极少提及，其科学性有待进一步深入研究。

葱 实

【原文】葱实①，味辛，温。主明目，补中不足，其茎可作汤，主伤寒寒热，出汗，中风面目肿。

【注释】

①葱实:《本草纲目》只言葱,无葱实;释名:芤、菜伯、和事草和鹿胎。时珍曰:"葱从凶,外直中空,有囱通之象也。芤者,草中有孔也,故字从孔,芤脉象之。葱初生曰葱针,叶曰葱青,衣曰葱袍,茎曰葱白,叶中涕曰葱苒。诸物皆宜,故曰菜伯、和事。"

【来源】葱实:为百合科植物葱的干燥成熟种子;葱白:为百合科植物葱的干燥茎。

【效用】

1. 主明目,补中不足:治疗眼目昏花、脾胃虚弱证等。

2. 主伤寒寒热,出汗,中风面目肿:治疗恶寒发热,有汗或无汗,风水水肿等。

【集释】

1.《神农本草经疏》:"辛能发散,能解肌,能通上下阳气,故外来怫郁诸证,悉皆主之。伤寒寒热,邪气并也。中风面目肿,风热郁也。……肝开窍于目,散肝中邪热,故云归目除肝邪气。"

2.《神农本草经读》:"葱白辛平发汗。太阳为寒水之经,寒伤于表则发热恶寒,得葱白之发汗而解矣。风为阳邪,多伤于上。风胜则面目浮肿,得葱之发汗而消矣。"

【阐微】葱实与葱茎的讨论。

《本草纲目》将葱细分为葱针(即葱的初生幼嫩者)、葱青(即葱叶)、葱袍(即葱茎、葱头部位的外衣)、葱白(即葱茎)、葱苒(葱叶中间的液体),却未提及葱实之名。又言:"汉葱一名木葱,其茎粗硬,故有木名。冬葱无子。汉葱春末开花成丛,青白色。其子味辛色黑,有皱纹,作三瓣状。收取阴干,勿令郁,可种可栽。"历代文献对葱白的性味、功用描述较多。《洁古珍珠囊》言:"葱茎白,味辛而甘平,气浓味薄,升也,阳也。入手太阴、足阳明经,专主发散,以通上下阳气。"《本草纲目》云:"葱乃释家五荤之一。生辛散,熟甘温,外实中空,肺之菜也,肺病宜食之。肺主气,外应皮毛,其合阳明。故所治之症多属太阴、阳明,皆取其发散通气之功,通气故能解毒及理血病。气者血之帅也,气通则血活矣。"以上均为对葱白功用的阐述,而对葱实的论述较少。在《经史证类备急本草》附方中载:"实,气味辛,大温,无毒。"《食医心镜》载:"眼暗补中:葱子半斤,为末,每取一匙,水二升,煎汤一升半,去滓,入米煮粥食之。亦可为末,蜜丸梧子大,食后米汤服一二十丸,日三服。"但在当今,尚未查找到关于"葱实"临床应用的文献报道。

薤

【原文】薤①,味辛,温。主金疮,疮败,轻身不饥耐老。生平泽。

【注释】

①薤:《本草纲目》云:"薤本文作韰,韭类也。故字从韭,从韰(音概),谐声也。今人因其根白,呼为薤子,江南人讹为莜子。其叶类葱而根如蒜,收种宜火熏,故俗人称为火葱。"

【来源】为百合科植物小根蒜或薤的干燥鳞茎。

【效用】主金疮,疮败:治疗疮疡等。

【集释】

1.《本草崇原》:"薤用在下之根,气味辛温,其性从下而上,主助生阳之气上升者也。《金匮》胸痹证,有栝蒌薤白白酒汤,栝蒌薤白半夏汤,枳实薤白桂枝汤,皆取自下而上从阴出阳之义。金疮疮败,则皮肌经脉虚寒,薤白辛温,从内达外,故能治之。生阳上升,则身轻不饥耐老。"

2.《本草备要》:"一名藠子,音叫。辛苦温滑。调中助阳,散血生肌,泄下焦大肠气滞。治泄痢下重,王好古曰:下重者,气滞也,四逆散加此以泄滞。按:后重亦有气虚、血虚、火热、风燥之不同。胸痹刺痛,张仲景用瓜蒌薤白白酒汤。肺气喘急,安胎利产,涂汤火伤,和蜜捣用。《肘后方》中恶卒死者,用薤汁灌鼻中,韭汁亦可。叶似韭而中空,根如蒜。取白用。忌牛肉。"

3.《本草经解》:"薤白气温,禀天春和之木气,入足厥阴肝经;味辛苦滑无毒,得地西南金火之味,而有润泽之性,入手太阴肺经、手少阴心经。气味升多于降,阳也。金疮气虚,则疮口不合,气温可以益气,所以主疮败也。气温达肝,肝气条畅,则气血日生,所以轻身。温暖脾土,土健所以不饥,味辛润血,血华所以耐老也。"

【阐微】

1. 薤"主金疮,疮败"作用的讨论。

《本经疏证》云:"或谓金疮疮败有二义,一者金疮,则肌肉既败而成疮,疮败则先疮而更败,是分疏《本经》之义。一者金疮因风寒而溃败,是附《别录》义于《本经》。愚意两说皆是,而究未能鉴然指所以用薤之故也。夫薤味辛性温,体滑气薰,凡辛温者类,躁烈而不能滑泽,惟此滑泽之至,露且难留,故取其辛温以开之,滑泽以行之,'温中散结'四字,实用薤之主脑矣,以此义傅之金疮疮败,遂可见金疮不败则非薤之所主,其所以败非更著风寒而何?《别录》更广其旨,即他疮之败由风寒者,莫不可治以是物,藉其温中有行,盖血留而气不能行,无金疮他疮之殊也,特他疮则血因滞阻,金疮则血方出骤止,为异耳。血留气阻,必生郁热,风寒又入之,斯寒热相搏而溃败,试思血气留阻,郁热昌炽之际,庸得以味辛性温者治之耶!故《别录》复申其义曰:'捣涂之。'明其可敷而不可服,犹嫌辛温足以助火,为风寒在外,郁火在内也。"可见,治疗金疮疮败用薤只可捣烂外涂,取其辛温开结,滑泽行利之性外散邪毒,故内郁火毒之疮痈切不可内服,以防助火。

2. 薤"轻身不饥耐老"作用的讨论。

《本草经解》云:"薤白气温,禀天春和之木气,入足厥阴肝经,味辛苦滑无毒,得地西南金火之味,而有润泽之性……气温达肝,肝气条畅,则气血日生,所以轻身;温暖脾土,土健所以不饿;味辛润血,血华所以耐老也。"由上可知,薤白其辛温润泽之性可以健脾暖胃,调气养血,从而达到"轻身不饥耐老"的作用。

水　苏

【原文】水苏①,味辛,微温。主下气,辟口臭,去毒,辟恶。久服,通神明,轻身,耐老。生池泽。

【注释】

①水苏：《说文解字》云："水，准也。北方之行。象众水并流，中有微阳之气也。凡水之属皆从水。""苏，桂荏也。从艸稣声。"《本草纲目》云："此草似苏而好生水旁，故名水苏。其叶辛香，可以煮鸡，故有龙脑、香苏、鸡苏诸名。"

【来源】 为唇形科植物水苏、华水苏或毛水苏的全草或根。

【效用】

1. 辟口臭、辟恶气：治疗口臭，血肉腐败之气等。

2. 去毒：即解毒，治疗中毒等。

【集释】

1.《本经逢原》："水苏，即苏之野生色青者，其气芳香，故《本经》所主，一皆胃病，专取芳香正气之义。《局方》用治血病者，取以解散血中之气也，气散则血亦散矣。"

2.《医林纂要》："鸡苏功用略似紫苏，而解毒不如，亦略似薄荷，而清凉不及。"

3.《本草求真》："鸡苏，专入肠胃，即龙脑薄荷也，又名水苏。生于水旁，系野生之物，味辛微温。功有类于苏薄，但苏薄其性稍凉，水苏其性稍温；苏薄其性主升，水苏其性主降；苏薄多于气分疏散，水苏多于血分温利。故凡肺气上逆而见头风目眩，与血瘀血热而见肺痿血痢，吐衄崩淋，喉腥口臭，邪热等病者，皆当用此宣泄，俾热除血止，而病自可以愈矣。"

【阐微】水苏治疗出血证作用的讨论。

《神农本草经》记载水苏能"辟口臭，去毒，辟恶气"，后世多有拓展，尤为治疗出血证方面。如《名医别录》首次提到水苏"主治吐血、衄血、血崩"。《日华子本草》更提出："治肺痿，崩中，带下，血痢，头风，目眩，产后中风，及血不止。"后《本草纲目》曰："鸡苏之功，专于理血下气，清肺辟恶消谷，故《太平和剂局方》治吐血衄血、唾血咳血、下血血淋、口臭口苦、口甜喉腥、邪热诸病，有龙脑薄荷丸方，药多不录。用治血病，果有殊效也。"《本草述》云："水苏之气味，《本经》辛，微温，尝之亦先辛而后甘，似与紫苏不甚异，但其辛者胜，其叶面青而背紫耳。紫苏之用如彼，乃水苏谓专于理血者何哉？盖苏皆禀气之温，味之辛，皆为火中之金，第其味之辛者胜于紫苏，而气之温者又逊之。""先哲治血证，如龙脑鸡苏丸，衄血；生料鸡苏散，吐血；鸡苏散，咳唾血；大阿胶丸，内大用鸡苏；又治虚热嗽衄血有鸡苏丸。如斯者不能尽举，然大都逆上之血，用之得宜，的有殊效。""似施于下行之血不宜，在方书中治下血者亦少也。"可见，后世多用水苏治疗上部出血证。

第六节　米谷部中品

大豆黄卷

【原文】大豆黄卷①，味甘，平。主湿痹，筋挛，膝痛。生大豆，涂痈肿，煮汁饮，杀鬼毒，止痛。

【注释】

①大豆黄卷：简称黄卷或豆卷，由豆科植物大豆的成熟种子经发芽后晒干而成。《本草乘雅半偈》云："始生之日黄，黄而卷。"故名大豆黄卷。《本草纲目》称其为豆蘖；《本草经集注》称其为大豆卷；《本草图经》称其为黄卷皮；《本经疏证》称其为菽蘖；崔禹锡《食经》称其为大豆蘖、黄卷；《食疗本草》称其为卷蘖；《长沙药解》称其为豆黄卷。

【来源】为豆科植物大豆的成熟种子经发芽干燥的炮制加工品。

【效用】主湿痹，筋挛，膝痛：治疗湿痹、肢体疼挛、腿膝关节烦痛。

【集释】

1.《本草纲目》："除胃中积热，消水病胀满。"

2.《本草汇言》："大豆黄卷，活血气，消水肿之药也。故蓐妇药中多用之，有行瘀血之妙也。水肿方中多用之，有行水之功也。仰思前古治湿痹久着，为痉挛膝痛，皆血与水气之所结也。"

3.《长沙药解》："大豆黄卷专泄水湿，善达木郁，通膝理而逐湿痹，行经脉而破血癥，疗水郁腹胀之病，治筋挛膝痛之疾"。

【阐微】大豆黄卷古今临床应用的讨论。

从古至今，已经公认大豆黄卷具有利湿、行瘀舒筋活络之功，用于治疗水湿内蕴所致的水肿、湿痹、肢体关节拘挛疼痛之证。其功用特点可能与其生长特性、形质有密切联系。正如《本经疏证》言："大豆作黄卷，比之种于土而生芽者异矣。始生之日黄，黄而卷，曲直之木性备矣。木之为物，脏真通于肝，肝藏筋膜之气也。夫筋聚于膝，膝属溪谷之府，故主湿痹筋挛膝痛者，象形从治法也。"《本草便读》又云："豆卷，即黑豆浸水中生芽者也，其性味功用，与黑豆大同。然其浸水生芽，则有生发之气，故亦能解表。至于宣风解毒，乃豆之本性，能舒筋者，亦因水湿所困耳。"可见，大豆黄卷尚有木性的曲直伸展、升发之性，故可以舒利经络气血，通利血脉，同时兼有发散郁邪之功。故《中药志》言其："发表利湿。治湿热内蕴，汗少，小便不利。"《圣济总录》中记载：大豆黄卷可治疗水病，通身肿满，喘急，大小便涩。方用大豆散：以大豆黄卷（醋拌炒干）、大黄（微煨去皮）各一两。临卧时以煎葱、橘皮汤调下，平明以利大肠为度。而《普济方》中载有黄卷散：记载大豆黄卷可治头风，湿痹，筋挛膝痛，胃中积热，大便结涩。临床用治小儿撮口及发噤：以初生时豆芽，研烂，以乳汁调和或生研绞取汁，少许与服亦得。《名医别录》中还记载，大豆黄卷"可治五脏不足，胃气结积，益气止痛，去黑皯，润肌肤皮毛"。现代临床对大豆黄卷应用只见于散在的文献报道。如用大豆黄卷治疗"春温夹湿重症"、偏头痛、宫颈癌等，其作用机理有待研究。

赤 小 豆

【原文】赤小豆①，主下水，排痈肿脓血。生平泽。

【注释】

①赤小豆：《广雅》云："小豆，荅也。"《本草纲目》曰："案《诗》云：黍稷稻粱，禾麻菽麦。此即八谷也。董仲舒注云：菽是大豆，有两种。小豆名，有三四种。王祯云：今之赤豆、白豆、绿豆、萱豆，皆小豆也。此则入药用赤小者也。"

【来源】 为豆科植物赤小豆或赤豆的干燥成熟种子。

【效用】

1. 主下水：治疗水肿、脚气、淋证、黄疸等水湿停聚证。

2. 排痈肿脓血：治疗疮疡肿毒、痢疾等。

【集释】

1.《本草崇原》："赤豆煮熟，其味则甘，生时其气微酸，故曰甘酸平。豆者，水之谷也，其性下沉，是主从上而下，由外而内，色赤属火，又主从下而上，由内而外。《本经》主下水肿，乃从上而下，由外而内也。排痈肿脓血，乃从下而上，由内而外矣。"

2.《本草求真》："赤小豆专入小肠。甘酸色赤，心之谷也。其性下行入阴，通小肠而利有形之病，故与桑白皮同为利水除湿之剂。十剂曰：燥可去湿，桑白皮、赤小豆之属是也。是以水气内停，而见溺闭腹肿，手足挛痹，痈肿疮疽，非此莫治。"

【阐微】 赤小豆"排痈肿脓血"作用的讨论。

《神农本草经》云赤小豆"排痈肿脓血"，后世亦多有记述。如《本草蒙筌》曰："外科称要剂，脚气为捷方。散痈肿，末调鸡子清箍。……小儿急黄烂疮，取汁洗之，不过三度。"《雷公炮制药性解》谓："赤小豆，南方心火之色也，故独入之。经曰诸疮痛痒，皆属心火，又曰心主血，故主疗如上。"李时珍在《本草纲目》中还记载了赤小豆的神奇疗效："又《朱氏集验方》云：宋仁宗在东宫时，患痄腮，命道士赞宁治之。取小豆七十粒为末，敷之而愈。中贵人任承亮后患恶疮近死，尚书郎傅永授以药立愈。叩其方，赤小豆也。予苦胁疽，既至五脏，医以药治之甚验。承亮曰：得非赤小豆耶？医谢曰：某用此活三十口，愿勿复言。有僧发背如烂瓜，邻家乳婢用此治之如神。此药治一切痈疽疮疥及赤肿，不拘善恶，但水调涂之，无不愈者。"以上验案在《本草备要》《本草求真》等著作中均有转载，可见，后世对赤小豆"排痈肿脓血"颇为推崇。现代也有不少用赤小豆外敷治疗腮腺炎、软组织损伤、关节扭伤及内服治疗血栓静脉炎、下肢皮肤血管炎的临床验案报道，但目前缺少现代药理机制的研究和阐释。

粟　米

【原文】 粟米①，味咸，微寒。主养肾气，去胃脾中热，益气。陈者，味苦，主胃热，消渴，利小便。

【注释】

①粟米：《说文解字》云："粟，嘉谷实也。"北方称为谷子，去皮即为小米。

【来源】 为禾本科植物粟谷的种仁。

【效用】

1. 去胃脾中热：治疗脾胃虚热、反胃呕吐、腹满食少、消渴、泄痢等。

2. 利小便：治疗小便不利等。

【集释】

1.《本草纲目》："粟之味咸淡，气寒下渗，肾之谷也，肾病宜食之。虚热消渴泄痢，皆肾病也，渗利小便，所以泄肾邪也。降胃火，故脾胃之病宜食之。"

2.《本草求真》："粟米，味咸气寒，功专入肾养气，及消胃热。凡人病因肾邪而见小便不利，消渴泄痢，与脾胃虚热而见反胃吐食，鼻衄血不止者，须当用此调治。以寒能疗热，咸能入肾，淡能渗湿，粟为谷类，谷又能养脾胃故也。"

【阐微】粟米"主养肾气，去胃脾中热，益气"作用的讨论。

《素问·藏气法时论》云"五谷为养"，粟米为五谷之一，更多作为我国的主要粮食之一而养命。《神农本草经》中言其"主养肾气，去胃脾中热，益气"，后世多作为药食同源之品用于"益气""养肾气"，如《千金要方》云："治反胃，食即吐。捣粟米作粉，和水丸如梧桐子大。七枚烂煮纳醋中，细吞之，得下便已。面亦得用之。"《良医心镜》云："主脾胃气弱，食不消化，呕逆反胃，汤饮不下。粟米半升杵如粉，水和丸如梧子，点少盐，煮令熟，点少盐，空心和汁吞下。"《良医心镜》云："主消渴口干，粟米炊饭食之，良。"

黍　米

【原文】黍米①，味甘，温。主益气补中，多热，令人烦。

【注释】

①黍米：《说文解字》云："黍，禾属而黏者也。以大暑而种，故谓之黍。从禾，雨省声。孔子曰：'黍可为酒，禾入水也。'""米，粟实也。象禾实行之形。凡米之属皆从米。"《增订殷虚书契考释》云："（甲文）或有水，黍为散穗，与稻不同，故作（开散）之形以象之。"《本草纲目》云："魏子才六书精蕴云：禾下从余，象细粒散垂之形。氾胜之云：黍者暑也。待暑而生，暑后乃成也。"

【来源】为禾本科植物黍的干燥种子。

【效用】主益气补中：治疗气虚证及五脏不足病证。

【集释】

1.《食疗本草》："烧为灰，和油涂杖疮，不作瘢，止痛。"

2.《日华子本草》："赤黍米，下气止咳嗽，除烦止渴，退虚热。"

3.《本草纲目》："嚼浓汁，涂小儿鹅口疮，有效。……黍者，暑也。以其象火，为南方之谷。盖黍最黏滞，与糯米同性，其气温暖，故功能补肺，而多食作烦热，缓筋骨也。"

【阐微】

1. 黍米品种的讨论。

《本草经集注》云："黍，荆、郢州及江北皆种之，其苗如芦而异于粟，粒亦大。

北人作黍饭，方药酿黍米酒，则皆用秫黍也。""丹黍米，此即赤黍米也，亦出北间，江东时有种，而非土所宜，多入神药用。又黑黍名秬，供酿酒祭祀用之。"《新修本草》云："黍有数种，以备注前条，今此通论丹黑黍米尔，不似芦，虽似粟而非粟也。穄即稷也，其释后条。"《本草纲目》云："郭义恭《广志》有赤黍、白黍、黄黍、大黑黍、牛黍、燕颔、马革、驴皮、稻尾诸名。俱以三月种者为上时，五月即熟。四月种者为中时，七月即熟。五月种者为下时，八月乃熟。《诗》云彤一卣，则黍之为酒尚也。白者亚于糯，赤者最黏，可蒸食，俱可作饧。古人以黍粘履，以黍雪桃，皆取其黏也。菰叶裹成粽食，谓之角黍。"又云："此误以黍为稷，以秫为黍也。盖稷之黏者为黍，粟之黏者为秫，粳之黏者为糯。《名医别录》本文着黍、秫、糯、稻之性味功用甚明，而注者不谙，往往谬误如此。今俗不知分别，通呼秫与黍为黄米矣。"可见，历代黍、秫、稷常混淆不清。

2. 黍米使用注意的讨论。

《食疗本草》云："性寒，有少毒，不堪久服，昏五脏，令人好睡……不得与小儿食之，令儿不，令久不能行。若与小猫、犬食之，其脚便𨂢曲。缓人筋骨，绝血脉。"《本草衍义》云："黏着难解，然亦动风。"《本草蒙筌》云："食多昏五脏贪眠，食久缓筋骨绝脉。小儿食足难健步，猫犬食脚忽偏斜。倘资充餐，务防所忌。"《本草省常》云："同葵菜食，损胃伤中气，同酒食，令人吞酸，新者有毒热甚，陈者良。"可见，黍米虽可补益，但不宜多食，陈者良否，有待进一步研究。

参 考 药

水银，味辛，寒。主疥瘘痂疡白秃，杀皮肤中虱，堕胎，除热，杀金银铜锡毒。熔化还复为丹，久服神仙不死。生平土。

殷孽，味辛，温。主烂伤瘀血，泄利寒热，鼠瘘癥瘕结气。一名姜石。生山谷。

铁精，平。主明目化铜。

铁落，味辛，平。主风热，恶疮，疡疽疮痂疥，气在皮肤中。

铁，主坚肌耐痛。生平泽。

理石，味辛，寒。主身热，利胃解烦，益精明目，破积聚，去三虫。一名立制石。生山谷。

长石，味辛，寒。主身热，四肢寒厥，利小便，通血脉，明目，去翳眇，下三虫，杀蛊毒。久服不饥。一名方石。生山谷。

肤青，味辛，平。主蛊毒，及蛇菜肉诸毒，恶疮。生川谷。

紫参，味苦、辛，寒。主心腹积聚，寒热邪气。通九窍，利大小便。一名牡蒙。生山谷。

马先蒿，味平。主寒热，鬼疰，中风湿痹，女子带下病，无子。一名马屎蒿。生川泽。

王孙，味苦，平。主五脏邪气，寒湿痹，四肢疼酸，膝冷痛。生川谷。

蜀羊泉，味苦，微寒。主头秃恶疮，热气，疥瘙，痂癣虫，疗龋齿。生川谷。

白马茎，味咸，平。主伤中脉绝，阴不起，强志益气，长肌肉，肥健，生子。眼，主惊痫，腹满，疟疾，当杀用之。悬蹄，主惊邪，瘈疭，乳难，辟恶气鬼毒蛊注，不祥。生平泽。

牛角䚡，下闭血，瘀血，疼痛，女人带下血。髓，补中填骨髓。久服增年。胆可丸药。

牡狗阴茎，味咸，平。主伤中，阴痿不起，令强热大，生子，除女子带下十二疾。一名狗精。胆主明目。

燕屎，味辛，平。主蛊毒鬼注，逐不祥邪气，破五癃，利小便。生平谷。

蟹，味咸，寒。主胸中邪气，热结痛，㖞僻面肿。败漆烧之致鼠。生池泽。

蛴螬，味咸，微温。主恶血，血瘀痹气，破折血在胁下坚满痛，月闭，目中淫肤，青翳白膜。一名蟦蛴。生平泽。

鮀鱼，味辛，微温。主心腹癥瘕，伏坚积聚，寒热，女子崩中，下血五色，小腹阴中相引痛，疮疥，死肌。生池泽。

活蝓，味咸，寒。主贼风㖞僻，轶筋及脱肛，惊痫，挛缩。一名陵蠡。生池泽。

石龙子，味咸，寒。主五癃，邪结气，破石淋，下血，利小便水道。一名蜥蜴。生川谷。

木虻，味苦，平。主目赤痛，眦伤，泪出，瘀血，血闭，寒热酸惭无子。一名魂常。生川泽。

蜚蠊，味咸，寒。主血瘀，癥坚，寒热，破积聚，喉咽痹，内寒，无子。生川泽。

伏翼，味咸，平。主目瞑，明目，夜视有精光。久服，令人喜乐，媚好无忧。一名蝙蝠。生太山川谷。

第六章 《神农本草经》下品药

第一节 玉石部下品

代 赭

【原文】代赭①，味苦，寒。主鬼疰，贼风②，蛊毒③，杀精物恶鬼，腹中毒，邪气，女子赤沃④漏下。一名须丸。生山谷。

【注释】

①代赭：《本草纲目》云："赭，赤色也。代，即雁门也。今俗呼为上朱、铁朱。《管子》云：山上有赭，其下有铁。铁朱之名或缘此，不独因其形色也。"其余各名亦皆因其色而得之。

②贼风：《说文解字》云："贼，败也。"《左传》云："贼，伤害也。"《灵枢·贼风》云："贼风邪气之伤人，令人病焉。"《诸病源候论·贼风候》云："贼风者，谓冬至之日，有疾风从南方来，名曰虚风。此风至能伤害于人，故言贼风也。"此处贼风，指能使人致病的风。

③蛊毒：古病名，因中蛊毒所致的多种病证。包括射干病、沙虱病、水毒病、蛇蛊、晰蝎蛊、虾蟆蛊、蜣螂蛊等。《说文解字》云："蛊，腹中虫也。"《诸病源候论》云："凡蛊毒有数种，皆是变惑之气。"其病症状复杂，变化不一，病情一般较重，现代医学的血吸虫病、阿米巴痢疾、重症肝炎、肝硬化等，皆属于古代的蛊毒。

④赤沃：《本经疏证》云："沃，如沃泉悬出，直漏而下。"赤沃，即赤带，指妇女阴道流出的赤色似血非血的黏液，淋沥不断。

【来源】为氧化物类矿物刚玉族赤铁矿，主含三氧化二铁。

【效用】

1. 主鬼注，贼风，蛊毒：治疗癫狂失心、急慢惊风、血吸虫病、阿米巴痢疾、重症肝炎、肝硬化等。

2. 主女子赤沃漏下：治疗妇女赤带、便血、崩漏、尿血等。

【集释】

1.《本草崇原》:"赭石,铁之精也,其色青赤,气味苦寒,禀水石之精,而得木火之化。主治鬼疰贼风蛊毒者,色赤属火,得少阳火热之气,则鬼疰自消也。石性镇重,色青属木,木得厥阴风木之气,故治贼风蛊毒也。杀精物恶鬼,所以治鬼疰也。腹中毒,所以治蛊毒也。邪气,所以治贼风也。赭石,一名血师,能治冲任之血,故治女子赤沃漏下。"

2.《本草求真》:"代赭石专入心肝。味苦而甘,气寒无毒。凡因血分属热,崩带泻痢,胎动产难,噎膈痞硬,惊痫金疮等症,治之即能有效。仲景治伤寒汗吐下后,心下痞硬,噫气不除者,旋覆代赭汤主之。用旋覆花三两,代赭石一两,人参三两,生姜五两,甘草三两,半夏半升,大枣十二枚,水一斗,煮六升,去渣再煎三升,温服一升,日三服,噎膈病亦用此。以其体有镇怯之能,甘有和血之力,寒有胜热之义,专入心肝二经血分,凉血解热,镇怯祛毒。色赤入血。但小儿慢惊,虚症甚多。及阳虚阴痿,下部虚寒者忌之,以其沉降而乏生发之功耳。书载能治慢惊,其说似非。实症不得谓慢,虚症当从温理,不可不辨。"

【阐微】

1. 代赭石重镇降逆作用的讨论。

《汤液本草》谓:"代赭石,气寒,味苦甘,无毒。入手少阴经、足厥阴经。《圣济经》云:怯则气浮,重则所以镇之。怯者亦惊也。"《本经逢原》云:"赭石之重,以镇逆气,入肝与心包络二经血分。《本经》治贼风蛊毒,赤沃漏下,取其能收敛血气也。仲景治伤寒吐下后,心下痞硬,噫气不除,旋覆代赭石汤,取重以降逆气,涤痰涎也。观《本经》所治,皆属实邪。即赤沃漏下,亦是肝心二经瘀滞之患。其治难产,胞衣不下,及大人小儿惊气入腹,取重以镇之也。阳虚阴痿,下部虚寒忌之,以其沉降而乏生发之功也。"可见,代赭石为重镇降逆之佳品。

2. 代赭石清五脏血脉中热作用的讨论。

《神农本草经疏》云:"代赭石,其主五脏血脉中热,血痹,血瘀,贼风,及女子赤沃漏下,带下百病,皆肝心二经血热所致。甘寒能凉血,故主如上诸证也。甘寒又能解毒,故主蛊毒,腹中毒也。经曰:壮火食气,少火生气。火气太盛则阴痿反不能起,苦寒泄有余之火,所以能起阴痿也。"《本经疏证》云:"其最要是'除五脏血脉中热'一语。是一语者实代赭石彻始彻终功能也。仲景用代赭石二方,其一旋覆花代赭石汤,是邪在未入血脉已前;其一滑石代赭汤,是邪入血脉已久。盖同为下后痞硬于心下,则热虽在化血之所而未入脉,若入脉则其气散漫不能上,为噫矣。惟其不见聚热之所,而辗转不适焉,斯所以为百脉一宗,悉致其病也。玩'百脉一宗,悉致其病',核之'除五脏血脉中热',可不谓若合符节也哉!"从代赭石的药性及临床应用论述了代赭石清五脏血脉中热的机理。

第二节 草部下品

附 子

【原文】附子①，味辛，温。主风寒咳逆邪气，温中，金疮，破癥坚积聚，血瘕，寒湿踒躄②，拘挛，膝痛，不能行步。生山谷。

【注释】

①附子：《本草纲目》云："初种为乌头，象乌之头也。附乌头而生者为附子，如子附母也。"《唐本注》云："从乌头傍出，大者为附子。"附子为乌头的子根。

②寒湿踒躄：《说文解字》云："寒，冻也。""湿，水。""踒，足跌也。""躄，人不能行也。"踒躄，即四肢痿弱、足不能行。寒湿踒躄，即由寒湿导致足踒躄不能行。

【来源】为毛茛科植物乌头子根的加工品。根据加工方法的不同有盐附子、黑顺片、白附片等规格。

【效用】

1. 主风寒咳逆邪气：治疗阳虚外感。

2. 主温中：治疗心阳不足胸痹心痛，脾胃虚寒吐泻、脘腹冷痛，肾阳虚衰之阳痿宫冷、阴寒水肿，亡阳虚脱之肢冷脉数等寒证。

3. 主寒湿踒躄，拘挛，膝痛，不能行步：治疗寒湿所致的踒躄，筋脉拘挛，膝部疼痛、不能行步等。

【集释】

1.《本草纲目》："治三阴伤寒，阴毒寒疝，中寒中风，痰厥气厥，柔痓癫痫，小儿慢惊，风湿麻痹，肿满脚气，头风，肾厥头痛，暴泻脱阳，久痢脾泄，寒疟瘴气，久病呕哕，反胃噎膈，痈疽不敛，久漏冷疮。合葱涕，塞耳治聋。"

2.《长沙药解》："味辛、咸、苦，温，入足太阴脾、足少阴肾经。暖水燥土，泻湿除寒，走中宫而温脾，入下焦而暖肾，补垂绝之火种，续将断之阳根。治手足厥冷，开脏腑阴滞，定腰腹之疼痛，舒踝膝之挛拘，通经脉之寒瘀，消疝瘕之冷结。降浊阴逆上，能回哕噫，提清阳下陷，善止胀满。"

【阐微】

1. 附子药性的讨论。

《神农本草经》云："味辛，温。"《名医别录》云："味甘，大热，有大毒。"《神农本草经疏》云："故其气味皆大辛大热，微兼甘苦而有大毒。气厚味薄，阳中之阴，降多升少，浮中沉无所不至。入手厥阴、命门、手少阳三焦，兼入足少阴、太阴经。"《本草经解》云："气温大热，味辛，有大毒。"又云："入足厥阴肝经；大热则禀天纯阳炎烈之火气，入足少阴肾经；补助真阳，味辛而有大毒，得地西方燥酷之金味，入手太阴肺经。"可见对附子药性之热、毒的认识经过了一个较漫长的过程。

2. 附子治疗"金疮""血瘕"作用的讨论。

《神农本草经疏》谓："癥坚积聚血瘕,皆血分虚寒,凝而不行所成,血得热则行,故能疗之。其主金疮,亦谓金疮为风寒所郁击,血瘀不活之证,而非血流不止之金疮也。"《本草经解》云："癥坚积聚血瘕者,凡物阳则轻松,阴则坚实,坚者皆寒凝而血滞之症也;附子热可软坚,辛可散结,温可行滞也。金疮寒则不合,附子温肺,肺主皮毛,皮毛暖则疮口合也。"可见,附子治金疮、血瘕与其温中作用相关。

3. 附子生熟使用的讨论。

《新修本草》云："热灰炮令拆,勿过焦,惟姜附汤生用之。"《本草纲目》云:"附子生用则发散,熟用则峻补。"《本经逢原》云:"附子生用则散阴寒,熟用则助真元。"《本草求真》云:"发散附子须生,如四逆汤。用补附子宜熟。熟附配麻黄之类。"可见附子生用发散,是指在四逆汤中散阴寒,而非治风寒咳逆邪气。

乌　头

【原文】乌头①,味辛,温。主中风,恶风洗洗②,出汗,除寒湿痹,咳逆上气,破积聚,寒热。其汁煎之,名射罔,杀禽兽。一名奚毒,一名即子,一名乌喙。生山谷。

【注释】

①乌头:《本草经集注》曰:"形似乌鸟之头,故谓之乌头。"《本草纲目》云:"乌头有两种。"栽培品,主产于四川,又名川乌头。野生品,主要分布于华北、东北,名草乌头。《神农本草经》不分川乌、草乌,统称乌头。

②中风,恶风洗洗:外感风寒所出现的怕冷畏风的症状。洗洗,寒栗貌。

【来源】为毛茛科植物乌头的干燥母根。

【效用】

1. 主中风,恶风洗洗,出汗:治疗太阳表证中风。

2. 除寒湿痹:治疗风寒湿痹,关节疼痛。

3. 主咳逆上气:治疗咳嗽气逆而喘。

4. 破积聚:治疗癥瘕积聚。

【集释】

1.《本经逢原》:"乌头得春升之气,故治风为响导。主中风、恶风、半身不遂、风寒湿痹、心腹冷痛、肩髀痛不可俯仰及阴疽久不溃者。溃久疮寒歹肉不敛者,并宜少加以通血脉,惟在用之得宜。"

2.《本经疏证》:"乌头之用,大率亦与附子略同,其有异者,亦无不可条疏而件比之也。夫附子曰:'主风寒,咳逆,邪气。'乌头曰:'中风,恶风,洗洗出汗,咳逆,邪气。'明明一偏于寒,一偏于风,一则沉著而回浮越之阳,一则轻疏而散已溃之阳,于此见附子沉,乌头浮矣。附子曰'除寒湿,痿躄,拘挛,膝痛不能行步',乌头曰'除寒湿痹',一主治痿,一主治痹。痿躄拘挛是筋因寒而收引,阳气柔则能养筋,又何患其不伸。寒湿痹是气因邪而阻闭,阳气强则能逐邪,又何患其不开,于此见附子柔乌头刚矣。夫惟其沉方能柔，惟其散则为刚，沉而柔者无处不可到，无间不可入，散而刚者无秘不可开，无结不可解，故附子曰'破癥坚积聚、血瘕'，乌头曰'破积聚寒热'。于此可见其一兼入血，一则止及气分矣。《金匮要略》乌头赤石脂丸，联用附子乌头，治心痛彻背、背痛彻心，其义最为微妙。"

【阐微】乌头"破积聚"作用的讨论。

积聚是指腹内结块，或胀或痛的病证。积聚一证，原因多端，或七情郁结，气滞血瘀，或饮食所伤，痰滞交阻，或寒热失调，正虚邪结。《神农本草经》谓乌头"破积聚"。"破"字道出了乌头治疗积聚的力量与效果。《神农本草经》以后的医家，用乌头治疗积聚之类病证的应用非常丰富。如治久积癥癖及疝气急痛，《太平圣惠方》用川乌头与川椒为丸服。治积聚癥瘕，《医学入门》以草乌与附子、苍术、全蝎、天麻同用。不仅如此，乌头尚能用于治疗痈疽肿毒、疔疮、阴疽、流注、痰核、瘰疬、乳岩等肿痛病症。故《本草发挥》指出："（乌头）其用有六：除寒积一也，去心下痞坚二也，温阳脏腑三也，治诸风四也，破积聚滞气五也，感寒腹痛六也。"乌头治积聚肿块，与其辛热通利密切相关。如倪朱谟《本草汇言》云："草乌头去风寒湿气，逐痰攻毒之药也。其性猛劣有毒，其气锋锐且急，能通经络，利关节，寻蹊达径，而直达病所。宜其入风寒湿痹之证，或骨内冷痛及积邪入骨，年久痛发，并一切阴疽毒疡诸疾。遇冷毒即消，热毒即溃，自非顽风急疾，不可轻投入也。"张山雷《本草正义》也指出："石顽谓：治风为向导，主中风恶风，风寒湿痹，肩髃痛不可俯仰。又谓：治阴疽久不溃者，及溃久疮寒，恶肉不敛者，并宜少加，以通血脉。寿颐按：疡患固间有寒湿交凝，顽肿不退，亦不成溃，及溃久气血虚寒，悠久不敛之症，温经活血，助其阳和，则肿久溃久之候方能相应，用乌头者，取其发泄之余气，善入经络，力能疏通痼阴冱寒，确是妙药，但非真是寒湿者不可妄用耳。"由上可见，乌头破积聚全赖其味辛性锐，善于温经活血，通经络，利关节。而其所适应的积聚病症，也应属寒湿凝滞所致者。

天　雄

【原文】天雄①，味辛，温。主大风，寒湿痹，历节痛②，拘挛，缓急，破积聚，邪气，金疮，强筋骨，轻身健行。一名白幕。生山谷。

【注释】

①天雄：一名白幕。《本草崇原》云："附子种在土中，不生侧子，经年独长大者，故曰雄也。……时俗咸谓一两外者为天雄，不知天雄长三四寸许，旁不生子，形状各异。"《本草纲目》云："天雄乃种附子而生出或变出，其形而不生子，故曰天雄。其长而尖者，谓之天雄，象形也。"

②历节痛："历"指尽。指全身关节疼痛。

【来源】为毛茛科植物乌头之形长而细的块根。

【效用】

1. 主大风，寒湿痹，历节痛，拘挛，缓急：治疗严重的风寒湿痹、全身关节疼痛、肢体拘挛疼痛、关节变形等。

2. 破积聚，邪气，金疮：治疗癥瘕积聚、金刃创伤等。

3. 强筋骨，轻身健行：治疗筋骨痿弱、腰膝酸软冷痛等。

【集释】

1.《新修本草》："疗头面风去来疼痛，心腹结积，关节重，不能行步，除骨间痛，长阴气，强志令人武勇，力作不倦。又堕胎。"

2.《药性论》："能治风痰冷痹、软脚、毒风，能止气喘促急，杀禽虫毒。"

【阐微】天雄"强筋骨，轻身健行"作用的讨论。

《本草纲目》言："治一切风，一切气，助阳道，暖水脏，补腰膝，益精明目，通九窍，利皮肤，调血脉，四肢不遂……续骨消瘀血，背脊伛偻。"并且《本经逢原》亦言："天雄禀纯阳之性，补命门三焦，壮阳精，强肾气过于附子。故《本经》用以治大风寒，开湿痹历节拘挛诸病，阳气衰痿者，佐人参用之。"由此可知，历代对天雄补肾强筋骨作用一直有所肯定。而其作用机理，正如《本经疏证》所言："孤阳不能生育者，其中实，以精为用。气主发散，精主敛藏。……敛藏者能内入筋骨，故'主历节痛，拘挛缓急，筋骨不强，身重不能行步'。"可见，前人认为天雄之"强筋骨，轻身健行"作用的认识，主要缘于天雄的生长特性，其中实，以精为用，精主敛藏，故其既禀自然界的纯阳之性，又能敛藏精气，故具有补肾气、暖肾阳、益肾精而强健筋骨之功。

半　夏

【原文】半夏①，味辛，平。主伤寒，寒热，心下坚②，下气，喉咽肿痛，头眩胸胀，咳逆肠鸣，止汗。一名地文，一名水玉。生川谷。

【注释】

①半夏：《礼记》云："五月半夏生，盖当夏之半。"故名半夏。地文、水玉为其别名。

②心下坚：指伤寒热病，误用攻下，导致胸前心下有痞塞之感。《名医别录》云："消心腹胸膈痰热满结，心下急痛，坚痞。"

【来源】为天南星科植物半夏的干燥块茎。

【效用】

1. 主伤寒，寒热，心下坚，头眩胸胀：治疗伤寒热病、发热恶寒，或寒热往来，胸脘痞闷，眩晕。

2. 主咳逆肠鸣：治疗气逆咳嗽、喘息，肠鸣泄泻。

3. 主咽喉肿痛：治疗咽喉肿痛，梅核气。

【集释】

1.《汤液本草》："经云，肾主五液，化为五湿，自入为唾，入肝为泣，入心为汗，入脾为痰，入肺为涕。有涎曰嗽，无涎曰咳，痰者因咳而动脾之湿也。半夏能泄痰之标，不能泄痰之本，泄本者，泄肾也。咳无形，痰有形，无形则润，有形则燥，所以为流湿润燥也。"

2.《本草纲目》："脾无留湿不生痰，故脾为生痰之源，肺为贮痰之器。半夏能主痰饮及腹胀者，为其体滑而味辛性温也，涎滑能润，辛温能散亦能润，故行湿而通大便，利窍而泄小便，所谓辛走气，能化痰，辛以润之是矣。"

3.《神农本草经疏》："半夏得土金之气，兼得乎天之燥气，故其味辛平苦温，火金相博，则辛而有毒。……辛温善散，故主伤寒邪在表里之间，往来寒热。苦善下泄，邪在胸中则心中坚，胸胀咳逆；邪在上焦则头眩；邪在少阴则咽喉肿痛。《别录》亦谓其消心腹胸膈痰热满结，咳逆上气，心下急痛坚痞，时气呕逆，亦皆邪在上焦胸中之所致，故悉主之也。中焦者，足太阴之所治也，有湿有热，清浊不分则肠鸣，湿热胜则自汗，入足太阴故并主之。辛能散结，故消痈肿。脾家湿热则面色痿黄，实脾分水燥湿，则前证俱除，面目因而滑泽矣。辛温有毒，故堕胎也。"

【阐微】

1. 半夏"下气"含义的讨论。

《本草经解》谓："主伤寒寒热心下坚者，心下脾肺之区，太阴经行之地也，病伤寒寒热而心下坚硬，湿痰在太阴也；半夏辛平，消痰去湿，所以主之。胸者肺之部也，胀者气逆也；半夏辛平，辛则能开，平则能降，所以主之也。咳逆头眩者，痰在肺，则气不下降，气逆而头眩晕也。……肠鸣者，大肠受湿，则肠中切痛，而鸣濯濯也；辛平燥湿，故主肠鸣。"《神农本草经读》谓："胸胀、咳逆、咽喉肿痛、头眩上气者，邪逆于巅顶、胸膈之上，其主之者，以其平而能降也。"《本草崇原》谓："胸者，肺之部，阳明金气上合于肺。金气不和于肺，则胸胀咳逆。半夏色白属金，主宣达阳明之气，故皆治之。金能制风，故治头眩，以及咽喉肿痛。"

下气，乃降气之义。半夏辛开散结，苦味降浊，温燥行散，善行水湿，燥湿化痰，和降肺胃之逆气。半夏善温化中焦寒湿痰饮，寒湿去则脾胃升降调顺，脾气健运，津液四布，痰无所生；胃气和，浊气降；半夏又善除肺经痰饮。肺脾痰湿得除，肺胃之浊气得降，则痞满头眩消，咳逆肠鸣止。历代医家应用半夏治疗上述诸病症，创立诸多经典名方，至今仍有效地应用于临床。

2. 半夏"止汗"作用的讨论。

《本草经解》谓："阳明之气本下行，上逆则汗自出矣；平能降气，所以止汗也。"《神农本草经读》谓："又云止汗者，另著其辛中带涩之功也。"《本草崇原》谓："燥能胜湿，故治肠鸣之下气而止汗也。"汗出之因，由于湿胜、气逆，半夏苦温燥湿而止汗，或由其苦降逆气而止汗；或因气逆咳喘、肠鸣泄泻而汗出，半夏是否基于降气止咳喘、肠鸣，而间接达到止汗作用，有待进一步研究和临床探讨。

虎　掌

【原文】虎掌①，味苦，温。主心痛，寒热，结气，积聚，伏梁②，伤筋，痿③，拘缓，利水道。生山谷。

【注释】

①虎掌：又名天南星。《说文解字》云："虎，山兽之君。从虍，虎足象人足。象

形。凡虎之属皆从虎。""掌，手中也。从手。"《新修本草》谓其根："四畔有圆牙，看如虎掌，故有此名。"《本草纲目》曰："南星因根圆白，形如老人星状，故名南星。"

②伏梁：古病名，五脏积之一，指脘腹部痞满肿块一类疾病。《难经·五十二难》云："心之积，名曰伏梁，起脐上，大如臂，上至心下，久不愈，令人病心烦。"《类经》云："伏，藏伏也。梁，强梁坚硬之谓。"王冰注："少腹盛，上下左右皆有根也。以其上下坚盛，如有潜梁，故曰病名伏梁，不可治也。"

③伤筋，痿：伤筋，指肌腱、肌肉等软组织损伤。痿，指痿弱。《素问·痿论》云："痿谓痿弱，无力运动。"《古代疾病名候疏义》云："痿者，萎弱无力也，偏枯不用也。"

【来源】为天南星科植物天南星、异叶天南星或东北天南星的干燥块茎。

【效用】

1. 主心痛，结气，积聚，伏梁：治疗心痛，气郁，脘腹痞满疼痛等。

2. 主伤筋，痿，拘缓：治疗中风半身不遂，风寒湿痹，筋脉拘挛等。

【集释】

1.《神农本草经疏》："南星得火金之气，故其味苦辛。火金相搏，故性烈而有毒。阴中之阳，可升可降，入手太阴经。为风寒郁于肺家，以致风痰壅盛之要药也。炎上作苦，苦则善燥，从革作辛，辛则善散，温则开通，故主麻痹，下气破坚积，消痈肿，利胸膈，散血堕胎。"

2.《本草崇原》："天南星色白根圆，得阳明金土之气化，味苦性温，又得阳明燥烈之气化，故有大毒。主治心痛寒热结气者，若先入心而清热，温能散寒而治痛结也。积聚、伏梁者，言不但治痛结无形之气，且治有形之积聚、伏梁。所以然者，禀金气而能攻坚破积也。伤筋痿拘缓者，言筋受伤而痿拘能缓也。夫小筋受伤而弛长为痿，犹放纵而痿弃也。大筋受伤而软短为拘，犹缩急而拘挛也。阳明主润宗筋，束骨而利机关，故伤筋痿拘能缓。缓，舒缓也。利水道者，金能生水，温能下行也。"

3.《本草备要》："味辛而苦，能治风散血；气温而燥，能胜湿除痰；性紧而毒，能攻积拔肿。补肝风虚，凡味辛而散者，皆能补肝，木喜条达故也。为肝脾肺三经之药。治惊痫风眩，丹溪曰：无痰不作眩。身强口噤，舌疮喉痹，结核疝瘕，痈毒疥癣，蛇虫咬毒，调末箍之。"

【阐微】

1. 虎掌与天南星名称、来源的讨论。

天南星，《神农本草经》原名虎掌。《本草经集注》曰："虎掌，极似半夏，但皆大，四边有子如虎掌。"《新修本草》云："根大者如拳，小者若卵，都似扁柿，四畔有圆牙，看如虎掌，故有此名。"唐代以前本草著作中基本都是虎掌。《本草图经》云："古方多用虎掌，不言天南星。天南星近出唐世，中风痰毒方中多用之……今冀州人菜园中种之，亦呼为天南星。"说明天南星之名在唐代才开始出现。《开宝本草》首次正式列出天南星，曰："天南星，《本经》不载所生州土，云生平泽，今处处有之。……叶如蒟蒻……根似芋而圆。"直到明代以前，天南星与虎掌同时出现，并混用在一些本草著作中，如《本草图经》《开宝本草》《证类本草》等。明《本草纲目》云："虎掌因叶形似之，非根也。南星因根圆白，形如老人星状，故名南星，即虎掌也。苏颂说甚明白。宋开宝不当重出南星条，今并入。"认为虎掌是指叶形而非块茎，将虎掌与天南星合为一物，致使明清以后的本草均如此沿用，虎掌一名在本草著作中逐渐消失，直到清代《植物名实图考》将天南星和虎掌重新单独列为条目。至当代，虎掌再没有单独收录，只是作为天南星的原植物，如《中药材品种论述》《新编中药志》等。近有学者研究认为，历史上的天南星至少有三种来源，即天南星属植物天南星、一把伞南星及混用的半夏属植物掌叶半夏，建议将虎掌列入《中国药典》天南星药材，或者列为虎掌南星。

2. 天南星祛风痰作用的讨论。

继《神农本草经》之后，《名医别录》载天南星主"风眩"。《药性论》曰："能治风眩目转。"《开宝本草》谓："主中风，除痰，麻痹，下气，破坚积，消痈肿，利胸膈，散血堕胎。"《药性赋》云："坠中风不省之痰毒，主破伤如尸之身强。"《仁斋直指方》云："诸风口噤，宜用南星。"均提出天南星能治疗风痰。后《本草汇言》云："天南星，开结闭、散风痰之药也。但其性味辛燥而烈，与半夏略同，而毒则过之。半夏之性燥而稍缓，南星之性燥而颇急；半夏之辛劣而能守，南星之辛劣而善行。若风痰湿痰，急闭涎痰，非南星不能散。"风痰即风证挟痰，风有外风、内风之分，天南星善祛经络中之风痰。治外风挟痰，宜配祛风解表之品；治内风挟痰，则配平肝息风之品，均以天南星引导诸药而直达病所。正如《本经逢原》云："为开涤风痰之专药。""南星、半夏，皆治痰药也。然南星专走经络，故中风麻痹以之为向导；半夏专走肠胃，故呕逆泄泻以之为响导。"

大 黄

【原文】大黄①，味苦，寒。主下瘀血，血闭，寒热，破癥瘕积聚，留饮②，宿食，荡涤肠胃③，推陈致新，通利水谷④，调中化食，安和五脏。生山谷。

【注释】

①大黄：《本草经集注》云："大黄，将军。……将军之号，当取其骏快也。"《汤液本草》曰："泄满，推陈致新，去陈垢而安五脏。谓如戡定祸乱，以致太平无异，所以有将军之名。"《本草崇原》云："大黄味苦气寒，色黄臭香，乃肃清中土之剂也。"故大黄以形大而色黄而得名。

②留饮：病名，指体内局部水液停留。因水饮潴留部位不同，出现相应症状。《诸病源候论》云："留饮者，由饮酒后饮水多，水气停留于胸膈之间而不宣散，宜令人胁下痛，短气而渴。"《金匮要略》云："夫心下有留饮，其人背寒冷如掌大。留饮者，胁下痛引缺盆，咳嗽则辄已。胸中有留饮，其人短气而渴。四肢历节痛，脉沉者，有留饮。"若饮留于肾，则阴囊及足胫肿等。

③荡涤肠胃：荡，清除。《说文解字》云："涤，洒也。"荡涤，清洗、清除义。

《汉书》云："后二年，世祖受命，荡涤烦苛，复五铢钱，与天下更始。"荡涤肠胃指清除肠胃食积，即泻下。

④通利水谷：通利，即通畅，无阻碍。《吕氏春秋》云："饮食居处适，则九窍百节千脉皆通利矣。"水谷，泛指食物。《素问·五脏生成论》云："胃者，水谷之海，六府之大源也。"《灵枢·忧恚无言》云："咽喉者，水谷之道也。"

【来源】为蓼科植物掌叶大黄、唐古特大黄或药用大黄的干燥根和根茎。

【效用】

1. 下瘀血，破癥瘕积聚：治疗瘀血证及癥瘕积聚等。

2. 主寒热：治疗寒热病，即阴阳盛衰所致的外寒内热及外热内寒等。《诸病源候论》云："夫阳虚则外寒，阴虚则内热。阳盛则外热，阴盛则内寒。"

3. 通利水谷，荡涤肠胃：治疗积滞便秘，腹痛。

【集释】

1.《神农本草经疏》："故其性猛利，善下泄，推陈致新无所阻碍，所至荡平，有戡定祸乱之功，故号将军。味厚则入阴分，血者，阴也。故主下瘀血，血闭寒热，癥瘕积聚，留饮宿食，荡涤肠胃，通利水谷。其曰调中化食，安和五脏者，概指脏腑积滞既去，则实邪散而中自调，脏自和也。"

2.《本经逢原》：大黄气味俱厚，沉降纯阴，乃脾胃大肠肝与三焦血分之药，凡病在五经血分者宜之。若在气分者用之，是诛伐无过矣。其功专于行瘀血，导血闭，通积滞，破癥瘕，消实热，泻痞满，润燥结，敷肿毒，总赖推陈致新之功。"

3.《神农本草经百种录》："除血中热结之滞，血中积滞之寒热。凡腹中邪气之积，无不除之。凡腹中饮食之积，无不除之。助肠胃运化之力。邪积既去，则正气自如。大黄色正黄而气香，得土之正气正色，故专主脾胃之疾。凡香者，无不燥而上升。大黄极滋润达下，故能入肠胃之中，攻涤其凝结之邪，而使之下降，乃驱逐停滞之良药也。"

【阐微】

1. 大黄"推陈致新"作用的讨论。

《本草乘雅半偈》云："盖心主夏，主热火，主神，主血脉，主病在五脏，主心腹部位，若肠胃之间，心腹之分，夏气热火之郁，神情血脉之结，瘀闭宿留，致成癥瘕积聚，变生寒热胀满者，皆心用不行。大黄能荡涤之，是谓推陈。推陈者，正所以行君之令，辟土地，安人民，阜生物，是谓致新。致新者，即所以调中化食，安和五脏者也。"《雷公炮制药性解》曰："盖以浊阴不降则清阳不升者，天地之道也；瘀血不去则新血不生者，人身之道也。蒸热日久，瘀血停于经络，必得大黄以豁之，则肝脾通畅，陈推而新致矣。"大黄推陈致新与其下瘀血、荡涤肠胃作用密切相关，瘀血去则新血生，积滞去则运化健。

2. 大黄"调中化食，安和五脏"作用的讨论。

《本经逢原》云："《本经》与元素皆谓去留饮宿食者，以宿食留滞中宫，久而发热，故用苦寒化热，宿食亦乘势而下。后世不察，以为大黄概能消食，谬矣。盖胃性喜温恶湿，温之则宿食融化，寒之则坚滞不消，以其能荡涤肠胃，食积得以推荡，然后谷气通利，中气调畅，饮食输化，五脏安和矣。"《本草崇原》谓："夫肠胃和，则水谷通利，陈垢去，则化食调中，故又曰：通利水谷，调中化食也。……胃者，五脏之本也。胃气安则五脏亦安，故又曰：安和五脏。"大黄通利水谷，去除胃肠积滞，中焦得运，饮食得化，则五脏安和。

3. 大黄用法的讨论。

《本草纲目》中引李杲曰："大黄苦峻下走，用之于下必生用。若邪气在上，非酒不至，必用酒浸引上至高之分，驱热而下。如物在高巅，必射以取之也。"《本草蒙筌》云："欲使上行，须资酒制。酒浸达巅顶上，酒洗至胃脘中。并载舟楫桔梗少停，仍缓国老甘草不坠。有斯佐助，才去病邪。如欲下行，务分缓速。欲速生使，投滚汤一泡便吞；欲缓熟宜，同诸药久煎方服。入剂多寡，看人实虚。"《本草新编》云："欲其上升，须加酒制；欲其下行，须入芒硝；欲其速驰，生用为佳；欲其平调，熟煎尤炒；欲其少留，用甘草能缓也。"大黄的用法诸家描述基本一致，即生用泻下力强，熟用则力缓，酒炒则上行。

亭　历

【原文】亭历[①]，味辛，寒。主癥瘕积聚，结气，饮食，寒热，破坚，逐邪，通利水道[②]。一名大室，一名大适。生平泽及田野。

【注释】

①亭历：能决亭水而使历之，故名。又作葶苈。

②水道：水道指小肠，小肠泌别清浊，清者输布体内，浊者下注于大肠。

【来源】为十字花科植物播娘蒿或独行菜的干燥成熟种子。

【效用】

1. 主癥瘕积聚，结气，饮食，寒热，破坚，逐邪：治疗胸腹水肿，痰涎壅肺，胸胁胀满，喘咳痰多，不得平卧等。

2. 主通利水道：治疗小便不利、水肿等。

【集释】

1.《本经逢原》："葶苈苦寒不减硝黄，专泄肺中之气，亦入手阳明、足太阳，故仲景泻肺汤用之。肺气壅塞则膀胱之气化不通，譬之水注，上窍闭则下窍不通，水湿泛溢，为喘满，为肿胀，为积聚，种种诸病生矣。辛能散，苦能泄，大寒沉降，能下行逐水，故能疗《本经》诸病。亦能泄大便，为其体轻，性沉降，引领肺气下走大肠。又主肺痈喘逆，痰气结聚，通身水气，脾胃虚者宜远之。大戟去水，葶苈愈胀，用之不节，反乃成病。"

2.《本草经解》："（炒用）葶苈子气寒。禀天冬寒之水气，入足太阳寒水膀胱经、手太阳寒水小肠经，味辛无毒，得地西方之金味，入手太阴肺经，气味降多于升，阴也。其主癥瘕积聚结气者，气结聚而成积，有形可征者谓之癥，假物成形者谓之瘕。葶苈入肺，肺主气，而味辛可以散结也。小肠为受盛之官，饮食入肠，寒热之物，皆从此运转，如调摄失宜，则寒热之物积矣。葶苈气寒可以去热，味辛可以散寒，下泄可以去积也。破坚者辛散之功，逐邪者下泄之力。十剂云：泄可去闭，葶苈是也。肺者通调水道，下输膀胱，葶苈入肺入膀胱，辛寒下泄，所以通利也。"

3.《本经疏证》："葶苈根白子黄，味辛气寒，恰合从肺至脾之用，其萌芽于寒水，得润下之性，长茂于风木，具通达之能，收成于火令，擅速急之长，从肺及脾自上抵下，通达远急，又何尤乎癥瘕不消，积聚不散，结气不化，饮食停滞，得为寒热哉！然此犹上脘、中宫之患也，其最切近于肺，为极上之害者，尤莫如水。《水热穴篇》曰：'夫水其本在肾，其末在肺，故肺为喘呼，肾为水肿，肺为逆不得卧，分为相输俱受者，水气之所留也。'盖水虽就下，满则必溢，溢则盛于皮毛，攻其所合而反上动下宁，若欲循其本，从下泄之，其留于上与外者，必不能随之顺流而下，故当从上泄之。"

【阐微】

1. 葶苈甘苦二味的讨论。

《本草纲目》谓："甘苦二种，正如牵牛，黑白二色，急缓不同；又如葫芦，甘苦二味，良毒亦异。大抵甜者下泄之性缓，虽泄肺而不伤胃；苦者下泄之性急，既泄肺而易伤胃，故以大枣辅之。然肺中水气膹满急者，非此不能除。但水去则止，不可过剂尔。既不久服，何至杀人。"可见，葶苈甘苦两味存在缓急之别，不过剂、不久服不能伤人。

2. 葶苈"破坚"作用的讨论。

《金匮要略》云："热在中焦者则为坚。"《本草经解》云："葶苈气寒，味辛，无毒……味辛可以散寒，下泄可以去积也。破坚者辛散之功，逐邪者下泄之力。"可见，葶苈子"破坚"乃治疗热性中焦积滞，以其辛味而散结，寒性以泄热，达到攻积祛邪的治疗目的。

桔　梗

【原文】桔梗[①]，味辛，微温。主胸胁痛如刀刺，腹满肠鸣幽幽，惊恐，悸气[②]。生山谷。

【注释】

①桔梗：《说文解字》云："桔，桔梗，药名。"《本草纲目》载："此草之根结实而梗直，故名。《吴普本草》一名利如，一名符蒍，一名房图，方书并无见，盖亦庾辞尔。桔梗、荠苨乃一类，有甜、苦二种，故《本经》桔梗一名荠苨，而今俗呼荠苨为甜桔梗也。至《别录》始出荠苨条，分为二物，然其性味功用皆不同，当以《别录》为是。"

②悸气：《说文解字》云："悸，心动也。"《素问·气交变大论》云："民病身热，烦心，躁悸。"悸气即心悸，因心悸多与气有关，故名。

【来源】为桔梗科植物桔梗的干燥根。

【效用】

1. 主胸胁痛如刀刺，腹满，肠鸣幽幽：治疗肺痈胸痛，咳嗽，痰气寒热阻于胃肠所致的腹胀、肠鸣等。

2. 主惊恐，悸气：治疗胸闷不畅、胸膈痞闷、气促、心慌、心悸等。

【集释】

1.《洁古珍珠囊》："桔梗味苦、辛，性微寒；有小寒，升也，阴中之阳也。其用有四：止咽痛，兼除鼻塞；利膈气，仍治肺痈；一为诸药之舟楫；一为肺部之引经。"

2.《本草求真》："辛苦而平。按书既载能引诸药上行，又载能以下气，其义何居？盖缘人之脏腑胸膈，本贵通利，一有寒邪阻塞，则气血不通，其在于肺，则或为不利，而见痰壅喘促鼻塞。"

3.《本经疏证》："胸胁痛如刀刺，是气海中气不行也；腹满肠鸣幽幽，是肠胃中气不行也……桔梗色白得肺金之质，味辛得肺金之用，而苦胜于辛，苦先于辛，辛者主升，苦者主降，已降而还升，是开内之滞，通其出之道也。"

【阐微】桔梗主"惊恐，悸气"作用的讨论。

据《本经疏证》言："气海、肠胃之气皆不行，于是惊恐心悸作焉。惊者，气乱也。恐者，气下也。悸者，气不行，则水内侵心也。"然《神农本草经疏》又云："其主惊恐悸气者，心脾气血不足则现此证，诸补心药中藉其升上之力，以为舟楫胜载之用，此佐使之职也。"《本草求真》又言："桔梗系开提肺气之圣药，可为诸药舟楫，载之上浮，能引苦泄峻下之剂至于至高之分成功。俾清气既得上升，则浊气自克下降。降气之说，理根于是。"可见，桔梗之所以"主惊恐悸动"，一方面是指桔梗能利胸膈，宣通肺气的作用，使心肺气机通利，气血运行畅顺。同时，因肺为水之上源，主通调水道，肺气宣降，水道通利，则水不能扰心。另一方面，因其能引药上行，载药直达病所，故可治疗各种原因（痰、水、寒滞、气滞）所致的胸膈痞闷、心悸之证。

莨 菪 子

【原文】莨菪子[①]，味苦，寒。主齿痛出虫，肉痹[②]拘急，使人健行，见鬼，多食令人狂走。久服轻身，走及奔马，强志益力通神。一名横唐。生川谷。

【注释】

①莨菪子：即现《中国药典》天仙子。莨菪，为叠韵连绵词，义同浪荡。《本草纲目》载："一作莨蓎，其子服之，令人狂狼放宕，故名。"名"天仙"者，亦源于其迷乱之功。

②肉痹：指发生于肌肉的痹症。

【来源】为茄科植物莨菪的成熟种子。

【效用】

1. 主齿痛出虫：治疗牙痛，胃脘痛，跌打肿痛等多种疼痛证。

2. 主肉痹拘急，使人健行：治疗风湿痹证见肢体麻木，活动障碍等症。

【集释】

1.《本草蒙筌》："主风痫癫狂，疗湿痹拘急。助足健行见鬼，理齿虫蚀出虫。久服轻身，走及奔马。"

2.《本草原始》："主治齿痛出虫，肉痹拘急，久服轻身，使人健行走及奔马，强志益力，通神见鬼，多食令人狂走。疗癫狂风痫，颠倒拘挛。安心定志，聪耳明目，除邪逐风，变白，主疮癣。

【阐微】莨菪子"久服轻身，走及奔马，强志益力通神"作用的讨论。

《神农本草经》中即有莨菪子"见鬼，多食令人狂走"的记载，后世亦多视为有毒之品。《本草纲目》云："莨菪之功，未见如所说，而其毒有甚焉……莨菪、云实、防葵、赤商陆皆能令人狂惑见鬼，昔人未有发其义者，盖此类皆有毒，能使痰迷心窍，蔽其神明，以乱其视听故耳。"现代研究显示，莨菪子含有莨菪碱、阿托品及东莨菪碱等生物碱，有抑制腺体分泌、松弛平滑肌、扩大瞳孔、使心率加速等药理作用，古人观察到的"走及奔马""益力通神""狂惑见鬼"等表现即源自于此。且此药过量会抑制中枢神经系统及导致胆碱能神经节后纤维麻痹，最后可因血压下降、呼吸衰竭而死亡，故应注意用量及疗程，以保证临床用药的安全性。

草　蒿

【原文】草蒿[①]，味苦，寒。主疗瘙，痂痒，恶疮，杀虫，留热在骨节间[②]。明目。一名青蒿，一名方溃。生川泽。

【注释】

①草蒿：亦名"青蒿"。《说文解字》云："蒿，菣也。从草高声。"《本草纲目》曰："晏子云：蒿，草之高者也。按《尔雅》诸蒿，独菣得单称为蒿，岂以诸蒿叶背皆白，而此蒿独青，异于诸蒿故耶?"

②留热在骨节间：热邪滞留在骨节中，多见于骨蒸劳热。

【来源】为菊科植物黄花蒿的干燥地上部分。

【效用】

1. 主疗瘙，痂痒，恶疮，杀虫：治疗各种皮肤病。

2. 主留热在骨节间：治疗温病后期邪伏阴分或肝肾阴虚虚火内扰所致之阴虚发热，骨蒸潮热，五心烦热，盗汗遗精等。

3. 明目：治疗目赤肿痛，眼目昏花等。

【集释】

1.《本草崇原》："青蒿春生苗，叶色青根白，气味苦寒，盖受金水之精，而得春生之气。主治疗瘙痂痒恶疮者，气味苦寒，苦杀虫而寒清热也。又曰：杀虱者，言不但治疗瘙，而且杀虱也。又曰：治留热在骨节间者，主不但治痂痒恶疮，且治留热在骨节间也。禀金水之精，得春生之气，故明目。"

2.《本草新编》："青蒿，味苦，气寒，无毒。入胃、肝、心、肾四经。专解骨蒸劳热，尤能泻暑热之火，愈风瘙痒，止虚烦盗汗，开胃，安心痛，明目辟邪，养脾气，此药最佳。盖青蒿泻火热，又不耗伤气血，用之以佐气血之药，大建奇功。"

【阐微】青蒿"主疗瘙，痂痒，恶疮，杀虫，留热在骨节间"作用的讨论。

《神农本草经疏》云："疥瘙痂痒恶疮，皆由于血热所致。留热在骨节间者，是热伏于阴分也。肝胃无热则目明，苦能泄热，苦能杀虫，寒能退热，热去则血分平和，阴气日长，前证自除，故悉主之也。"《本草求真》云："青蒿专入肝、肾、三焦。性禀芬芳，味甘微辛，气寒无毒。阴中有阳，降中有升，能入肝、肾、三焦血分，以疗阴火伏留骨节。故凡骨蒸劳热及风毒热黄，久疟久痢，瘙痒恶疮，鬼气尸疰等症，当须服此。"由此分析，《神农本草经》关于青蒿"主疥瘙，痂痒，恶疮，杀虫，留热在骨节间"的记述，后世多解为具有清热凉血、清退虚热等功效。

旋 复 花

【原文】旋复花①，味咸，温。主结气胁下满，惊悸②，除水，去五脏间寒热，补中，下气。一名金沸草，一名盛椹。生川谷。

【注释】

①旋复花：亦作旋覆、旋覆花、盗庚。覆：《尔雅》云：盗庚也。盖庚者，金也，谓其夏开黄花，盗窃金气也。《本草衍义》曰："花绿繁茂，圆而覆下，故曰旋覆。"

②惊悸：由于惊骇而悸，或心悸易惊，恐惧不安的病证。

【来源】为菊科植物旋覆花或欧亚旋覆花的干燥头状花序。

【效用】

1. 除水：治疗痰涎壅肺，肺气上逆的咳喘痰多；痰饮留结，胸膈痞满等。

2. 下气：治疗痰浊中阻，胃气上逆噫气，呕吐，胃脘痞硬等。

【集释】

1. 《神农本草经疏》："其禀冬之气而生者乎，故其味首系之以咸，润下作咸，咸能软坚。《别录》加甘，甘能缓中；微温，温能通行，故主结气胁下满。心脾伏饮则病惊悸，饮消则复常矣。除水去五脏间寒热，及消胸上痰结，唾如胶漆……其曰：补中下气者，以甘能缓中，咸能润下故也。通血脉，益色泽者，盖指饮消则脾健，健则能运行，脾裹血而又统血故也。"

2. 《本草求真》："旋覆花专入肺、大肠。即《本经》所名金沸草者是也。其性虽兼辛温，凡阴虚痨嗽，风热燥咳，不可误用，用之其嗽必甚。究之味苦而咸，性主下降，凡心脾伏饮，胁下胀满，胸上痰结，唾如胶漆，风气湿痹，皮间死肉，服之即能效。更能续筋敷伤。筋断，捣汁滴伤处，以滓敷上，半月即愈。"

【阐微】

1. 旋复花"主惊悸""补中"作用的讨论。

《本草汇言》曰："《本草》有定惊悸、补中之说。窃思痰闭心胞脾络之间，往往令人病惊。旋覆破痰逐饮，痰饮去则胞络清净而无碍，五志自宁，惊悸安矣。又饮消则脾健，脾健则能运化饮食，中气自受其益而补养矣。然行痰水，下结气，是其专功。"《名医别录》谓其"益色泽"，因肺主皮毛，肺有痰饮，久而毛枯皮憔，若肺家痰饮已除，则毛皮自然光泽润腻，"益色泽"亦是化痰饮之功。

2. 旋复花"除水"作用的讨论。

《神农本草经》谓旋复花"除水"，甄权曰"主水肿"，寇宗奭曰"行痰水"，《本草汇言》谓"消痰逐水"。然本品乃化痰饮之品，痰化饮消，则肺气宣发，脾气运化，其功能正常，水气自化，水肿自消，小便自利。"除水"乃化痰饮而达到的治疗作用，与茯苓等利水渗湿药不同。

3. 旋复花"去五脏间寒热"作用的讨论。

《神农本草经百种录》云："凡体轻气芳之药，往往能消之，疾无不因郁遏而成。《本经》云：火郁则发之。轻芬之体能发散，故寒热除也。"《本草经解》云："五脏，脏阴者也。痰蓄五脏，则脏阴不藏而寒热矣。咸温可以消痰，所以去寒热也。"可见，旋复花"去五脏间寒热"机理有二：其一，体轻气芳发散而除寒热；其二，消痰而去寒热。

藜　芦

【原文】藜芦①，味辛，寒。主蛊毒，咳逆，泄利，肠澼，头疡，疥瘙，恶疮，杀诸蛊毒，去死肌。一名葱苒。生山谷。

【注释】

①藜芦：《说文解字》云："藜，艸也。"《本草纲目》谓："黑色曰藜，其芦有黑皮裹之，故名。"

【来源】为百合科植物黑藜芦的干燥根茎。

【效用】

1. 主蛊毒：治疗血吸虫病、阿米巴痢疾、重症肝炎等。

2. 主咳逆：治疗咳嗽气逆作喘。

3. 主泄利，肠澼：治疗泄泻、痢疾与滞下等。

4. 主头疡，疥瘙，恶疮：治疗头疮、疥疮瘙痒及恶疮。

5. 去死肌：治疗肌肤麻木不仁、痈疽腐肉。

【集释】

1.《神农本草经疏》："苦能泄热杀虫，故主泻痢肠澼，头疡疥瘙，杀诸虫毒也。疮疡皆湿热所生，湿热不去则肌肉溃烂。苦寒能泻湿热，则马刀恶疮，烂疮死肌皆愈也。味至苦，入口即吐，故不入汤。"

2.《本草求真》："藜芦能反五参细辛芍药，及一服即吐，其义何居？盖缘苦虽属降，而亦善涌。藜芦辛少苦多，故能入口即吐。是以风痰膈结，而见咳逆上气者，当用是药以投，使其膈部之邪，悉从上出也。但此宜作散剂以投，切勿汤药以服。"

【阐微】藜芦毒性的讨论。

《神农本草经疏》曰："藜芦，辛苦，有大毒，服一匕则令人胸中烦闷，吐逆不止。凡胸中有痰饮，或中蛊毒恶气者，只可借其上涌宣吐之力，获效一时。设病非关是者，切勿沾唇，徒令人闷乱，吐逆不止，亏损津液也。"《植物名实图考》谓："有风痰症则煮食之，使尽吐其痰。若虚症者，殆哉岌岌矣。"以上说明，藜芦乃大毒之品，涌吐迅捷，须切中病情，当中病即止，切勿过剂，体虚者慎用，否则定会中毒。

钩 吻

【原文】钩吻①，味辛，温。主金疮乳痓，中恶风②，咳逆上气，水肿，杀鬼疰，蛊毒。一名野葛。生山谷。

【注释】

①钩吻：《本草经集注》载："言其入口则钩人喉吻。或言吻当作挽字，牵挽人肠而绝之。"《本草纲目》云："广人谓之胡蔓草，亦曰断肠草，入人畜腹内，即粘肠上，半日则黑烂，又名烂断草。"

②中恶风：疠气中人所致的疾患。《素问·脉要精微论》云："故中恶风者，阳受之。"高士宗注："恶风，厉风也。"《圣济总录》云："恶风者，皆五风疠气所致也。"

【来源】为马钱科植物胡蔓藤的全株。

【效用】主金疮乳痓，中恶风，杀鬼疰，蛊毒：外用治疗瘰疬、痈肿、疔疮、跌打损伤、产后中风痓、风湿痹痛、麻风疥癞、湿疹、体癣等。

【集释】

1.《蜀本草》："主喉痹，咽中塞，声变，咳逆气，温中。"

2.《本经逢原》："钩吻，风毒蛊疰用之以毒攻毒，苟非大剧，亦难轻用。紫者破血结，青者破痰积。误食钩吻叶，饮冷水即死。"

【阐微】

1. 钩吻品种的讨论。

钩吻有剧毒，其原植物古今说法不一，已有学者对本草著作中的钩吻进行了考释，如陆文光据《本草纲目》所载的植物描述及中毒症状，将历代钩吻考证为卫矛科植物雷公或昆明山海棠。王家葵则认为钩吻应属多基原植物，不同时期的钩吻所指代的原植物不尽相同，汉代钩吻为毛茛科一类植物，魏晋时期钩吻为漆树科野葛和马钱科胡蔓藤，唐宋时期的钩吻为胡蔓藤、野葛和百部科金刚。而《中华本草》《中药大辞典》将钩吻定为马钱科胡蔓藤。中药的基原考证至关重要，应在今后的工作中进一步深入研究。

2. 钩吻毒性及用法的讨论。

《名医别录》云钩吻"有大毒"。《本经逢原》云："误服钩吻叶，饮冷水即死。"《新修本草》云："钩吻，甚热，不入汤。"《岭南卫生方》云："一叶入口，百窍出血，人无复生也。"《岭南采药录》云："误食之，则唇舌腐烂而死。"因此，本品只作外用，禁止内服。外用具有祛风散疾、消肿止痛、攻毒杀虫的功能，主治疥癞、湿疹、瘰疬、痈肿、疔疮、体癣、跌打损伤、风湿痹痛、神经痛等。《岭南采药录》记载："不论根茎叶，以之煎水外洗，能散风热毒；以之洗疥癞及癣，甚效。凡花柳毒、下疳，以之煎浓汁，浸二三次即愈。"《福建药物志》记载："外治寒湿痹痛、慢性骨髓炎、骨结核、颈淋巴结核、内外痔、甲沟炎等。"近年来对钩吻也开始着手于内服方面的应用研究，但其剧毒，未有确切研究结果，不宜内服。

射　干

【原文】射干①，味苦，平。主咳逆上气，喉痹咽痛不得消息，散结气，腹中邪逆，食饮大热②。一名乌扇，一名乌蒲。生川谷。

【注释】

①射干：《新修本草》谓："今观射干之形，其茎梗疏长，正如长竿状，得名由此耳。"

②食饮大热：胸中水谷之精微，本上奉以敷布五脏，洒陈六府。因上有肺部之结，则不能引清者于上；下有大肠之逆，则不能传糟粕于下。水谷之气壅于胸中，久而生热，甚则咳唾，言语气臭，即为食饮大热。

【来源】为鸢尾科植物射干的干燥根茎。

【效用】

1. 主咳逆上气：治疗咳嗽气逆作喘等。

2. 主喉痹咽痛不得消息：治疗咽喉红肿疼痛，吞咽不顺利，以及呼吸困难。

3. 散结气：治疗痰热（火）互结阻滞气机所致气机不畅甚或肿块。

4. 疗食饮大热：治疗水谷之气壅于胸中所致热证。

【集释】

1.《本草新编》："射干，散结气，平痈毒，逐瘀血，通月经，止喉痹气痛，祛口热臭秽，化湿痰、湿热，平风邪作喘殊效，仍治胸满气胀，咳嗽气结。射干入肺，而能散气中之结，故风痰遇之而消。但有结则散结，无结则散气。肺气前为风痰所伤，复为射干所损，势必实喘而变为虚喘矣也。人不悟其故，以为从前射干之能定喘也，更用射干治之，不益伤肺气乎？此予所以谓可暂用，而不可久用也。推之他病，何独不然矣。"

2.《本草求真》："射干专入心、脾、肝。形如乌羽、乌扇，又以乌羽、乌扇为名。辛苦微寒，书载泻火解毒，散血消痰，然究毒之所胎，血之所聚，痰之所积，又皆因火结聚而成。归到火处为重。射干苦能降火，寒能胜热，兼因味辛上散，俾火降热除，而血与痰与毒，无不因之而平矣。是以喉痹咽痛，结核疝瘕，便毒疟母等症，因于老血结于心脾，痰涎积于太阴、厥阴者，肺、脾、肝，无不可以调治。"

3.《本经疏证》："善夫徐忠可曰：肺痿有咳有涎沫，无上气喘逆，则凡遇上气喘逆及有臭痰者，为肺痈。无臭痰，只水鸡声者，为火吸其痰。然水乃润下之物，何以逆上作声，近见拔火罐者，以火瓶罨入患处，立将内塞吸起其力，始悟火性上行，火聚于上，气吸于下，势不容已，上气水声亦此理耳。此非泻肺，何以愈之，故治此病以加射干开结下水为上也。"

【阐微】射干"散结气"作用的讨论。

《本草纲目》曰："射干能降火，故古方治喉痹咽痛为要药。火降则血散肿消，而痰结自解，癥瘕自除也。"《本草新编》云："射干入肺，而能散气中之结，故风痰遇之而消。但有结则散结，无结则散气。"本品大寒，归肺经，功能清热解毒，化痰散结利咽，对于因痰热阻滞气机所致各种肿块均有治疗作用。

蛇 含

【原文】蛇含^①，味苦，微寒。主惊痫寒热邪气，除热，金疮，疽痔，鼠瘘，恶疮，头疡。一名蛇衔。生山谷。

【注释】

①蛇含：《说文解字》云："含，嗛也。""嗛，口有所衔也。"本药又名蛇衔，"含""衔"义相通，都有口咬之义。因植物能治蛇咬，故谓之蛇含草。《本草纲目》曰："按刘敬叔《异苑》云：有田父见一蛇被伤，蛇衔一草著疮上，经日伤蛇乃去。田父因取草治蛇疮皆验，遂名曰蛇衔草也。"

【来源】为蔷薇科植物蛇含委陵菜的带根全草。

【效用】

1. 主惊痫寒热邪气：治疗高热惊风、疟疾、风湿麻木等。

2. 主金疮，疽痔，鼠瘘，恶疮，头疡：治疗金创、跌打损伤、疮疖肿毒、虫蛇咬伤等。

【集释】

1.《本草纲目》："按葛洪《抱朴子》云：蛇衔膏连已断之指。今考葛洪《肘后方》载蛇衔膏云：治痈肿瘀血，产后积血，耳目诸病，牛领马鞍疮，用蛇衔、大黄、附子、芍药、大戟、细辛、独活、黄芩、当归、莽草、蜀椒各一两，薤白十四枚。上为末，以苦酒淹一宿，以猪膏二斤，七星火上煎沸，成膏收之。每温酒服一弹丸，日再服。病在外，摩之敷之；在耳，绵裹塞之；在目，点之。若入龙衔藤一两，则名龙衔膏也。所谓连断指者，不知即此膏否?"

2.《本草崇原》："蛇含草气味苦，微寒，无毒。主治惊痫寒热，邪气除热，金疮疽痔，鼠恶疮，头疡。蛇含草始出西川，气味苦寒，花开黄色。西川，金也。苦寒，水也。黄色，土也。禀土金水之气化，金能制风，则惊痫之寒热可治也。寒能清热，则邪气之热气可除也。土能生肌，则金疮可治也。禀土金水之气，而和在下之经脉，则治疽痔。禀土金水之气，而和在上之经脉，则治鼠，恶疮，头疡。"

恒 山

【原文】恒山^①，味苦，寒。主伤寒，寒热，热发，温疟，鬼毒，胸中痰结吐逆。一名互草。生川谷。

【注释】

①恒山：《说文解字》："恒，常也。从心从舟，在二之间上下。心以舟施，恒也。"恒山又名常山。《本草纲目》曰："恒亦常也。恒山乃北岳名，在今定州。常山乃郡名，亦今真定。岂此药始产于此得名欤?"

【来源】为虎耳草科植物常山的干燥根。

【效用】

1. 主伤寒，寒热：治疗外感风寒，症见恶寒发热者。

2. 主温疟：《诸病源候论》谓："先热而后寒，名曰温疟。"即治疗疟疾，先发热后恶寒，发热恶寒交替出现的病证。

3. 主鬼毒：鬼毒犹鬼疰。即治疗突发心腹刺痛，甚或闷绝倒地，并能传染他人的病证。

4. 主胸中痰结吐逆：治疗痰浊郁结于胸中，使之向上涌吐而出。

【集释】

1.《神农本草经疏》："《本经》主伤寒寒热，宜作山岚瘴气。寒热发为温疟，鬼毒，胸中痰结，古方治疟多用。盖以岭南、西粤、鬼方咸多山岚瘴疠之气，所感邪气充于荣卫皮肤之间，欲去皮肤毛孔中瘴气根本，非常山不可，以其性能祛逐老痰积饮，善散山岚瘴疠之邪故也。"

2.《本草崇原》："恒山……盖禀西北金水之化而气出于东南。主治伤寒之寒热者，从西北之阴而外出于阳也。热发温疟者，乃先发热之温疟。温疟病藏于肾，常山从西北而出于东南，则温疟可治也。神气乃浮，则鬼毒自散。阳气外行，则胸中痰结自消，痰结消而吐逆亦平矣。"

3.《本经逢原》："常山治疟有劫痰截病之功，须在发散表邪，及提出阳分之后服之得宜。生用多用则上行必吐，若酒浸炒透，则气少缓，稍用钱许亦不致吐也。得甘草则吐，得大黄则利。盖无痰不作疟，常山专在驱逐痰水。"

【阐微】恒山"主温疟"作用的讨论。

《本草正义》载："恒山之用，本为开痰逐水、涤湿化积而设，是以《本经》《别录》均以为治疟主要之药。"《本草纲目》谓："常山、蜀漆有劫痰截疟之功，须在发散表邪及提出阳分之后。用之得宜，神效立见；用失其法，真气必伤。"又言："盖无痰不作疟，二物之功，亦在驱逐痰水而已。……水在上焦，则常山能吐之；水在胁下，则常山能破其澼而下其水。"《药鉴》曰："（常山）气寒，味苦辛，性暴悍，善驱逐，能损真气，痰人稍近虚怯者，不可轻用。疟症药中，少用则截。"《医学衷中参西录》指出："常山性凉，味微苦。善消脾中之痰，为治疟疾要药。少服，则痰可徐消，若多服则可将脾中之痰吐出，为其多服即作呕吐，故诸家本草皆谓其有毒，医者用之治疟，亦因此不敢多用，遂至有效有不效。若欲用之必效，当效古人一剂三服之法，用常山五六钱，煎汤一大盅，分五六次徐徐饮下，即可不作呕吐，疟疾亦有八九可愈。"可见，恒山治疟，其机理是通过逐痰而截疟。但恒山药性峻猛，用量不宜过大，否则会导致呕吐，损伤真气。如须多用，采用分多次徐徐饮服的方法，则不作呕吐，且有病愈八九的良效。

蜀　漆

【原文】蜀漆①，味辛，平。主疟及咳逆，寒热，腹中癥坚，痞结，积聚邪气，蛊毒，鬼疰。生川谷。

【注释】

①蜀漆：古代主产于蜀地，如漆叶，故名。《吴普本草》云"蜀漆，如漆叶。"陶隐居注："蜀漆是常山苗。"《本草纲目》将蜀漆附在常山正名之下。

【来源】为虎耳草科植物常山的嫩枝叶。

【效用】

1. 主疟及咳逆，寒热：治疗疟疾、风寒咳嗽、痰饮咳嗽等。

2. 主腹中癥坚，痞结，积聚邪气，蛊毒，鬼注：治疗胸痹、癥瘕积聚、神志不宁、惊惕不安等。

【集释】《本草纲目》："常山、蜀漆有劫痰截疟之功。须在发散表邪及提出阳分之后，用之得宜，神效立见；用失其法，真气必伤。夫疟有六经疟、五脏疟、痰湿食积瘴疫鬼邪诸疟，须分阴阳虚实，不可一概论也。常山、蜀漆生用则上行必吐，酒蒸炒熟用则气稍缓，少用亦不致吐也，得甘草则吐，得大黄则利，得乌梅、鲮鲤甲则入肝，得小麦、竹叶则入心，得秫米、麻黄则入肺，得龙骨、附子则入肾，得草果、槟榔则入脾。盖无痰不作疟，二物之功，亦在祛痰逐水而已。"

【阐微】

1. 蜀漆"主疟及咳逆"作用的讨论。

《本经疏证》谓："凡药物非鳞介飞走，未有云气腥者，惟仲景用蜀漆必注曰洗去腥，则可见其气之恶劣异于他草木矣，而以二月生，九月收其花，又色白萼青，故其功能为自肺及肝，凡恶劣之气结为病者，皆能从而入之，所谓同声相应，同气相求也。人身恶劣之气钟为病者，在肺无如痰涎，在肠胃之间无如募原之邪，在肝胆之间无如积聚。故痰涎之发为咳逆、寒热，募原之发为疟，积聚之凝为腹中癥坚与痞，蜀漆并能治之，在上在中者以吐而除，在下者以利而解，亦各从其类也。"可见，蜀漆为治疗疟疾及咳逆的佳品。

2. 蜀漆、常山功效应用的讨论。

《本草新编》云："蜀漆，常山之苗也。常山不可用，而苗则可取。味苦，纯阴。散火邪错逆，破痃瘕癥坚，除痞结积聚，辟蛊毒鬼注，久疟兼治，咳逆且调。或问蜀漆，即常山之苗，子删常山而取其苗，何谓也？盖常山性烈而功峻，虽取效甚速，而败坏元气亦最深。世人往往用常山治疟，一剂即愈，而身体狼狈，将息半载，尚未还元。设再不慎，疾一朝重犯，得免于死亡幸也。其不可轻用，亦明矣。蜀漆虽是常山之苗，不比根之猛烈。盖苗发于春，其性轻扬，且得春气之发生，散邪既速，而破气亦轻，可借之以攻坚，不必虑其损内。此所以舍常山而登蜀漆也。"《本经逢原》云："蜀漆即常山之苗，故《本经》治疟及咳逆，寒热积聚蛊毒，功效与之相类。《金匮》治牝疟独寒不热者有蜀漆散，用蜀漆、云母、龙骨，醋浆水服之。温疟加蜀漆一钱，用酸浆者，取酸以收敛蜀漆之辛散也。"可见蜀漆、常山功用同中有异，用当区分。

甘　遂

【原文】甘遂①，味苦，寒。主治大腹疝瘕，腹满，面目浮肿，留饮宿食，破癥坚积聚，利水谷道。一名主田。生川谷。

【注释】

①甘遂：甘，指陕西及河南，为甘遂古之产地，至今仍是甘遂主要分布省份。本品专于行水，攻逐为用，故名甘逐，字讹而别作甘遂。

【来源】为大戟科植物甘遂的干燥块根。

【效用】主大腹疝瘕，腹满，面目浮肿，留饮宿食，破癥坚积聚，利水谷道：治疗水肿胀满，胸腹积水，痰饮积聚，气逆喘咳，二便不利，风痰癫痫等。

【集释】

1.《本草纲目》："肾主水，凝则为痰饮，溢则为肿胀。甘遂能泄肾经湿气，治痰之本也。不可过服，但中病则止可也。张仲景治心下留饮，与甘草同用，取其相反而立功也。"

2.《神农本草经疏》："甘遂禀天地阴寒之气以生，故其味苦，其气寒而有毒，亦阴草也。水属阴，各从其类，故善逐水。其主大腹者，即世所谓水蛊也。又主疝瘕腹满，面目浮肿，及留饮，利水道谷道，下五水，散膀胱留热，皮中痞气肿满者，谓诸病皆从水湿所生，水去饮消湿除，是拔其本也……但有毒不可轻用，其性之恶可概见已。"

3.《本草崇原》："土味曰甘，径直曰遂。甘遂味苦，以其泄土气而行隧道，故名曰遂。土气不和，则大腹。隧道不利，则疝瘕。大腹则腹满，由于土不胜水，外则面目浮肿，内则留饮宿食。甘遂治之，泄土气也。为疝为瘕则癥坚积聚。甘遂破之，行隧道也。水道利则水气散，谷道利则宿积除，甘遂行水气而通宿积，故利水谷道。"

【阐微】甘遂毒性的讨论。

《中国药典》载甘遂"有毒"，其泻水逐饮力强，体弱者及孕妇忌用。《神农本草经疏》亦云："甘遂性阴毒，虽善下水除湿，然能耗损真气，亏竭津液。元气虚人除伤寒水结胸不得不用外，其余水肿鼓胀类多脾阴不足，土虚不能制水，以致水气泛滥，即刘河间云：诸湿肿满属脾土。法应补脾实土，兼利小便。不此之图而反用甘遂下之，是重虚其虚也。水既暂去，复肿必死矣。必察病属湿热，有饮有水而元气尚壮之人，乃可一施耳。不然祸不旋踵矣。"

白 敛

【原文】白敛①，味苦，平。主痈肿疽疮，散结气，止痛除热，目中赤，小儿惊痫，温疟，女子阴中肿痛。一名菟核，一名白草。生山谷。

【注释】

①白敛：又名白草、白根、兔核、猫儿卵、昆仑。《说文解字》云："蔹，白蔹。从艸佥声。"《说文解字注》云："蔹，蔹或从敛。"蔹或从敛。《本草崇原》曰："敛者，取秋金收敛之义，古时用此药敷敛痈毒，命名盖以此。"《本草纲目》载："白敛，服饵方少用，惟敛疮方多用之，故名白敛。兔核、猫儿卵，皆象形也。昆仑，言其皮黑也。"

【来源】为葡萄科植物白蔹的干燥块根。

【效用】

1. 主痈肿疽疮：治疗热毒疮痈、面上疱疮、水火烫伤等。

2. 散结气：治疗瘰瘤、瘰疬等。

3. 止痛除热，目中赤，小儿惊痫，温疟，女子阴中肿痛：治疗火毒、目赤肿痛、惊痫、疟疾（温疟）、阴道肿痛等。

【集释】

1.《本草纲目》："解狼毒毒。"

2.《神农本草经疏》："苦则泄，辛则散，甘则缓，寒则除热，故主痈肿疽疮，散结止痛。"

3.《本草求真》："敷肿疮疡，清热解毒，散结止痛，久为外科所用要药。然目赤惊痫，温疟，阴肿，带下淋浊失精，金疮生血，凡因湿热湿毒而成者何一不可以为内科之用。……同甘草则可以解狼毒之毒，岂尽疮肿解毒而已哉。但此味辛主散，味苦主降，味甘主缓，故止可以散结解热，若胃气虚弱，痈疽已溃者均非所宜。"

【阐微】白敛"止小儿惊痫"作用的讨论。

《本草崇原》云："白敛及蔓草，性唯上延，而津液濡上，故兼除热清目，小儿惊痫，及女子阴中肿痛，带下赤白。又，治温疟者，主清下焦之热，其性从下而上也。"《神农本草经疏》云："其治小儿惊痫，温疟，及妇人下赤白，则虽云惊痫属风热，温疟由于暑，赤白淋属湿热，或可通用，然病各有因，药各有主，以类推之，恐非其任矣。"由于小儿惊痫多属于痰热所致，可见，白敛的主要作用除清泄火热之邪、上下焦之热外，尚可去痰湿，故能"止小儿惊痫"。

青 葙 子

【原文】青葙子①，味苦，微寒。主邪气，皮肤中热，风瘙身痒②，杀三虫。子名草决明，疗唇口青。一名草蒿，一名萋蒿。生平谷。

【注释】

①青葙子：《本草释名考订》载："葙，从艸，从相。相，为农历七月的别称。"青葙农历七月开花结果，以花果之期为名。《本草纲目》云："其子明目，与决明子同功，故有草决明之名。"

②风瘙身痒：《诸病源候论》云："风瘙痒者，体虚受风，往来于皮肤之间，邪气微，不能为痛，但瘙痒也。"多属阴血亏，血燥生风瘙痒。

【来源】为苋科植物青葙的干燥成熟种子。

【效用】

1. 主邪气，皮肤中热，风瘙，身痒：治疗皮肤瘙痒。

2. 杀三虫：治疗蛔虫、姜片虫及蛲虫症。

3. 疗唇口青：治疗唇口呈青紫色。

【集释】

1.《本草求真》："凡人一身风痒，虫疥得蚀，口唇色青，青盲翳肿，多缘热盛风炽所致，书言服此目疾皆愈，唇青即散，三虫皆杀，风痒即绝，无非因其血热除，血脉和，而病自可愈耳，无他义也。但瞳子散大者切忌。"

2.《本草正义》："（青葙）其子专疗目疾，《本经》虽为明言，然治唇口青，及厥阴肝经郁热气滞之证，非肝肾虚寒之唇口变色也。苦寒滑利，善涤郁热，故目科风热，肝火诸证，统以治之。"

【阐微】青葙子明目作用的讨论。

《中国药典》载青葙子："清肝泻火，明目退翳。用于肝热目赤，目生翳膜，视物昏花，肝火眩晕。"而《神农本草经》中未言及明目作用，其明目作用最早见于《药性论》"治肝脏热毒冲眼，赤障青盲翳肿"。《本草纲目》亦云："青葙子治眼，与决明子、苋实同功。《本经》虽不言治眼，而云一名草决明，主唇口青，则其明目之功可知矣。目者肝之窍，唇口青者足厥阴经之证，古方除热亦多用之，青葙子之为厥阴药，又可知矣。况用之治目，往往有验，尤可征。"

白 及

【原文】白及[1]，味苦，平。主痈肿，恶疮，败疽，伤阴，死肌，胃中邪气，贼风鬼击[2]，痱缓不收[3]。一名甘根，一名连及草。生川谷。

【注释】

[1]白及：《本草和名》亦称"白芨"。《本草纲目》曰："其根白色，连及而生，故名白及，其味苦，而曰甘根，反言也。"连及草之名，当亦是言其根茎连着相及。

[2]贼风鬼击：贼风指四时不正之风，或穴隙檐下之风，皆有害于人畜。《黄帝内经》云："虚邪贼风，避之有时。"王冰注："窃害中和，谓之贼风。"鬼击是指胸腹部突然绞痛或出血的疾患。一名鬼排。《肘后备急方》云："鬼击之病，得之无渐卒着，如人刀刺状，胸胁腹内绞急切痛，不可抑按。或即吐血，或鼻中出血，或下血。一名鬼排。"

[3]痱缓不收：病症名。指偏身肢体或四肢缓慢无力，不收、不用及不遂，甚至口不能言，神志昏乱等。《灵枢·热病》云："痱之为病也，身无痛者，四肢不收，智乱不甚，其言微知，可治，甚则不能言，不可治也。"《诸病源候论》云："身体无痛，四肢不收，神志不乱，一臂不随者，风痱也。"本病多见于脑血管病及中风后遗症等。

【来源】为兰科植物白及的干燥块茎。

【效用】

1. 主痈肿，恶疮，败疽，伤阴，死肌：治疗疮疡肿毒，痈疽，久不收口等。

2. 主胃中邪气：治疗胃疾。

3. 主贼风鬼击：治疗胸腹部突然绞痛或各种出血。

【集释】

1.《神农本草经疏》："白及，苦能泄热，辛能散结，痈疽皆由荣气不从，逆于肉里所生；败疽伤阴死肌，皆热壅血瘀所致，故悉主之也。"

2.《本草汇言》："白及，敛气，渗痰，止血，消痈之药也。此药质极黏腻，性极收涩，味苦气寒，善入肺经。凡肺叶破损，因热壅血瘀而成疾者，以此研末日服，能坚敛肺藏，封填破损，痈肿可消，溃败可托，死肌可去，脓血可洁，有托旧生新之妙用也。"

【阐微】

1. 白及"主痱缓不收"作用的讨论。

《本草汇言》引刘默斋先生曰："白及苦寒收涩……又治痱缓不收，亦取苦寒收涩敛束筋骨经络之意。"可用于治疗痿废不用。《神农本草经疏》云："白及，苦能泄热，辛能散结……贼风鬼击，痱缓不收，皆血分有热，湿热伤阴之所生也，入血分以泄热，散结逐腐，则诸证靡不瘳矣。"《神农本草经百种录》云："白及，味苦，平……主贼风鬼击，痱缓不收。和筋逐风。此以质为治，白及气味冲淡和平，而体质滑润，又极黏腻，入于筋骨之中，能和柔滋养，与正气相调，则微自退也。"现代临床认为，白及非但能收敛止血，对于死痈死肌、痿废不用之疾，临床配伍使用确有良效，但此药收涩敛束，如湿痰重、中焦不运、舌苔厚腻者不宜用。

2. 白及"主胃中邪气"作用的讨论。

《本草正义》云："白及，味苦辛而气寒……主胃中邪气者，则苦寒之品，能除胃热耳。"《神农本草经疏》云："白及，苦能泄热，辛能散结……胃中邪气者，即邪热也；……入血分以泄热，散结逐腐，则诸证靡不瘳矣。"《本草新编》云："白及，味苦、辛，气平、微寒，阳中之阴也。夫吐血未有不伤胃者也，胃伤则血不藏而上吐矣。然而胃中原无血也，血在胃之外，伤胃则胃不能障血，而血入于胃中，胃不藏而上吐。白及善能收敛，同参、芪、归、芎直入胃中，将胃中之窍敛塞，窍闭则血从何来，此血之所以能止也。"由此可见，白及能够通过除热、养血、止血而治疗胃部疾病。

大　戟

【原文】大戟[①]，味苦，寒。主蛊毒，十二水肿满急痛，积聚，中风，皮肤疼痛，吐逆。一名邛钜。

【注释】

①大戟：又名"邛钜"。《说文解字》云："邛，邛地，在济阴县，从邑工声。钜，大刚也，从金巨声。"《本草纲目》谓大戟："其根辛苦，戟人咽喉，故名。""今俚人呼为下马仙，言利人甚速也。"大，指其药性峻烈；戟，有刺激性。

【来源】为大戟科植物大戟的干燥根。

【效用】主蛊毒，十二水肿满急痛，积聚：治疗水肿胀满，疼痛，胸腹积水，痰饮积聚等。

【集释】

1.《本草崇原》："大戟生于西北，茎有白汁，味苦气寒，皮浸水中，其色青绿，乃禀金水木相生之气化。水能生木，则木气运行，故主治蛊毒。治蛊毒者，土得木而达也。金能生水，则水气运行，故主治十二水。十二经脉环绕一身，十二水者，一身水气不行而肿也。腹满急痛，积聚，言蛊毒之病，则腹满急痛，内有积聚，大戟能治之。中风皮肤疼痛，言十二水之病，则身中于风而皮肤疼痛，大戟亦能治之。吐逆者，腹满急痛，积聚，则土气不和。中风皮肤疼痛，则肌表不通，皆致吐逆，而大戟皆能治之也。"

2.《本经逢原》："大戟，性禀阴毒，峻利首推，苦寒下走肾阴，辛散上泻肺气，兼横行经脉，故《本经》专治蛊毒十二水，腹满急痛等证，皆浊阴填塞所致，然惟暴胀为宜。"

3.《本草求真》："大戟专入肺、肾，旁行经络。气味苦寒，性秉纯阳，峻利居首，上泻肺气，下泄肾水，兼因味辛，旁行经脉，无处不到，浸水色绿，又入肝胆，故书皆载能治十二水毒，蛊结腹满急痛等症。好古曰：大戟与甘遂同为泄水之药，湿胜者苦燥除之也。李时珍云：凡痰涎为物，随气升降，无处不到，入于心则迷窍而癫痫；入于肺则窍塞而成咳唾稠黏，喘急背冷；入于肝则留伏蓄聚，而成胁痛干呕，寒热往来；入于经络则麻痹疼痛；入于筋骨则颈项胸背，腰胁手足，牵引隐痛，《三因》并以控涎丹主之。盖有大戟能泄脏腑之水湿；甘遂能行经隧之水湿；白芥子能散皮里膜外之痰气，要必实症、实热、实脉，方可以用，非实莫用。"

【阐微】大戟活血作用的讨论。

《神农本草经》载大戟"主积聚"。至唐代，本草书籍明确记载大戟具有活血逐瘀作用。如《药性论》云："破新陈，下恶血、癖块，腹内雷鸣，通月水，善治瘀血，能堕胎孕。"金元时期《本草衍义补遗》云："主下十二水，腹满急痛，积聚，利大小肠，通月水，治瘀血，能堕胎孕。"《雷公炮制药性解》曰："大戟，味苦甘，性大寒有毒。入十二经。主水胀蛊毒，癥结腹满急痛，发汗，利大小肠，通月经，堕胎孕。"认为大戟能活血通经，善治瘀血证，并能堕胎。到明代仍强调其活血作用，如《本草蒙筌》载大戟："破癥坚，通月信堕胎。"清代虽以大戟泻脏腑水湿，通利大小便为主要功效，但仍有活血通经作用的记载。如《本草备要》云："能泻脏腑水湿。行血发汗，利大小便。治十二种水，腹满急痛，积聚癥瘕，颈腋痈肿，风毒脚肿。通经堕胎。"《得配本草》云："驱蛊毒，破癥结，逐血瘀，除痰饮。"《本草分经》云："专泻脏腑水湿，逐血发汗，消痈，通二便闭，泻火逐痰。"但在以后的临床应用中其活血作用逐渐被淡化，故今后研究中应进一步探讨。

泽　漆

【原文】泽漆①，味苦，微寒。主皮肤热，大腹水气，四肢面目浮肿，丈夫阴气不足②。生川泽。

【注释】

①泽漆：《本草经集注》曰："此是大戟苗，生时摘叶有白汁，故名泽漆。"

②丈夫阴气不足：男子肾精、肾阴亏虚。

【来源】为大戟科植物泽漆的全草。

【效用】

1. 主皮肤热：治疗皮肤发热。

2. 主大腹水气，四肢面膜浮肿：治疗大腹水肿、四肢面目浮肿。

【集释】

1.《本草汇言》："泽漆，主治功力与大戟同，较之大戟，泽漆稍和缓而不甚伤元气也。然性亦喜走泄，如胃虚人亦宜少用。"

2.《长沙药解》："泽漆，苦寒之性，长于泄水，故能治痰饮阻格之咳。"

【阐微】泽漆主"丈夫阴气不足"作用的讨论。

泽漆，自《神农本草经》用以治"大腹水气，四肢面目浮肿"以来，作为行水消肿之品应用经久不衰。而《神农本草经》泽漆主"大腹水气，四肢面目浮肿"古今鲜有用者。对此古代医家亦提出不同见解。有的医家赞同《神农本草经》观点，如《本草纲目》云："泽漆利水，功类大戟，故人见其茎有白汁，遂误以为大戟。然大戟根苗皆有毒泄人，而泽漆根硬不可用，苗亦无毒，可作菜食而利丈夫阴气，甚不相侔也。"也有的持否定态度，如《本草述》云："泽漆利水，既与大戟相类，然时珍谓大戟泄人，而泽漆之利水，乃更谓其利丈夫阴气，即《本经》亦云治丈夫阴气不足。《经》云：水者，阴气也。阴气下而复上，上则邪客于脏腑间，故云水也。注云：邪水之阴，非真阴也，即此思之，如他味之利水者，又岂非行邪水而真阴未能不伤，独此之行邪水而真阴反以受益也，是遵何故哉？愚阅方书之用兹味，唯水肿上气与痢后浮肿，然观其必与白术、桑皮、郁李仁同用，则必有以为益脾之助，而化气开结者，亦兹物相助为理，尤借其前导以为功耳。即治痢后肿满，气急喘咳，小便如血，逐诸队且同参、术以行之，则其非瞑眩之剂可知。治水之用此味，其善物哉。"按《本草述》观点，泽漆至多为利水而不伤正之品，而非补阴之品。

贯　众

【原文】贯众①，味苦，微寒。主腹中邪，热气，诸毒，杀三虫。一名贯节，一名贯渠，一名百头，一名虎卷，一名扁符。生山谷。

【注释】

①贯众：《本草纲目》曰："此草叶茎如凤尾，其根一本而众枝贯之，故草名凤尾，根名贯众、贯节、贯渠。"

【来源】为鳞毛蕨科植物粗茎鳞毛蕨的干燥根茎和叶柄残基。

【效用】

1. 主腹中邪，热气，诸毒：治疗腹内有热之疾病，以及各种毒邪所致之证。

2. 主杀三虫：杀灭蛔虫、赤虫、蛲虫，治疗这些寄生虫所引起的虫病。

【集释】

1.《本草纲目》："治下血崩中带下，产后血气胀痛，斑疹毒，漆毒，骨哽。解猪病。"

2.《本经逢原》："《本经》治腹中邪热气诸毒，以其性专散结积诸毒。而虫积皆由湿热所生，苦寒除湿热，故亦主之。"

3.《本草正义》："贯众苦寒沉降之质，故主邪热而能止血。并治血痢下血，甚有捷效，皆苦以燥湿，寒以泄热之功也。然气亦浓厚，故能解时邪热结之毒。"

【阐微】

1. 贯众"主诸毒"作用的讨论。

《本草纲目》言贯众治"斑疹毒,漆毒"。《神农本草经百种录》谓:"诸毒,邪热之毒。"另外,《普济方》有贯众散(组成:贯众、黄连、甘草、骆驼峰)"治一切诸热毒,或中食毒,酒毒,药毒等"。可见,贯众所主的"诸毒"范围广泛,包括热毒、漆毒、食毒、酒毒、药毒等。

2. 贯众"杀三虫"作用的讨论。

《神农本草经百种录》曰:"主腹中邪热气,寒能除热。诸毒,邪热之毒。杀三虫。湿热所生之虫。贯众生于山涧之中,得天地清阴之气,故能除蕴热湿秽之疾。其体中虚而清芳,故能解中焦之毒。人身之虫,皆湿热所生。湿热除,则诸虫自消也。"《神农本草经疏》载:"三虫皆由湿热所生,苦寒除湿热,则三虫自死矣。"可见,贯众所治三虫,因湿热而酿生,给予清热燥湿之品,可杀灭三虫。现代研究提示:贯众对绦虫有显著毒性,可使虫体麻痹,不能附着肠壁,随即服泻药而排出体外。也有驱除钩虫、蛲虫、蛔虫等寄生虫的作用。但其所含绵马素有毒,主要出现胃肠道反应,可以引起视网膜血管痉挛,损伤视神经,中毒时引起中枢神经系统障碍,出现震颤、惊厥乃至延髓麻痹。在能够发挥驱虫作用的用量下,极易造成人体中毒,故不推荐贯众用于驱虫。

牙 子

【原文】牙子[①],味苦,寒。主邪气热气,疥瘙,恶疡,疮痔,去白虫。一名狼牙。生川谷。

【注释】

①牙子:药名。《本草经集注》云:"其根牙亦似兽之牙齿也。"《图经本草》云:"根黑色若兽之齿牙,故以名之。"又名狼齿、狼牙、狼子。

【来源】为蔷薇科植物龙牙草(鹤草芽)带短小根茎的冬芽(地下根茎芽)。

【效用】

1. 主邪气热气,疥瘙,恶疡,疮痔:治疗热毒疮疡,疥癣瘙痒等。

2. 去白虫:治疗绦虫病。

【集释】

1.《本草汇言》:"狼牙,杀虫去痔,消一切疥癣之药也。此药窜烈有毒,凡病湿热生虫,如疥癣,如血痔,如小儿头疮,妇人阴蚀、阴痒诸疾,煎汤淋洗,立时见效。"

2.《本草崇原》:"狼性灵智,此草根如兽之齿牙,而专以野狼名者,疑取其上下灵通之义,寒水之气上行,则能散在表之邪气热气,以及皮肤之疥瘙恶疡。苦寒之气下泄,则能除在下之疮痔,以及在内之白虫。《金匮要略》曰:少阴脉滑而数者,阴中即生疮,阴中蚀疮烂者,狼牙汤洗之。此草气味苦寒,禀性纯阴,故能治少阳之火热疮烂也。"

【阐微】牙子"主邪气热气,疥瘙,恶疡,疮痔"作用的讨论。

牙子,又名狼牙。《重修政和经史证类备用本草》附有"江宁府牙子图"。宋以前本草诸家对本品多有发挥，在医方文献中亦颇为常用。如《名医别录》云："中湿腐烂生衣者，杀人。"《药性论》云："能治浮风瘙痒，杀寸白虫，煎汁洗恶疮。"《金匮要略》云："少阴脉滑而数者，阴中即生疮，阴中蚀疮烂者，狼牙汤洗之。"《太平圣惠方》云："治阴疮洗方，用野狼牙五两细锉，水五升煮至三升，温洗之。"且牙子的药用部位在晋、唐时期已从根芽扩大到了全草，全草之功效与今之仙鹤草颇相吻合。《外台秘要》云："治金疮，野狼牙草茎叶熟捣敷贴之，兼止血。"有学者考证《神农本草经》之牙子即鹤草根芽，龙牙草、狼牙草即仙鹤草的异名。

羊踯躅

【原文】羊踯躅[①]，味辛，温。主贼风在皮肤中，淫淫痛[②]，温疟，恶毒，诸痹。生川谷。

【注释】

①羊踯躅：即闹羊花。《本草经集注》云："羊误食其叶，踯躅而死，故以为名。"闹羊花、惊羊花等亦同此义。食之既惊，羊必俱之，羊不食草乃得其名。

②淫淫痛：淫淫，流行移动貌。《楚辞·哀郢》云："涕淫淫其若霰。"王逸注："淫淫，流貌也。"淫淫痛，此指风邪侵袭人体导致的以皮肤肢体关节疼痛，游走不定的病证。

【来源】为杜鹃花科植物羊踯躅的花。

【效用】

1. 主贼风在皮肤中，淫淫痛，诸痹：治疗风湿痹痛，偏正头痛，跌打肿痛。

2. 主温疟，恶毒：治疗温疟、毒邪伤人严重病症等。

【集释】

1.《本草新编》："羊踯躅，味辛，气温，有大毒。入脾经。主风湿藏肌肉之里，识识痹麻。治贼风在于皮肤中，淫淫掣痛。鬼疰蛊毒瘟疮恶毒，并能祛之。此物必须外邪难于外越者，始可偶尔一用以出奇，断不可频用以眩异也。近人将此物炒黄为丸，以治折伤，亦建奇功，然止可用至三分，重伤者，不可越出一钱之外耳。""或问，羊踯躅乃迷心之药，何以子取之而治病？嗟乎！无病之人，服羊踯躅则迷心；有病之人，服羊踯躅则去疾。此反用以出奇，胜十正用之平庸也。"

2.《冯氏锦囊》："羊踯躅，味辛温有大毒，性极发散，能祛诸风寒湿，故善治恶痹。然非元气壮实，何能当此毒药，必同安胃和气血药用乃可，故曰气血虚人忌之，不可近眼。"

【阐微】羊踯躅功能重在祛风的讨论。

羊踯躅，味辛，性极发散，《神农本草经》以"主贼风"立论，治皮肤淫淫痛，温疟，恶毒，诸痹。后世据此以治风湿痹痛，风痰筋骨痛，左瘫右痪，痫症，惊风，风邪头痛，疬疮等各种风邪，乃至风毒所致疾患，诚为祛风散邪之重剂。

商　陆

【原文】商陆[①]，味辛，平。主水胀[②]疝瘕痹，熨除[③]痈肿，杀鬼精物，一名葛根，一名夜呼。生川谷。

【注释】

①商陆：《本草纲目》云："此物能逐荡水气，故曰蓫薚；此物能逐荡水气，故曰。讹为商陆，又讹为当陆，北音讹为章柳。或云多当陆路而生，故曰当路。"孙星衍云："薚即薚俗子，商即薚假音。"而陆为"蓫"之音转，故倒言之，则为"商陆"。

②水胀：病证名。《灵枢·五癃津别》云："水溢则为水胀。"《千金要方》云："水胀，胀而四肢面目俱肿。"水胀即水肿。

③熨除：熨，即火斗，指加热温熨患处，引伸义为热敷。熨除，指通过热敷以治疗疾病。

【来源】为商陆科植物商陆或垂序商陆的干燥根。

【效用】

1. 主疝瘕：治疗疝瘕病。

2. 熨除痈肿：指通过热敷以治疗痈肿。

3. 杀鬼精物：即消除"螭、魅、魍魉"一类的害人之物。

【集释】

1.《本草崇原》："商陆禀金土之气化，故气味辛平，以根花白者为良。主治水肿者，辛走气，土胜水，气化则水行，水散则肿消也。治疝瘕者，疝瘕乃厥阴肝木之病，而金能平之也。痹熨，犹言熨痹，肌腠闭痹。商陆熨而治之，火温土也。除痈肿者，金主攻利也。杀鬼精物者，金主肃杀也。"

2.《本草求真》："商陆专入脾，辛酸苦寒有毒，功专入脾行水，其性下行最峻，有排山倒海之势，功与大戟、芫花、甘遂相同。故凡水肿水胀，瘕疝痈肿，喉痹不通，湿热蛊毒恶疮等症，服此即能见效。"

【阐释】商陆毒性与临床应用的讨论。

《中华临床中药学》《中华本草》及多版《中国药典》与《中药学》教材均认为本品有毒，过量使用会引起中毒，严重者血压下降、昏迷、瞳孔散大、心脏和呼吸中枢麻痹而死亡。《中国药典》谓本品："逐水消肿，通利二便。外用解毒散结。"多用治水肿，痈肿疮毒。因本品有毒，功用无独到之处，故临床上不常用。

羊　蹄

【原文】羊蹄[①]，味苦，寒。主头秃疥瘙，除热，女子阴蚀。一名东方宿，一名连虫陆，一名鬼目。生川泽。

【注释】

①羊蹄：《本草经集注》云："今人呼为秃菜，即蓄字音讹也。"《本草纲目》云：

"羊蹄以根名，牛舌以叶形，名秃菜以治秃疮名也。《诗·小雅》云：言采其蓫。陆玑注云：蓫，即蓄字，今之羊蹄也。"

【来源】为蓼科植物羊蹄、尼泊尔酸模的干燥根。

【效用】

1. 主头秃疥瘙：治疗疥癣瘙痒，皮肤湿疹，白秃等。

2. 主女子阴蚀：治疗女性阴部溃烂，或痒或痛等病症。

【集释】

1.《名医别录》："主治浸淫疽痔，杀虫。"

2.《日华子本草》："治癣，杀一切虫，肿毒，醋磨贴。"

3.《本经逢原》："属水走血分，为除湿杀虫要药。故《本经》治头秃、疥疡、女子阴蚀之患。新采者醋捣涂癣，杀虫加轻粉尤效。"

【阐微】羊蹄"除热"作用的讨论。

《神农本草经》云羊蹄除热，《本草衍义》以羊蹄根锉研，绞取汁服，谓其"治产后风秘，殊验"。《滇南本草》言："治诸热毒，泻六腑实火，泻六经客热，退虚劳发烧，利小便，治热淋。"《本草汇言》引朱丹溪曰："凉血解蛊之药也。"并谓其："散热郁吐血，止赤白杂痢，每称为奇方也。"现代普遍认为羊蹄具有清热解毒，泻下通便，凉血止血，清泄湿热等"除热"功效，用于治疗热结便秘、疮痈肿毒、血热妄行、湿热泻痢、黄疸等各种热毒壅盛之证。

萹　蓄

【原文】萹蓄[①]，味辛，平。主浸淫[②]，疗疥搔疽痔，杀三虫。生山谷。

【注释】

①萹蓄：《本草纲目》曰："节间有粉，多生道旁，故方士呼为粉节草、道生草。"因本品似竹而茎扁圆，故名。

②浸淫：皮肤病名，即浸淫疮。《诸病源候论》云："浸淫疮，是心家有风热，发于肌肤。初生甚小，先痒后痛而成疮，汁出浸溃肌肉，浸淫渐阔乃遍体。其疮若从口出，流散四肢则轻；若从四肢生，然后入口者则重。以其渐渐增长，因名浸淫也。"相当于急性湿疹及传染性湿疹样皮炎。

【来源】为蓼科植物萹蓄的干燥地上部分。

【效用】

1. 主浸淫，疗疥搔疽痔：治疗热淋涩痛、小便短赤、黄疸、泄泻、痢疾、带下、阴痒、皮肤湿疹、湿疮、疥癣、痔疮等。

2. 杀三虫：治疗虫积腹痛、蛔虫病、蛲虫病、钩虫病、姜片虫等肠道寄生虫病等。

【集释】

1.《本草崇原》："《金匮要略》曰：浸淫疮从口流向四肢者，可治。从四肢流来入口者，不可治。盖口乃脾窍，脾属四肢，蓄禀火气而温土，故主治脾湿之浸淫。充肤热肉之血，不淡渗于皮毛则为疥瘙。蓄禀东方之木气，故主治疥瘙，浸淫可治，则疽痔亦可治矣。疥瘙可治，则三虫亦可治矣。缘其禀木火之气，通利三焦，从经脉而达于肌腠皮肤，故主治如此。"

2.《本草求真》："萹蓄专入脾，味苦气平，功专利水清热，除湿杀虫。是以小儿魃病，女子阴蚀浸淫瘙痒疳痔诸病，无不藉此以为主治耳。《海上歌》云：心头急痛不能当，我有仙人海上方，萹蓄醋煎通口咽，管教时刻便安康。以其味苦则热泄，味苦则虫伏，但此止属标治，不能益人，勿常用也。"

【阐微】萹蓄利湿清热作用的讨论。

《本草汇言》谓："萹蓄，其性直遂下行，故《本草》治五淋癃闭，黄疸疥疮，小儿疳蛔，女人阴蚀诸疾。凡属热湿壅闭为患，如物扁而易藏，蓄而不出者，此药推而下流，使淋者止，闭者通，疸黄者散，疮疥者净，而疳蛔阴蚀，必自己矣。"《本草正义》云："萹蓄，《本经》《别录》皆以祛除湿热为治，浸淫疥疮、疸痔、阴蚀、三虫，皆湿热为病也。后人以其泄化湿热，故并治溲涩淋浊。濒湖以治黄疸、霍乱，皆即清热利湿之功用。若湿热疮疡，浸淫痛痒，红肿四溢，脓水淋漓等证，尤其专职。"可见萹蓄苦能燥湿，微寒清热，为清利湿热之佳品。

狼　毒

【原文】狼毒[①]，味辛，平。主咳逆上气，破积聚饮食，寒热，水气恶疮，鼠瘘，疽蚀，鬼精，蛊毒，杀飞鸟走兽。一名续毒。生山谷。

【注释】

①狼毒：《说文解字》云："毒，厚也。害人之艸，往往而生。从屮、从毒。"《山海经广注》云："狼山多毒草，盛夏鸟过之不能去。"今人夏纬英据此认为狼毒得名于狼山之毒草。《本草纲目》云："观其名，知其毒矣。"

【来源】为大戟科植物月腺大戟或狼毒大戟的干燥根。

【效用】

1. 主破积聚饮食：治疗癥瘕积聚、食积、心腹疼痛等。

2. 主水气恶疮，疽蚀，鼠瘘，疽蚀：治疗水肿、痰饮、恶疮、疥癣、瘰疬、痰核、痈疽等。

【集释】

1.《本草崇原》："狼毒草有大毒，禀火气也。气味辛平，茎叶有毛，入水则沉，禀金气也。禀金气，故主治肺病之咳逆上气。"

2.《本经逢原》："狼毒大毒，非恒用之品。《本经》治咳逆上气，惟质实气壮暴咳者宜之。又能破积聚饮食，寒热水气，以其迅利也。性能杀飞鸟走兽，其治恶疮疽蚀蛊毒，所不待言。"

【阐微】

1. 狼毒品种的讨论。

《本草蒙筌》云："山陕西郡州，似商陆苗叶。采根八月，肉白皮黄。重实者良（入水即沉），浮虚者劣。"《本草纲目》云："陶云：沉者是狼毒，浮者是防葵，此不足为信。假使防葵秋冬采者坚实，得水皆沉；狼毒春夏采者轻虚，得水皆浮。且二物全别，不可比类。"又云："狼毒出秦、晋地。今人往往以草茼茹为之，误矣。"《本草图经》云："狼毒，生秦亭山谷及秦高，今陕西州郡及辽、石州亦有之。苗叶似商陆及大黄，茎、叶上有毛，四月开花，八月结实，根皮黄，肉白。"以上所述及分布地区与今之瑞香狼毒相符。《中华本草》云："狼毒，为瑞香科植物瑞香狼毒的根。"而《中国药典》收载的狼毒"为大戟科植物月腺大戟或狼毒大戟的干燥根"。可见，自古有狼毒与防葵相混，现《中国药典》收载的狼毒与《中华本草》狼毒也非一物。

2. 狼毒"主咳逆上气，寒热，鼠瘘，鬼精，蛊毒，杀飞鸟走兽"作用的讨论。

《本草乘雅半偈》云："取狼为名者，谓狼善逐也。《尔雅翼》云：狼之将远逐食，必先倒地以卜所向，故猎师遇狼辄喜，盖狼之所向，即兽之所在也。故主杀飞鸟走兽，并主水谷积聚，而为咳逆上气，以及寒热蛊毒，与水谷无以转输皮毛，致生恶疮鼠疽蚀者。狼毒逐而输之，此但似狼性之贪饕，非若狼肠之直而辄出也。"《本草崇原》云："金能攻利，故破积聚。破积聚，则饮食壅滞而为寒为热之病，亦可治矣。水气，水寒之气也。水气而濡，则有恶疮、鼠瘘、疽蚀，并鬼精蛊毒之病。狼毒禀火气而温脏寒，故皆治之。又言其毒能杀飞鸟走兽，草以狼名，殆以此故。"可见，狼毒"主咳逆上气，寒热，鼠瘘，鬼精，蛊毒，杀飞鸟走兽"等功均取其攻逐之性。

白 头 翁

【原文】白头翁①，味苦，温。主温疟，狂易，寒热，癥瘕积聚，瘿气，逐血，止痛，疗金疮。一名野丈人，一名胡王使者。生山谷。

【注释】

①白头翁：《本草经集注》云："近根处有白茸状，状似人白头，故以为名。"《新修本草》谓其果实："白毛寸余，皆披下，似䪥头，正似白头老翁，故名焉。"

【来源】为毛茛科植物白头翁的干燥根。

【效用】

1. 主温疟，狂易，寒热：治疗疟疾、狂易、身发寒热。

2. 逐血，止痛，疗金疮：治疗瘀血证，疼痛，及由金属器刃损伤肢体所致创伤。

【集释】

1.《神农本草经疏》："白头翁，《本经》味苦温无毒。吴绶益以辛寒。详其所主，似为得之。东垣谓其气厚味薄。既能入血主血，应云气味俱厚。可升可降，阴中阳也。入手足阳明经血分。暑伏足阳明经，则发温疟；伏手阳明经，则病毒痢、滞下纯血。狂易，鼻衄者，血热也。寒热也，血瘀也。癥瘕积聚，瘿气，靡不由血凝而成。积滞停留则腹痛，金疮。血凉则痛自止。苦能下泄，辛能解散，寒能除热凉血，具诸功能，故悉主之。殆散热凉血行瘀之要药欤。"

2.《本草崇原》："白头翁，无风而摇者，禀东方甲乙之气，风动之象也。有风则静者，得西方庚辛之气，金能制风也。主治温疟者，温疟之邪，藏于肾脏，禀木气则能透发母邪也。狂易寒热，温疟病也。治癥瘕积聚，瘿气，逐血者，禀金气则能破积聚而行瘀也。止腹痛，乃腹中之痛，有由于积滞者，积滞去，故痛止也。疗金疮，是和血行瘀之效。"

3.《本草正义》："白头翁之气味，《本经》以为苦温，吴绶改作苦辛寒，石顽改作微寒。详《本经》主温疟狂易等证，仲景以治热痢下重，决非温性，改者是也。温疟狂易，皆属热病，惟苦能泄降，寒能胜热，是以主之。寒热、癥瘕积聚、瘿气，有由于血热瘀滞者。苦辛泄散，而入血分，则癥瘕积聚瘿气可消，故并能逐血止痛、疗金疮也。鼻衄，皆血热上涌之症，苦能泄降，而寒以胜热，证治皆合。《本经》之温字，必传写之误矣。"

【阐微】白头翁功用的讨论。

白头翁首载于《神农本草经》，为下品药。"主温疟、狂易寒热，癥瘕积聚，瘿气，逐血止痛，金疮。"其中，温疟，乃素有伏热，复感疟邪所致。以身无寒但热，骨节疼烦为特点。狂易（音羊），也有称"狂阳""阳狂"者，乃精神失常的疾病。《神农本草经疏》有"狂阳、鼻衄者，血热也"。可见白头翁的清热之功。"癥瘕积聚""瘿气""金疮"，为内外多种因素引起的疾病，其共同的病理特征是瘀血。如《神农本草经疏》云："癥瘕积聚，瘿气，靡不由血凝而成。积血停留则腹痛，金疮。血凉则痛自止。"由此可见，《神农本草经》"逐血止痛"，实为对"癥瘕积聚""瘿气""金疮"治疗作用之概括。白头翁又有活血止痛之功。其后，《名医别录》又谓其主"鼻衄"。陶弘景首次提出白头翁"疗毒痢"的作用。《药性论》除肯定了本品"止腹痛及赤毒痢"的作用之外，增列"治齿痛，主项下瘰疬"的应用。《伤寒蕴要》指出："热毒下痢紫血鲜血者宜之。"《本草汇言》总结其功效为"凉血，消瘀，解湿毒"。《本草汇纂》概括为"泻肠胃热毒"。及至今日，《中国药典》对其功效应用的描述为："清热解毒，凉血止痢，用于热毒血痢，阴痒带下。"

纵观白头翁功用的历史认识，其功用由清热、活血，到清肠道热毒、湿热，凉血止痢这种由宽到窄的演变。是站在历史的高度，宏观地看待白头翁，应用白头翁，还是站在现代的角度看待和使用白头翁，值得我们思考。

鬼　臼

【原文】鬼臼①，味辛，温。主杀蛊毒鬼疰，精物，辟恶气不祥，逐邪，解百毒。一名爵犀，一名马目毒公，一名九臼。生山谷。

【注释】

①鬼臼：药名。其根茎如数臼相连，故称鬼臼、九臼等。《昆虫草木略》云："鬼臼叶如小荷，年长一茎，茎枯，则根为一臼。亦名八角盘，以其叶似之。"《本草纲目》云："此物有毒，而臼如马眼，故名马目毒公。杀蛊解毒，故有犀名。"

【来源】为小檗科植物八角莲、六角莲的根与根茎。

【效用】辟恶气不祥，逐邪，解百毒：治疗瘰疬，瘿瘤，痹证，痈肿疔疮，无名肿毒，毒蛇咬伤等。

【集释】

1.《神农本草经疏》："味辛，温，有毒。主杀蛊毒鬼疰精物，辟恶气不祥，逐邪，解百毒。疗咳嗽喉结，风邪烦惑，失魂妄见，去目中浮翳，杀大毒，不入汤。"

2.《本经逢原》："鬼臼，辛温，以毒攻毒之猛药，《本经》杀鬼疰虫毒，辟恶逐邪，宁无顾名思实之意。其治邪痈阴疽蛇毒用之。《良方》一字神散，治子死腹中，无灰酒下一钱立效。射工中人寒热发疮，鬼臼叶一握，苦酒捣汁服一升，日二次效。"

【阐微】

1. 鬼臼品种的讨论。

鬼臼类植物资源稀少，异名繁多，品种混用现象由来已久。粟晓黎等认为，小檗科植物桃耳七、八角莲、六角莲的根茎及根为中药鬼臼的主要来源。尚明英等考证认为，鬼臼原植物应为六角莲和八角莲。鬼臼异名很多，通过对其植物形态及药材性状的考证，认为汉代至唐宋以前主要是根据其地下器官形状及功效而得名，如天臼、九臼、马目毒公、解毒、害母草等；唐宋以后主要是根据其植物形态及地上器官形状而命名的，如羞天花、八角盘、独脚莲、旱荷、山荷叶、八角镜、独脚一枝莲、八角莲等；本草之鬼臼亦即八角莲（或六角莲），两者是对同一植物体不同部位形状的描述。历代本草记载鬼臼是小檗科多种植物来源的统称，包括鬼臼属、山荷叶属和八角莲属的多种植物，前两个属植物分布不够普遍，而八角莲属分布相对较广，所以八角莲（含六角莲）为商品主流。目前比较公认的鬼臼基原为小檗科植物八角莲、六角莲的根与根茎。

2. 鬼臼"杀蛊毒鬼注，精物"作用的讨论。

《神农本草经疏》云："鬼臼得地之金气，而复阴沉，是以辛温有毒，乃阴草中之散结辟邪者也。故能入阴分以辟不祥，及诸蛊毒，鬼疰精物，尸疰传尸，烦惑，失魂妄见。然此诸病，何莫非阴邪尸鬼之所为？凡物以类相从，故惟阴草之异品，乃能治乎阴鬼之贼害也。"《图经本草》云："古方治五尸鬼注，百毒恶气多用之。"《本草崇原》云："鬼臼以九臼者为良，故名九臼。九，老阳之数也。阳者，天气也。故《别录》名天臼，气味辛温，禀太阳阳热乾金之气，故主杀虫毒鬼疰精物，及恶气不祥，并逐邪解百毒。"《本草汇言》云："治积胀成蛊：鬼臼（切片）一斤，生姜二两，白矾五钱。泡汤浸二日，再用酒煮，捣烂成膏。巴豆肉（去油）三钱，沉香、蟾酥各五钱，俱为末，和入为丸，如黍米大。每早晚各服二三十丸，白汤送下。"

3. 鬼臼用法用量的讨论。

《新修本草》云："鬼臼，有毒……不入汤。"《本草纲目》云："每服一钱，无灰酒一盏，同煎八分，通口服，立声如神，名一字神散。射工中人，寒热发疮，鬼臼叶一把，苦酒渍，捣取汁，服一升，日二次。治黑黄急病，用生鬼臼捣汁一小盏服。干者为末，水服。"根据历代本草记载，鬼臼有毒，用法上多制成散剂单用、泡酒或开水送服，一般不宜入煎剂。每天口服用量不超过3克，连续用药不超过3天，孕妇忌服。故鬼臼的用法用量应该有一个比较恰当的标准，以免临床使用不规范而导致中毒事件的发生。

4. 鬼臼药用价值及资源的讨论。

现代研究表明，鬼臼含有毒性成分鬼臼毒素，鬼臼毒素及其衍生物具有抗肿瘤、抗病毒等多种生理活性，是合成 VP－16、VM－26 等抗癌药的原料，药用价值较高。同时，鬼臼资源匮乏的问题从古至今一直存在，根据本草中"极难得也""市中不复有也"等记载，表明唐宋时期该类植物资源就供不应求，曾有将射干、天南星、鬼灯檠、蚤休（紫河车）与鬼臼混用的记载。现在八角莲属植物大多已被列入渐危品种保护名录，属于国家二级保护品种，应注重保护资源，提高资源利用率。可见，鬼臼毒性虽大，但其确有较好的抗癌药用价值，值得深入研究，但同时也应该注意资源的保护，或者进行人工引种栽培，使其更好地为人类服务。

连　翘

【原文】连翘[①]，味苦，平。主寒热，鼠瘘，瘰疬，痈肿，恶疮，瘿瘤[②]，结热，蛊毒。一名异翘，一名兰华，一名折根，一名轵，一名三廉。生山谷。

【注释】

①连翘：《新修本草》谓："著子似椿实之未开者，作房，翘出众草。"《本草衍义》云："其子，折之，其间片片相比如翘，应以此得名耳。"

②瘿瘤：瘿与瘤合称，或单指瘿。指瘿病而形成的瘤体，又名大脖子病。

【来源】为木犀科植物连翘的干燥果实。

【效用】

1. 主寒热：治疗外感风热恶寒发热，热邪入气、入营，扰心。

2. 主鼠瘘，瘰疬，痈肿，恶疮，瘿瘤，结热，蛊毒：治疗瘰疬、痈肿疮疡、瘿瘤、热邪结聚及因中蛊毒所致的多种病证。

【集释】

1.《本草蒙筌》："经入少阴心脏，手足少阳阳明。泻心经客热殊功，降脾胃湿热神效。驱恶痈毒蛊毒，去寸白虫蛔虫。疮科尝号圣丹，血证每为中使。通月水下五淋，义盖取其结者散之。故此能散诸经血凝气聚，必用而不可缺也。实人宜用，虚者勿投。"

2.《本草求真》"连翘专入心。味苦微寒，质轻而浮。书虽载泻六经郁火，然其轻清气浮，实为泻心要剂。连翘形象似心，但开有瓣。心为火主，心清则诸脏与之皆清矣。然湿热不除，病症百出，是以痈毒五淋，寒热鼠瘘，瘰疬恶疮，热结蛊毒等症，书载皆能以治。"

【阐微】连翘为"疮家圣药"的讨论。

连翘，《神农本草经》载治"鼠瘘，瘰疬，痈肿，恶疮，瘿瘤，蛊毒"，可见其在治疗疮疡肿毒方面的擅长。《神农本草经》以降至今，连翘善于解毒散结治疮肿已成不刊之论。被张元素誉为"疮家圣药"。观《神农本草经》所载连翘药性为苦平，何以有如此治疮殊功？对此，古代医家从不同的角度提出了见解。如李东垣云连翘"十二经疮药中不可无，此乃结者散之之义。"《神农本草经疏》曰连翘"其主寒热、鼠瘘、瘰疬、瘿瘤、结热者，以上来诸症，皆从足少阳胆经气郁有热而成。此药正清胆经之热。其轻扬芬芳之气，又足以解足少阳之郁气，清其热，散气郁，靡不瘥矣。痈肿恶疮，无非营气壅遏，卫气郁滞而成。清凉以除瘀热，芬芳轻扬以散郁结，则营卫通和而疮肿消矣。"
《本草汇言》指出："连翘，散风清热，解疮毒之药也，主瘰疬结核，诸疮痈肿，热毒炽盛，未溃可散，已溃解毒。眼证肿赤涩痛，耳证昏塞暴聋，头证头风眩痛，喉证胀闭不通，或腮肿齿痛，或舌破生疮，或痘瘰瘕疹，隐现出没，以上诸证，皆心肝胆肾四经之病，此药清标芳馥，善解风火痰气郁结所因，其轻扬之性，上行最专，苦寒之气，下行更力，所以耳目口鼻，咽喉齿舌之间，颈腋背脊，胸腹肢胁足膝之处，靡不奏功。"
《本草正义》谓连翘："能散结而泄化络脉之热，《本经》治瘰疬痈肿、疮疡瘿瘤、结热蛊毒，固以诸痛痒疮，皆属于热，而疏通之质，非特清热，亦以散其结滞也。"综上所述，古代医家认为连翘善治疮毒，主要是本品有散结作用，一是散郁结而消肿，一是散热邪祛除病因，而并不仅仅在清热。

蚤 休

【原文】蚤休[①]，味苦，微寒。主惊痫，摇头弄舌[②]，热气在腹中，癫疾，痈疮，阴蚀，下三虫，去蛇毒。一名蚩[③]休。生川谷。

【注释】

①蚤休：《说文解字》云："蚤，啮人跳虫也。"《本草纲目》云："虫蛇之毒，得此治之即休。"又名重楼、七叶一枝花。

②摇头弄舌：多见于小儿热盛重症。头左右动，舌时伸于口外，旋伸旋缩，左右吐弄，或舌舐唇上下及口角。

③蚩：有二义。其一，《说文解字》云："蚩（音吃），蚩虫也"；其二，《康熙字典》云："蚩（音志），虫伸行也"。

【来源】为百合科植物云南重楼或七叶一枝花的干燥根茎。

【效用】

1. 主惊痫，摇头弄舌，热气在腹中，癫疾：治疗小儿高热，惊风抽搐等。

2. 痈疮，阴蚀，下三虫，去蛇毒：治疗热毒痈疮疔疖，毒蛇咬伤等。

【集释】

1.《本草汇言》："本肝经药，凉而沉静，故疗热极动风之疾，以醋摩敷痈肿，诸蛇毒虫伤，良验。但气味苦寒，虽言凉血，不过为痈疽疮疹，血热致疾者宜用。"

2.《本经逢原》："蚤休，足厥阴经药，能治惊痫疟疾，瘰疬痈肿，详《本经》主治，总取开结导热，而惊痫摇头弄舌之热邪自除。"

3.《本草正义》："癫疾者，癫即巅顶之巅，字亦作颠，谓是肝风上凌，直上顶巅之病。蚤休能治此症，正以苦寒泄降，能息风阳而清气火，则气血不冲，脑经不扰，而癫疾惊痫，摇头弄舌诸病可已。若其专治痈肿，则苦寒清热，亦能解毒。治阴蚀，下三虫，亦苦寒胜湿，自能杀虫。此草专治痈疡，古今无不推重。然此类寒凉诸品，惟阳发红肿大痛者为宜。而坚块顽木之阴证大忌，非谓凡是外科，无不统治也。"

【阐微】蚤休药名的讨论。

《本草图经》载蚤休亦有紫河车之名。而现今所指紫河车为健康人的胎盘，是补益气血的常用药品。但蚤休主要作用为清热解毒。二者功效相差较大，应用时不可混淆。

拳参与蚤休均有重楼、草河车之名。拳参为蓼科多年生草本植物，主产于东北、华北等地，以根入药，有清热解毒、利湿消肿之功。二者来源、功效均有不同，应鉴别应用。

陆　英

【原文】陆英①，味苦，寒。主骨间诸痹，四肢拘挛，疼酸，膝寒痛，阴痿，短气，不足，脚肿。生川谷。

【注释】

①陆英：《说文解字》云："英，草荣而不实者。"《新修本草》云："此叶似芹及接骨，花亦一类，故芩名水英，此名陆英。"芹生于低湿洼地或水中，故其花名水英，本品生于陆地，故其花为陆英。

【来源】为忍冬科植物陆英的茎叶。

【效用】

1. 主骨间诸痹、四肢拘挛、疼酸、膝寒痛：治疗风湿痹证之四肢肌肉、筋骨、关节挛急、酸胀，甚则疼痛明显。

2. 主阴痿：治疗阳痿。

3. 主短气，不足：治疗呼吸急促，短气不足以息。

【集释】

1.《药性论》："陆英，一名蒴藋。味苦、辛，有小毒。能捋风毒，脚气上冲，心烦闷绝，主水气虚肿。风瘙皮肌恶痒，煎取汤入少酒，可浴之，妙。"

2.《日华子本草》："味苦，凉，有毒。治疯癫风痹，并煎汤浸，并叶用。"

【阐微】

1. 陆英品种考证。

《神农本草经》所载陆英与《名医别录》所载蒴藋是否属同一物，历代本草学者争议较多。陶弘景认为两者性味不同，或认为生长环境也不同，应为两种。甄权、苏颂等人认为是同一物。《新修本草》陆英条注云："此即蒴藋是也，后人不识，浪出蒴藋条。"《本草纲目》谓："陶苏本草、甄权药性论，皆言陆英即蒴藋，必有所据。寇宗奭虽破其说，而无的据，仍当是一物，分根、茎、花、叶用，如苏颂所云也。"另据《本草图经》"生田野，今所在有之，春抽苗，茎有节，节间生枝，叶大似水芹及接骨"的描述及所附"蜀州陆英"图考证，与今忍冬科陆英形态一致。因此，陆英即为蒴藋。

2. 陆英治疗"短气，不足"作用的讨论。

《本草经解》谓："蒴藋，善行凝瘀，而通血脉。"《中华本草》释陆英功效："祛风，利湿，舒筋，活血。"说明陆英有活血之功。《金匮要略》谓："短气不足以息，实也。"临床所言短气多为实证，因瘀血、气滞、湿阻等引起。故陆英可治血瘀所致短气不足。

夏 枯 草

【原文】夏枯草①，味苦辛，寒。主寒热瘰疬，鼠瘘，头疮，破癥，散瘿，结气，脚肿，湿痹，轻身。一名夕句，一名乃东。生川谷。

【注释】

①夏枯草：《珍珠囊补遗药性赋》云："夏枯草，至夏即枯，故名。"《本草纲目》云："盖禀纯阳之气，得阴气则枯，故有是名。"又因此草色紫褐如同铁色，故又称之为铁色草。

【来源】为唇形科植物夏枯草的干燥果穗。

【效用】

1. 主寒热瘰疬，鼠瘘，头疮：治疗寒热邪毒、瘰疬、鼠瘘、头疮、乳痈等。

2. 破癥，散瘿结气：治疗瘿瘤、乳癖、乳房胀痛等。

3. 主脚肿湿痹：治疗湿热痹证，足膝肿痛。

【集释】

1.《神农本草经疏》："夏枯草得金水之气，故其味苦辛，而性寒无毒。为治瘰疬、鼠瘘之要药。入足厥阴、少阳经。丹溪谓其补厥阴肝家之血，又辛能散结，苦寒能下泄除热，故治一切寒热，及消瘰疬鼠瘘，破癥散瘿结气。头疮皆由于热，脚肿湿痹无非湿热所成，热消结散湿去，则三证自除而身亦轻矣。"

2.《本草崇原》："夏枯草禀金水之气，故气味苦辛寒，无毒。主治寒热，瘰疬鼠瘘，颈疮者，禀水气而上清其火热也。破癥痕瘿结气者，禀金气而内削其坚积也。脚肿乃水气不行于上，湿痹乃水气不布于外。夏枯草感一阳而生，能使水气上行环转，故治脚气湿痹，而且轻身。"

3.《本经逢原》："夏枯草，《本经》专治寒热瘰疬，有补养厥阴血脉之功，以辛能散结，苦能除热，而癥结瘿气散矣。言轻身者，脚肿湿痹愈而无重着之患也。佐以香附、甘草，治目珠疼夜甚者，以其禀纯阳之气，而散阴中结滞之热也。又能解内热，缓肝火，从治之法，并治痘后余毒，及肝热目赤有效。久服亦防伤胃，以善走厥阴，助肝木之气耳。"

【阐微】

1. 夏枯草治目珠痛、补养肝血作用的讨论。

由于夏枯草能消瘰散结，易克伐正气，故《神农本草经》将其列为下品。但自宋金元起，人们逐渐认识到夏枯草有补养肝血的作用，如《本草衍义补遗》谓其"有补养血脉之功"。《本草纲目》曰："夏枯草治目疼，用沙糖水浸一夜用，取其能解内热，缓肝火也。楼全善云：夏枯草治目珠疼至夜则甚者，神效。或用苦寒药点之反甚者，亦神效。盖目珠连目本，肝系也，属厥阴之经。夜甚及点苦寒药反甚者，夜与寒亦阴故也。夏枯禀纯阳之气，补厥阴血脉，故治此如神，以阳治阴也。"《本草求真》云："夏枯草专入肝，辛苦微寒，按书所论治功，多言散结解热，能治一切瘿病湿痹，目珠夜痛等症，似得以寒清热之义矣。汪昂曰：按目珠属阳，故昼痛点苦寒药则效；黑珠属阴，故夜痛点苦寒药反剧。时珍曰：一男子至夜，目珠疼痛连眉棱骨痛及头半边肿痛，用黄连膏点之反甚，诸药不效。灸厥阴少阳，疼随止，半日又作，月余，以夏枯草二两，香附二两，甘草四钱，为末，每服一钱半，茶清调服，下咽则痛减半，至四五服，良愈矣。何书又言气禀纯阳，及补肝血，得毋自相矛盾乎。讵知气虽寒而味则辛，凡结得辛则散，其气虽寒犹温，故云能以补血也。是以一切热郁肝经等症，得此治无不效，以其得藉解散之力耳。若属内火，治不宜用。"《本草通玄》云："补养厥阴血脉，又能疏通结气。目痛、瘰疬皆系肝症，故建神功。"通过治疗目珠痛的实例，说明夏枯草不仅能疏肝，而且能补养肝血。

2. 夏枯草治疗失眠作用的讨论。

《重庆堂随笔》云："夏枯草，微辛而甘，故散结之中，兼有和阳养阴之功，失血后不寐者服之即寐，其性可见矣。陈久者尤甘，入药为胜。"失眠多由阴阳失交，阳不入阴，脏腑气血失和所致。夏枯草补厥阴之血脉，散郁火之蕴结，安神以定魂。常配伍半夏同用治疗失眠，如《医学秘旨》云："盖半夏得阴而生，夏枯草得阳而长，是阴阳配合之妙也。"半夏得阴而生，善于化痰；夏枯草得阳而长，擅清胆热。二药合用协调阴阳，清胆化痰。肝胆之火得清，阴阳交通则能入寐。长于治疗肝郁化火，胆气郁结，痰火内扰之夜难入眠，甚则通宵达旦，烦躁易怒，梦多易惊等。

3. 夏枯草食疗作用的讨论。

夏枯草食用历史悠久，古人将其视同蔬菜长期食用。如宋代《本草衍义》记载："夏枯草，初生嫩时作菜食之，须浸洗，淘去苦水"。《救荒本草》曰："夏枯草采嫩叶煠熟，换水浸淘去苦味，油盐调食。"《本草纲目》载："夏枯草……嫩苗沦过，浸去苦味，油盐拌之可食。"《食物本草》谓其："嫩苗沦过，浸去苦味，油盐拌之以作菹茹，极佳美。"目前，我国南方地区常用夏枯草煲汤，或作凉茶的主料。

芫 华

【原文】芫华①，味辛，温。主咳逆上气，喉鸣喘②，咽肿，短气，蛊毒，鬼疟③，疝瘕，痈肿，杀虫鱼。一名去水。生川谷。

【注释】

①芫华：《说文解字》云："芫，鱼毒也，从艸，元声。""华，荣也。"《本草纲目》云："去水，言其功；毒鱼，言其性……俗人因其气恶，呼为头痛花。"《本草经考注》云："古唯作元，后或从'艸'或从'木'……元音之字自有赤义，此物根茎皮淡黄赤色，故名。"可见，芫华有去水、赤芫、毒鱼、头痛花、杜芫、芫花等多种异名。

②喉鸣喘：《说文解字》云："喉，咽也。""鸣，鸟声也。""喘，疾息也。"此三字承上文，由于反复咳嗽，引起肺气上逆而喘促，夹痰则喉鸣。

③鬼疟：《说文解字》云："鬼，人所归为鬼。""疟，寒热休作。"《太平圣惠方》云："鬼疟者，由邪气所为也。其发作无时节，或一日三两度寒热，或两日一度发动，心神恍惚，喜怒无恒，寒则颤掉不休，热则燥渴不止，或差而复作，或减而更增，经久

不瘥，连绵岁月，令羸瘦也。"《三因极一病证方论》云："病者寒热日作，梦寐不详，多生恐惧，名曰鬼疟。"《医宗金鉴》云："鬼疟亦多在夜发，由尸气注之。比三阴疟疾则夜多恶梦，时生恐怖。"指疟疾发作无常，或恶梦、恐惧者。

【来源】为瑞香科植物芫花的干燥花蕾。

【效用】

1. 主咳逆上气，喉鸣喘，咽肿，短气：治疗气逆咳喘、夹痰喉鸣、咽喉肿痛等。

2. 主蛊毒，鬼疟，疝瘕，痈肿：治疗中蛊毒所致的多种病证，疟疾，疝瘕，痈肿疮疡，疥癣秃疮，冻疮等。

【集释】

1.《本草蒙筌》："散皮肤水肿发浮，消胸膈痰沫善唾。咳逆上气能止，咽肿短气可安。驱疝瘕痈疽，除蛊毒鬼疟。令人虚损，久服不宜。汁渍线丝，系痔易落。"

2.《本经逢原》："芫花消痰饮水肿，故《本经》治咳逆，咽肿疝瘕痈毒，皆是痰湿风壅之象。……若表已解，有时头痛汗出恶寒，心下有水气，干呕痛引两胁，或喘或咳者，十枣汤主之。……十枣汤驱逐里邪，使水气从大小便而泄……芫花、大戟、甘遂之性，逐水泻湿，能直达水饮窠囊隐僻处，取效甚捷。"

【阐微】

1. 芫华治疗病证虚实性质的讨论。

《本草纲目》云："张仲景治伤寒太阳证，表不解，心下有水气，干呕发热而咳，或喘或利者，小青龙主之。若表已解，有时头痛汗出，不恶寒，心下有水气，干呕，痛引两胁，或喘或咳者，十枣汤主之。盖小青龙治未发散表邪，使水气自毛窍而出，乃《内经》开鬼门法也。十枣汤驱逐里邪，使水气自大小便而泄，乃《内经》洁净府，去陈莝法也。""甘遂、大戟、芫花之性，取效甚捷，不可过剂，泄人真元也。《三因方》以十枣汤药为末，用枣肉和丸，以治水气喘急浮肿之证，盖善变通者也。《直指方》云：破癖须用芫花，行水后便养胃可也。"《本草蒙筌》云："令人虚损，久服不宜。"《本经逢原》云："不可过剂，泄人真元。"《本草求真》云："此虽取效甚捷，误用多致夭折，不可不慎。"可见，芫华的除痰行水泄湿，非虚证所宜。

2. 芫华与甘遂、大戟治疗病证区别的讨论。

《本草求真》云："主治颇与大戟、甘遂，皆能达水饮窠囊隐僻之处。然此味苦而辛，苦则内泄，辛则外搜。故凡水饮痰癖，皮肤胀满，喘急痛引胸胁，咳嗽，瘴疟，里外水闭，危迫殆甚者，用此，毒性至紧，无不立应。……不似甘遂苦寒止泄经隧水湿，大戟苦寒止泄脏腑水湿；芫花与此气味虽属相同，而性较此多寒之有异耳。"《本经疏证》云："若谓以其功用相近，则一味足矣，何必三味？愚因此细参而后知三味之蠲逐饮邪，用各不同，其与病情甚为贴切也。夫甘遂用根，且须形类连珠体实重者，是其性为著里，……大戟用根皮，其茎中空，是其性为著表……芫花用花，且其物先花后叶，是其性为著上，再其主治为咳逆上气，喉鸣喘，咽肿短气，更不可知其为饮横于上者用乎？"可见，三药均可利水，但芫华的主治有别于大戟、甘遂。

第三节 木部下品

巴 豆

【原文】巴豆^①，味辛，温。主伤寒，温疟，寒热，破癥瘕结聚，坚积，留饮，痰癖^②，大腹水胀^③，荡涤五脏六腑，开通闭塞，利水谷道，去恶肉，除鬼毒蛊疰邪物，杀虫鱼，一名巴椒。生川谷。

【注释】

①巴豆：《广雅》作"巴菽"。《吴普本草》云：以"巴菽"为巴豆异名。《本草纲目》云："此物出巴蜀，而形如菽豆，故以名之。"

②痰癖：《诸病源候论》云："癖者，谓僻侧在于两胁之间，有时而痛是也。其间为痰停聚，谓之痰癖。"

③大腹水胀：水胀，指水肿。《灵枢·五癃津液别》云："水溢则为水胀。"指水肿胀满。《诸病源候论》言："四肢小，阴下湿，手足逆冷，腰痛，上气咳嗽，烦疼，故云大腹水肿。"此处指有较突出腹大身肿症状的水肿。

【来源】为大戟科植物巴豆的干燥成熟果实。

【效用】

1. 主伤寒，温疟，寒热：治疗寒邪食积所致的泄泻、痢疾等。

2. 主破癥瘕结聚，坚积，留饮，痰癖，大腹水胀：治疗癥瘕结聚、胸腹胀满急痛、大便不通、水肿腹大、痰饮喘满等。

3. 主荡涤五脏六府，开通闭塞，利水谷道，去恶肉，除鬼毒蛊疰邪物：治疗喉风喉痹、痈疽、恶疮疥癣、疣痣等。

【集释】

1.《神农本草经疏》："巴豆生于盛夏六阳之令，而成于秋金之月，故味辛气温。得火烈刚猛之气，故其性有大毒。《别录》言生温、熟寒，恐熟亦不甚寒。气薄味厚，降也，阳中阴也。入手足阳明经。其主破癥瘕结聚坚积，留饮痰癖，大腹水肿，鬼毒蛊疰邪物，女人月闭者，皆肠胃所治之位，中有实邪留滞，致主诸病。故肠胃有病，则五脏六腑闭塞不通，此药禀火性之急速，兼辛温之走散，入肠胃而能荡涤一切有形积滞之物，则闭塞开，水谷道利，月事通，而鬼毒蛊疰邪物悉为之驱逐矣。温疟者，亦暑湿之气入于肠胃也。肠胃既清，则温疟自止。火能灼物，故主烂胎，及去恶肉。"

2.《本草崇原》："巴豆生于巴蜀，气味辛温，花实黄赤，大热有毒。其性剽悍，主治伤寒温疟寒热者，辛以散之，从经脉而外出于肌表也。破癥瘕结聚，坚积留饮，痰癖，大腹者，温以行之，从中土而下泄于肠胃也。用之合宜，有斩关夺门之功，故荡练五脏六腑，开通闭塞，闭塞开通，则水谷二道自利矣。其性慓悍，故去恶肉。气合阳明，故除鬼毒蛊疰邪物，杀虫鱼。《经》云：两火合并是为阳明。巴豆味极辛，性大温，具两火之性，气合阳明，故其主治如此。"

【阐微】

1. 巴豆生、熟制用的讨论。

《汤液本草》谓："巴豆，若急治为水谷道路之剂，去皮心膜油，生用；若缓治为消坚磨积之剂，炒去烟令紫黑，研用。可以通肠，可以止泄，世所不知也。"《本草纲目》云："巴豆气热味辛，生猛熟缓，能吐能下，能上能行，是可升可降药也。《别录》言其熟则性寒，张氏言其降，李氏言其浮，皆泥于一偏矣。盖此物不去膜则伤胃，去心则作呕，以沉香水浸则能升能降，与大黄同用泻人反缓，为其性相畏也。"《本经逢原》云："巴豆辛热，能荡练五脏六腑，不特破癥瘕结聚之坚积，并可治伤寒湿疟之寒热，如仲景治寒实结胸用白散，深得《本经》之旨。世本作温疟，当是湿疟，亥豕之谬也。其性峻利，有破血排脓，攻痰逐水之力，宜随证轻重而施。生用则峻攻，熟用则温利。去油用霜则推陈致新，随证之缓急而施反正之治。峻用则有戡乱却病之功，少用亦有抚绥调中之妙，可以通肠，可以止泻，此发千古之秘也。"可见，巴豆生猛熟缓的作用特点。

2. 巴豆止泻作用的讨论。

《本草纲目》云："巴豆峻用则有戡乱劫病之功，微用亦有抚缓调中之妙。譬之萧、曹、绛、灌，乃勇猛武夫，而用之为相，亦能辅治太平。王海藏言其可以通肠，可以止泻，此发千古之秘也。一老妇年六十余，病溏泄已五年，肉食、油物、生冷犯之即作痛，服调脾、升提、止涩诸药，入腹则泄反甚。延余诊之，脉沉而滑，此乃脾胃久伤，冷积凝滞所致。王太仆所谓大寒凝内，久利溏泄，愈而复发，绵历岁年者，法当以热下之，则寒去利止。遂用蜡匮巴豆丸药五十丸与服，二日大便不通亦不利，其泄遂愈。自是每用治泄痢积滞诸病，皆不泻而病愈者近百人。妙在配合得宜，药病相对耳。苟用所不当用，则犯轻用损阴之戒矣。"可见巴豆峻用峻下，微用调中的作用特点。

3. 巴豆毒性的讨论。

《神农本草经疏》云："巴豆性热有大毒，则必有损于阴，故不利丈夫阴。《本经》又主伤寒寒热，及《别录》炼饵之法，悉非所宜。岂有辛热大毒之物，而能治伤寒寒热，及益血脉，好颜色之理哉？""元素曰：巴豆乃斩关夺门之将，不可轻用。世以之治酒病膈气，以其辛热能开通肠胃郁结耳。第郁结虽开，而血液随亡，真阴亏损。从正曰：伤寒、风温、小儿痘疮、妇人产后用之，下膈不死亦危。奈何庸人畏大黄而不畏巴豆，以其性热而剂小耳。岂知蜡匮之，犹能下后使人津液枯竭，胸热口燥，耗却天真，留毒不去，他病转生。观二公之言，则巴豆之为害昭昭矣。然而更有未尽者，巴豆禀火烈之气，沾人肌肉无有不灼烂者。试以少许轻擦完好之肤，须臾即发出一泡，况肠胃柔脆之质，下咽则徐徐而走，且无论下后耗损真阴，而腑脏被其熏灼，能免无溃烂之患耶。凡一概汤散丸剂，切勿轻投，即不得已急证，欲借其开通道路之力，亦须炒熟，压令油极净，入分许即止，不得多用。"可见巴豆性猛力强，用当谨慎。

蜀　椒

【原文】蜀椒[①]，味辛，温。主邪气咳逆，温中，逐骨节，皮肤死肌，寒湿，痹痛，下气，久服之，头不白，轻身增年，生川谷。

【注释】

①蜀茮：蜀，地名。夏、周为古蜀国，秦灭之，置蜀郡。汉因之，属益州。自后以蜀为四川地域的别称。茮，古同"椒"。本品为蜀地道地药材，故名蜀椒。

【来源】为芸香科植物青椒或花椒的干燥成熟果皮。

【效用】

1. 温中：治疗脘腹冷痛，呕吐泄泻。

2. 逐骨节，皮肤死肌，寒湿，痹痛：治疗寒湿痹症，关节疼痛，皮肤肌肉麻木不仁等。

【集释】

1.《神农本草经疏》："蜀椒，其主邪气咳逆，皮肤死肌，寒湿痹痛，心腹留饮宿食，肠澼下痢，黄疸水肿者，皆脾、肺二经受病。肺出气，主皮毛。脾运化，主肌肉。肺虚则外邪客之，为咳逆上气。脾虚则不能运化水谷，为留饮宿食，肠澼下痢，水肿，黄疸，二经俱受风寒湿邪，则为痛痹，或成死肌，或致伤寒温疟。辛温能发汗、开腠理，则外邪从皮肤而出，辛温能暖肠胃，散结滞，则六腑之寒冷除，肠胃得温则中焦治，而留饮宿食，肠澼下痢，水肿黄疸，诸证悉愈矣。其主女子字乳余疾者，亦指风寒外侵，生冷内停而言。泄精、癥结，由下焦虚寒所致，此药能入右肾命门，补相火元阳，则精自固而结癥消矣。疗鬼疰蛊毒，杀虫、鱼毒者，以其得阳气之正，能破一切幽暗阴毒之物也。外邪散则关节调，内病除则血脉通。"

2.《本草经解》："蜀椒入肺，肺亦太阴，肺温脾亦温也，骨节皮肤肝肺之合也。蜀椒气温，可以散寒，味辛可以祛湿，所以主死肌痹痛也。"

3.《长沙药解》："蜀椒辛温下行，降冲逆而驱寒湿，暖水土而温中下，消宿食停饮，化石水坚癥，开胸膈痹结，除心腹寒疼，止呕吐泄利，疗黄疸水肿，坚齿发，暖腰膝，开腠理，通关节，行血脉，除肿痛，缩小便，下乳汁，破瘀血，杀蛔虫。"

【阐微】

1. 蜀椒"主邪气咳逆、下气"作用的讨论。

《本草纲目》云："椒，纯阳之物……其味辛而麻，其气温以热……入肺散寒，治咳嗽；入脾除湿，治风寒湿痹，水肿泻痢；入右肾补火，治阳衰溲数，足弱久痢诸证。"《本草经解》云："肺主气，肺温则下降之令行，所以下气。"寒湿侵犯肺脾，致肺气上逆咳喘，蜀椒辛散温通，善散寒祛湿，而达下气之功，故治疗肺气上逆之咳喘，需配伍降气止咳喘药。临床应用较少，可进一步研究。

2. 蜀椒"久服之，头不白，轻身增年"作用的讨论。

《本草乘雅半偈》云："久服形气咸调，故头不白，轻身增年耳。"《本草经解》云："久服辛温活血。发者血之余，所以头不白也，辛温益阳，阳气充盛，所以身轻增年也。"

蜀椒温中祛寒湿之邪，适用于寒湿之证，然其辛散耗阴，不宜多服久服。

皂荚

【原文】皂荚①，味辛咸，温。主风痹，死肌，邪气，风头，泪出，利九窍，杀精物。生川谷。

【注释】

①皂荚：《玉篇》云："皂，色黑也。""荚"者，《广雅》云："豆角谓之荚。"《本草纲目》云："荚之树皂，故名。"皂荚色紫黑，故以"皂"冠名。《广雅疏证》云："荚之言夹也，两旁相夹豆在其中也。豆荚长而端锐，如角然，故又名豆角。"

【来源】为豆科植物皂荚的干燥成熟果实或不育果实。

【效用】

1. 主风痹，死肌：治疗风痹疼痛，肌肉麻木不仁。

2. 主风头，泪出：治疗头风诸证及多泪。

【集释】

1.《神农本草经疏》："皂荚禀木气而兼火金之性，故味辛微咸，气温有小毒。气味俱厚，浮而散，阳也。入足厥阴，手太阴、阳明经。厥阴为风木之脏，其主风痹死肌，头风泪出者，皆厥阴风木为病。得金气之厚者，能胜木，禀辛散之性者，能利窍。木气平，关窍利，则风邪散，诸证除也。关窍既利则神明自通，精物邪气安得不去哉？"

2.《本草崇原》："皂荚枝有刺而味辛，禀金气也。色紫赤而味兼咸，禀水气也。太阳之气合金气而出于肤表，合水气而下挟膀胱，故味辛咸而气温热。辛咸温热，则有小毒矣。风邪薄于周身，则为风痹死肌之证。风邪上薄于头，则为风头泪出之证。皂荚禀金气而制风，故能治也。九窍为水注之气，皂荚禀金气而制风，故能治也。九窍为水注之气，皂荚禀水气，故利九窍。太阳阳热之气，若天与日，天日光明，则杀精物。精物，犹百精老物也。"

3.《本经逢原》："皂荚辛散属金，治厥阴风木之病。观《本经》主治风痹死肌，头风泪出，皆取其去风拔毒，通关利窍，有破坚积，逐风痰，辟邪气，杀蛊毒之功。吹之、导之则通上下之窍；煎之、服之则治风痰喘满；涂之、擦之则散肿消毒，去面上风气；熏之、蒸之则通大便秘结；烧烟熏之，则治瘰疬、湿毒，即《本经》治风痹死肌之意，用之无不效验。"

【阐微】皂荚"主风痹，死肌，邪气，风头，泪出"作用的讨论。

风痹死肌，风痹指因风寒湿侵袭而引起的肢节疼痛或麻木的病症。风寒湿三邪中以风邪偏胜，临床表现肢体酸痛，痛而游走无定处。死肌，坏死的肌肉。此指风痹所致的肌肉感觉或运动功能损伤。《本草崇原》云："风邪上薄于头，则为风头泪出之证。"可见，《神农本草经》皂荚所主为风邪所致之病。如《本经疏证》所言："皂荚之治，始终只在风闭，风闭之因有二端，一者外闭毛窍，如风痹死肌邪气，一者内壅九窍，如风头泪出是已。"后世也用其治疗大风诸癞、风癣疥癫、白癜风、头风等厉风所致疾病，益显其祛散外风之力。

不仅如此，后世还用皂荚治疗中风诸症。如《千金要方》单用皂荚治卒中风㖞，《简要济众方》单用皂荚治中风口噤不开。《婴童类萃》通关散以之与半夏、细辛配伍，治急慢惊风，昏迷不醒。可见皂荚又有息内风之功。如《本草求真》云："皂角专入肝、肺、大肠。辛咸性燥，功专通窍驱风。故凡风邪内入而见牙关紧闭，口噤不语，胸满喉痹，腹蛊胎结，风癫痰喘，肿满坚瘕囊结等症，用此吹之导之，则通上下之窍；煎之服之，则治风痰喘满；涂之擦之，则能散肿消毒，以去面上风气；熏之蒸之，则通大便秘结；烧烟熏之，则治臁疮湿毒。"

综上所述，皂荚具有良好的祛风之功，不仅去外风治瘙痒、厉风，也能息内风。当今临床皂荚定位为祛痰开窍药，对中风痰壅之证，实不宜忽略其既化痰又有搜风息风的双重功能。

楝　实

【原文】楝实①，味苦，寒。主温疾伤寒，大热烦狂，杀三虫疗疡②，利小便水道。生山谷。

【注释】

①楝实：《篇海类编》云："练，木名，亦作楝。"《中山注》云："楝，木名，子如脂，头白而黏，可以浣衣也。"《本草纲目》云："其子如小铃，熟则黄色，名金铃，象形也。"可见，楝实、练实、金铃子为同一物也。《本草图经》云："以蜀川中者为佳。"故又名川楝子。

②疥疡：即疥疮、疮疡的合称。疥疮初起呈针头大小丘疹，痒甚，体表常见抓痕和结痂。抓后有滋水为湿疥，无滋水为干疥。疮疡在古代泛指体表多种疾患，包括肿疡、溃疡。如痈、疽、疔疮、疖肿、瘰疬等。

【来源】为楝科植物川楝的干燥成熟果实。

【效用】

1. 主大热烦狂：治疗高热、烦躁、癫狂等。

2. 主利小便水道：治疗水肿、小便不利等。

3. 主杀三虫疗疡：治疗虫积腹痛、疥癣、疮疡等。

【集释】

1.《本草纲目》："楝实导小肠、膀胱之热，因引心包相火下行，故心腹痛及疝气为要药。"

2.《神农本草经疏》："楝实禀天之阴气，得地之苦味，故其味苦气寒，极苦而寒，故其性有小毒。气薄味厚，阴也，降也。入足阳明、手足太阴经。经曰：冬伤于寒，春必病温。其主温疾、伤寒大热，烦狂者，总因寒邪郁久，至春变为温病，邪在阳明也。苦寒能散阳明之邪热，则诸证自除。膀胱为州都之官，小肠为受盛之官，二经热结，则小便不利。此药味苦气寒，走二经而导热结，则水道利矣。湿热郁积则内生诸虫，湿热浸淫则外为疥疡，得大寒极苦之物，则湿热散，故能疗诸虫及疥疡也。"

【阐微】

1. 楝实"主温疾伤寒，大热烦狂"作用的讨论。

《本经逢原》云："川楝苦寒性降，能导湿热下走渗道。人但知其有治疝之功，而不知其荡热止痛之用。《本经》主温病烦狂，取以引火毒下泄，而烦乱自除。其温病之下，又续出伤寒二字，以温病原从冬时伏邪，至春随阳气而发，故宜苦寒以降泄之。其杀三虫、利水道，总取以苦化热之义。"《本草思辨录》云："苦寒清热下行而酸复迫之，故导上中之热，由小便水道而出，其势甚捷。《本经》主温疾伤寒大热烦狂。温疾伤寒即温病，大热而至烦狂，是热无所泄，缓则生变，故以此亟泄其热，非谓温病可全恃楝实也。心痛腹痛之为热痛者，用之靡不奏效。"可见，楝实治温疾伤寒、大热烦狂是取其泄热作用。

2. 楝实治疝作用的讨论。

《本经逢原》云："昔人以川楝为疝气腹痛，杀虫利水专药，然多有用之不效者。不知川楝所主，乃囊肿茎强木痛湿热之疝，非痛引入腹厥逆呕涩之寒疝所宜。"《本草思辨录》云："楝实为治疝要药，则于寒郁热者为宜。盖肝肾内寓真阳，阴锢之而阳不得达，则寒亦酿热。楝实酸苦，能入而涌泄之，即刘氏所谓导气达阳也。病本属寒，不能舍巴豆故纸等药而独建其功，用楝实治疝者，须识此义。"可见，楝实治疝是取其泄热之功，并非寒疝所宜。

3. 楝实"利小便水道"作用的讨论。

《神农本草经疏》云："楝实禀天之阴气，得地之苦味，故其味苦气寒，极苦而寒，故其性有小毒。气薄味厚，阴也，降也……膀胱为州都之官，小肠为受盛之官，二经热结，则小便不利。此药味苦气寒，走二经而导热结，则水道利矣。"《本经疏证》云："敛核御寒，是戢阴以让阳通，即其利小便水道也……阴既戢而阳得伸，阳垂和而阴已布，亦无非赖小便之利，水道之通。"《本草备要》云："苦寒有小毒。能入肝舒筋，能导小肠、膀胱之热，因引心包相火下行，通利小便。"可见利小便水道的作用多用于导心、肝、小肠、膀胱之热下行，是否可明显增加小便量还有待进一步深入研究。

郁 李 仁

【原文】郁李仁[①]，味酸，平。主大腹水肿，面目四肢浮肿，利小便水道。根，主齿龈肿，龋齿，坚齿。一名爵李。生川谷。

【注释】

①郁李仁：《说文解字》云："郁，木丛生也。"《本草纲目》云："郁，《山海经》作栯，馥郁也。花实俱香，故以名之。"《本草图经》云："木高五六尺，枝条、花、叶皆若李。"

【来源】为蔷薇科植物欧李、郁李或长柄扁桃的干燥成熟种子。

【效用】

1. 主大腹水肿、面目四肢浮肿，利小便水道：治疗津枯肠燥便秘、食积气滞、腹胀、水肿、脚气、小便不利等。

2. 主齿龈肿，龋齿坚齿：治疗牙龈肿、龋齿疼痛，使牙齿坚固等。

【集释】

1.《神农本草经疏》："其主大腹水肿，面目四肢浮肿者，经曰：诸湿肿满，皆属脾土。又曰：诸腹胀大，皆属于热。脾虚而湿热客之，则小肠不利，水气泛溢于面目四肢。辛苦能润热结，降下善导癃闭，小便利则水气悉从之而出矣。"

2.《本草新编》："郁李仁，入肝、胆二经，去头风之痛。又入肺，止鼻渊之涕。消浮肿利小便，通关格，破血润燥，又其余技。虽非常施之品，实为解急之需。关膈之症，最难开关，郁李仁善入肝，以调逆气，故能达上下，不可不备也。"

【阐微】郁李仁下气利水功效的讨论。

《神农本草经》中郁李仁"利小便水道"的记载实为对下气利水功效最早记述。《本草纲目》载："郁李仁甘苦而润，其性降，故能下气利水。"《本草正》云："味苦辛，阴中有阳，性润而降，故能下气消食，利水道，消面目四肢大腹水气浮肿，开肠中结气滞气，关隔燥涩，大便不通，破血积食癖。凡妇人、小儿实热结燥者皆可用。"故郁李仁对大便燥结、食积腹胀、小便水利、水肿均可应用。但《神农本草经疏》亦指出："性专降下，善导大肠燥结，利周身水气。然而下后多令人津液亏损，燥结愈甚，乃治标救急之药。津液不足者，慎勿轻用。"

雷 丸

【原文】雷丸[1]，味苦，寒。主杀三虫，逐毒气，胃中热，利丈夫[2]，不利女子，作摩膏，除小儿百病。生山谷。

【注释】

[1]雷丸：《本草纲目》曰："雷斧、雷楔，皆霹雳击物精气所化。此物生土中，无苗叶而杀虫逐邪，尤雷之丸也。"

[2]利丈夫：《本草纲目》云："志云：经言利丈夫不利女子，乃疏利男子元气，不疏利女子脏气，故曰久服令人阴痿也。"《神农本草经疏》曰："利丈夫，不利女子者，盖以男子属阳，得阳而生，故喜阴寒之味。女子属阴，得阳而长，故不利阴寒之物也。"

【来源】为白蘑科真菌雷丸的干燥菌核。

【效用】

1. 主杀三虫，逐毒气，胃中热：治疗绦虫病，钩虫病，蛔虫病，虫积腹痛等。

2. 除小儿百病：治疗小儿疳积等。

【集释】

1.《神农本草经疏》："雷丸禀竹之余气，兼得地中阴水之气以生。《本经》：味苦气寒。《别录》加咸，有小毒。黄帝、岐伯、桐君、扁鹊云：甘。详其所主，应是苦咸为胜。气薄味厚，阴也，降也。入手足阳明经。其主杀三虫。白虫寸白自出者，肠胃湿热甚也。逐毒气，胃中热，邪气恶风汗出，皮中热，结积者，肠胃邪热盛也。苦寒能除二经湿热邪气，则上来诸证自除。作摩膏治小儿百病者，以小儿好食甘肥，肠胃类多湿热虫积，苦能杀虫除湿，咸寒能清热消积，故主之也。凡蛊毒必热，必辛苦寒能除辛热，故又主解蛊毒也。"

2.《本草崇原》："雷丸是竹之余气，感雷震而生，竹茎叶青翠，具东方生发之义。震为雷，乃阳动于下，雷丸气味苦寒，禀冬令寒水之精，得东方震动之气，故杀阴类之三虫，而逐邪毒之气，得寒水之精，故清胃中热。震为雷，为长男，故利丈夫，不利女子。"

3.《本经逢原》："雷丸功专杀虫，杨勔得异疾，每发语则腹中有小声，渐渐声大，有道士曰：此应声虫也。但读《本草》取不应者治之，读至雷丸不应，遂顿服数粒而愈，此追虫下积之验也，《本经》称其利丈夫，《别录》云久服阴痿，似乎相反，不知利者疏利之也。疏利太过则闭藏失职，故阴痿也。《千金》治小儿伤寒，不能服药，治方中恒用之，取其逐毒气之功也。"

【阐微】雷丸"利丈夫，不利女子"作用的讨论。

《本草经集注》云："《本经》云：利丈夫，不利女子。《别录》云：久服阴痿，于事相反。按此则疏利男子元气，不疏利女子脏气，其义显矣。"《神农本草经疏》记载："雷丸禀竹之余气，兼得地中阴水之气以生……利丈夫，不利女子者，盖以男子属阳，得阳而生，故喜阴寒之味。女子属阴，得阳而长，故不利阴寒之物也。"《本草崇原》云："《别录》云：雷丸久服令人阴痿，当是气味苦寒，久服则精寒故耳。男子多服阴痿，则女子久服子宫寒冷，不能受孕，其不利可知。《本经》乃两分之曰：利丈夫，不利女子，未审何义。马志云：疏利男子元气，不疏利女子脏气。隐庵以震为雷，为长男为解，均未得当，尚当另参。"究竟雷丸是否在应用方面男女有别尚有待探讨。

桐　叶

【原文】桐叶[①]，味苦，寒。主恶蚀疮著阴[②]。皮：主五痔，杀三虫。花，主敷猪疮，饲猪，肥大三倍。生山谷。

【注释】

①桐叶：《说文解字》云："桐，荣也。"《本草纲目》载："《本经》桐叶，即白桐也。桐华成筒，故谓之桐。其材轻虚，色白而有绮文，故俗谓之白桐、泡桐，古谓之椅桐也。先花后叶，故《尔雅》谓之荣桐。或言其花而不实者，未之察也。陆玑以椅为梧桐，郭璞以荣为梧桐，并误。"

②恶蚀疮著阴：指妇女阴部溃疡的重症。

【来源】桐叶，玄参科植物泡桐或毛泡桐的干燥叶。桐皮，为玄参科植物泡桐或毛泡桐的树皮。桐花，为玄参科植物泡桐或毛泡桐的花。

【效用】

1. 主恶蚀疮著阴：治疗妇女阴部溃疡。

2. 主五痔，杀三虫：治疗痔疮、痢疾等。

3. 主敷猪疮：治疗热毒疮、痈肿等。

【集释】

1.《新修本草》："古本草：桐花饲猪，肥大三倍。今云敷疮，恐误矣，岂有故破伤猪，敷桐花者。"

2.《药性论》："白桐皮，能治五淋，沐发，去头风，生发滋润。"

3.《本草纲目》："消肿毒，生发。……治恶疮，小儿丹毒，煎汁涂之。"

【阐微】桐叶"主恶蚀疮著阴"作用的讨论。

《本草纲目》记载："附方，医林正宗：痈疽发背大如盘，臭腐不可近。桐叶醋蒸贴上。退热止痛，渐渐生肉收口，极验秘方也。"说明桐叶有明显的解毒疗疮、去腐收敛生肌的作用。可用于治疗皮肤溃疡、热毒痈疮溃烂等皮肤疾患。现代研究也表明，因其化学成分中含有乌索酸和齐墩果酸，故具有消炎、抗菌、保肝、抗肿瘤、改善免疫功能等作用。故《神农本草经》所言其"主恶蚀疮著阴"应该是消炎、抗菌及增强机体免疫机能的体现，但当今很少见有这方面临床应用的报道。

石　南

【原文】石南①，味辛苦。主养肾气，内伤，阴衰②，利筋骨皮毛。实，杀蛊毒，破积聚，逐风痹。一名鬼目。生山谷。

【注释】

①石南：《新修本草》又名石南草。《本草纲目》曰："生于石间向阳之处，故名石南。充茗及浸酒饮能愈头风，故名。"

②阴衰：阴即阴器，此处指肾虚阳痿。

【来源】为蔷薇科植物石楠的叶或带叶嫩枝。

【效用】

1. 主养肾气，内伤，阴衰：治疗脏腑虚损、阳痿、肝肾亏虚之腰膝酸痛等。

2. 利筋骨皮毛：治疗风湿痹证关节曲伸不利、肢体麻木等。

3. 杀蛊毒，破积聚：治疗体内寄生虫、积聚等。

【集释】

1.《药性论》："能添肾气，治软脚，烦闷疼，杀虫，能逐诸风。虽能养肾内，令人阴痿。"

2.《本草纲目》："古方为治风痹肾弱要药，今人绝不知用，识者亦少，盖由甄氏《药性论》有令阴痿之说也。殊不知服此药者，能令肾强，嗜欲之人藉此放恣，以致痿弱，归咎于药，良可慨也。"

【阐微】石南"主养肾气，内伤，阴衰"作用的讨论。

《神农本草经疏》言："（石南）得金气之厚者能生水，故主养肾气。又肾为阴中之阴，肝为阴中之阳，二经俱在下而主筋骨。二经得所养，则内伤阴衰自起，筋骨皮毛自利，而脚弱自健也。湿热之邪留滞五脏，则筋骨、皮毛、气血，皆为之病矣。邪热散，则诸病自瘳。女子久服思男者，以其补肾气，助阳火耳。"并且《本草求真》又言："石南叶辛而苦。按辛则有发散之能，苦则具有坚肾之力。若使辛苦而热，则云妇人久服思男，其理或可信矣。然此止属辛苦而性不热，则治止可以言祛风。而补阴之说，亦止因苦坚肾，而肾不泄。因辛散风，而阴不受其蹂躏也。"说明前人认为，石南具有扶正兼祛邪之功，一方面能补益肝肾之阴，疗脏腑虚损；另一方面又能祛散风邪及郁滞在脏腑的湿热之邪，邪去则正安，肾气功能健旺。故能治疗脏腑虚损，肾虚阳痿，性功能减退等病症。概此为"主养肾气，内伤，阴衰"之意。

溲 疏

【原文】溲疏①，味辛，寒。主身皮肤中热，除邪气，止遗溺，可作浴汤。生山谷及田野故邱虚地。

【注释】

①溲疏：《说文解字》云："溲，浸沃也。"特指小便。"疏，通也。"大抵因其具有通利小便之功，故名。

【来源】为虎耳草科植物溲疏的果实。

【效用】

1. 主身皮肤中热：治疗外感发热。

2. 除邪气，止遗溺：治疗小便不利、淋沥不尽、尿有余溺等。

【集释】《本经逢原》："溲疏与枸杞相类，先哲虽以有刺无刺、树高树小分辨，然枸杞未尝无刺，但树小则刺多，树大则刺少。与酸枣、白棘无异。"

【阐微】

1. 溲疏药名的讨论。

《新修本草》云："溲疏形似空疏，树高丈许，白皮。其子八九月熟，色赤，似枸杞子，味苦，必两两相并。与空疏不同，空疏一名杨栌，子为荚，不似溲疏。"《中华本草》认为据上述考证，其原植物即指虎耳草科植物溲疏的果实。

2. 溲疏"除邪气，止遗溺"作用的讨论。

《本经逢原》云："枸杞条下主周痹风湿即溲疏之止遗溺、利水道也。……疏利水道之热则周痹风湿痊矣。溲溺疏利则气化无滞，子脏安和。"湿热邪气阻滞下焦膀胱，导致水道不利，尿有余溺，溲疏苦泄辛行寒清，善清热邪，通利水道。

鼠 李

【原文】鼠李①，主寒热瘰疬②疮。生田野。

【注释】

①鼠李：鼠者，言其小也。本品枝叶似李树，而果实较小，故名鼠李。

②瘰疬：瘰疬初起结块如豆，皮色不变，不觉疼痛，以后逐渐增大，并可串生，溃后脓液清稀，夹有败絮样物质，往往此愈彼溃，形成窦道。因其结核累累如贯珠之状，故名瘰疬。《灵枢·寒热》云："黄帝问于岐伯曰：寒热瘰疬在于颈腋者，皆何气使生？岐伯曰：此皆鼠瘘寒热之毒气也，留于脉而不去者也。"《薛氏医案》云："其候多生于耳前后项腋间，结聚成核，初觉憎寒发热，咽项强痛。"

【来源】为鼠李科植物冻绿的果实。

【效用】主寒热瘰疬疮：治疗寒热、瘰疬、疮疡肿痛等。

【集释】《本经逢原》:"入肝肾血分。其味苦凉,善解诸经伏匿之毒。《本经》治寒热瘰疬,《大明》治水肿腹满,苏恭治下血及疝瘕积冷。捣敷牛马疮中生虫。时珍治疥癣有虫,总取其去湿热之功。惜乎世鲜知用。惟钱氏必胜膏治痘疮黑陷及出不快,或触秽气黑陷,方用牛李熬膏,桃胶汤化皂子大一丸,如人行十里再进一丸,其疮自然红活。盖牛李解毒去湿热,桃胶辟恶气活血耳。"

【阐微】鼠李效用的讨论。

鼠李药性寒凉,可清热解毒散结。《新修本草》云:"能下血及碎肉,除疝瘕积冷气。"《食疗本草》又载:"主胀满,谷胀。"《日华子本草》云:"治水肿。"皆言其可利湿消肿。《本草品汇精要》中认为其可"杀虫",《本草纲目》亦论及其治"痘疮黑陷及疮癣有虫"。皆言其可杀虫。《本经逢原》云鼠李"总取其去湿热之功"。综上,鼠李后世主要用于瘰疬疮疡,痘疮疥癣等,其他应用不多,现代研究资料亦较少。

栾　华

【原文】栾华①,味苦,寒。主目痛泪出,伤眦,消目肿。生川谷。

【注释】

①栾华:《新修本草》曰:"此树,叶似木槿而薄细,花黄似槐而稍长大。"也作"栾花"。

【来源】为无患子科植物栾树的花。

【效用】主目痛泪出,伤眦,消目肿:治疗目赤烂,迎风流泪,眼睑糜烂等。

【集释】《新修本草》:"此树,叶似木槿而薄细,花黄似槐少长大,子壳似酸浆,其中有实,如熟豌豆,圆黑坚硬,堪为数珠者是也。五月、六月花可收,南人取合黄连作煎,疗目赤烂大效。花以染黄色,甚鲜好也。"

【阐微】栾华"主目痛泪出,伤眦,消目肿"作用的讨论。

栾华一药出自《神农本草经》,并记载"主目痛泪出,伤眦,消目肿",《名医别录》曰"决明为之使",至《新修本草》言"南人取合黄连作煎,疗目赤烂大效",后世本草书籍却未再出现此味药,《本草衍义》云"未见其入药",仅在《圣济总录》可见冬除散(又名冬阴散)以其为主药组方,配以莎草根、丹砂、消石、石决明、石膏、白芍药、夏枯草、黄连,用于治疗中焦热结,目脸赤烂。现代未见有将本品用于临床者。

第四节　虫兽部下品

蛇　蜕

【原文】蛇蜕①,味咸,平。主小儿百二十种惊痫②,瘈疭,癫疾,寒热,肠痔③,虫毒,蛇痫④。火熬之良。一名龙子衣,一名蛇符,一名龙子单衣,一名弓皮。生川谷及田野。

【注释】

①蛇蜕:《说文解字》云:"蜕,蛇蝉所解皮也。"蛇蜕,亦称蛇退。《本草纲目》云:"蜕音脱,又音退,退脱之义也。"

②百二十种惊痫:《诸病源候论》云:"惊痫者,起于惊怖大啼,精神伤动,气脉不定,因惊而发作成痫也。"《小儿卫生总微论方》云:"小儿惊痫者……轻者,但热而赤,睡眠不安,惊惕上窜,不发搐者,此名惊也,重者上视身强,手足拳,发搐者,此名痫也。"此处泛指多种小儿痫证和惊风。

③肠痔:《诸病源候论》云:"肛边肿核痛,发寒热而血出者,肠痔也。"

④蛇痫:《幼幼新书》引《童婴宝鑑》谓蛇痫为"身软、头举、吐舌、视人"。

【来源】 为游蛇科动物黑眉锦蛇、锦蛇或乌梢蛇等蜕下的干燥表皮膜。

【效用】

1. 主小儿百二十种惊痫、瘛疭、癫疾、蛇痫:治疗小儿惊风、癫痫抽搐等。

2. 主寒热,肠痔,虫毒:治疗痈疽疔毒、瘰疬恶疮、痔疮、烫伤、皮肤瘙痒等。

【集释】

1.《本草备要》:"蛇蜕甘咸无毒。性灵而能辟恶,故治鬼魅蛊毒;性窜而善去风,故治惊痫风疟,重舌喉风;性毒而能杀虫,故治疥癣恶疮,疔肿痔漏;属皮而性善蜕,故治皮肤疮疡,产难目翳。"

2.《本经逢原》:"蛇蜕属巽走肝,故《本经》治小儿惊痫等病,一皆风毒袭于经中之象。其入药有四义:一能辟恶,取其性灵也,故治邪辟鬼魅,蛊疟诸疾。二能驱风取其性窜也,故治惊痫瘛驳,偏正头风,喉舌诸疾。三能杀虫,故治恶疮痔瘘,疥癣诸疾,用其毒也。四有蜕义,故治眼目翳膜,胎衣不下,皮肤之疾,会意以从其类也。"

【阐微】蛇蜕专治风动为病的讨论。

《神农本草经疏》谓:"蛇蜕,蛇之余性犹存,不以气味为用者。故蛇之性上窜而主风;蜕之用,入肝而辟恶,其性一也。小儿惊痫、瘛疭、癫疾、寒热,蛇痫弄舌摇头,大人五邪,言语僻越,皆肝经为病,邪恶侵犯也。蛇蜕走窜,能引诸药入肝散邪,故主如上等证。善能杀虫,故主肠痔、虫毒、恶疮。邪去木平,故止呕咳,明目。今人亦用以催生、去翳膜者,取其善脱之义也。"《本草汇言》谓:"蛇以腹行而速,其性上窜,蜕则自里出表,退脱而解,专治风动为病。故前古主小儿百二十种风邪惊痫癫疾,四肢瘛疭,摇头弄舌,寒热等证,皆属厥阴经为病也。如日华方治大人喉痹不通,小儿重舌重腭,及目翳眵障,疔肿痈毒,亦取此属风,性窜,攻而善散,蜕而善解之义。"可见,蛇蜕性善走窜,为专治风动为病的佳品。

蚯 蚓

【原文】蚯蚓①,味咸,寒。主蛇瘕②,去三虫,伏尸,鬼疰,蛊毒,杀长虫,仍自化作水③。生平土。

【注释】

①蚯蚓:《本草纲目》云:"蚓之行也,引而后申,其塿如丘,故名蚯蚓。"《图经

本草》谓："白颈蚯蚓生平土，今处处平泽膏壤土中皆有之，白颈是老者耳……方家谓之地龙。"现通用名为地龙。

②蛇瘕：蛇瘕指瘕生腹内，摸之如蛇状者。为八瘕之一。《诸病源候论》云："其状常若饥而食则不下，喉噎塞，食至胸内即吐出，其病在腹，摸揣亦有蛇状，谓蛇瘕也。"《杂病源流犀烛》云："蛇瘕，其形长大，在脐上下，或左右胁，上食心肝，其苦不得吐气，腰背痛，难以动作，少腹热，膀胱引阴挛急，小便黄赤，两股胫间时痛。"

③仍自化作水：《本草经集注》云："取破去土，盐之，日暴，须臾成水。温病大热狂言，饮其汁皆差。"

【来源】为钜蚓科动物参环毛蚓、通俗环毛蚓、威廉环毛蚓或栉盲环毛蚓的干燥体。

【效用】主伏尸，鬼疰，蛊毒：治疗高热神昏、惊痫、癫狂、肢体麻木、半身不遂等。

【集释】

1.《本草纲目》："蚓在物应土德，在星禽为轸水。上食槁壤，下饮黄泉，故其性寒而下行。性寒故能解诸热疾，下行故能利小便，治足疾而通经络也。"

2.《神农本草经疏》："蚯蚓得土中阴水之气，故其味咸寒，无毒大寒。能祛热邪，除大热，故主伏尸鬼疰，乃疗伤寒伏热狂谬。咸主下走，利小便，故治大腹黄疸。诸虫瘕，咸属湿热所成。得咸寒之气，则瘕自消，虫自去，而蛊毒之热亦解矣。"

3.《本草正》："能解热毒，利水道。主伤寒痹疟，黄疸消渴，二便不通。杀蛇瘕三虫，伏尸鬼疰虫毒，射罔药毒。疗癫狂喉痹，风热赤眼，聤耳鼻息，瘰疬，阴囊热肿，脱肛。去泥，盐化为水，治天行瘟疫，大热狂躁，或小儿风热癫狂急惊，饮汁最良。亦可涂丹毒漆疮。炒为末服，可去蛔虫，亦可傅蛇伤肿痛，蜘蛛伤毒。入葱管化汁，可治耳聋及蚰蜒入耳。若中蚯蚓毒者，惟以盐汤浸洗，或饮一杯，皆可解之。"

【阐微】

1. 蚯蚓毒性的讨论。

《神农本草经》未述及蚯蚓的毒性。《名医别录》及《开宝本草》言其"无毒"。《本草图经》中云："治脚风药必须此物为使，然亦有毒。曾有人因脚病药中用此，果得奇效，病愈，服之不辍，至二十余日，而觉躁愦乱，但欲饮水不已，遂至委顿。"《本草衍义补遗》及《景岳全书》中皆言"有毒"。《神农本草经疏》先言其"无毒大寒"，后提及"性复有小毒"。蚯蚓所致中毒，一方面为人被其咬，另一方面为使用时间过长，解毒方法均为用盐汤内服或外洗。现代一般认为蚯蚓无毒。

2. 蚯蚓效用沿革的讨论。

《神农本草经》中关于蚯蚓的效用多集中在解毒杀虫方面，如主蛇瘕、去三虫、杀长虫等，而其主伏尸、鬼疰、蛊毒又与其清热息风之功有关。《名医别录》云："主治伤寒伏热，狂谬，大腹，黄疸。"《日华子本草》云："治中风。"《本草纲目》云："性寒故能解诸热疾，下行故能利小便，治足疾而通经络也。"说明后世逐步拓展了蚯蚓的效用，如通络、利尿，用于治疗痹证、小便不利、尿闭不通等。

蜈 蚣

【原文】蜈蚣①，味辛，温。主鬼疰蛊毒，啖诸蛇虫鱼毒，杀鬼物老精，温疟，去三虫。生川谷。

【注释】

①蜈蚣：古称蝍蛆。《庄子》云："蝍且甘带。"《经典释文》云："且，字或作蛆……带，司马（彪）云：小蛇也，蝍蛆好食其眼。"又名吴公。《广雅》云："蝍蛆，吴公也。"《广雅疏证》云："吴公一作蜈蚣。"《医学入门》云："（蜈蚣）大吴川谷中最广，江南亦有之。背绿腹黄，头足赤而大者为公，黄细者为母，用公不用母，故曰吴公。"

【来源】为蜈蚣科动少棘巨蜈蚣的干燥体。

【效用】啖诸蛇虫鱼毒：治疗蛇虫咬伤等。

【集释】

1.《本草汇言》："金自恒曰：此药性烈有毒，能驱风攻毒。盖行而疾者，惟风与蛇。蜈蚣能制蛇，故亦能截风。如杨士行方治风痰风毒，若瘰疬便痈，小儿风痫痰厥，并脐风口噤等疾，咸需用之。《别录》又治心腹恶血积聚，血瘕血癖，寒热面黄，又能去瘀血也。已上诸证，惟风气暴烈、血瘀血毒为患者，可以当之。如属血虚生风，血热成毒者，宜斟酌投之。"

2.《本草崇原》："蜈蚣色赤性温，双钳两尾，头尾咸红。生于南方，禀火毒之性，故《本经》主治皆是以火毒而攻阴毒之用也。"

3.《本经逢原》："盖行而疾者，惟风与蛇。蜈蚣能制蛇，故亦能截风，厥阴经药也。岭南有蛇瘴，项大肿痛连喉，用赤足蜈蚣二节研细，水下即愈。又破伤风欲死，研末擦牙边去涎沫立瘥。《本经》言啖诸蛇虫鱼毒，悉能解之。万金散治小儿急惊，蜈蚣一条去足炙黄，入朱砂、轻粉、乳汁为丸，服少许即安。双金散治小儿天吊目久不下，口噤反张，蜈蚣一条，酥炙去头足，入麝香为末，以少许吹鼻，至眼合乃止。若眼未下再吹之。小儿撮口刮破舌疮，蜈蚣末敷之。《千金》治射工毒疮，蜈蚣炙黄为末敷之。小儿秃疮，蜈蚣浸油搽之。《直指方》治痔疮疼痛，蜈蚣炙末，入片脑少许，唾调敷之。《急救方》治温疟洒洒时惊，凉膈散加蜈蚣、蝎尾服之。《摘要》治妇人趾疮，甲内鸡眼及恶肉突出，蜈蚣一条去头足，焙研，入麝香少许，去硬盖，摊乌金纸留孔，贴上一夕即效。如有恶肉，外以南星末，醋和敷四围，其祛毒之功，无出其右。"

【阐微】蜈蚣"主温疟，去三虫"作用的讨论。

《本草求真》记载："蜈蚣本属毒物，性善啖蛇，故治蛇症毒者无越是物。且其性善走窜，故瘟疫鬼怪得此则疗。"可见蜈蚣以其辛温之性辛散外邪，有治疗温疟之功；去三虫亦是以其毒性发挥作用，有以毒攻毒之意。

水　蛭

【原文】水蛭①，味咸，平。主逐恶血瘀血，月闭。破血瘕积聚，无子，利水道。生池泽。

【注释】

①水蛭：《说文解字》曰："水，准也。北方之行。象众水并流，中有微阳之气也。凡水之皆从水。""蛭，虮也。从虫，至声。"《本草纲目》云："蛭，至掌，大者名马蜞、马蛭、马蟥、马鳖。方音讹蛭为痴，故俗有水痴、草痴之称。"

【来源】为水蛭科动物蚂蟥、水蛭或柳叶蚂蟥的干燥全体。

【效用】

1. 主逐恶血瘀血，月闭：治疗瘀血证，妇女闭经。

2. 主破血瘕积聚，无子：治疗妇女血瘀所致的癥瘕积聚、不孕等。

3. 主利水道：治疗水肿，小便不利。

【集释】

1.《本草纲目》："逐恶血瘀血月闭，破血瘕积聚，无子，利水道。堕胎。治女子月闭，欲成血劳。咂赤白游疹，及痈肿毒肿。治折伤坠扑蓄血有功。"

2.《本草崇原》："水蛭乃水中动物，气味咸苦，阴中之阳也。咸苦走血，故主逐恶血瘀血，通月闭。咸软坚，苦下泄，故破血癥积聚及经闭无子。感水中生动之气，故利水道。"

3.《本经逢原》："咸走血，苦胜血，水蛭之咸苦以除蓄血，乃肝经血分药，故能通肝经聚血，攻一切恶血聚积。《本经》言无子，是言因血瘕积聚而无子也。"

【阐微】

1. 水蛭"主无子"作用的讨论。

《神农本草经百种录》云："无子，恶血留于子宫则难孕。"《神农本草经疏》曰："咸入血走血，苦泄结，咸苦并行，故治妇人恶血，瘀血月闭，血瘕积聚因而无子者。"《医学衷中参西录》云："《神农本草经》谓主妇人无子，无子者多系冲任瘀血，瘀血去自能有子也。"可见，水蛭所治的"无子"，是因瘀血内阻导致，通过破瘀血而能育种产子。

2. 水蛭"利水道"作用的讨论。

《神农本草经疏》云："血蓄膀胱则水道不通，血散而膀胱得气化之职，水道不求其利而自利矣。"《神农本草经百种录》云："利水道，水蛭生于水中故也。"可见，前人对水蛭利水道作用的认识有二：其一，散膀胱之血结，使膀胱气化如常，而通利水道；其二，从法象药理认识，水蛭生于水中，得水之灵动之性，故能利水道。

班　苗

【原文】班苗①，味辛，寒。主寒热，鬼疰，蛊毒，鼠瘘，恶疮，疽蚀，死肌，破石癃②。一名龙尾。生川谷。

【注释】

①班苗：即斑蝥。《本草纲目》云："斑，言其色，蝥刺，言其毒，如矛刺也。"亦作盘螯，俗讹为斑猫，又讹斑蚝为斑尾也。

②石癃：即石淋。

【来源】为芫青科昆虫南方大斑蝥或黄黑小斑蝥的干燥体。

【效用】

1. 主寒热，鬼疰，蛊毒，鼠瘘，恶疮，疽蚀，死肌：治疗癥瘕，顽癣，瘰疬，赘疣，痈疽不溃，恶疮死肌等。

2. 破石癃：治疗石淋。

【集释】

1.《神农本草经疏》："近人肌肉则溃烂，毒可知矣。入手阳明，手太阳经。性能伤肌肉，蚀死肌，故主鼠瘘、疽疮、疥癣。辛寒能走散下泄，故主破石癃血积，及堕胎也。""惟瘰疬、癫犬咬，或可如法暂施。此物若煅之存性，犹能啮人肠胃，发泡溃烂致死。"

2.《本经逢原》："其性专走下窍，利小便，故《本经》言破石癃，能攻实结而不能治虚秘，不过引药行气，以毒攻毒而已。但毒行小便必涩痛，当以木通、滑石导之，其性猛毒，力能堕胎，虚者禁用。"

3.《本草求真》："其味辛，其气寒，其性下走而不止。故书言外用止可以蚀死肌，敷疥癣恶疮，内治止可以破石淋，拔瘰疗肿，下犬伤恶毒而已，取其以毒攻毒也。然惟实者可用。"

【阐微】斑蝥毒性的讨论。

《本草衍义》云："妊娠人不可服之，为溃人肉。治淋方多用，极苦人，尤宜斟酌。"《雷公炮制药性解》曰："斑蝥入腹，有开山凿巅之势，最称猛烈，故辄致腹痛不可忍。余见里中一壮年患痞疾，服斑蝥数剂，初则大泻不止，烦闷欲绝，继则二便来红，三日而死。自非百药不效之病，不可轻使。"斑蝥毒性大，有很强腐蚀力。为减小其副作用，避免中毒，内服应从小剂量逐步增加；外敷不可过久，涂布面积亦不宜过大，以防中毒。

第五节　果菜部下品

桃 核 仁

【原文】桃核仁①，味苦，平。主瘀血，血闭瘕邪，杀小虫。桃花杀疰恶鬼，令人好颜色。桃枭②，微温，主杀百鬼精物。桃毛，主下血瘕，寒热，积寒无子。桃蠹③，杀鬼邪恶不祥。生川谷。

【注释】

①桃核仁：《说文解字》云："桃，果也。从木兆声。"桃核仁即为桃仁。

②桃枭：《本草纲目》云："桃子干悬如枭首磔木之状，故名。"系指经冬不落正月采下之干桃子。又名桃奴。

③桃蠹：《说文解字》："蠹，木中虫。从蚰橐声。"为桃木之虫，名为桃柱螟，为桃等的害虫，蛀食桃。

【来源】为蔷薇科植物桃或山桃的干燥成熟种子。

【效用】

1. 主瘀血，血闭瘕邪气：治疗经闭、痛经、产后腹痛、癥瘕痞块、肿痛等瘀血病症。

2. 杀小虫：治疗蛔虫、姜片虫、蛲虫等肠道寄生虫病。

3. 杀疰恶鬼，令人好颜色：治疗痨瘵，面色无华。

4. 主杀百鬼精物：治疗邪气盛的实证。

5. 主下血瘕，寒热，积聚无子：治疗瘀血癥瘕痞块，寒热，不孕不育。

【集释】

1.《神农本草经疏》："核桃仁禀地二之气，兼得天五之气以生，故其味苦重甘微，气平无毒。……夫血者，阴也，有形者也，周流乎一身者也。一有凝滞，则为癥瘕，瘀血血闭，或妇人月水不通，或击扑伤损积血，及心下宿血坚痛，皆从足厥阴受病，以其为藏血之脏也。苦能泄滞，辛能散结，甘温通行而缓肝，故主如上等证。心下宿血去则气自下，咳逆自止。……味苦而辛，故又能杀小虫也。桃枭是桃实着树经冬不落者，正月采之。桃为五木之精，仙木也，最能辟邪。今道家禁咒镇魔之术，犹有用桃木者。《本经》以桃枭主杀诸精鬼不详，亦此意耳。况着于树上最久，得气尤全，苦温之性，又能通滞散邪者乎，治血之功，与桃仁同。"

2.《本草汇言》："桃毛，味辛，气平，无毒。《产宝》破妇人血闭血瘕。《别录》积聚寒热之药也。""桃枭，味苦，气平，有小毒。《产宝》破妇人血闭血瘕。《日华》心腹血痛之药也"。"桃花，味苦，气平，无毒。《产宝》破妇人血闭血瘕，血风癫狂之药也。"

3.《本草崇原》："桃色先青后紫，其味甘酸，禀木气也。其仁亦主疏肝，主治瘀血血闭，疏肝气也。癥瘕邪气乃血与寒汁沫，留聚于肠胃之外，凝结而为癥瘕，肝气和平，则癥瘕邪气自散矣。杀小虫者，厥阴风胜则生虫，肝气疏通而虫自杀矣。"

【阐微】

1. 桃核仁"主瘀血，血闭瘕邪气"作用的讨论。

《本草经解》谓："气味降多于升，阴也。心主血，脾统血，血者阴也，有形者也，周流乎一身，灌溉乎五脏者也，一有凝滞，非瘀即闭矣，至有形可征即成癥，假物成形则成瘕，盖皆心脾不运故也；桃仁甘以和血、苦以散结，则瘀者化，闭者通，而积者消矣。"《药品化义》谓："桃仁，味苦能泻血热，体润能滋肠燥。若连皮研碎多用，藉其赤色，以走肝经，主破蓄血，逐月水，及遍身疼痛，四肢木痹，左半身不遂，左足痛甚者，以其舒经，活血行血，有去瘀生新之功，若去皮捣烂少用，取其纯白以入大肠，治血枯便闭，血燥便难，以其濡润，凉血和血，有开结通滞之力。"

2. 桃花"杀疰恶鬼"、桃枭"杀百鬼精物"、桃蠹"杀鬼邪恶不祥"作用的讨论。

《本草乘雅半偈》谓："桃为肺果，五木之金也；金气清肃，故伏邪气，去三虫，除不祥。实干木上曰枭，主杀百鬼精物，以悬实木上，故曰枭也。茎叶毛、蠹，皆可去邪，生阳所以异于死阴也。"《本草经解》谓："桃为五木之精，能镇辟不祥，所以主邪气。"《本草便读》谓："至其能治肝疟鬼疰疼痛等证，均为肝病血结显然，辟鬼除邪之说，自古相传，故桃符桃枝桃枭桃核之类，皆有所取也。""鬼"，古人认为人能离开形体而存在的精神，称为灵魂。迷信者谓人死后，其灵魂为鬼。《典术》谓桃制百鬼。《山海经》谓神荼、郁垒居东海蟠桃树下，主领众鬼，故鬼畏桃，由于历史条件所限，这些迷信传说亦渗入《神农本草经》中。在中国古代的灵物中，桃木一直居于非常重要的地位，是先秦巫师最常用的工具之一；一些与桃木相关联的物品如桃仁、桃蠹、桃花、桃枭等，在巫术信仰中看来也可以沾染桃木的超自然魔力，故桃木辟邪术也渗透到当时的中医药领域。

杏核仁

【原文】杏核仁①，味甘，温。主咳逆上气，雷鸣，喉痹下气，产乳，金疮，寒心②，贲豚。生川谷。

【注释】

①杏核仁：杏核中的仁。《本草纲目》云："杏字篆文象子在木枝之形。或云从口及从可者，并非也。"《新修本草》云："今处处有之。有数种：黄而圆者名金杏，相传种出自济南郡之分流山，彼人谓之汉帝杏，言汉武帝上苑之种也。今近汴洛皆种之，熟最早。其扁而青黄者名木杏，味酢不及之。山杏不堪入药。杏仁今以从东来人家种者为胜。"

②寒心：战栗，恐惧。因恐而惊心。宋玉《高唐赋》云："孤子寡妇，寒心酸鼻。"李善注："寒心，谓战栗也。"

【来源】为蔷薇科植物山杏、东北杏或杏的干燥成熟种子。

【效用】主咳逆上气，雷鸣，喉痹下气：治疗咳嗽气喘，喉中痰鸣，咽喉肿痛，便秘。

【集释】

1.《本草崇原》："主治咳逆上气者，利肺气也。肺气利而咳逆上气自平矣。雷鸣者，邪在大肠。喉痹者，肺窍不利。下气者，谓杏仁质润下行，主能下气。气下则雷鸣，喉痹皆愈矣。"

2.《神农本草经读》："下气二字，足以尽其功用。肺实而胀，则为咳逆上气。雷鸣喉痹者，火结于喉为痹痛，痰声之响如雷鸣也；杏仁下气，所以主之。气有余便是火，气下即火下，故乳汁可通，疮口可合也。"

【阐微】

1. 杏仁"主产乳，金疮"作用的讨论。

《本草崇原》谓："产乳者，产妇之乳汁也。生产无乳，杏仁能通之。金疮者，金刃伤而成疮也。金伤成疮，杏仁能敛之。"《本草经解》谓："杏仁味苦制肺，制则生化，则肺金下行，所以下气。肝藏血，血温则流行，故主产乳。血既流行，疮口亦合，故又主金疮也。"《神农本草经疏》云："主产乳、金疮者，亦指为风寒所乘者言之。……总之，取其下气消痰，温散甘和，苦泄润利之功也。"

2. 杏仁"主寒心，贲豚"作用的讨论。

《本草崇原》谓："寒心奔豚者，肾脏水气凌心而寒，如豚上奔。杏仁治肺，肺者金也，金为水母，母能训子逆。又肺气下行，而水逆自散矣。"《本草经解》谓："心阳虚，则寒水之邪自下，如豚上奔冲犯心君矣，故为寒水奔豚。其主之者，杏仁禀火土之气味，能益心阳而伐水邪也。"

苦 瓠

【原文】苦瓠①，味苦，寒。主大水，面目四肢浮肿，下水，令人吐。生川泽。

【注释】

①苦瓠：《说文解字》云："瓠，匏也，从瓜夸声。"《古今注》云："瓠，壶芦也。"物类与葫芦相近而味苦，故多有相类之名而冠以苦字。《本草纲目》云："以其腹有约束也。"故又谓约腹，《中华本草》谓之苦壶卢。

【来源】为葫芦科植物小葫芦干燥去皮成熟而未老的果实。

【效用】

1. 主大水，面目四肢浮肿，下水：治疗水肿、黄疸、癃闭。

2. 令人吐：多食令人呕吐。

【集释】

1.《本草纲目》："治痈疽恶疮，疥癣龋齿有虫䘌者。又可制汞。"

2.《本经逢原》："治黄瘅水气，大小便不通。或浸火酒饭上蒸，或实糖霜存性，必暴病实证庶可劫之。若久病胃虚误服，必致吐利不止，往往致毙，可不慎软。其子煎汁或酒浸，治鼻窒气塞，少少滴入。又目疾胬肉血翳药中亦有用者，取苦寒以降火也。长柄胡芦烧灰存性，腋下瘿瘤研末擦之，以愈为度。"

【阐微】

1. 苦瓠来源的讨论。

《本草经集注》云："瓠与冬瓜，气类同辈，而有上下之殊，当是为其苦者尔。今瓠自忽有苦者如胆，不可食，非别生一种也。又有瓠瓤，亦是瓠类，小者名瓢，食之乃胜瓠。"《新修本草》云："瓠与冬瓜，瓠瓤全非类例，今此论性，都是苦瓠瓤尔。陶谓瓠中苦者，大误矣。瓠中苦者，不入药用……瓠瓤与瓠，又须辨之。此三物苗叶相似，而实形亦有异。瓠味皆甜，时有苦者……其瓠瓤形状，大小非一。"可见今用的苦瓠与《新修本草》中收载相似。

2. 苦瓠药性的讨论。

《神农本草经》中记载苦瓠："味苦，寒。"《名医别录》云："有毒。"《本草纲目》云："苦，寒，有毒。"又云丹黍米穰茎并根"煮汁饮之，解苦瓠毒"。《本经疏证》云："味苦，寒，有毒。"《本经逢原》云："苦寒，有毒。"《中华本草》云："味苦，性寒。"苦瓠是否有毒需进一步研究。

水 靳

【原文】水靳①，味甘，平。主女子赤沃②，止血养精，保血脉，益气，令人肥健，嗜食。一名水英，生池泽。

【注释】

①水靳：《新修本草》云："其二月、三月作英时，可作菹及熟只开食喻之……此靳亦可生啖，俗中皆作芹字也。"《本草纲目》云："靳当作薪，从艸、靳，谐声也。后省作芹，从斤，亦谐声。其性冷滑如葵，故《尔雅》谓之楚葵。"故有水英、水芹菜、水靳等名。

②赤沃：《说文解字》曰："赤，南方色也。"又云"沃，溉灌也。"《神农本草经七十六药集释》云："沃泉，往下流的泉水。"女子赤沃即赤带，阴道流出色红似血非血的赤色黏液，淋沥不断。

【来源】 为伞形科植物水芹的干燥地上部分。

【效用】

1. 主止血养精：治疗尿血，便血，吐血，衄血，崩漏，经多等病证

2. 主保血脉：治疗跌打伤肿。

【集释】

1.《本草蒙筌》："能益气养精，令肥健嗜食。止烦渴，杀诸石药毒；保血脉，退五肿急黄。利大小二肠，亦利口齿；止赤沃带下，仍止崩中。小儿身暴热可驱，大人酒后热能解。"

2.《本草求真》："水芹种类，得于阳气之最，则气虽浊而仍清。得于阴气之胜，则味既苦而且浊。不得谓水芹尽属阴类，旱芹尽属阳类也。惟察辛多于苦，则芹多燥而不凉；苦胜于辛，则芹多寒而不温；辛胜于苦，则治当如《本经》所云。能治女子赤沃，俾浊湿去。胃气清，而精血有赖，令人肥健嗜食。苦胜于辛及质黏滑，则治当如唐本所云。能治痈肿马毒，又安能入脾以助食，入阴以助精，入肝以保血乎！"

【阐微】

1. 水靳与旱芹区别的讨论。

《本草纲目》云："芹有水芹、旱芹。水芹，生江湖陂泽之涯。旱芹生平地，有赤、白二种。……李鹏飞曰：'赤芹害人，不可食。'"《本草求真》云："芹菜，有水有旱。其味有苦有甘，有辛有酸之类。考之张璐有言：旱芹得青阳之气而生，气味辛窜，能理胃中湿浊。水芹得湿淫之气而生，气味辛浊。……旱芹气味甘寒，能除心下烦热。水芹

气味甘平，能治女子赤沃。两说绝不相类。"可见，水芹与旱芹的来源不同，性能功效亦不同。

2. 水靳功能主治的讨论。

《食疗本草》云："养神益力，杀石药毒。"《本草拾遗》云："茎叶捣绞取汁，去小儿暴热，大人酒后热素、鼻塞、身热，利大小肠，利人口齿，去头中风热。"《本草汇言》云："解烟火煤火之毒。"《本草再新》云："除烦解热，化痰下气。治血分，消瘰疬结核。"可见后世对水靳主治进行了充实。现《中华本草》所载主治有感冒，暴热烦渴，吐泻，浮肿，小便不利，淋痛，尿血，便血，吐血，衄血，崩漏，经多，目赤，咽痛，喉肿，口疮，牙疳，乳痈，痈疽，瘰疬，痄腮，带状疱疹，痔疮，跌打伤肿等。"主令人肥健，嗜食"后人少有提及，是否指能养神益力、促进食欲等作用有待进一步研究。

3. 水靳食用注意事项的讨论。

《本草蒙筌》云："勿和醋食，损齿须防。八月食之，患蛟龙瘕。其时龙带精入芹中故也。"《本草纲目》云："芹菜生水涯，蛟龙虽云变化莫测，其精那得入此？大抵是蜥蜴、虺蛇之类，春夏之交，遗精于此故尔。且蛇喜嗜芹，尤为可证。别有马芹见后。""诜曰：和醋食，损齿。"《本草求真》云："但芹在水，须防有虫在于叶间，视之不见。令人为患面青手青，腹满如妊，痛不可忍，作蛟龙痛，须服硬饧二三斤，吐出便瘥。其根白盈尺者曰马靳，食之令人发疮疥，以其湿热之气最盛也。和醋食之损齿。"《本草拾遗》云："和醋食之，亦能滋人。"可见，水靳是否可和醋食，有待进一步研究；食用水靳需防虫病。

彼　子

【原文】彼子①，味甘，温。主腹中邪气，去三虫，蛇螫，蛊毒，鬼疰，伏尸。生山谷。

【注释】

①彼子：《说文解字》云："彼，往，有所加也。从彳皮声。"《尔雅》云："彼，一名杉。叶似杉，木如柏，肌软，子名榧子。"

【来源】为红豆杉科植物榧的干燥成熟种子。

【效用】

1. 主腹中邪气，去三虫：治疗肠胃积滞，蛔虫、姜片虫、蛲虫等肠道寄生虫。

2. 主蛇螫：治疗蛇虫咬伤等。

【集释】

1.《神农本草经疏》："榧实，《本经》味甘无毒，然尝其味多带微涩，详其用应是有苦，气应微寒。……五痔、三虫，皆大肠湿热所致，苦寒能泻湿热，则肠清宁，而二证愈矣。"

2.《本经逢原》："榧实，肺家果也。性温散气，故能去腹中邪气。三虫诸疾，火炒食之。引火入肺，多食则大肠受伤。小儿黄瘦有虫积者宜食，与使君子同功。"

【阐微】彼子"去三虫"作用的讨论。

《诸病源候论》云："三虫者，长虫、赤虫、蛲虫也。"长虫即蛔虫。《本草新编》云："榧子杀虫尤胜，但从未有用入汤药者，切片用之至妙。此物吴越最多。余用入汤剂，虫痛者立时安定。亲试屡验，故敢告人共用也。……吾谓凡杀虫之物，多伤气血，惟榧子不然。"《食疗本草》云："多食一二升，佳。不发病，令人能食消谷，助筋骨，行营卫，明目轻身。"《本草求真》云："榧实甘润，是其本质，凡肺不润而燥者，得此则宜，故有解燥除热之功，非羽所云能除湿热之意乎。又其燥热内扰，则虫自尔见蚀，而五痔腹胀等症自尔悉形，服此燥气悉除，肠胃顿清，其气自尔不结。"现榧子也为驱虫常用药之一。

参 考 药

石灰，味辛，温。主疽疡疥瘙，热气，恶疮，癞疾，死肌，堕眉，杀痔虫，去黑子息肉。一名恶灰。生山谷。

礜石，味辛，大热。主寒热，鼠瘘，蚀疮，死肌，风痹，腹中坚，一名青分石，一名立制石，一名固羊石，出山谷。

粉锡，味辛，寒。主伏尸毒螫，杀三虫。一名解锡。

锡镜鼻，主女子血闭，癥瘕，伏肠，绝孕。生山谷。

戎盐，主明目，目痛，益气，坚肌骨，去毒蛊。

大盐，令人吐。

卤盐，味苦，寒。主大热，消渴狂烦，除邪及下蛊毒，柔肌肤。生池泽。

白垩，味苦，温。主女子寒热癥瘕，月闭，积聚。生山谷。

冬灰，味辛，微温。主黑子，去疣息肉，疽蚀，疥瘙。一名藜灰。生川泽。

青琅玕，味辛，平。主身痒，火疮，痈伤，疥瘙，死肌。一名石珠。生平泽。

鸢尾，味苦，平。主蛊毒邪气，鬼疰，诸毒，破癥瘕积聚，去水，下三虫。生山谷。

萑菌，味咸，平。主心痛，温中，去长虫，白疭，蛲虫，蛇螫毒，癥瘕，诸虫。一名萑芦。生池泽。

茵芋，味苦，温。主五脏邪气，心腹寒热，羸瘦如疟状，发作有时，诸关节风湿痹痛。生川谷。

荛华，味苦，平，寒。主伤寒温疟，下十二水，破积聚，大坚，癥瘕，荡涤肠胃中留癖饮食，寒热邪气，利水道。生川谷。

羊桃，味苦，寒。主熛热，身暴赤色，风水积聚，恶疡，除小儿热。一名鬼桃，一名羊肠。生川谷。

女青，味辛，平。主蛊毒，逐邪恶气，杀鬼温疟，辟不祥。一名雀瓢。

闾茹，味辛，寒。主蚀恶肉，败疮，死肌，杀疥虫，排脓恶血，除大风热气，善忘不乐。生川谷。

乌韭，味甘，寒。主皮肤往来寒热，利小肠膀胱气。生山谷石上。

鹿藿，味苦，平。主蛊毒，女子腰腹痛，不乐，肠痈，瘰疬，疡气。生山谷。

石长生，味咸，微寒。主寒热，恶疮，火热，辟鬼气不祥。一名丹草。生山谷。

荩草，味苦，平。主久咳上气喘逆，久寒，惊悸，痂疥，白秃，疡气，杀皮肤小虫。生川谷。

牛萹，味苦，微寒。主身皮疮，热气，可作浴汤，杀牛虱小虫，又疗牛病。生川谷。

柳华，味苦，寒。主风水黄疸，面热黑。一名柳絮。叶主马疥痂疮。实主溃痈，逐脓血。子汁疗渴。生川泽。

莽草，味辛，温。主风头痈肿，乳痈，疝瘕，除结气疥瘙，杀虫鱼。生山谷。

梓白皮，味苦，寒。主热，去三虫，叶捣传敷猪疮，饲猪肥大三倍。生山谷。

黄环，味苦，平。主蛊毒，鬼疰，鬼魅，邪气在脏中，除咳逆寒热。一名凌泉，一名大就。生山谷。

药实根，味辛，温。主邪气，诸痹疼酸，续绝伤，补骨髓。一名连木。生山谷。

蔓椒，味苦，温。主风寒湿痹，历节疼，除四肢厥气，膝痛。一名家椒。生川谷及邱冢间。

豚卵，味苦，温。主惊痫，癫疾，鬼疰，蛊毒，除寒热，贲豚，五癃，邪气，挛缩。一名豚颠，悬蹄，主五痔，伏热，在肠，肠痈，内蚀。

麋脂，味辛，温。主痈肿，恶疮，死肌，寒风湿痹，四肢拘缓不收，风头肿气，通腠理。一名官脂。生山谷。

鼺鼠，主堕胎，令人产易。生平谷。

六畜毛蹄甲，味咸，平。主鬼疰，蛊毒，寒热，惊痫，癫痓，狂走，骆驼毛，尤良。

虾蟇，味辛，寒。主邪气，破癥坚，血痈肿，阴疮。服之不患热病。生池泽。

马刀，味辛，微寒。主漏下赤白，寒热，破石淋，杀禽兽贼鼠。生池泽。

蠮螉，味辛，平。主久聋，咳逆，毒气，出刺出汗。生川谷。

贝子，味咸，平。主目翳，鬼疰，虫毒，腹痛，下血，五癃，利水道，烧用之良。生池泽。

石蚕，味咸，寒。主五癃，破石淋，堕胎，内解结气，利水道，除热。一名沙虱。生池泽。

雀瓮，味甘，平。主小儿惊痫，寒热，结气，蛊毒，鬼疰。一名躁舍。

蜣螂，味咸，寒。主小儿惊痫，瘈疭，腹胀，寒热，大人癫疾狂易。一名蛣蜣。火熬之良。生池泽。

蝼蛄，味咸，寒。主产难，出肉中刺，溃痈肿，下哽噎，解毒，除恶疮。一名蟪蛄，一名天蝼，一名螜。夜出者良。生平泽。

马陆，味辛，温。主腹中大坚癥，破积聚，息肉，恶疮，白秃。一名百足。生川谷。

地胆，味辛，寒。主鬼疰，寒热，鼠瘘，恶疮，死肌，破癥瘕，堕胎。一名蚖青。

生川谷。

鼠妇，味酸，温。主气癃，不得小便，妇人月闭，血瘕，痫痓，寒热，利水道。一名负蟠，一名蚜威。生平谷。

荧火，味辛，微温。主明目，小儿火疮，伤热气，蛊毒，鬼疰，通神精。一名夜光。生池泽。

衣鱼，味咸，温。无毒，主妇人疝瘕，小便不利，小儿中风，项强，背起摩之。一名白鱼，生平泽。

腐婢，味辛，平。主痎疟，寒热，邪气，泄利，阴不起，病酒头痛。生汉中。

药名索引

主要参考书目

1. 袁珂校注．山海经校注．上海：上海古籍出版社，1980

2. 许慎．说文解字．北京：中华书局，1963

3. 段玉裁．说文解字注．上海：上海古籍出版社．1981

4. 陶弘景．本草经集注．上海：群联出版社，1955

5. 苏敬等撰，尚志钧辑校．新修本草．合肥：安徽科学技术出版社，2005

6. 陈藏器撰，尚志钧辑释．《本草拾遗》辑释．合肥：安徽科学技术出版社，2002

7. 吴越日华子集，尚志钧辑释．《日华子本草》辑释本．合肥：安徽科学技术出版社，2005

8. 李珣著，尚志钧辑校．《海药本草》辑校本．北京：人民卫生出版社，1997

9. 韩保昇著，尚志钧辑释．《蜀本草》辑释本．合肥：安徽科学技术出版社，2005

10. 唐慎微著，艾晟刊订，尚志钧点校．大观本草．合肥：安徽科学技术出版社，2004

11. 唐慎微著．重修政和经史证类备用本草．北京：人民卫生出版社影印本，1957 晦明轩本

12. 李昉，等．太平御览．北京：中华书局，1960

13. 张元素．珍珠囊补遗药性赋．雷公炮制药性解合编．上海：上海科学技术出版社，1963

14. 李杲．李东垣医学全书．太原：山西科学技术出版社，2012

15. 王好古．汤液本草．北京：人民卫生出版社，1956

16. 刘文泰，等．本草品汇精要．北京：人民卫生出版社，1982

17. 李时珍．本草纲目．北京：人民卫生出版社，1999

18. 李中立撰，张卫，张瑞贤校注．本草原始．北京：学苑出版社，2011

19. 缪希雍．神农本草经疏．北京：中国中医药出版社，1997

20. 倪朱谟编著．郑金生点校．本草汇言．北京：中医古籍出版社，2005

21. 张景岳著，李志庸主编．张景岳医学全书．北京：中国中医药出版社，1999

22. 卢之颐．本草乘雅半偈．上海：上海古籍出版社，1991

23. 张志聪著．刘小平点校．本草崇原．北京：中国中医药出版社，1992

24. 汪昂．本草备要．北京：商务印书馆，1955

25. 叶天士．本草经解．上海：上海科学技术出版社，1958

26. 徐大椿．神农本草经百种录．北京：人民卫生出版社，1956

27. 黄元御．长沙药解．北京：学苑出版社，2011

28. 吴仪洛．本草从新．上海：上海科学技术出版社，1959

29. 严洁．得配本草．上海：上海科学技术出版社，1958

30. 赵学敏．本草纲目拾遗．北京：人民卫生出版社，1983

31. 黄宫绣．本草求真．上海：上海科学技术出版社，1959

32. 孙星衍，孙冯翼辑．神农本草经．北京：商务印书馆，1955

33. 陈念祖．神农本草经读．北京：人民卫生出版社，1959

34. 邹澍．本经疏证．上海：上海科学技术出版社，1957

35. 黄奭辑．神农本草经．北京：中医古籍出版社，1982

36. 周岩．本草思辨录．北京：人民卫生出版社，1960

37. 马继兴．敦煌古医籍考释．南昌：江西科学技术出版社，1988

38. 马继兴．中医文献学．上海：上海科学技术出版社，1990

39. 马继兴．神农本草经辑注．北京：人民卫生出版社，1995

40. 王家葵，张瑞贤．神农本草经研究．北京：北京科学技术出版社，2001

41. 尚志钧．神农本草经校注．北京：学苑出版社，2008

42. 尚志钧撰，尚元胜，尚元藕整理．中国本草要籍考．合肥：安徽科学技术出版社，2009

43. 高晓山．本草文献学纲要．北京：人民军医出版社，2009

44. 张树生．神农本草经理论与实践．北京：人民卫生出版社，2009